U0284310

人类辅助生殖技术
医生必读

主　编　孙莹璞　邓成艳

副主编　胡琳莉　徐艳文　孙正怡　邓华丽

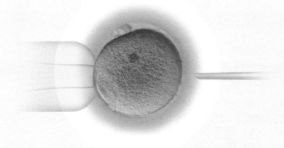

人民卫生出版社
·北　京·

图书在版编目（CIP）数据

人类辅助生殖技术医生必读/孙莹璞，邓成艳主编
. —北京：人民卫生出版社，2023.2（2024.3 重印）
ISBN 978-7-117-33961-2

Ⅰ.①人… Ⅱ.①孙… ②邓… Ⅲ.①试管婴儿–技
术 Ⅳ.①R321-33

中国版本图书馆 CIP 数据核字（2022）第 203271 号

人卫智网	www.ipmph.com	医学教育、学术、考试、健康，
		购书智慧智能综合服务平台
人卫官网	www.pmph.com	人卫官方资讯发布平台

人类辅助生殖技术医生必读
Renlei Fuzhushengzhijishu Yisheng Bidu

主　　编：孙莹璞　邓成艳
出版发行：人民卫生出版社（中继线 010-59780011）
地　　址：北京市朝阳区潘家园南里 19 号
邮　　编：100021
E - mail：pmph @ pmph.com
购书热线：010-59787592　010-59787584　010-65264830
印　　刷：北京盛通印刷股份有限公司
经　　销：新华书店
开　　本：889×1194　1/32　印张：18.5
字　　数：496 千字
版　　次：2023 年 2 月第 1 版
印　　次：2024 年 3 月第 2 次印刷
标准书号：ISBN 978-7-117-33961-2
定　　价：99.00 元
打击盗版举报电话：010-59787491　E-mail：WQ @ pmph.com
质量问题联系电话：010-59787234　E-mail：zhiliang @ pmph.com
数字融合服务电话：4001118166　E-mail：zengzhi @ pmph.com

张　洲　西北妇女儿童医院

陈　卓　贵州医科大学附属医院

陈　霞　温州医科大学附属第一医院

林小娜　浙江大学医学院附属邵逸夫医院

罗　琛　南方医科大学第一临床医学院

罗海宁　天津市中心妇产科医院

金武敏　温州医科大学附属第一医院

周建军　南京大学医学院附属鼓楼医院

周洁春　温州医科大学附属第一医院

胡琳莉　郑州大学第一附属医院

耿琳琳　国家卫生健康委科学技术研究所

贾冬梅　山东大学附属生殖医院

徐艳文　中山大学附属第一医院

唐　蓉　山东大学附属生殖医院

黄国宁　重庆市妇幼保健院

黄学锋　温州医科大学附属第一医院

曹永芝　山东大学附属生殖医院

韩　雪　山东大学附属生殖医院

童国庆　上海中医药大学附属曙光医院

管一春　郑州大学第三附属医院

颜军昊　山东大学附属生殖医院

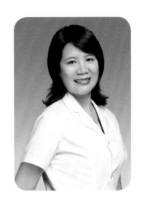

孙莹璞　医学博士、二级教授、主任医师、博士研究生导师。郑州大学第一附属医院首席科学家，河南省生殖与遗传重点实验室主任，中华医学会生殖医学分会前任主任委员、第四届主任委员，《生殖医学杂志》第五届编委会执行主编，国家罕见病医疗质量控制中心专家委员会委员，国家卫生健康委员会辅助生殖技术质量管理专家组委员，全国优秀科技工作者，国家卫生健康突出贡献中青年专家，享受国务院特殊津贴。

1997 年创建郑州大学第一附属医院生殖医学中心暨河南省生殖医学中心，带领团队填补国际技术空白 3 项、国际理论空白 2 项、国内技术空白 3 项、省内技术空白 12 项；获河南省内科技进步奖一等奖 2 项、二等奖 5 项；牵头国家科技部重点研发计划 1 项，主持国家自然科学基金重点国际(地区)合作项目及面上项目 5 项、牵头多中心临床研究 6 项、省部级科研项目 10 项；以通信作者在 *Nature*、*Science*、*PNAS*、*Cell Research*、*Genome Research*、*JCEM*、*Human Reproduction* 等杂志发表 SCI 论文 230 余篇。牵头制定中华医学会生殖医学分会共识指南 15 项，主编《人类卵子学》等著作 5 部。

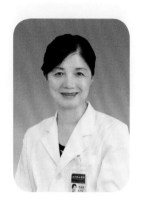

邓成艳　主任医师,教授,博士研究生导师。北京协和医院生殖中心总负责人、中华医学会生殖医学分会副主任委员兼秘书长和临床学组组长;中国优生科学协会生殖医学与生殖伦理学分会副主任委员兼常务副秘书长。

1987年于广州中山医科大学医学系毕业之后进入北京协和医院妇产科,1995年从事妇科内分泌工作至今已28年。1999—2000年在澳大利亚墨尔本Monash医学中心系统学习妇科内分泌和试管婴儿。2005年任北京协和医院妇产科主任医师。熟悉掌握妇科各种疾病的诊断和治疗,致力于妇科内分泌各种疾病的诊治。

人类辅助生殖技术的持续发展造福了成千上万的家庭，维护和促进了人类的生殖健康。随着辅助生殖技术的飞速发展，吸引了大量的青年医师从事人类辅助生殖技术工作。日益成熟的辅助生殖技术，需要多元化的从业人员，涉及妇产科、男科、胚胎实验室、伦理及管理等方面。为了让青年医师更简单、快捷、直观地学习和掌握人类辅助生殖技术的重要内容，中华医学会生殖医学分会带领第四届青年委员会委员，经过反复讨论、修订和审核，最终完成《人类辅助生殖技术医生必读》的组稿工作。

全书分为辅助生殖技术临床、辅助生殖技术实验室、辅助生殖技术男科、辅助生殖技术伦理和管理四篇，共十八章。注重实用性和操作性，在不孕不育女性与男性的病因、评估、辅助检查和诊断、助孕方案的选择以及辅助生殖技术治疗的关键环节和操作步骤等内容上，采用清晰明了的图片和流程图方式；同时对辅助生殖技术的伦理、人员、技术、患者、信息与病案、科研管理与规范等进行了详细阐述。以期成为年轻的生殖医学从业者携带方便、实用易懂的口袋书。

本书参编人员是长期从事生殖医学工作的优秀

中青年骨干,在繁重的工作之余编写本书,并且得到了中华医学会生殖医学分会部分委员的精心指导,虽然经过多次反复修订,但是仍难免存在不足,本书出版之际,恳切希望广大读者在阅读过程中不吝赐教,欢迎发送邮件至邮箱 renweifuer@pmph.com,或扫描封底二维码,关注"人卫妇产科学",对我们的工作予以批评指正,以期再版修订时进一步完善,更好地为大家服务。

孙莹璞　邓成艳
2023 年 2 月

目录

第二篇　辅助生殖技术实验室

第三篇　辅助生殖技术男科

第四篇 辅助生殖技术伦理和管理

附　录

第一篇
辅助生殖技术临床

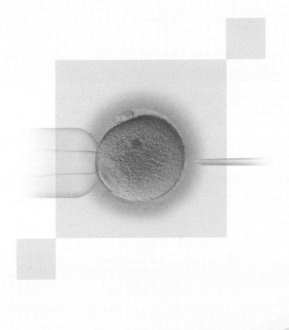

第一章 不孕症

第一节 概 述

一、不孕症定义

半个世纪以来，全球女性和儿童的健康问题得到了极大改善，而不孕症（infertility）作为影响生育健康的首要因素仍面临着很多问题与挑战。常见的有关生育能力的术语较多，至今为止，仍没有达成明确的共识。

受孕能力（fecundability）：每个月经周期内获得妊娠的概率。在无保护性生活的 1 个月经周期内，一对夫妇受孕的概率为 20%~25%。

生育力（fecundity）：单一的月经周期内获得活产的概率。由于流产率的存在，生育力低于受孕能力。

不孕症（infertility）：没有采取任何避孕措施，有规律的性生活，同居 1 年未妊娠者（World Health Organization，WHO）。

低生育力（subfertility）：在尝试超过 12 个月后才妊娠的夫妇。

生育力受损（impaired fecundity）：尝试 36 个月或更长的时间内没有妊娠，或生理问题或难以有孩子的夫妇。

依据不同的研究目的，世界卫生组织（WHO）将不孕症的概念分为 2 种：

（1）临床型（clinical）：指经过 12 个月或超过 12 个月未采取任何避孕措施、规律的性生活后，未能获得成功妊娠；临床型不孕症主要是为了早期发现和治疗。

（2）流行病型（epidemiologic）：指超过 24 个月未采取任何避

孕措施、规律的性生活后,仍有很高风险不能获取成功妊娠的育龄期妇女,目的是减少流行病学研究中的假阳性。

欧洲人类生殖与胚胎学学会(European Society for Human Reproduction and Embryology,ESHRE)早在 1996 年曾定义不孕症为:有正常性生活,未采取避孕措施 2 年以上的未孕,随后国际有关不孕症共识逐渐统一,将不孕时间改为 1 年。WHO 关于不孕的定义是有正常性生活的夫妇,未采取避孕措施同居 1 年以上不能使女方妊娠或者维持妊娠者。

不孕症通常分为原发不孕(primaryinfertility)与继发不孕(secondary infertility),前者是指有规律的性生活 1 年以上从未妊娠,后者是指曾有孕产史,目前有规律的性生活未避孕超过 1 年未孕。

二、不孕症的国内外概况

早在 20 世纪 70 年代末 80 年代初,随着全球范围内不孕症问题的不断突显,各国陆续开展不孕症发病率和病因学的相关研究。在 80 年代中末期,WHO 对 25 个国家 33 个研究中心开展的不孕症夫妇调查显示,发达国家有 5%~8% 的夫妇受不孕症的影响,而在发展中国家的某些地区,如撒哈拉沙漠以南的非洲国家,这一比例可高达 30%。90 年代西方流行病学研究发现,在美国,不孕症的发病率为 10%~15%,大约有 600 万的育龄期妇女患有不孕症,即每 6 对夫妇中,至少有 1 对夫妇因为原发或继发不孕需要寻求辅助生殖技术的帮助。2013 年美国对 15~44 岁育龄夫妇调查的不孕率是 15%(表 1-1-1)。

辅助生殖技术的发展虽然可以解决部分夫妇的生育问题,然而不孕症的发病率却仍未下降。2002 年,世界卫生组织通过对发展中国家(不包括中国)47 个地区年龄为 15~49 岁的夫妇调查发现,有超过 186 万的妇女患有不孕症,即发病率超过 25%。2010 年由世界卫生组织和研究学者共同发起的流行病学调查,通过对 190 个国家和地区年龄为 20~44 岁夫妇的

表 1-1-1 国外不孕症的流行病学调查分析

调查时间	地点	调查对象	诊断标准/年	发病率/%
1988 年	全球	非洲(22 国)	2	10.1
		亚洲(10 国)	2	4.8
		欧洲(14 国)	2	5.4
		北美(1 国)	2	6
		中东(4 国)	2	3.0
		拉丁美洲(8 国)	2	3.1
1982—2002 年	美国	15 303 对 15~44 岁育龄夫妇	1	8.5~7.4
2009—2012 年	加拿大	4 412 对 18~49 岁育龄夫妇	1	11.5~15.7
2012 年	190 个国家与地区	20~44 岁育龄夫妇	1	1.9(原发不孕)10.5(继发不孕)
2013 年	美国	7 643 对 15~44 岁育龄夫妇	1	15.5

调查,发现不孕症夫妇的患病人数从 1990 年的 4 200 万增加至 2010 年的 4 850 万。同样,不孕症的发病率在国内也呈逐年增高趋势,20 世纪 80 年代中期流行病学调查显示不孕症发病率 1%~5%,而 2015 年最新的调研表明,约有 13% 的妇女患有不孕症(表 1-1-2)。不孕症在育龄夫妇中的发病率呈现增长的趋势,已受到全世界的广泛关注。

表 1-1-2 中国地区不孕症的流行病学调查分析

调查时间	地点	调查对象	诊断标准/年	发病率/%
1980—1984 年	上海纺织系统	60 000 多对新婚夫妇	2	1.7
1986—1987 年	北京宣武医院	43 109 对已婚夫妇	2	1.6

续表

调查时间	地点	调查对象	诊断标准/年	发病率/%
1986 年	江苏	18~49 岁已婚育龄夫妇	2	5
1987 年	河南省计划生育研究所	两市 26 435 对 45 岁以下已婚育龄夫妇	2	1.96/2.01（原发）
1988 年	原国家卫生部	1976—1985 年初婚夫妇	2	6.89
1990 年	江苏	2 578 对 18~49 岁农村地区夫妇	2	5
1988—1989 年	上海	7 872 对新婚夫妇	2	5.1
1998 年	山东	三地农村已婚育龄夫妇	2	1.01
2001 年	原国家卫生部	中国 28 511 对已婚育龄夫妇	1	17.13（原发）
2002 年	贵阳地区（三县一市）	622 619 对 20~49 岁生育年龄	1	0.19
2004 年	青海	5 100 例 20~45 岁育龄夫妇	2	10.08
2005 年	新疆、西藏、青海	21 970 对 15~57 岁育龄夫妇	2	2.3/3.7/3.7
2007 年	广东	18 893 对 18~49 岁育龄夫妇	1	13.3
2011 年	安徽/四川/河南	55 984 对育龄夫妇	1	5.89/10.86/6.08
2012 年	北京	12 448 对 27~47 岁育龄夫妇	1	4.2
2015 年	天津	2 000 对 20~50 岁育龄期夫妇	1	5.96
2015 年	中国北方农村	5 131 对 20~49 岁育龄夫妇	1	13.09

（胡琳莉 卜志勤 孙莹璞）

第二节 影响因素

临床上,大多数因不孕就诊的患者仅临床表现为生育力下降(subfertility),即生育能力降低导致获得成功妊娠的时间延长,但最终可以获取成功的自然妊娠。而严格意义的不孕症是指完全不能妊娠或者偶发自然妊娠。因此,在研究不孕症的影响因素时,最主要的是关注导致生育力下降的因素。近年来随着现代生活节奏的加快、工作压力的增加、饮食结构的改变、环境污染及生育观念的转变,导致生育力下降的因素也越来越多。随着国内生育政策的调整,女性决定生育的年龄也发生改变,高龄是不孕的重要影响因素。女性排卵功能障碍、解剖异常(输卵管、子宫、阴道)及男性不育都是引起不孕的因素(表 1-1-3)。

表 1-1-3 不孕症的影响因素

性别	影响因素	不孕症患者中所占比例
女方	排卵功能障碍	25%
	输卵管因素	20%
	子宫内膜异位症	5%~10%
	宫颈因素	9%~15%
	子宫肌瘤	5%~10%
男方	少、弱、畸形精子症	50%
不明原因		30%

一、年龄

在引起生育力下降的众多因素中,女性年龄对生育力的影响最为重要。随着年龄的增加,大多数妇女都会经历生理性而非病理性的受孕能力下降。妇女的受孕能力在 30 多岁早期即开始下降,并且在 30 多岁后期和 40 多岁早期快速下降,反映出卵母细胞数量和质量的降低。在不采用节育措施的人群中,生育高峰在 20 岁,32 岁开始稍有下降,37 岁以后迅速下降,45 岁以后极少妊娠。小于 25 岁夫妇中不孕症的发病率为 7%,25~30 岁的发病率为 8.6%,大于等于 30 岁的夫妇中为 12.5%。年龄超过 35 岁的不孕女性定义为高龄患者,这类患者通常表现为卵巢储备功能显著下降,对外源性促性腺激素反应性降低,使用促性腺激素的剂量大且时间长、卵泡生长慢及获卵数目减少、卵母细胞质量下降,优质胚胎率、胚胎着床率和临床妊娠率均比年轻患者显著降低,同时伴随有流产率和生育畸形患儿概率升高。生殖年龄与卵母细胞减数分裂纺锤体异常相关,可以导致染色体排列错误,增加孕体非整倍体(尤其是三倍体)的发生率。因此年龄较大的妇女自然妊娠丢失的风险增加,从而活产率下降。丹麦一项全国登记的大规模研究中,临床妊娠后的自然流产率在不同年龄组发生率分别为 13.3%(12~19 岁)、11.1%(20~24 岁)、11.9%(25~29 岁)、15.0%(30~34 岁)、24.6%(35~39 岁)、51.0%(40~44 岁)和 93.4%(>45 岁)。另外,育龄期妇女 hCG 测定阳性后,有 22% 的妊娠在确诊临床妊娠前就已经丢失。在辅助生殖技术成功妊娠后,35 岁以下者流产率为 15%,随着年龄及流产率增加,40 岁流产率达到 29%,42 岁流产率达到 43%。早期流产与年龄密切相关。年龄增大,不仅生育力下降,流产率上升,染色体异常的出生率也明显上升:<30 岁为 1/500;30 岁为 1/270;35 岁为 1/80;40 岁为 1/60;45 岁为 1/20。

二、排卵功能障碍

有 25% 的不孕症患者伴有排卵功能障碍(ovulatory dysfunction),临床上引起排卵功能障碍的因素很多,可分为卵巢局部性因素和全身性因素。

(1) 卵巢局部性因素:常见有先天性卵巢发育不全(ovarian hypoplasia)、早发性卵巢功能不全(premature ovarian insufficiency,POI)、卵巢功能早衰(premature ovarian failure,POF)、未破卵泡黄素化综合征(luteinized unruptured follicle syndrome,LUFS)及黄体功能不足(luteal insufficiency)等。

（2）全身性因素：下丘脑-垂体-卵巢轴功能失调（hypothalamo-pituitaryovarianaxis dysfunction），高催乳素血症（hyperprolactinemia，HPRL）、垂体瘤（hypophyseoma）、甲状腺功能亢进或者减退（hyperthyroidism/hypothyroidism）、肾上腺功能亢进/衰退同样会影响卵巢功能进而引发排卵功能障碍。

发病机制不明的多囊卵巢综合征（polycystic ovary syndrome，PCOS）。

上述病因会直接或间接导致卵巢内分泌功能紊乱，引起卵泡生长缓慢或无生长，从而引起不孕。

三、盆腔因素

按照盆腔内生殖器结构和功能可分为以下几个方面。

（1）输卵管因素：输卵管作为输送配子和合子的重要管道，其结构或功能的异常占不孕因素近 30%，主要包括输卵管阻塞、输卵管积水、慢性输卵管炎及输卵管发育不全等。

（2）子宫因素：子宫结构的异常，包括单角子宫（unicornuate uterus）、双子宫（duplexuterus）及纵隔子宫（uterus septus）等；子宫内膜功能异常（息肉、子宫腔粘连、子宫内膜炎）、子宫腺肌病（adenomyosis）及子宫肌瘤（hysteromyoma）等可能会影响胚胎的着床及生长。子宫肌瘤特别是子宫黏膜下肌瘤对生育力的影响已经被广泛关注，大约有 5%~10% 的不孕症患者有子宫肌瘤，并且是 1%~2.4% 的不孕症患者唯一异常的临床表现。

（3）子宫颈因素：子宫颈发育异常、慢性宫颈炎及宫颈赘生物的存在可能会影响精子的通过，进而影响受精。

（4）外阴及阴道因素：外阴及阴道结构发育异常，包括阴道横隔、阴道狭窄、先天性无阴道等。

（5）子宫内膜异位症（endometriosis）：流行病学统计分析，子宫内膜异位症患者约占育龄夫妇的 2%~10%，有许多相关文献均报道子宫内膜异位症患者的生育力明显下降，轻度子宫内膜异位症不孕患者的每月生育力仅为 2%~3%，而正常女性的每月生育力则为 20%。

四、男方因素

男方因素也是影响不孕的重要因素,文献报道称男方因素(包括精液质量异常和性功能的异常)占不孕症的 50%。而精液分析作为一项评估男性生殖能力的临床检验项目具有十分重要的意义,WHO 推荐对具有生育能力男性的定义[《WHO 人精液实验室检查及处理手册》(第 5 版)]为:精子浓度 $\geq 15 \times 10^6/ml$,前向运动精子活力 >32%,正常精子形态比例 >4%。

五、不明原因不孕

据统计有 15%~30% 的夫妇经过常规检查,排除了排卵功能障碍、盆腔因素(腹腔镜检查后)及男性因素之外,未发现任何异常,但是仍然不孕,通常将这类不孕称为不明原因性不孕。研究学者推论此类不孕可能与女性内分泌的紊乱、免疫因素、遗传因素及生殖生理学异常改变相关,只是目前的检测方法未能找到原因。

除上述因素之外,部分研究也指出环境、心理因素、生活方式的转变等也对生育力有影响,但目前尚无定论。

(胡琳莉　卜志勤　孙莹璞)

第三节　检查步骤

原则上,有正常性生活的夫妇,未采取避孕措施 1 年以上未妊娠的夫妇,便可以进行不孕的检查,而检查必须是夫妻双方同时进行。

由于卵巢储备功能下降,妊娠率下降,有学者建议:大于 35 岁的女性在超过 6 个月试孕失败的情况下应该进行生育力评估并接受治疗,年龄大于 40 岁的女性应该及时接受评价和治疗。但是,2017 年一项前瞻性队列研究显示:30~44 岁无不孕史并已尝试 3 个月以内的女性中反映卵巢储备功能下降[抗米勒管激素(anti-Müllerian hormone,AMH)降低和基础卵泡刺激素(folliclestimulating hormone,FSH)升高]的生物标记与生育力下降无关。提示如果单纯因卵巢储备功能下降而过早地进行医疗干涉可能是过度医疗。

具体的就诊程序:首先询问病史,然后进行体格检查、妇科检查以及卵巢储备功能评估,精液常规,输卵管检查(图 1-1-1)。

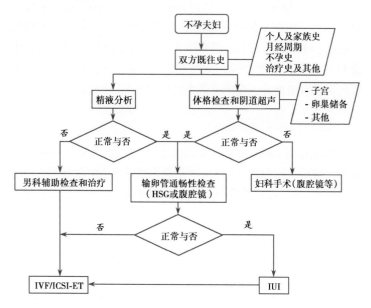

图 1-1-1 不孕症诊治流程

【误 区】

1. 只评估女方情况。

2. 无论任何年龄和病史,硬性规定至少 1 年不孕才开始进行检查。正确的做法是,假如女方月经无规律或下丘脑–垂体性闭经,打算怀孕时就可以医学帮助诱导排卵,并非过度医疗。

3. 把腹腔镜作为诊断输卵管通畅的金标准。其实腹腔镜下,输卵管根部不通的假阳性率可达 11%。

4. 男方 1 次精液检查不正常,便认定不正常。

(胡琳莉　卜志勤　孙莹璞)

第四节　卵巢储备功能评估

女性年龄是评估生育力最简单、最明确的指标,随着年龄的增长,卵母细胞数量和质量下降,这种卵巢储备功能减退(diminished ovarian reserve,DOR)的结果是女性从 30 岁开始,生育力便逐渐下降,35 岁以后的女性自然怀孕的能力明显下降,而且流产率逐渐上升。但值得注意的是,相同年龄的妇女生育力下降的速度并不相同,即相同年龄的妇女对卵巢刺激产生不同的卵巢反应,具有不同的生育潜能。因此,辅助生殖治疗前进行卵巢储备功能试验(ovarian reserve test,ORT)评估,主要是生化检验和超声测定窦卵泡数 2 个方面,有助于了解不孕症妇女的生殖潜能,预测卵巢对促性腺激素治疗的反应性,从而制订合理的助孕治疗方案(表 1-1-4)。

表 1-1-4　ORT 价值小结

参数 ORTs	数值 切割值	预测卵巢低反应		预测未妊娠	
		特异性/%	灵敏度/%	特异性/%	灵敏度/%
FSH[a](IU/L)	10~20	83~100	10~80	43~100	7~58
AMH(ng/ml)	0.2~0.7	78~92	40~97	—	—
抑制素 B[a](pg/ml)	40~45	64~90	40~80	—	—
CCCT[a](IU/L)	10~22	47~98	35~93	67~100	13~66
AFC(个)	3~10	73~100	9~73	64~100	8~33

注: [a] 表示可信度有限。

一、卵巢储备生化检验

卵巢储备生化检验分为基础检测试验和激发试验,基础检测试验包括:FSH、LH、E_2、抑制素 B(inhibin B)、AMH;激发试验主要是克罗米芬刺激试验(clomiphene citrate challengetest,CCCT)。

1. 卵泡刺激素(FSH) FSH 是由垂体前叶嗜碱性细胞分泌

的一种促性腺激素,其血清水平受下丘脑分泌的促性腺激素释放激素(gonadotropin release hormone,GnRH)及卵巢分泌的雌、孕激素的影响。月经周期第2~4天血清基础卵泡刺激素(basicfollicle stimulating hormone,bFSH)升高与生殖年龄老化相关。bFSH 的检测存在明显的周期间和周期内变化,由此影响了 bFSH 检测结果的判断,测得的 bFSH 与基础雌二醇水平关系密切,有时雌二醇水平偏高,抑制了 FSH 的升高。尽管存在局限,但 bFSH 总体相关性是非常好的。bFSH 的检测是卵巢储备评估的最常用手段,WHO 第二届国际标准会议提出的 bFSH 切割值,认为 bFSH>10IU/L(10~20IU/L)是预测卵巢低反应(<2~3 个卵泡或≤4 个获卵)的高特异性指标(83%~100%),但鉴别发生卵巢低反应的敏感性却变化范围大(10%~80%)。随着 bFSH 切割值的升高而敏感性变化范围缩小。用相似的 bFSH 切割值预测未妊娠的敏感性则是非常低的。最近的一项研究采用效率曲线分析显示:bFSH 值 >18IU/L,不可能获得活产的特异性高达 100%。bFSH 切割值具有高特异性(80%~100%)和低敏感性(10%~30%)的特点。因此,许多妇女(包括 DOR)常常不会有异常的 bFSH 值,但 bFSH 检测仍然是有临床价值的,因为异常升高的 bFSH 值可以确定存在 DOR,尤其对高龄妇女预测卵巢低反应或不可能获得妊娠的 bFSH 阳性预测价值仍然是较高的。虽然 FSH 值的波动性大,但单次升高即可预示卵巢储备功能减退。

2. **雌二醇(estrodiol)**　雌二醇是雌激素中活性最强的一种,主要产自卵巢的卵泡,少量来自肾上腺和睾丸。作为 ORT 的一种方法,检测月经周期第2~4天血清 bE_2 值的可信度无论在周期间和周期内均较差。单一 bE_2 检测不能用作筛查 DOR,其价值仅仅是帮助我们准确解读"正常"血清 bFSH 值。bE_2 的过早升高是生殖老化的重要标志之一,当 bFSH 值"正常"而早卵泡期 E_2 升高(>60~80pg/ml)与基础窦卵泡数少时,提示与卵巢低反应、周期取消率增加及低妊娠率相关。

3. **抑制素 B**　抑制素 B 由小窦卵泡颗粒细胞产生,与 AMH 一样属于转化生长因子 β(transforming growth factor-β,TGF-β)

家族。抑制素 B 的分泌呈周期性变化,即黄体期达最低点,黄体-卵泡转换期开始上升,早卵泡期和中卵泡期达最高水平,晚卵泡期开始下降,围排卵期又短暂上升。抑制素 B 对 FSH 的分泌有负反馈作用,早卵泡期抑制素 B 的下降是卵巢储备功能减退的征兆。理论上,抑制素 B 的检测可反映卵巢的储备状态,但因为血清抑制素 B 经 GnRH 或 FSH 刺激后会升高(卵巢动态试验的基础),并且抑制素 B 无论在月经周期间和周期内均有明显的变化,因此,基础抑制素 B 对卵巢储备评估的准确性有限。

低基础抑制素 B 的切割值变异度大(40~141pg/ml),当低基础抑制素 B 切割值范围在 40~45pg/ml,具有的特异性是 64%~90%,敏感性为 40%~80%,阳性预测值(positive predict value,PPV)通常较低(19%~22%),阴性预测值(negative predict value,NPV)较高(95%~97%)。在 DOR 高危妇女中 PPV 能够高达 83%,大量的研究显示基础抑制素 B 不能区分妊娠和不可能妊娠。目前,基础抑制素 B 已不推荐作为卵巢储备检测常用手段。

4. **抗米勒管激素**　AMH 由卵巢窦前卵泡和小窦状卵泡的颗粒细胞分泌,不受 Gn 的反馈调节,可抑制卵泡的募集和选择,目前研究显示其生理作用和临床应用价值虽然未完全阐明,但相较于其他评价卵巢的指标更能反映育龄期女性卵巢储备功能。AMH 具备代表窦前卵泡及小窦卵泡数量的能力,使预测卵巢反应性及制定个体化卵巢刺激(individualized controlled ovarian stimulation,ICOS)成为可能。AMH 为二聚体糖蛋白,也属于 TGF-β 家族成员。在女性胚胎期卵巢中仅存在微量的 AMH,出生时血清中可检测到少量 AMH,青春期达高峰,然后随年龄的增长而下降,至绝经期几乎血清中检测不到;血清 AMH 水平几乎不受月经周期影响,与窦卵泡数量和生殖年龄密切相关;虽然 AMH 开始出现是在初级卵泡的颗粒细胞,但表达高峰是在窦前卵泡和直径 <8mm 的小窦卵泡。

对进行 IVF 治疗女性的研究表明,低 AMH 切割值(0.2~0.7ng/ml,DSL,酶联免疫吸附试验)对预测卵泡 <3 个或获卵≤2~4 个的敏感性是 40%~97%,特异性是 78%~92%,阳性预测值(PPV)是

22%~88%,阴性预测值(NPV)高达 97%~100%,但不能对妊娠结局进行预测。有关 DOR 低危妇女 AMH 的研究较少,在这部分研究中通常将高 bFSH、高龄、不排卵和严重男性因素等作为排除标准,以不同的结局为研究目的时,研究结论也不一样,有研究指出 AMH 切割值 2.5~2.7ng/ml 对不可能临床妊娠预测的敏感性为 83%,特异性为 82%,PPV 为 67%~77%,NPV 为 61%~87%。

低 AMH 值与卵巢低反应、低质量胚胎及妊娠结局差等相关,但并不一定能准确预测 IVF 中卵巢低反应、低质量胚胎及妊娠结局差。各种不同 AMH 切割值与 IVF 结局相关性的研究中并未获得对临床有价值的 AMH 切割值。由于 AMH 试验特征所限及不同研究中 DOR 的发生率不同,很难将这些研究中的检测结果用于临床,理想的方法是用自己实验室的数据作为给患者提供参考的依据。

5. **激发试验**　主要是克罗米芬刺激试验(clomiphene citrate challenge test,CCCT)。

CCCT 是指口服克罗米芬(clomiphene,CC)100mg/d × 5 天(月经周期第 5~9 天),于 CC 刺激前(月经周期第 3 天,D3)和 CC 刺激后(月经周期第 10 天,D10)检测血清 FSH 值,发育卵泡簇生成的抑制素 B 和 E_2 可抑制 FSH 分泌,而 DOR 妇女由于仅有较少的卵泡簇被募集,相应生成的抑制素 B 和 E_2 就较低,对 FSH 的负反馈抑制减弱,使 CC 刺激后血清 FSH 值较高。因此,CC 刺激后(D10)FSH 值升高提示 DOR。有文献指出,CCCT 对预测卵巢低反应或 IVF 低妊娠率的 FSH(D10)值是超过 10~22IU/L,对卵巢低反应的预测,FSH(D10)值的特异性是 47%~98%,敏感性是 35%~93%;而对不可能获得妊娠的预测,FSH(D10)值的特异性是 67%~100%,敏感性是 13%~66%。与 bFSH 和 AFC 比较,CC 刺激后 FSH(D10)值并不能明显改善预测 IVF 卵巢低反应及低妊娠率的准确性。综上所述,bFSH 检测可能较 CCCT 更有意义,除非目的是特意增加检测敏感性。

二、卵巢超声影像学检查

卵巢超声影像学检查包括窦卵泡计数(antral follicle count,

AFC)和卵巢容积测量。卵巢储备生化试验是探测和反映卵巢老化的生物学指标,与生育力下降密切相关。AFC 是反映剩余卵泡池的大小及卵巢刺激后的获卵数。卵巢容积随妇女年龄增长而下降,因此它可以间接反映卵巢储备潜能。

1. **窦卵泡计数** AFC 是在早卵泡期经阴道超声检测的双侧卵巢窦卵泡计数之和。AFC 代表的是与获卵数相关的卵泡簇,由此可以认为 AFC 是预测可募集卵泡簇的直接指标。大多数研究将窦卵泡定义为测量直径 2~10mm 的卵泡,少部分研究定义窦卵泡是直径 3~8mm 的卵泡。AFC 具有很好的周期间稳定性,通过对接受 IVF 助孕的 DOR 低危和高危人群的研究,预测卵巢低反应(周期取消,<3~4 个卵泡或获卵)时,发现 3~4 个窦卵泡作为低 AFC 切割值具有高特异性(73%~100%),但敏感性较低(9%~73%),该 AFC 切割值对预测不可能获得妊娠具有中等特异(64%~100%)和低敏感性(8%~33%)。在所有接受 IVF 助孕的人群中,各种研究显示出预测卵巢低反应的 AFC 的 PPV 和 NPV 的变化范围非常大,低 AFC 的高特异性使得该检测对预测卵巢低反应和治疗失败具有应用的价值,但临床应用会受低敏感性、B 超操作者的不同,尤其是无经验的超声医生和低质量的超声设备的影响。总体上,AFC 的检测可帮助预测卵巢低反应和妊娠结局,但不是唯一的判断标准。

2. **卵巢容积** 卵巢容积是测量每侧卵巢的 3 个不同径线,再通过公式计算出卵巢的容积。即卵巢的长 × 宽 × 厚 ×0.52= 容积,平均卵巢容积是指同一妇女双侧卵巢的平均容积。卵巢容积作为卵巢储备检测的指标之一,存在一定的局限性。一些研究报道卵巢容积存在周期间的变化,但这些结果不是连续观察获得的。通过三维超声获得和储存卵巢容积可缩小超声操作者之间及操作者本身的差异,但这要求专业的超声仪器。卵巢容积与卵泡数和获卵相关,但与妊娠相关性差。另外,卵巢容积的研究常常已排除卵巢病理改变(包括多囊卵巢综合征、子宫内膜异位囊肿及卵巢囊肿),因此卵巢容积应用的范畴受到一定局限。有研究显示,低卵巢容积,尤其是 <3ml 或平均直径 <2cm,对卵巢

低反应的预测具有高特异性(80%~90%),但敏感性变化范围大(11%~80%),报道的 DOR 低危人群的 PPV 仅 17%,而 DOR 高危人群的 PPV 则高达 53%,一般情况下,卵巢容积对妊娠的预测无价值。总之,卵巢容积对 DOR 的预测价值有限,AFC 较卵巢容积对筛查 DOR 更有价值。

综上所述,bFSH 是最常用的 DOR 筛查试验,但 AFC 和 AMH 的预测价值可能更可靠。目前的有效证据显示 ORTs 的预测价值存在一定局限,这主要受研究样本较小、研究设计分析和结局存在异质性以及缺乏有效结果的影响。因此,在临床应用已发表的研究结果之前,必须仔细检查该研究的设计方法。大量不同的 ORTs 均为筛查试验,可帮助预测 IVF 成功,理想的最佳筛查试验应该具有可重复性(周期间和周期内的变化小)以及显现出高特异性以降低将正常卵巢储备误诊为 DOR 的风险,筛查试验本身不能诊断 DOR。

(胡琳莉　卜志勤　孙莹璞)

第五节　不孕不育的超声检查

不孕不育的超声检查一般采用高频阴道探头,因此,除非特殊需要,被检者无需事先充盈膀胱。被检者排空膀胱后以截石位躺于检查床上,阴道探头涂抹耦合剂后套上无杀精剂、无滑石粉的专用避孕套,轻柔置入阴道内,与子宫颈或穹窿部紧贴,根据子宫、卵巢的位置在阴道内移动和旋转探头,直至能够在屏幕中央清晰显示所需检查组织结构。

一、正常女性生殖器官的超声声像表现

(一) 子宫

1. 位置和轮廓　子宫位于膀胱后方正中或稍偏于两侧,纵切时呈倒梨形,横切面呈椭圆形。根据子宫颈和子宫体之间的夹角及子宫与膀胱的相对位置,可以判断子宫的倾屈方向和程度。子宫颈与子宫体之间夹角小于 90° 时为前屈,提示子宫腔操作可能

困难,例如子宫前屈时可以充盈膀胱将子宫由前屈变为中位而便于子宫腔操作。正常子宫体为实质性均质结构,轮廓清晰,子宫腔呈线状高回声,子宫腔线两边可见2层内膜层,在卵泡期可形成典型的"三线征"。

2. 子宫的测量 子宫的测量包括子宫体和子宫颈的测量。

(1) 子宫体:包括子宫体长径、前后径和横径3个径线。测量子宫体的长径和前后径时应该采用纵切面,以清晰显示连续的子宫腔线和子宫颈管腔线为标准。子宫体的长径为子宫底部浆膜面至子宫颈内口的距离,一般长 5.0~7.5cm;前后径为与长径垂直的最大前后径线,一般厚 3.0~4.5cm。横径测量应该采用横切面,在子宫底部横切面子宫腔线最宽处,相当于两侧子宫角稍下方双侧圆韧带部位,宽约 4.5~6.0cm。子宫大小和形状个体差异极大,应结合发育阶段的不同、是否存在先天畸形、有无子宫肌瘤/腺肌病、是否妊娠等临床情况综合判断。

(2) 子宫颈:在测量子宫体长径的同一平面测量子宫颈管的长径和前后径。子宫颈长径是子宫颈外口至子宫颈内口的距离,一般为 2.0~3.0cm;前后径是垂直于子宫颈长径的最大厚度,一般为 1.5~2.0cm;测量横径时取子宫颈横切面的最大宽径,一般为 2.0~3.0cm。三维超声可见子宫冠状面子宫内膜和子宫腔呈倒置的三角形。子宫颈回声较子宫体肌层高,纵切时可见梭形子宫颈管回声,横切时可见扁椭圆形低回声(图 1-1-2)。

3. 子宫内膜的周期性监测 子宫内膜的形态和功能呈现与卵巢分泌的雌孕激素周期一致的周而复始的变化。目前认为内膜形态和厚度与妊娠率相关,但子宫内膜厚度个体差异极大,不宜一刀切。

(1) 月经期:月经期间内膜回声不均匀,三线征不清晰,有时可见液性暗区,厚度较薄,厚度约为 2~6mm。

(2) 增殖期:增生的内膜使回声逐渐转为均匀,内膜腺体增生使内膜功能层显示低回声,基底层显示高回声,交界处呈现高回声线,与高回声的中央子宫腔线形成典型的"三线征"。随着卵泡的发育成熟,内膜逐渐增厚,形态由 A 型(三线之间为均匀

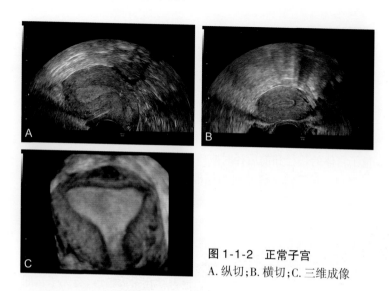

图 1-1-2 正常子宫

A. 纵切；B. 横切；C. 三维成像

的功能层低回声,强回声的三线非常清晰,图 1-1-3A)向 B 型(三线之间为均匀的中等强度回声,子宫腔回声中线渐渐模糊,图 1-1-3B、C)逐渐转变。

(3) 分泌期:孕激素使内膜向分泌期转化,分泌早期的内膜呈现 C 型(内膜由基底层开始向子宫腔中央逐渐转变为接近子宫肌层的稍强回声,三线模糊不连续),分泌晚期内膜呈现 D 型(整个内膜为高于子宫肌层的强回声,子宫中线不可见)(图 1-1-3D、E)。

(二) 卵巢

1. 位置和轮廓 个体差异较大,一般位于子宫体两侧外上方、髂内动静脉内下方。卵巢略呈扁圆形,三维径线约为 4cm×3cm×1cm,但会随着卵泡由小到大的发育和排卵而发生周期性变化。卵巢边缘稍有凹凸,白膜回声稍强,其下为稍低回声的皮质区,其内分布无回声的卵泡,中央部回声略高为髓质,近卵巢门处可以显示卵巢动静脉。

2. 卵巢的测量 卵巢内血流信号随着卵泡发育周期而变化。月经期卵巢内血流较少,多为低速高阻型,舒张期成分极少,较难记录到血流频谱;接近排卵期血流信号逐渐丰富,动脉频谱舒张期成分增多,优势卵泡周围卵泡膜上可以显示半环状至环状的血

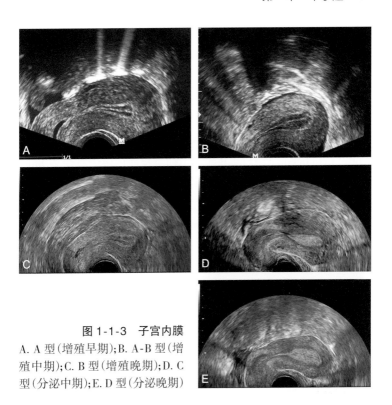

图 1-1-3 子宫内膜
A. A 型（增殖早期）；B. A-B 型（增殖中期）；C. B 型（增殖晚期）；D. C 型（分泌中期）；E. D 型（分泌晚期）

流信号，阻力指数（resistance index，RI）在 0.4~0.5 之间；至黄体期可以形成特征性的环绕黄体的丰富血流，为高速低阻频谱，最低可至 0.4 以下（图 1-1-4）。

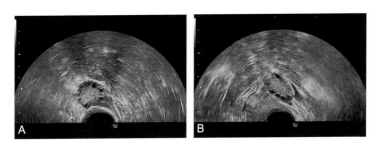

图 1-1-4 正常卵巢
A. 横切；B. 纵切

（三）卵泡的监测

B超监测具有无创、客观和便于连续监测等特点，是卵泡发育监测最重要的手段之一。

1. 卵泡的发育和测量

（1）卵泡的发育：

1）一般在月经第2~3天，评估当月的卵巢储备卵泡数目（antral follicle count，AFC），B超显示卵巢皮质内多个直径2~8mm的液性暗区，其数目和大小一定程度反映卵巢功能。

2）在自然周期中，一侧卵巢内出现优势卵泡并逐渐增大，优势卵泡的生长速度大约为1~3mm/d，最快可达4~7mm/d，且越接近排卵期越快，排卵前直径可达18~28mm。

3）排卵前卵泡逐渐突出于卵巢表面，表现为一侧卵泡壁外无卵巢组织覆盖，卵泡壁薄而张力极大，有时可见内壁卵丘所形成的金字塔形高回声。在药物刺激卵巢时，多卵泡发育使得部分卵泡失去正圆形外形，呈现椭圆形甚至不规则形。

（2）卵泡的测量：B超下卵泡为边界清晰的类圆形无回声区。

1）首先必须扫查整体卵巢外形，确定该无回声位于卵巢内部，避免将输卵管系膜囊肿等误认为卵泡。

2）其次寻找到卵泡的最大切面进行测量，将十字星放置于卵泡内壁高回声与无回声的交界线上，长径和横径测量线相互垂直。

3）一般取卵泡的长径和横径的平均值作为卵泡大小，但在超促排卵中，多卵泡间相互挤压致失去圆形结构，必要时可以借助测量三维径线提供更准确的判断（图1-1-5）。

4）卵泡发育具有周期性，但也常常出现各种发育不良，因此卵泡的监测需要强调完整性和连续性，建议患者结合基础体温进行记录，并清晰标注每次检查日期、月经周期天数、内膜厚度及分型、有无受孕措施及医疗处理。

2. 排卵的判断 排卵过程极其短暂，仅历时数秒，因此B超极少能直接观察到排卵的发生，只能根据一些间接的征象判断是否发生排卵。

（1）优势卵泡缩小或消失：动态监测中的成熟卵泡体积较前

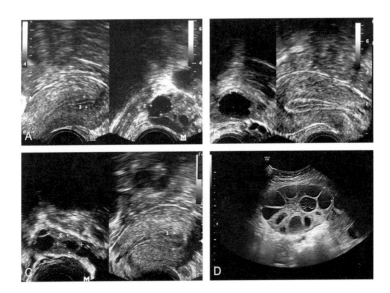

图 1-1-5 卵泡内膜
A. 早期卵泡 - A 型内膜;B. 优势卵泡 - B 型内膜;C. 刚排卵的卵泡 - C 型内膜;D. 超促排卵后多卵泡发育的卵巢

一次记录突然变小、卵泡囊壁张力下降/塌陷或完全消失。

(2) 血体形成:卵泡壁在破裂后迅速塌陷、肿胀,血液积聚在囊内形成血体,表现为花瓣状边缘皱缩、形态不规则、囊壁较厚的混合性回声(图 1-1-6A)。

(3) 血流丰富:彩色多普勒显示血体周围环状低阻血流信号(图 1-1-6B)。

(4) 子宫内膜:三线间部分呈分泌期高回声。

(5) 盆腔积液:由于卵泡破裂后少量卵泡液进入盆腔,积聚在盆腔的最低点直肠子宫陷凹。

3. **黄体的形成** 血体内血液机化在黄体囊内形成网格状强回声光带或沙砾样强光点;黄体囊肿周围血管增生、扩张,形成特征性的环绕黄体的丰富血流。黄体最终萎缩成白体(图 1-1-6C、D)。

4. **卵泡发育异常的 B 超表现**

(1) 卵泡发育不良:在一个完整的监测周期内无优势卵泡发

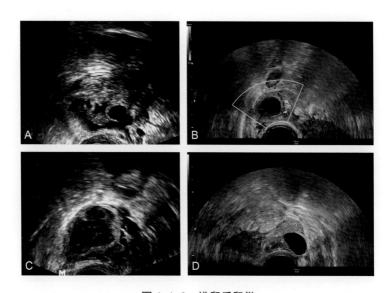

图 1-1-6　排卵后卵巢

A.卵巢新鲜黄体(花瓣状);B.卵巢黄体(彩超);C.网格状黄体;D.陈旧黄体

育,或优势卵泡发育未能达到成熟卵泡阶段,或卵泡生长缓慢,延迟排卵。需要结合病史、月经周期、基础体温和性激素水平等综合判断。

(2) 未破卵泡黄素化综合征(luteinized unruptured follicle syndrome,LUFS):体内出现内源性 LH 峰值或注射外源性 hCG/GnRH-a 等药物后 48 小时,B 超显示优势卵泡未排出而仍继续生长即可诊断。B 超下 LUFS 表现呈现异质性:①发育正常的优势卵泡不能破裂而持续增长,直径甚至可达 40mm;②卵泡内部回声可以持续为无回声或由无回声逐渐变为少许细弱光点,囊壁薄或逐渐增厚而界限模糊,囊壁张力增大或稍降低;③在后续月经周期内卵泡塌陷或形成持续存在的囊肿。

(3) 多囊卵巢(polycystic ovarian,PCO):B 超下卵巢的 PCO 表现是诊断多囊卵巢综合征的条件之一。两侧卵巢体积增大,髓质区域面积增大、回声增强,卵巢皮质下见 12 枚以上直径 2~8mm 的小卵泡。小卵泡的分布特征也存在异质性,可以表现为典型的

"项链征",也可以呈现为"鱼网状"。有时在B超持续监测中可见发育迟缓的卵泡,有时完全无优势卵泡发育。

(4)残留滤泡囊肿:在月经第2~3天B超显示卵巢内存在大于10mm的无回声,既往检查阴性,性激素水平检查不符合生长卵泡,可能为前次残留卵泡,多见于前次药物促排卵周期非成熟卵泡残留,3个月内复查或服用口服避孕药后可以自行消失。

5. 卵泡监测中的注意事项

(1)根据卵泡发育特点合理安排监测的时间间隔,越接近卵泡成熟,间隔应该越短,在一个排卵周期内做到连续、完整,避免因为缺失重要的观测时间点导致无效劳动。

(2)必要时联合尿/血清性激素的检查,帮助判断卵泡发育是否正常,合理安排同房、人工授精或试管婴儿取卵时间。

(3)正常卵泡要与残留卵泡、卵巢囊肿、输卵管积水、输卵管卵巢囊肿、附件包裹性积液等相鉴别;发现卵巢过度刺激征象时要同时检查有无腹腔/胸腔积液。

二、盆腔内其他器官结构声像

(一)肌肉

内生殖器位于小骨盆内,盆壁肌肉主要有闭孔内肌、肛提肌。闭孔内肌在子宫下方两侧或阴道两侧,占据小骨盆内前外侧的大部分,取耻骨上横切面加纵切斜扫能显示;肛提肌在闭孔内肌后内侧;梨状肌和尾骨肌因位置较深难以显示;髂腰肌位于骨盆两侧,呈弱回声,边缘为断续高回声,在腹中线向髋部斜切时可显示(图1-1-7)。

(二)血管

盆腔内的大血管主要为髂外和髂内动静脉。髂外动静脉在子宫底两侧靠髂腰肌前方可显示,呈管道状无回声。其内侧为髂内动静脉,卵巢一般位于其内下方,由于横截面呈圆形,在试管婴儿取卵手术时注意不要误认为卵泡,避免误穿(图1-1-8)。

在子宫下段与子宫颈交界水平两侧可显示子宫动静脉,子宫动脉血流频谱特征为收缩期高速血流、舒张期驼峰样正向血流频谱,阻力指数约为0.80(图1-1-9)。

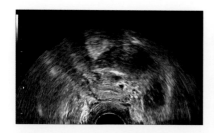

图 1-1-7 肛提肌

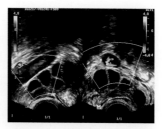

图 1-1-8 髂内动静脉血管

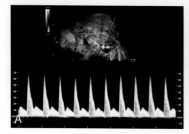

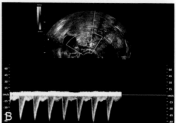

图 1-1-9 子宫动脉
A. 左;B. 右

(三) 肠管

肠管内因含有气体及内容物而呈不规则散在的强回声光团,其形态可随肠管的蠕动而不断变形,可与盆腔包块相鉴别。蠕动亢进的肠管有时会干扰对体积过小或位置异常卵巢的观察,可以用手在腹部按压推开肠管后充分暴露视野(图 1-1-10)。

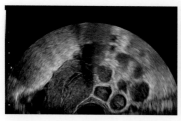

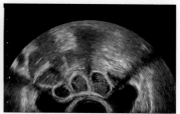

图 1-1-10 肠管

（四）盆底

女性盆底由封闭骨盆出口的多层肌肉和筋膜组成,有尿道、阴道和直肠贯穿其中(图 1-1-11、图 1-1-12)。

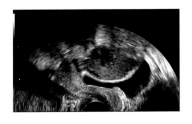

图 1-1-11 尿道

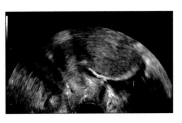

图 1-1-12 盆底

（五）盆腔内间隙

子宫颈后方与直肠间是盆腹腔的最低点直肠子宫陷凹,常有不等量生理或病理性积液存在,前者常见于排卵/取卵后,后者常见于慢性盆腔炎、卵巢过度刺激综合征等情况(图 1-1-13)。

三、辅助生殖技术常见盆腔异常超声声像

（一）卵巢囊肿

1. **黄体囊肿** 黄体持续存在可以形成黄体囊肿。早期表现为囊壁厚而粗糙,囊内回声杂乱;中期由于囊内血液凝固吸收,囊壁变薄而光滑,囊内回声减低呈网状;晚期血液吸收后囊肿变小,囊壁变光滑,囊内回声为无回声,与卵泡等卵巢囊肿不易鉴别。彩色多普勒显示黄体囊肿周围环绕的血流信号,血流阻力低,RI 值在 0.5 左右(图 1-1-14)。

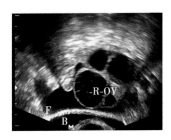

图 1-1-13 盆腔间隙

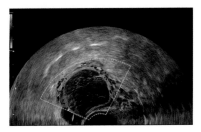

图 1-1-14 黄体囊肿

2. 卵巢子宫内膜异位囊肿 具有周期性生长功能的子宫内膜组织生长入卵巢内,反复出血机化的陈旧血液在卵巢内形成低回声囊肿。

(1) 卵巢表面的异位病灶无法用超声诊断。囊肿较小时在囊肿周围可以见到正常的卵巢组织和卵泡,较大的囊肿周围正常卵巢组织常无法探及。

(2) 囊肿可以单发或多发,如果多发、相互贯通,可以呈不规则形状。

(3) 囊腔内容物回声随病程的长短变化。

1)稀薄泥沙样低回声:病程短,囊壁薄而光滑,回声稀薄泥沙样,容易经阴道超声引导穿刺抽吸。

2)混合泥沙样低回声:病程中等,囊壁薄而光滑,囊内回声稠厚泥沙样,用较粗的穿刺针可以抽吸,较困难,有时需要一边抽吸一边注入生理盐水稀释。

3)实性不均质回声:病程长,囊壁厚薄不均,内壁粗糙,囊内常有片状、块状沉积的高回声区,有纤维素沉积,抽吸困难(图1-1-15)。

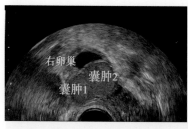
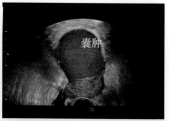
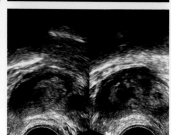

图 1-1-15 卵巢子宫内膜异位囊肿

3. 畸胎瘤　成熟畸胎瘤内部可以存在皮脂、毛发、牙齿、软骨、平滑肌和纤维等组织,所以声像表现复杂。脂质和毛发为主者为无回声区内强回声光团,边缘清晰,位于囊腔的一侧;牙齿和骨组织为主者可见囊壁上隆起单个或多个强回声结节;脂肪为主者在囊腔内高回声和低回声之间有一水平分界线;皮肤或骨组织为主者囊腔内含实性强回声结节,后方回声明显衰减,似垂柳状。彩色多普勒呈现少血流或无血流(图 1-1-16)。

4. 卵巢过度刺激　卵巢体积显著增大,直径可达 40~100mm,内见多枚无回声卵泡或混合性回声黄体囊肿,囊壁菲薄,囊腔相互挤压而不规则,彩色多普勒显示多房分隔,上有条状、分枝状血流回声。同时盆腹腔内可见大量液性暗区,建议同时检查胸腔有无积液。结合药物促排卵病史进行诊断(图 1-1-17)。

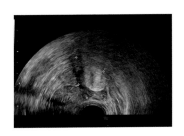

图 1-1-16　畸胎瘤

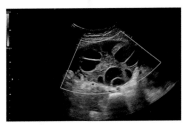

图 1-1-17　卵巢过度刺激综合征:卵巢和盆腔积液

(二) 急、慢性盆腔炎症

1. 输卵管积水　输卵管炎性疾病后遗症可导致其伞端闭锁,炎性渗出液积聚在输卵管中,B 超提示子宫、卵巢旁存在囊性包块,常呈腊肠状,浆膜面边界清晰、圆润,腔内黏膜面可见不连贯的长点状凸起为输卵管黏膜皱襞,其内为液性暗区,有时暗区内可见稀疏光点漂浮(图 1-1-18)。

2. 输卵管卵巢脓肿

(1) 输卵管脓肿在位置和外观上类似输卵管积水,但囊壁较厚,囊内充满脱落的细胞和脓细胞等而呈现为不均质低回声或点状强回声。

（2）卵巢内脓肿常为椭圆形或不规则形,囊壁较厚,内部充满不均质低回声或点状强回声,需要仔细辨别囊肿边缘是否存在正常卵巢组织回声。

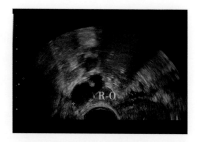

图 1-1-18　输卵管积水

（3）输卵管脓肿和卵巢脓肿经常粘连贯通形成输卵管卵巢脓肿,难以区分界限,彩色多普勒有时可在混合性肿块间隔上显示少许条状中-高阻力血流信号(图 1-1-19)。

3. 盆腔积液/积脓　盆腔炎性疾病后遗症常有盆腔包裹性积液、盆腔积液等表现。排卵后出现的少量盆腔积液呈周期性出现、能够自行消失,不要轻易诊断为"盆腔炎"。

（1）盆腔局部积液多积聚在盆腔最低点子宫直肠陷凹。可见子宫旁或子宫后方液性多角形暗区,有时可见细带状强回声分隔,卵巢和输卵管被包绕或漂浮在液性暗区内。彩色多普勒检查常可发现盆腔血管屈曲成团、扩张充血。

（2）盆腔积脓时可见积聚在子宫直肠陷凹和子宫旁的脓液呈现出不规则、密度不均的低回声区,子宫浆膜面增厚、回声减低、轮廓模糊,卵巢失去清晰的边界(图 1-1-20)。

（三）子宫内膜异常声像

1. 子宫内膜息肉　是子宫内膜腺体和纤维间质局限性增生

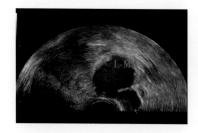

图 1-1-19　输卵管积脓

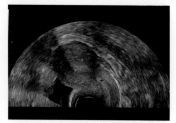

图 1-1-20　盆腔积液

而形成的一种带蒂的瘤样病变。单发息肉 B 超下表现为子宫腔内增强回声团,息肉与正常内膜间界限清晰可辨;多发息肉使得内膜增厚回声不均,呈现不规则团簇状高回声团,与正常内膜界限模糊。子宫腔内注水 B 超有助于对息肉的显示(图 1-1-21)。

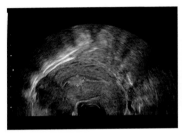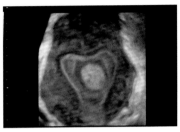

图 1-1-21 子宫内膜息肉

2. **子宫内膜增生过长** 长期、大量雌激素作用于子宫内膜致内膜过度增生,内膜厚度明显超过标准,有时可达 20mm 或以上。单纯型增生内膜回声均匀,腺囊型增生可见筛状回声,不典型增生可见不均质斑块状回声与低回声相间。彩色多普勒显示轻度增生时无明显血流,重度增生时中等阻力条状血流(图 1-1-22)。

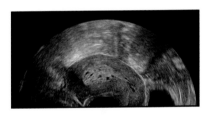

图 1-1-22 子宫内膜增生过长(筛状)

3. **子宫腔粘连**

(1)子宫腔粘连:机械损伤、感染等因素造成子宫内膜基底层破坏,可以引起子宫腔部分或全部粘连。子宫腔部分粘连时可见子宫内膜厚薄不均,子宫腔粘连处内膜菲薄或缺失,造成子宫腔线不连续的征象,粘连部位之外的内膜回声基本正常。子宫腔广泛粘连时子宫腔内膜菲薄,失去正常内膜形态,子宫腔线完全消失呈断续的强回声光点(图 1-1-23)。

(2)子宫颈管粘连:仅子宫颈管粘连时子宫内膜形态基本

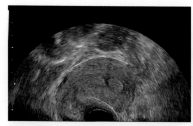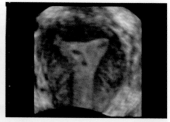

图 1-1-23 子宫腔粘连

存在,但因为经血不能顺利经子宫颈和阴道流出,积聚在子宫腔内,B超提示子宫腔线分离,子宫腔内存在容量不等的较均匀的无/低回声。

(四)子宫体与子宫肌层病变

1. 米勒管发育异常

(1)先天性无子宫:常伴有阴道发育不全,不能显示子宫声像,有时卵巢结构可见。

(2)始基子宫:子宫呈条索状肌性结构,子宫体、子宫颈结构不清,无子宫腔线和内膜回声,卵巢结构可见(图1-1-24)。

(3)幼稚子宫:子宫体与子宫颈的比例为1∶1或2∶3,卵巢结构可见(图1-1-25)。

(4)先天性子宫阴道缺如综合征(Mayer-Rokitansky-Kuster-Hauser syndrome,MRKH syndrome):无阴道,腹部B超下子宫很小或不可见,卵巢结构可见。

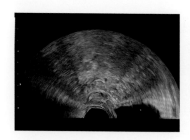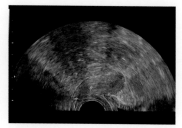

图 1-1-24 始基子宫　　　　图 1-1-25 幼稚子宫

(5) 单角/残角子宫:子宫外形呈梭形,横径较小,子宫腔呈管状,向一侧弯曲,同侧卵巢结构可见。有时子宫一侧肌性凸起,回声与子宫肌层相同,中央可以有或没有内膜回声(图 1-1-26)。

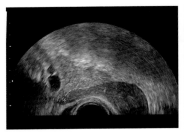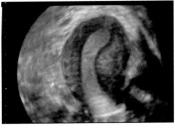

图 1-1-26　单角子宫

(6) 双子宫:纵切平扫时,可先后见到 2 个分开的子宫,横切纵扫时,在子宫底水平 2 个子宫中间有间隙,两侧分别有 2 团内膜回声,2 个子宫大小相似(图 1-1-27)。

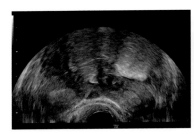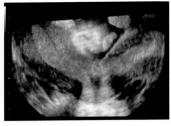

图 1-1-27　双子宫

(7) 双角子宫:子宫底部横切呈分叶状的 2 个子宫角肌层回声,两角内分别可见子宫腔内膜回声,子宫体下段和子宫颈水平无异常;纵切时子宫底部可见分开的 2 个宫底,但共有 1 个子宫颈回声(图 1-1-28)。

(8) 不全/完全纵隔子宫:子宫底浆膜面外形正常,子宫底横径较宽,子宫底横切显示中隔回声较肌层稍低,两侧各有一梭形子宫内膜回声,子宫腔内侧子宫底凹陷最低点为顶点,分别与两

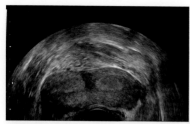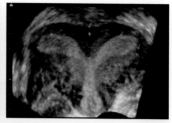

图 1-1-28　双角子宫

侧子宫角部内膜顶点连线夹角小于 90°,连接子宫角部内膜顶点连线,测量此线中点距离子宫底凹陷最低点的距离大于 10mm,为纵隔子宫。纵隔达子宫颈内口为完全纵隔,否则为不全纵隔,有时可见纵隔一直延伸至子宫颈管(图 1-1-29、图 1-1-30)。

(9) 弓形子宫:横切纵扫时子宫底外形无切迹,子宫腔底部内膜呈弧形内凹,但深度小于 10mm,两侧内膜夹角大于 90°(图 1-1-31)。

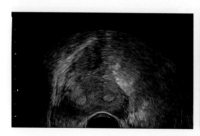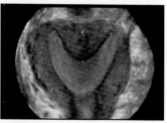

图 1-1-29　不全子宫纵隔

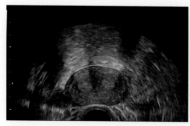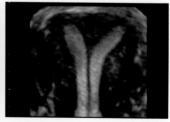

图 1-1-30　完全子宫纵隔

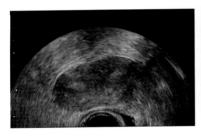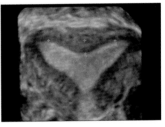

图 1-1-31 弓形子宫

2. 子宫腺肌病/瘤

（1）子宫腺肌病：子宫体积弥漫性增大，肌层分布弥漫型增强回声粗颗粒，有时后方有栅栏状衰减。

（2）子宫腺肌瘤：子宫呈不对称增大，子宫腺肌瘤局部肌层回声弥漫型增强，与子宫肌层间界限欠清，如压迫子宫腔则子宫腔线变形。彩色多普勒显示血流信号丰富（图 1-1-32、图 1-1-33）。

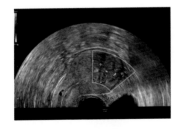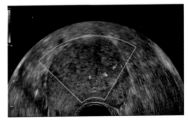

图 1-1-32 子宫腺肌瘤 　　图 1-1-33 子宫腺肌病

3. 子宫肌瘤 最常见的生殖器良性肿瘤，根据其与子宫浆膜面和内膜的关系可以分为 9 型。子宫肌瘤呈现低回声，较大的肌瘤伴有后方回声衰减，瘤体与子宫肌层之间界限清晰。肌瘤囊性变性时，瘤体内可以出现不均质低回声或无回声；红色变时瘤体增大，内部回声偏低，细花纹状；脂肪变时瘤体内均质团状高回声；钙化时见斑点状强回声；玻璃样变时瘤内回声不均匀减低；肉瘤变时内部回声减低、杂乱不均，间或有不规则低或无回声区（图 1-1-34A~F）。

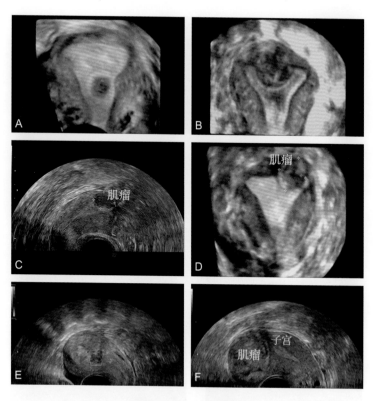

图 1-1-34　子宫肌瘤

A. 子宫黏膜下肌瘤三维成像（0 型）；B. 子宫肌瘤三维成像（1 型）；C. 子宫肌瘤（2 型）；D. 子宫肌瘤三维成像（2 型）；E. 子宫肌瘤（3 型）；F. 子宫肌瘤（6 型）

（刁飞扬　李梅）

参考文献

1. MASCARENHAS MN，FLAXMAN SR，BOERMA T，et al. National，regional，and global trends in infertility prevalence since 1990：a systematic analysis of 277 health surveys. PLoS Med，2012，9（12）：e1001356.

2. BUSHNIK T，COOK JL，YUZPE AA，et al. Estimating the prevalence of infertility in Canada. Hum Reprod，2012，27（3）：738-746.

3. THOMA ME，MCLAIN AC，LOUIS JF，et al. Prevalence of infertility in the United States as estimated by the current duration approach and a

traditional constructed approach. Fertil Steril, 2013, 99 (5): 1324-1331 e1.

4. ZHANG H, WANGS, ZHANG S, et al. Increasing trend of prevalence of infertility in Beijing. Chinese Medical Journal, 2014, 127 (4): 691-695.

5. CONG J, LI P, ZHENG L, et al. Prevalence and Risk Factors of Infertility at a Rural Site of Northern China. PLos One, 2016, 11 (5): e0155563.

6. EVERS JL. FEMALE SUBFERTILITY. The Lancet, 2002, 360 (9327): 151-159.

7. GNOTH C, GODEHARDT E, FRANK-HERRMANN P, et al. Definition and prevalence of subfertility and infertility. Hum Reprod, 2005, 20 (5): 1144-1147.

8. Ethics Committee of the American Society for Reproductive Medicine. Electronic address, A.a.o. and M. Ethics Committee of the American Society for Reproductive, Oocyte or embryo donation to women of advanced reproductive age: an Ethics Committee opinion. Fertil Steril, 2016, 106(5): e3-e7.

9. YILMAZ N, KARA M, COSKUN B, et al. Perinatal outcomes and cost~effectivity of the assisted reproduction pregnancies with advanced age: A retrospective analysis. J Obstet Gynaecol, 2017, 37 (4): 450-453.

10. SOLANKE BL. Factors influencing contraceptive use and non~use among women of advanced reproductive age in Nigeria. J Health Popul Nutr, 2017, 36 (1): 1.

11. DUNSELMAN GA, VERMEULEN N, BECKER C, et al. ESHRE guideline: management of women with endometriosis. Hum Reprod, 2014, 29 (3): 400-412.

12. SINGH K, JAISWAL D. Human male infertility: a complex multifactorial phenotype. Reprod Sci, 2011, 18 (5): 418-425.

13. MIYAMOTO T, MINASE G, OKABE K, et al. Male infertility and its genetic causes. J Obstet Gynaecol Res, 2015, 41 (10): 1501-1505.

14. RAY A, SHAH A, GUDI A, et al. Unexplained infertility: an update and review of practice. Reprod Biomed Online, 2012, 24 (6): 591-602.

15. HARLEV A, AGARWAL A, GUNES SO, et al. Smoking and Male Infertility: An Evidence~Based Review. World J Mens Health, 2015, 33 (3): 143-160.

16. Female age-related fertility decline. Committee Opinion No. 589. Obstet Gynecol, 2014, 123 (3): 719-721.

17. STEINER AZ,PRITCHARD D,STANCZYK FZ,et al. Association Between Biomarkers of Ovarian Reserve and Infertility Among Older Women of Reproductive Age. JAMA,2017,318(14):1367-1376.

18. DEWAILLY D,ANDERSEN CY,BALEN A,et al. The physiology and clinical utility of anti~Mullerian hormone in women. Hum Reprod Update,2014,20(3):370-385.

19. ROBERTSON DM,LEE CH,BAERWALD A. Interrelationships among reproductive hormones and antral follicle count in human menstrual cycles. Endocrine Connections,2016,5(6):98-107.

20. 谢红宁. 妇产科超声诊断学. 北京:人民卫生出版社,2005.

21. GRIMBIZIS GF,DISPIEZIOSARDO A,SARAVELOS SH,et al. The Thessaloniki ESHRE/ESGE consensus on diagnosis of female genital anomalies. Hum Reprod,2016,31(1):2-7.

22. DONNEZ J,DOLMANS MM.Uterinefibroid management:from the present to the future. Hum Reprod Update,2016,22(6):665-686.

第二章

不孕症的药物治疗

第一节 克罗米芬和来曲唑

一、克罗米芬

(一) 作用机制

枸橼酸克罗米芬(clomiphene citrate,CC)又称枸橼酸氯米芬,是一种三苯乙烯衍生的非甾体化合物,其化学结构与己烯雌酚近似,兼有雌激素和抗雌激素的作用。常用CC制剂是由约38%顺式异构体(zuclomiphene,珠式CC)和约62%反式异构体(enclomiphene,恩式CC)组成。其中恩式CC同时具有抗雌激素和弱雌激素效应,而珠式CC则是完全的抗雌激素效应,珠式CC诱导排卵的效果比恩式高5倍。CC口服后经肠道吸收,肝脏代谢,半衰期一般为5~7天。

CC对雌激素有弱的激动与强的拮抗双重作用,通过竞争性结合下丘脑的雌激素受体,干扰内源性雌激素对下丘脑、垂体的负反馈,刺激垂体分泌黄体生成激素(luteinizing hormone,LH)与卵泡刺激素(follicle-stimulating hormone,FSH),两者分泌的脉冲频率和幅度均增加,进而刺激卵泡生长、成熟。CC持续使用至卵泡成熟期还可以抑制雌激素对垂体的正反馈,避免伴随卵泡发育而升高的内源性雌激素激发内源性LH峰,此机制可以避免卵泡排卵,多用于微刺激方案中,同时可能导致多卵泡发育。

CC抗雌激素效应的副作用表现为潮热,应用3~5天后表现为子宫颈黏液分泌量、黏稠度和内膜厚度的改变。卵泡晚期添加外源性雌激素可减弱CC低雌效应对子宫内膜厚度的不良影响。

CC 还可直接作用于卵巢,增强颗粒细胞对垂体促性腺激素的敏感性和芳香化酶的活性。其发挥作用有赖于下丘脑-垂体-卵巢轴正负反馈机制的完整性。

对于有内源性雌激素的无排卵者(如多囊卵巢综合征患者)、黄体功能不足者,CC 仍是临床上的一线促排卵药物,但是对于低雌激素性闭经和高促性腺激素患者则无效。

CC 还可用于治疗男性不育,其机制可能与促进 FSH 和 LH 升高以及促进精子生成有关。

(二) 适应证

1. 多囊卵巢综合征(PCOS)。患者的一线诱导排卵药物。妊娠多发生于治疗最初 3~6 个月,治疗超过 6 个月不推荐再用 CC;CC 成功诱导排卵 3~4 个周期仍未妊娠,建议进一步检查或治疗。

2. 黄体功能不足。对于卵泡发育不良导致的黄体功能不足患者可试行 CC 诱导排卵,但效果不确定。

3. 结合体外受精技术应用于卵巢功能减退患者的微刺激方案中。

4. 应用于不明原因不孕症、子宫内膜异位症Ⅰ或Ⅱ期患者等,可能改善临床妊娠结局。

5. 克罗米芬刺激试验是评估卵巢功能的方法之一。

(三) 用法用量

1. 克罗米芬诱导排卵方案 诱导排卵:自月经周期的第 2~5 天开始,口服 CC50mg/d,共 5 天。若患者无规律月经周期,可应用黄体酮撤退性出血。最基本的要求是患者测基础体温,有规律的性生活。建议于月经第 11 天开始阴道 B 超监测,如果卵泡生长不满意,酌情给予促性腺激素;如果内膜薄,可以在晚卵泡期给予适量的雌激素。本周期如果反应不良,下个周期增加 CC 剂量,最多每日剂量不超过 150mg,可以连用 5 天,也可以增加至 8 天(称延长法)。患者在 CC 治疗后有排卵但未受孕可周期性重复使用,连续最多 3~6 个疗程。由于 CC 诱导排卵可能诱发多卵泡发育,需要密切 B 超监测,预防和治疗卵巢过度刺激综合征和多胎妊娠等并发症。

文献报道 CC 诱导排卵 6 个周期总的排卵率为 70%~80%,妊娠率为 30%~40%,双胎率约 5%。其中 70%~80% 的排卵发生在停药的第 5~10 天,10%~15% 在停药 11~15 天排卵,停药 21 天以上未发生排卵者为 CC 诱发排卵失败。

2. 体外受精技术中的微刺激方案 月经第 3 天开始口服 CC 50mg/d,连续服用至扳机当日(可酌情添加促性腺激素)。因为 CC 对子宫内膜的抗雌激素效应可能会降低子宫内膜对胚胎的容受性或增加自然流产率,且影响可能持续 90 天,目前一般建议使用 CC 促排卵后的周期进行全胚冷冻。

3. 克罗米芬抵抗的处理 克罗米芬抵抗发生率约为 10%~15%,常见原因包括外周血 LH(和/或)雄激素过高、胰岛素抵抗致高胰岛素血症、过度肥胖。所以用药前的预处理很重要,如果预处理后仍无改善,则更换其他方案。

(1) 改善生活方式:对于过度肥胖患者,应首先指导控制饮食及运动,降低体重,体重下降 5% 以上有助于恢复自发排卵或提高促排卵药物敏感性。

(2) 药物预处理:对于高 LH/T 血症患者,可采用雌孕激素联合的低剂量口服避孕药周期疗法 3 个月,以降低 LH/T 水平,停药后部分患者对 CC 敏感性恢复,再次应用 CC 能获得成功排卵。肾上腺来源雄激素过高患者,加用地塞米松 0.375~0.75g 或泼尼松 2.5~5mg。而对于合并胰岛素抵抗和/或高胰岛素血症的耐 CC 无排卵患者,常需合并或单独应用胰岛素增敏剂以增加卵巢反应性。

(3) 调整剂量、联合使用药物:对于敏感病例(如 PCOS)改小剂量 25mg/d,共 5 天;不敏感病例每周期递增 50mg/d,最高剂量为 150mg/d。除了调整剂量外,还可以联合使用各类外源性促性腺激素,如人类绝经期促性腺激素(human menopausal gonadotropin, hMG)或尿源性/重组卵泡刺激素等,可使部分患者获得排卵。

(4) 对于由 CC 在子宫内膜及子宫颈黏液水平抗雌激素效应所导致妊娠失败者,可在卵泡直径 14~16mm 后添加外源性雌激素,或下一周期换用芳香化酶抑制剂,如来曲唑诱导排卵。

（四）不良反应

1. **较常见的不良反应**　腹胀、盆腔或下腹部胀痛、卵巢囊肿形成或卵巢增大等卵巢过度刺激症状。

2. **较少见的不良反应**　视力模糊、复视、眼前感到闪光、眼睛对光敏感、视力减退、皮肤和巩膜黄染。

3. **下列反应持续存在时应予以注意**　潮热、乳房不适、便秘或腹泻、头昏或眩晕、头痛、月经量增多或不规则出血、食欲和体重增加、毛发脱落、精神抑郁、精神紧张、好动、失眠、疲倦、恶心呕吐、皮肤红疹、过敏性皮炎、风疹块、尿频等，也可有体重减轻。

（五）禁忌证

原因不明的不规则阴道出血、子宫肌瘤、卵巢囊肿、肝功能损害、精神抑郁、血栓性静脉炎等禁用。动物实验有致畸作用和胎儿毒性，孕妇禁用。

（六）注意事项

1. 动物实验证明本品可致畸胎。在用药前应排除妊娠。

2. 多囊卵巢综合征患者需要从小剂量开始，预防卵巢过度刺激综合征的发生。

3. 个体化监测 FSH、LH、E_2、P 等性激素水平。

二、来曲唑

（一）作用机制

来曲唑（letrozole，LE）是非甾体类第三代选择性芳香化酶抑制剂（aromatase inhibitors，Ais），其优点是在特异性抑制芳香化酶的同时对其他甾体激素酶不产生显著影响。芳香化酶抑制剂分Ⅰ型和Ⅱ型，Ⅰ型抑制剂与酶结合位点的结合是不可逆的，而来曲唑属于Ⅱ型，其与酶结合位点的结合是可逆的，允许抑制剂和酶底物之间重新竞争结合位点，因此，维持药物作用需要持续使用抑制剂。

来曲唑口服后可完全被吸收，平均终末半衰期相对较短，大约为45小时，主要在肝脏代谢，不消耗雌激素受体，对雌激素的靶器官无不良反应，不影响体内雌激素受体水平。其通过中枢及外周机制发挥诱导排卵的作用。①中枢机制:来曲唑选择性抑制卵巢局部芳香化酶,阻止卵巢局部雄激素向雌激素的转化,外周血雌激素水平远低于自然周期,解除了雌激素对下丘脑-垂体-性腺轴的负反馈,使得下丘脑代偿性反应刺激垂体分泌 FSH 增加,促进多卵泡募集。②外周机制:来曲唑导致的卵巢内雄激素短暂蓄积,可以刺激胰岛素样生长因子(insulin-like growth factor-Ⅰ,IGF-Ⅰ)及其他内分泌和旁分泌因子,提升卵泡 FSH 受体的表达水平,协同并放大 FSH 促进卵泡发育的效应。

(二) 适应证

来曲唑原本用于绝经后晚期乳腺癌,特别是抗雌激素治疗失败后的二线治疗,诱导排卵作用尚未被写入来曲唑药物说明书的适应证中,在临床使用时需要将不确定风险充分告知患者并知情同意。

2014 年《新英格兰医学杂志》(*The New England Journal of Medicine*)一项对比来曲唑和克罗米芬用于 PCOS 患者诱导排卵效果的研究显示,来曲唑组活产率、排卵率更高,多胎率更低,出生缺陷方面两组均与自然受孕组类似。目前认为来曲唑可以谨慎适用于下丘脑-垂体-性腺轴反馈机制健全的排卵功能障碍患者,特别是克罗米芬抵抗患者。可能的适应证如下:

1. 具有促进单卵泡发育,对子宫内膜容受性影响小,降低外源性促性腺激素用量的特点,可用于以 PCOS 患者为代表的排卵功能障碍患者,尤其是对 CC 抵抗的 PCOS 患者。2018 年以循证为基础的 PCOS 评估与管理国际指南推荐来曲唑作为 PCOS 患者诱导排卵药物的一线药物治疗首选(与 CC 相比)。

2. 单独或联合促性腺激素应用于不明原因不孕症、子宫内膜异位症等生育力下降人群的门诊促排卵加人工授精方案中。

3. 单独或联合促性腺激素应用于有卵巢过度刺激综合征或深静脉血栓高发风险的高反应女性,或对雌激素敏感的生育力保存患者如乳腺癌患者的体外受精微刺激方案中。

(三) 用法用量

自月经第 2~5 日开始口服来曲唑 2.5mg/d,连用 5 天,如卵巢无反应,第 2 周期逐渐增加剂量(递增剂量 2.5mg/d),最大剂量 7.5mg/d。根据患者的个体差异决定是否联合应用外源性促性腺激素,注意多卵泡发育风险。

(四) 不良反应

临床应用中来曲唑的耐受性好,主要的副作用为胃肠道反应,其他副作用包括潮热、头痛和背痛。随机分组试验表明,每天口服来曲唑 2.5mg,与药物可能相关的不良反应的发生率为 33%,多为轻度或中度,以恶心(2%~9%)、头痛(0%~7%)、骨痛(4%~10%)、潮热(0%~9%)和体重增加(2%~8%)为主要表现,其他少见的还有便秘、腹泻、瘙痒、皮疹、关节痛、胸痛、腹痛、疲倦、失眠、头晕、水肿、高血压、心律不齐、血栓形成、呼吸困难、阴道流血等。

(五) 禁忌证

对来曲唑及其辅料过敏者禁用。严重肝肾功能损伤者慎用。

(六) 注意事项

1. 使用前排除妊娠。

2. 少数患者出现肝脏生化指标异常。

3. 老年患者、轻中度肝功能损伤、肌酐清除率≥10ml/min 的患者无需调整剂量。

4. 运动员慎用。

(刁飞扬)

第二节 促性腺激素

外源性促性腺激素(gonadotropin,Gn)包括两大类:天然 Gn 和基因重组 Gn。天然 Gn 包括从绝经妇女尿中提取的人类绝经期促性腺激素(human menopausal gonadotropin,hMG)、尿源性人卵泡刺激素(follicle stimulating hormone,uFSH);从孕妇尿中提取的人绒毛膜促性腺激素(human chorionic gonadotropin,hCG)。基因重组 Gn 包括重组卵泡刺激素(recombinantfollicle stimulating hormone,rFSH)、重 组 黄 体 生 成 素(recombinant luteinizing hormone，rLH）和重组人绒毛膜促性腺激素（recombinanthuman chorionic gonadotropin，rhCG）。

一、卵泡刺激素

（一）作用机制

卵泡刺激素（FSH）可直接作用于卵巢颗粒细胞，促进其增生和分化；诱导颗粒细胞 FSH 和 LH 受体的合成，增强颗粒细胞对 LH 反应的敏感性；与颗粒细胞表面 FSH 受体结合，诱导芳香化酶活性，使雄烯二酮转化为雌激素；刺激颗粒细胞合成抑制素、激活素、胰岛素样生长因子-I 等旁分泌因子，促进卵泡的募集、优势化和成熟排卵。

FSH 包括尿源性人卵泡刺激素和基因重组 FSH。基因重组 FSH 分为 α 和 β 两种类型，均为运用基因工程技术将编码 FSH 的基因导入到中国仓鼠卵巢细胞，通过制备得到生化纯度超过 99% 的 FSH 制剂，有粉剂和水剂 2 种剂型。

FSH 的生物活性明显高于 hMG，可有效避免内源性 LH 过高或 LH 峰提早出现，提供更完善的生殖生理环境，有利于改善子宫内膜容受性、促进优势卵泡发育，获得高质量成熟卵母细胞。

（二）适应证

1. CC 抵抗的排卵功能障碍患者可以采用纯化或重组的 FSH 制剂促进卵泡发育。

2. 2018 年以循证为基础的 PCOS 评估与管理国际指南推荐单独使用，不与外源性黄体生成素同时使用。

3. 在体外受精-胚胎移植（in vitro fertilization and embryo transfer，IVF-ET）的药物刺激卵巢方案中，在卵泡募集阶段使用 FSH 从而达到获得多个成熟卵母细胞的目的。

（三）用法用量

月经第 2~5 天开始外源性 FSH 应用，根据对患者个体化的卵巢功能评估，选择 FSH 启动剂量。诱导排卵的起始剂量一般每天 1 支（75IU/d），需配合外周血激素及 B 超监测调整剂量。IVF

时需要根据患者年龄、窦卵泡计数（antral follicle count,AFC）、基础 FSH、既往促排卵病史、有无附件手术和体重综合决定。一般≥35 岁者可用 225~300IU/d 启动,30~35 岁者可用 150~225IU/d 或更低剂量启动,<30 岁者可用 112.5~150.0IU/d 启动。用药 4~5 天后超声监测卵泡发育和血 E_2 水平。根据卵泡数目、卵泡直径和血中 FSH、LH 和 E_2 水平调整 FSH 的用量。

（四）不良反应

1. 应用 FSH 进行诱导排卵的患者多卵泡发育、多胎妊娠的发生率显著增高。建议对多囊卵巢综合征等高反应人群的卵巢反应进行密切的超声及雌二醇检测。尤其在门诊使用 FSH 促排卵行人工授精,当血清雌二醇水平 >900pg/ml（3 300pmol/L）,且有 3 个以上卵泡直径≥14mm 时,提示卵巢过度刺激综合征的危险性增加,建议放弃治疗本宫腔内人工授精（intrauterine insemination,IUI）周期,扳机时换用 GnRH 激动剂或者减少 hCG 用量、禁止同房以避免 OHSS 和多胎妊娠。

2. 卵巢囊肿;轻度至重度的注射部位反应（疼痛、红肿、瘀血、肿胀和/或注射部位不适）;头痛;腹痛和胃肠道症状,如恶心、呕吐、腹泻、腹部痛性痉挛和气胀等。

（五）禁忌证

1. 对 FSH 或其赋形剂过敏。

2. 下丘脑和垂体肿瘤。

3. 非多囊卵巢疾病所引起的卵巢增大或囊肿。

4. 不明原因的妇科出血。

5. 雌激素敏感的卵巢癌、子宫内膜癌或乳腺癌。

二、黄体生成素

（一）作用机制

黄体生成素（luteinizing hormone,LH）,重组黄体生成素（rLH）为白色冻干粉或无色澄清的注射用溶剂,每支含重组 LH 75IU。其主要药理作用为与卵泡膜细胞膜上 LH/hCG 受体结合,刺激其分泌雄烯二酮,为颗粒细胞合成雌激素提供底物,以支持 FSH 诱导的卵泡发育；在卵泡发育末期，高水平的 LH 可以诱发卵子最终成熟及排卵；在黄体期，LH 刺激黄素化颗粒细胞和卵泡膜细胞合成分泌孕激素。150IU 剂量 rLH 皮下注射，在无内源性 LH 干扰时，其药物血浆峰值浓度（Cmax）为 1.1IU/L，绝对生物利用度约为 60%。

（二）适应证

1. 内源性 LH 缺乏或过低的患者，如降调节后出现垂体过度抑制的患者或促性腺激素功能低下型性腺功能减退（hypogonadotropic hypogonadism，HH）患者。

2. 卵巢慢反应患者；高龄患者；卵巢低反应患者。

（三）用法用量

1. 卵巢慢反应患者添加 LH 卵巢慢反应（suboptimalovarian response，SOR）是指在固定剂量 FSH 治疗初期，卵泡募集和激素水平正常，在周期第 6~10 日继续给予相同剂量的 FSH，血清 E_2 水平及卵泡无明显增长。具体表现为卵泡刺激的第 6~8 日没有直径 >10mm 的卵泡；卵泡刺激第 6 日 E_2<658.8~732.0pmol/L；卵泡发育缓慢，由直径增长 1~2mm/d 减缓至 3 天内增长 <2mm。降调节后垂体抑制过深，而患者又缺乏内源性 LH 是 SOR 的主要原因；卵巢储备不足、携带 LH 变异体、GnRH-a 剂量过大等也是慢反应的成因。

（1）添加外源性 LH：增强颗粒细胞对 FSH 的敏感性，从而改善卵巢反应性。添加剂量 75IU/d 便可达到满意效果；

（2）Gn 启动时在 FSH 同时应用 75IU LH。

2. 是否添加 LH 应根据卵泡发育以及血 LH 和 E_2 水平决定，一般加用 75IU rLH。拮抗剂方案中由于 LH 急剧下降而较多地添加 LH。

3. 降调节后出现垂体过度抑制时，可以在 FSH 之外同时使用 75IU rLH。

（四）不良反应

1. 注射部位瘀肿、疼痛、发红、瘙痒及肿胀，发生率分别为 7.4% 及 0.9%。

2. 注射部位不适,全身不适如头痛,嗜睡;此外还有恶心、腹痛、盆骨疼痛、卵巢过度刺激综合征、卵巢囊肿、乳房疼痛等。

(五) 禁忌证

1. 对促性腺激素或赋形剂过敏。

2. 卵巢功能早衰、绝经、卵巢癌、子宫相关的癌症或乳腺癌。

3. 活动性及未治疗过的下丘脑和垂体肿瘤。

4. 非多囊卵巢引起的卵巢增大或囊肿。

5. 不明病因的生殖道出血。

(六) 注意事项

1. 运动员慎用,妊娠禁用。

2. 对甲状腺功能减退,肾上腺皮质功能不全,高催乳素血症和垂体或下丘脑肿瘤的患者应进行评估,并给予相应的治疗。

三、人类绝经期促性腺激素

(一) 作用机制

人类绝经促性腺激素(human menopausal gonadotropin, hMG)是一种从绝经后妇女尿液中提取的糖蛋白激素,每支 75IU 的人类绝经期促性腺激素含有 75IU FSH 和 75IULH,有国产 hMG 和进口高纯度 uhMG 两种,为白色或类白色冻干块状物或粉末注射剂。国产 hMG 在我国已应用多年,可独立作为刺激卵巢治疗用药。进口高纯度 uhMG 纯度可超过 95%。

hMG 中的 FSH 可以刺激卵泡发育成熟,有时没有足够的内源性 LH 峰,则需用外源性 hCG 来触发排卵。对单独使用 CC 导致子宫颈黏液及子宫内膜不良影响者可以联合 hMG 使用,疗效好、价格优。但 hMG 易诱发 OHSS 及多胎妊娠;且使用不当易造成募集卵泡期间和卵泡发育早期 LH 浓度超过大部分成熟卵泡的"阈值"水平,导致卵泡闭锁或卵泡过度黄素化而影响卵子质量。

(二) 适应证

1. 门诊需要应用药物诱导排卵指导受孕或行人工授精时,可单独使用或联合 CC/LE 及其他促性腺激素。

2. 促性腺激素功能低下型性腺功能减退的患者促排卵需要同时补充外源性 FSH 和 LH 者。

3. 应用于 IVF 药物促排卵方案中适当补充 LH 活性,一般应用于高龄患者、卵巢慢反应、GnRH 拮抗剂方案拮抗剂添加后和 GnRH 激动剂超长方案中 LH 水平抑制过深者等情况。

（三）用法用量

门诊诱导排卵时 hMG 可单独使用或与 CC/LE 等药物联合使用,剂量一般为 75~150IUhMG,从低剂量开始隔日或每日使用,需要密切门诊 B 超监测。

IVF 时控制下药物刺激卵巢:

1. 降调节后出现垂体过度抑制时,FSH 剂量之外同时使用 75~150IUhMG。

2. 抗剂方案中添加拮抗剂后,如果发现 LH 急剧下降或卵泡生长停滞、雌激素过低可以添加 hMG75~150IU。

（四）不良反应

1. 主要为卵巢过度刺激综合征,表现为下腹不适或胀感、腹痛、恶心、呕吐、卵巢增大。严重可致胸闷、气急、尿量减少、胸腔积液、腹水,甚至卵泡囊肿破裂出血等。

2. 多胎妊娠和早产等。

（五）禁忌证

1. 对药物或其成分过敏者。

2. 卵巢功能早衰、绝经、原因不明的阴道出血、子宫肌瘤、卵巢囊肿、卵巢增大患者。

（六）注意事项

1. 用药期间严格经阴道 B 超监测卵泡发育。

2. 如出现重度卵巢过度刺激综合征,应立即停药。

3. 哮喘、心脏病、癫痫、肾功能不全、垂体肿瘤或肥大、甲状腺或肾上腺皮质功能减退患者慎用。

（刁飞扬）

第三节 促性腺激素释放激素激动剂/拮抗剂

一、促性腺激素释放激素激动剂

（一）作用机制

促性腺激素释放激素（gonadotropin releasing hormone，GnRH）是下丘脑分泌的十肽，通过门脉系统到达垂体后结合 GnRH 受体，促进 FSH/LH 的释放。促性腺激素释放激素激动剂（gonadotropin releasing hormone analogue，GnRH-a）是对 GnRH 的氨基酸进行了修饰，极大地提高了与 GnRH 受体的亲和力，使 GnRH-a 具有更好的稳定性，且亲脂性增大，与血浆蛋白的结合力提高，减少肾脏排泄，半衰期更长，生物学效应增加 50~200 倍。

GnRH-a 与 GnRH 受体结合后，刺激垂体急剧释放促性腺激素，即所谓"点火效应"（flare up），在首次给药的 12 小时内，血清 FSH 浓度上升 5 倍，LH 上升 10 倍，E_2 上升 4 倍。若持续使用 GnRH-a，则垂体细胞表面可结合的 GnRH 受体逐渐减少，不能对 GnRH-a 刺激产生反应进而产生降调节作用（down regulation），FSH、LH 水平显著被抑制，雌激素水平降低，给药 7~14 天后达到药物性垂体-卵巢去势，成为控制性超促排卵（controlled ovarian hyperstimulation，COH）在临床广泛应用的基础。停药一段时间后垂体 GnRH-a 受体被释放，接受 GnRH 刺激的功能可以完全恢复，一般约需时 6 周。

（二）适应证

1. 利用对垂体的降调节作用，抑制内源性 LH 峰（premature LH surge）的早现。

2. 利用垂体的降调节，减少内源性 LH 的分泌，降低血浆内的 LH 水平。

3. 在卵泡的募集阶段使用该药，利用给药初期一个短促的内源性 Gn 高峰增加卵泡募集的数量。

4. 在 IVF 开始之前的黄体中期使用该药，改善卵泡发育的同步化,在 Gn 启动时有更多的卵泡同步成熟。

5. 在拮抗剂方案时用于扳机,减少 OHSS 风险,常与少量 hCG 同时用于扳机。

6. IVF 过程中,黄体期适当的黄体支持,利用激发 LH 分泌,刺激黄体形成和维持黄体。

7. 子宫内膜异位症患者的药物治疗和 IVF 之前的预处理。

(三)用法用量

1. **GnRH-a 分为短效制剂和长效制剂** 短效制剂需要每日给药,而长效制剂单次给药,抑制作用强,持续时间长。常用制剂有布舍瑞林、组氨瑞林、亮丙瑞林、曲普瑞林等。

2. **GnRH-a 长方案** 长方案是目前使用最广泛的方案之一,其使用方法是从前一次月经周期的黄体期中期或月经第 1 日开始 GnRH-a 给药,14~21 天后垂体达到降调节满意时(降调节标准为 LH<5IU/L,E_2<50pg/ml,内膜 <5mm),再开始给予外源性 Gn 刺激卵巢。

(1) 短效长方案(图 1-2-1):使用 GnRH-a 短效制剂每日给药直至扳机前,在垂体降调节满意后 GnRH-a 剂量可以适当减少以减少抑制深度,但目前没有证据支持垂体降调节后减量能提高妊娠率。

(2) 长效长方案:GnRH-a 长效制剂的优点是一次注射后一段时间内能达到降调节效果,避免短效制剂的多次注射,缺点是垂体可能被过度抑制,增加了选择 Gn 启动时间的难度,增加了 Gn 的使用剂量和天数。为了降低长效制剂对垂体的抑制程度,近年来在长方案中,长效 GnRH-a 的剂量逐步被减为半量、1/3 量、1/4 量,甚至 1/10 量。

长方案中 2 种制剂的临床妊娠率和 OHSS 率无显著差别,但长效制剂的 Gn 用量更高,Gn 使用天数更长。

(3) 超长方案:GnRH-a 超长方案多用于子宫腺肌病,月经第 2 日注射长效 GnRH-a 全量,每 28 天后注射 1 次,根据子宫体积恢复情况决定注射几次,子宫大小恢复满意后,末次注射剂量一般为半量,14~20 天后根据 FSH、LH 和 E_2 水平、卵泡直径及数量启动 Gn。国内还有改良超长方案,即在黄体中期使用长效 GnRH-a 半量,30 天后再注射长效 GnRH-a 1/3 量,14 天后启动 Gn。由于超长方案可能对 LH 抑制较深,需要补充 LH 或用 hMG 联合启动。

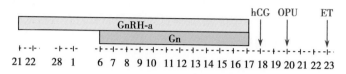

图 1-2-1　GnRH 激动剂短效长方案示意图

3. GnRH-a 短方案

(1) GnRH-a 短方案(图 1-2-2):是利用 GnRH-a 的点火效应,在卵泡的募集阶段使用该药造成一个短促的内源性 Gn 高峰,与外源性 Gn 叠加后增加卵泡募集的数量。通常在月经第 2~3 日开始使用短效激动剂直至注射 hCG 日,第 3 日开始用 Gn。由于 GnRH-a 的激发作用持续几天,短方案中 Gn 促排卵的第 4~5 日监测时 LH 水平仍可能高于基础值。判断是否出现早发 LH 峰时应慎重,需结合孕酮水平进行分析。在卵巢反应正常的人群中,短方案的临床妊娠率低于长方案;短方案多应用于卵巢反应不良的患者,但此类患者目前越来越多倾向于使用拮抗剂或微刺激方案。

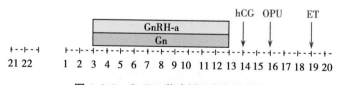

图 1-2-2　GnRH 激动剂短方案示意图

(2) GnRH-a 超短方案:GnRH-a 超短方案原理同 GnRH-a 短方案,通常月经第 2 日开始使用短效激动剂,第 3 日开始用 Gn,使用 Gn 的第 4 日停用短效激动剂。超短方案也大多应用于卵巢储备差的患者。

4. Gn 启动和扳机时机

（1）Gn 启动时机：在垂体达到降调节标准后择机给予 Gn 启动，该时机需要综合考虑已募集的窦卵泡大小及其同步性。如果窦卵泡径线过小，对 FSH 刺激不敏感，可适当推迟启动时机；当窦卵泡径线相差过大时，外源性 Gn 的启动可能加大卵泡间的区别，出现卵泡发育不同步。可使用口服避孕药联合短效长方案增加卵泡的同步性。

（2）Gn 的启动剂量：需要根据患者的年龄、窦卵泡计数（AFC）、基础 FSH 和体重、既往对药物刺激卵巢的反应、有无卵巢手术史等综合决定。一般 ≥35 岁者可用 225~300IU/d 启动，30~35 岁者可用 150~225IU/d 或更低剂量启动，<30 岁者可用 112.5~150.0IU/d 启动。用药 4~5 天后超声监测卵泡发育和血 E_2 水平。根据卵泡数目、卵泡直径和血中 FSH、LH 和 E_2 水平调整 Gn 的用量和种类。

（3）扳机的时机：当 2~3 个主导卵泡直径达到 18mm 以上平均每成熟卵泡 E_2 水平为 200~300ng/L 时，注射 hCG 5 000~10 000IU 或 rhCG 0.25mg，36~38 小时后取卵；通常 Gn 使用的时间为 9~13 天。

（四）不良反应

1. GnRH-a 起始应用的 1~2 周内，由于点火效应，可出现卵巢功能性囊肿、子宫内膜异位症症状（盆腔痛、痛经）加重等一过性现象。长效制剂第 1 次注射后可能出现子宫不规则出血。

2. 由于 GnRH-a 降调后储备卵泡均一性提高，联合使用促性腺激素后多卵泡同步发育，可造成 OHSS 风险增加。

3. 长期、连续使用 GnRH-a 可因为持续低雌激素状态而引起潮热、盗汗、阴道干燥、性欲下降、性交困难、骨质流失等症状。

4. 常见不良反应还包括头痛、关节痛、肌肉痛、过敏反应、水肿、恶心、呕吐、体重增加、高血压、情绪紊乱、发热、视觉异常、注射处疼痛等。

（五）禁忌证

对 GnRH、GnRH 类似物或药品任何一种成分过敏者禁用。

二、促性腺激素释放激素拮抗剂

(一) 作用机制

1995 年,第三代促性腺激素释放激素拮抗剂(gonadotropin-releasing hormone antagonist,GnRH-ant)解决了前两代制剂组胺释放的问题后用于临床控制内源性 LH 峰早现。由于 GnRH-ant 改变了第 1、2、3、5、6、10 位氨基酸,与 GnRH 受体亲和力更强,没有点火效应,通过与内源性 GnRH 竞争,作用于垂体前叶 GnRH 受体,1~2 小时后即可迅速抑制内源性 GnRH 对垂体的兴奋作用,以达到垂体降调节的作用。在控制性超促排卵过程中使用的 GnRH-ant 不影响 FSH 水平,在连续用药时对 LH 可以产生持续、剂量依赖性的抑制作用,停药后抑制作用一般在 48 小时内解除。

因此,拮抗剂具有起效快、可逆、停药后垂体功能恢复快的特点,在临床控制性超促排卵中得到越来越广泛的应用。与激动剂比较,GnRH-ant 具有如下特殊的优势:

1. 竞争性结合 GnRH 受体后不产生类 GnRH 样效应,没有类似 GnRH 激动剂的点火作用,能立即发挥抑制性腺轴和性激素释放的效应。

2. 疗程短、注射次数少,用药量少且无点火效应,不会产生卵巢囊肿。

3. 停药后 GnRH 受体释放较快,保留了垂体反应性,停用 12 小时后,可以使用 GnRH 激动剂扳机从而显著降低高危人群 OHSS 的发生率。

(二) 适应证

GnRH-ant 适用于各类人群,包括卵巢高反应、正常反应及低反应人群的控制性超促排卵方案的垂体降调节。可以得到与激动剂方案类似的种植率、持续妊娠率、流产率、活产率,但 Gn 用量和天数明显减少,在 PCOS 等高反应人群中重度 OHSS 发生率显著下降。

(三) 用法用量

是温和刺激方案的主要组成药物。

1. **用药时机** GnRH-ant 分为固定方案和灵活方案(图 1-2-3)。

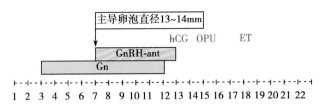

图 1-2-3 GnRH 拮抗剂方案示意图

(1) 固定方案:即在给予 Gn 启动后的第 5~6 日加用拮抗剂的方案。优点是可以有效控制早现的 LH 峰,减少患者就诊次数,简化方案;缺点是患者卵泡发育有较大的个体差异,固定时间有可能出现用药过迟致 LH 水平提前上升,或用药过早,促性腺激素使用剂量增加等风险。

(2) 灵活方案:即根据主导卵泡的大小和 LH 水平加用拮抗剂的方案,一般选择当主导卵泡达直径 13~14mm 或者 LH 较基础 LH 值上升 2~3 倍时加用,主导卵泡直径未达标但小卵泡数目众多时需要参考雌激素水平,但目前尚无统一标准。优点是可以根据患者卵泡发育特征个体化用药时机,减少 Gn 用药剂量和时间;缺点是有可能出现 LH 水平急剧升高未能及时加用拮抗剂的风险。

2. **拮抗剂剂量选择** 目前第三代拮抗剂的剂型有 2 种,0.25mg 和 3mg,3mg 剂型注射后如 72 小时后仍未注射 hCG 扳机,需给予第 2 次用药;0.25mg 剂型需每日使用至注射 hCG 当日。

3. **LH 的添加** 由于拮抗剂对 LH 的强抑制作用,在卵泡发育中晚期添加拮抗剂后应注意 LH 水平,当 LH<1IU/L 或高龄(年龄≥38 岁)低反应患者可以考虑加用 rLH 75~150IU/d。

4. **扳机时机及药物** 拮抗剂方案的扳机时机与普通激动剂长/短方案类似。如果患者没有 OHSS 风险,使用 hCG 肌内注射 5 000~10 000IU。如果已经发生早发性 OHSS,建议单独使用 GnRH-a 0.2mg 扳机,诱导卵母细胞恢复减数分裂。因为 GnRH-a 诱发的 LH 峰上升支从 14 小时缩短为 4 小时,而且无 14 小时的

平台期,其对黄素化颗粒细胞的刺激减弱,可有效预防 OHSS 的
发生。单独使用 GnRH-a 扳机由于 LH 峰持续时间短、黄体功能
受影响,注意加强黄体支持。对于存在 OHSS 发生风险但并不严
重的患者,还可以使用 GnRH-a 0.1~0.2mg+小剂量 hCG 1 000~
3 000IU "双扳机"诱导卵泡成熟,有文献报道也可以达到较为理
想的新鲜周期妊娠率。

5. **黄体支持方案**　GnRH-ant 方案的黄体支持开始和终止时
间与 GnRH-a 方案类似,在取卵当日开始。黄体支持药物的选择
同 GnRH-a 方案,额外添加雌激素不能改善妊娠结局。

(四) 不良反应

1. 注射部位红斑、瘙痒及肿胀。

2. 偶有系统性不良反应,如恶心和头痛。

3. 过敏反应。

(五) 禁忌证

对醋酸西曲瑞克、外源性肽类激素或甘露醇过敏者,妊娠及
哺乳期妇女,绝经期妇女,中度至重度肝肾功能损伤者。

(刁飞扬)

第四节　人绒毛膜促性腺激素

(一) 作用机制

人绒毛膜促性腺激素(human chorionic gonadotropin,hCG)是
由胎盘滋养层细胞分泌的一种分子量为 36 700 的糖蛋白,它是
由 α 和 β 二聚体的糖蛋白组成。hCG 的 α 亚基与 FSH、LH 和
促甲状腺激素(thyroid stimulating hormone,TSH)等基本相似,故
相互间能发生交叉反应。hCG 的 β 亚基与 LH 的 β 亚基有 89
个氨基酸的序列相同,因此其抗原性和生理活性也相近,可被用
于代替 LH 触发卵子的最终成熟和排卵;但 hCG 最后 24 个氨基
酸为 hCG 所特有,在 β-LH 中不存在。

HCG 与 LH 一样可以结合 LH 受体,但其半衰期较 LH 长,与
LH 的生物学效应比为 1:6。hCG 注射后在人体内的第 1 半衰期

约为 4.5~6 小时,第 2 半衰期为 23.9 小时,单次注射 10 000IU 的 hCG 后可以产生 20 倍于自然周期排卵前 LH 峰值的效能,有助于支持黄体功能。由于 hCG 在注射后 7 天仍能检测出 10% 的浓度,因此不建议提前做妊娠试验,以免产生假阳性;如果连续测定血 hCG 水平呈上升趋势,也意味着胚胎已种植。

目前临床使用的 hCG 共两种,一种是从孕妇尿中提取的 uhCG,一种是人重组 hCG。主要药理作用是恢复卵母细胞的减数分裂、促使卵泡破裂(排卵),促进黄体形成并维持黄体。

(二) 适应证

1. 触发卵子成熟和排卵 与 LH 受体结合产生类 LH 的功能,触发卵子成熟和排卵。

2. 黄体功能不足的黄体支持 与 LH 受体结合产生类 LH 的功能,维持黄体的功能和寿命,促进雄激素芳香化转化为雌激素,同时刺激孕酮形成。

3. 在特殊患者药物刺激卵泡发育时提供类 LH 活性成分。

(三) 用法用量

hCG 分尿源性(uhCG)和人重组(rhCG)两类。uhCG 为白色或类白色冻干块状物或粉末注射剂,剂型为每支 5 000IU、2 000IU、1 000IU 和 500IU;rhCG 为水针剂,每支为 250μg。注射 rhCG 250μg 与注射 uhCG 5 000IU 和 10 000IU 对诱导卵泡成熟和早期黄体化具有等效作用,一般在给药 32~36 小时左右发生排卵。

1. 用于触发卵子成熟和排卵 在卵泡发育接近成熟时肌内注射 5 000~10 000IU,具体剂量可以根据有无卵巢过度刺激而增减。也可在"双扳机"中应用 GnRH-a 的同时肌内注射 HCG 1 000~3 000IU。

2. 用于黄体功能不足 于排卵后第 3、6、9 日,分别肌内注射 1 000~2 000IU,已经出现早发型 OHSS 或存在迟发型 OHSS 风险的患者禁止使用 hCG 行黄体支持。

(四) 不良反应

1. 由于 hCG 半衰期长、与 LH 受体结合后生物学效应强,可以刺激黄素化颗粒细胞合成高水平的 VEGF,促进毛细血管通透性增加,加重卵巢过度刺激综合征表现。因此 hCG 作为黄体支持药物,在多卵泡发育周期中的使用必须非常谨慎,避免迟发型 OHSS 的发生。

2. 局部注射部位疼痛;全身不适如头痛、疲倦;胃肠系统紊乱如呕吐、恶心和腹痛;罕见不良反应如精神紊乱、抑郁、易怒、躁动;胃肠系统紊乱,腹泻等。

(五)禁忌证

1. 对本品活性成分或任何赋形剂过敏。

2. 下丘脑和垂体肿瘤。

3. 非多囊卵巢所引起的卵巢增大或囊肿。

4. 不明病因的妇科出血。

5. 卵巢癌、子宫内膜癌或乳腺癌。

6. 3 个月以内的宫外孕。

7. 活动性血栓。

8. 绝经后妇女。

(刁飞扬)

第五节 多巴胺受体激动剂

一、概述

多巴胺(dopamine,DA)是下丘脑和脑垂体的关键神经递质,也是肾上腺素和去甲肾上腺素的前体物质。多巴胺受体在全身广泛分布,根据其与激动剂结合后作用的信号转导机制不同,分为 5 种亚型。D_1 受体可以激活腺苷酸环化酶产生,扩张肾动脉、冠状动脉和肠系膜动脉;D_2 受体可以激活多种系统,同时抑制腺苷酸环化酶活性,也可抑制去甲肾上腺素释放。D_3、D_4 和 D_5 目前研究较少,但 D_3 和 D_4 与 D_2 作用相似,组成类 D_2(D_2-like)群,而 D_1 和 D_5 组成类 D_1(D_1-like)群。多巴胺受体激动剂是一类在分子构象上与多巴胺相似,能直接作用于多巴胺受体的药物。临床上,能够补充中枢多巴胺的药物或者能作为刺激物作用于多巴胺受体的药物(多巴胺激动剂),可以减轻帕金森病、高催乳素血症和相关疾病的症状。在不孕症中,常用溴隐亭和麦角新碱作为治疗高催乳素血症的药物。

二、甲磺酸溴隐亭

(一) 作用机制

催乳素瘤(催乳素分泌型垂体腺瘤)是高催乳素血症最常见的原因之一。血清催乳素浓度升高可引起促性腺激素减少,造成性腺功能抑制,出现月经过少、闭经和不孕。多巴胺是下丘脑的主要抑制因子,它直接抑制催乳素的分泌,溴隐亭作为多巴胺受体激动剂是治疗催乳素瘤引起的高催乳素血症的首选。

甲磺酸溴隐亭(bromocriptine)是一种多肽类麦角生物碱(半合成),1974 年第 1 篇"溴隐亭治疗高催乳素血症"文章发表,1985 年溴隐亭被美国食品药品管理局(food and drug administration, FDA)批准用于治疗垂体催乳素瘤。溴隐亭与下丘脑分泌的催乳素抑制因子作用类似,可通过血脑屏障选择性激动垂体催乳素细胞内的多巴胺 D_2 受体,抑制垂体催乳素的分泌及催乳素瘤细胞增殖,从而缩小瘤体,用于治疗催乳素瘤和高催乳素血症相关的内分泌失调,包括闭经、溢乳、性功能减退和不孕不育等。多篇临床报道显示,溴隐亭可使 60%~80% 的患者的血清催乳素水平降至正常,80%~90% 的患者恢复排卵周期,70% 的患者恢复生育。但溴隐亭治疗的疗效与剂量不一定成正比,而与个体敏感度相关。

溴隐亭可从胃肠道吸收迅速,首过效应较强,1~3 小时血药浓度达峰值,但口服剂量只有 30% 被吸收,生物利用度只有 6%。在体外,90%~96% 的溴隐亭与血清蛋白结合,可透过血脑屏障,主要经肝脏代谢。溴隐亭的排泄是双相的,两相的半衰期分别约为 4 小时和 15 小时,主要经胆汁从粪便排出,少部分由尿排出。

(二) 适应证

1. **高催乳素血症**　特发性高催乳素血症、垂体催乳素瘤。

2. **其他适应证**　抑制产后泌乳、帕金森病、肢端肥大症等。

（三）用法用量

为减轻不良反应，服用溴隐亭一般从小剂量起始，初始剂量为 1.25mg/d，进餐时服用；根据患者反应，以后每隔 3~7 天可增加 1.25mg，逐渐增加至常用有效剂量 5~7.5mg/d（由于半衰期为 4 小时，应分次给予）。如个体不耐受溴隐亭加量，则可减量维持。用药 1 个月后定期测定血催乳素水平，调整药物剂量以期达到血催乳素恢复正常和改善性腺功能减退症状的目的。当催乳素降低至正常值低限时逐渐减量 1/3 或 1/2 剂量，切忌停药过早、过快。通常减药为每 1~2 个月减少溴隐亭 1.25mg，同时复查血催乳素水平，以确保正常，直至最小有效剂量作为维持量，可以每日或隔日给予 1.25mg，长期使用。停药应在患者持续服用溴隐亭至少 2 年后，血清催乳素水平必须稳定在正常范围之内且垂体核磁共振排除可见的垂体瘤。个别人可能终身需要用药。

（四）不良反应

1. 较常见的不良反应有恶心、呕吐、头痛、眩晕或疲劳，直立性低血压，尤其是起立时；大剂量治疗可发生幻觉、意识精神错乱、妄想多梦等；消化道可有便秘、腹泻、食欲缺乏，10%~18% 的人群不能耐受，可更换其他药物或手术治疗。

2. 严重的不良反应有心动过速、心肌梗死、视力障碍、呼吸急促等，一旦发现及时停药。

（五）禁忌证

1. 溴隐亭应慎用于心血管疾病、Raynaud 综合征、有精神病病史的患者。

2. 对药物组成成分过敏者禁用；家族性和自发性震颤、严重的内源性精神病、Huntington 舞蹈症、妊娠毒血症、严重的心血管疾病禁用；患有未经治疗的高血压及其他麦角生物碱类过敏者禁用。

（六）注意事项

1. 高催乳素血症患者在用溴隐亭治疗前应首先排除脑垂体瘤的可能性。

2. 由于高催乳素血症性闭经的治疗可导致妇女排卵，因此无怀孕计划的女性应采取避孕措施。口服避孕药可以升高催乳素水平,应避免使用。

3. 在开始溴隐亭治疗前,建议进行基础检查,包括红细胞沉降率、尿素和电解质浓度、胸部 X 线检查。长期服用溴隐亭,需定期检查肝功能及血常规并监测血压。巨催乳素瘤患者应监测视野。

4. 一旦出现血管痉挛或血栓改变,胃肠道出血和胃溃疡,或中枢神经系统症状,需及时停药。

5. 禁忌与降压、H_2 受体阻断剂或吩噻嗪类药物合用。

6. 妊娠期及哺乳期用药。垂体催乳素微腺瘤患者,若服用溴隐亭期间怀孕,可停用溴隐亭并观察,不必随诊血催乳素水平;若是垂体催乳素大腺瘤,必须服用溴隐亭后给予核磁共振复查,大腺瘤已缩小至微腺瘤,可尝试怀孕,一旦怀孕,可停用溴隐亭并密切观察,随诊血催乳素水平的变化及是否有视野缺损。研究显示,6 000 余例溴隐亭治疗后的患者在确定妊娠后立即停药,其母儿异常结局的发生率与正常人群无差异。另有报道提示,孕早期使用溴隐亭未发现明显的致畸作用。目前,整个妊娠期使用溴隐亭的患者出生子代样本量极少,而溴隐亭可通过胎盘,因此不推荐溴隐亭在整个妊娠期服用。只有未经治疗的垂体催乳素大腺瘤伴有视交叉压迫症状的患者服用溴隐亭后妊娠才考虑其在整个妊娠期服用。哺乳期禁用溴隐亭治疗。

三、卡麦角林

(一) 作用机制

卡麦角林(cabergoline)是麦角生物碱衍生物,高度选择性的长效多巴胺 D_2 受体激动剂,其作用与溴隐亭类似,但对催乳素的控制及排卵周期恢复的效果优于溴隐亭,且作用时间更长,副作用相对较少。对溴隐亭抵抗(每天使用溴隐亭 15mg,效果不满意)或不耐受溴隐亭治疗的垂体催乳素瘤患者改用卡麦角林仍有 50% 以上的有效率。卡麦角林通过胃肠道吸收迅速,2~3 小时血浆浓度达峰值。历经首关代谢效应,其血浆蛋白结合率约 40%,

半衰期 60~100 小时,平均 65 小时,只需每周给药 1~2 次。卡麦角林主要通过粪便排泄,少数通过尿液排出。目前国内尚未上市。

(二) 适应证

基本同溴隐亭,但不推荐用于产后抑制生理性泌乳。

(三) 用法用量

高催乳素血症治疗:初始剂量为 0.5mg,每周 1 次;根据用药后个体反应不同,以月为间隔,周剂量增量 0.5mg,如每周药量大于 1mg,建议每周剂量分次口服,通常每周剂量 1~2mg,最大剂量可每周给予 4.5mg。治疗 1 个月起定期测定血催乳素及雌二醇水平,观察血催乳素下降程度及卵泡发育改善情况,必要时调整剂量。

(四) 不良反应

不良反应较溴隐亭轻微,可发生轻、中度肝肾损害;出现影响二尖瓣、主动脉瓣等的心脏瓣膜病,导致血液反流,但在治疗催乳素腺瘤剂量下尚未观察到。

其他不良反应同溴隐亭。

(五) 禁忌证

对卡麦角林药物成分及麦角衍生物过敏者禁用;妊娠期高血压疾病、产后精神病病史者、未控制的高血压、肝功能不全者禁用。严重肝功能异常时必须减量。

(六) 注意事项

1. 基本同溴隐亭用药注意事项。

2. 注册药物信息认为,使用卡麦角林治疗后,至少 1 个月内应避孕。

3. 妊娠期及哺乳期用药。卡麦角林治疗高催乳素血症不孕女性的研究提示该药是安全的。一项前瞻性研究显示,80 例患者接受卡麦角林治疗中怀孕,妊娠 5 周后停药,所有新生儿均健康。但由于考虑外源性药物对胎儿发育的意外影响,仍建议妊娠时停服卡麦角林;而哺乳期妇女勿服用。

(管一春)

第六节　生长激素

重组人生长激素

(一) 作用机制

人生长激素(humangrowth hormone,HGH)是由腺垂体含有嗜酸颗粒的生长激素分泌细胞所分泌,为 191 个氨基酸组成的肽类激素。可通过内分泌、自分泌及旁分泌途径,促进骨骼、内脏和全身生长,蛋白合成,影响矿物质和脂肪代谢,在人体的生长发育中起关键作用。HGH 的提取及治疗儿童侏儒症起源于 1958 年,而与天然 HGH 结构基本相同的重组人生长激素(recombinanthuman growth hormone,rHGH)于 1985 年开始应用,即基因工程大肠埃希菌或哺乳动物细胞产生的人生长激素,其氨基酸含量与序列和天然 HGH 完全相同。

人生长激素对于卵母细胞和卵泡发育的影响可能是通过性腺靶组织上的受体直接作用或诱导胰岛素样生长因子-I(IGF-I)的生成,调控性成熟、类固醇激素合成、配子生成和性腺分化以及促性腺激素(Gn)分泌和作用。IGF-I 受体广泛存在于卵母细胞、颗粒细胞和卵泡膜细胞中。HGH 在体外可通过 IGF-I 促进人颗粒细胞分泌及卵母细胞成熟。

临床研究已证实 HGH 对卵子和胚胎结局的有效性。然而,HGH 协同 Gn 治疗不孕症的临床研究规模均较小,使用的治疗方案和疗效评价标准也不尽相同,因此针对卵巢刺激不同反应的患者,其临床结局及药物的反应性也不尽相同。而 2017 年一项最新的系统综述和荟萃分析显示,对于卵巢低反应(poor ovary responder,POR)患者补充 HGH 则可显著改善临床妊娠率和活产率。而多项研究表明,HGH 补充对于卵巢正常反应患者并无上述效果。

该药可有肌内或皮下注射 2 种给药方式,皮下注射血清浓度较高;吸收慢,数小时后血浆浓度达峰值;静脉内注射半衰期约为 20~30 分钟,但皮下或肌内注射的半衰期为 3~5 小时。生长激素在肝脏、肾脏代谢,通过胆汁排泄。

(二) 适应证

1. POR 患者,尤其年龄≥40 岁的 POR 患者。

2. 既往 IVF 胚胎质量差的患者。

3. 子宫内膜反复薄的患者。

4. 非生殖领域适应证。生长激素分泌不足导致的生长发育障碍、性腺发育不全导致的生长障碍、慢性肾病引起青春期发育迟缓及重度烧伤治疗。

(三) 用法用量

1. **生殖领域** HGH 在卵泡早期,促进小卵泡生长并阻止卵泡闭锁,而在卵泡晚期与 Gn 协同促进卵泡生长。目前国内外学者针对 Gn 刺激卵巢过程中应用 HGH 依旧有很多争议。例如卵泡发育周期的哪个阶段对 HGH 敏感,探讨 HGH 使用的最佳时机? HGH 的最小有效剂量? 是否可通过血液中 GH 浓度调整 HGH 的用量? 目前,HGH 的临床应用主要有以下 3 种方法:

(1) 短期预处理:RCTs 研究显示,POR 患者长方案、微刺激方案(micro-dose flare up,MDF)方案中从前一月经周期第 21 日开始应用 HGH 4~5IU/d,直至绒毛膜促性腺激素(hCG)注射日。

(2) 低剂量长期预处理:研究显示,Gn 刺激卵巢前或者内膜准备前 2~3 周期开始应用,HGH 2IU/d,直至 hCG 注射日或内膜转化日。

(3) Gn 同步处理:与 Gn 同时应用,HGH 4~5IU/d,使用至 hCG 日(国内早期 HGH 的使用方法,疗效存在质疑)。

2. **非生殖领域** ①内源性生长激素分泌缺乏导致的生长障碍:1 周 4mg(12IU)/m^2,或 1 周 0.2mg(0.6IU)/kg,晚上给药为宜;②性腺发育不全导致生长障碍:1 周 6mg(18IU)/m^2 逐渐加量。

(四) 不良反应

1. 治疗过程中可能出现严重头痛、视力模糊、恶心、呕吐等症状。

2. 生长激素有致糖尿病作用,但大剂量急性用药可引起一过性低血糖现象。

3. 注射部位局部一过性剂量相关的体液潴留现象,包括外周血肿和腕管综合征。

4. 长期注射 HGH,人体内抗体形成。

5. 生长激素治疗期间,甲状腺功能减退可能进展,并可能使治疗反应欠佳。

(五) 禁忌证

对本品中任何成分过敏者;已确诊或颅内活动性损伤或有复发迹象;接受腹部或直视手术,出现并发症;呼吸衰竭或多发损伤;增生或前期糖尿病视网膜病变;急性休克导致全身感染;肿瘤进展期;严重肥胖或伴有严重呼吸道损伤的 Prader-Willi 综合征患者。

(六) 注意事项

1. 目前尚无足够证据表明怀孕期间生长激素治疗的安全性。因此,怀孕期间应禁用。如果治疗期间怀孕,应终止治疗。

2. 哺乳期乳汁中可含有生长激素,故哺乳期间勿使用本药。

(管一春)

第七节　常用雄激素药物

一、概述

女性体内雄激素主要包括睾酮(testosterone,T)、雄烯二酮(androstenedione,A4)、脱氢表雄酮(dehydroepiandrosterone,DHEA)、硫酸脱氢表雄酮(dehydroepiandrosterone sulfate,DHEAS)以及双氢睾酮(dihydrotestosterone,DHT)等,主要由卵巢和肾上腺分泌,其余来自外周组织。其中 T 和 A4 主要来源于卵巢的间质细胞和卵泡膜细胞,在细胞内与受体结合发挥生理效应。雄激素作用于全身,可促进蛋白质合成代谢,促进生长和骨骼、肌肉的发育,减少尿素排出,不仅是维持男性性征的重要激素,其作为雌激素合成的前体物质,与雌激素、孕激素既相互拮抗又相互依赖,对女性生殖内分泌系统功能也发挥重要作用。雄激素在维持卵泡数量及功能上起着至关重要的作用。通过自分泌或旁分泌作用,睾酮和 DHEA 可通过诱导和上调卵泡刺激素(FSH)和雄激素受体(androgen receptor,AR)活性,从而阻止卵泡闭锁并增强FSH 对卵泡的促进作用。

二、睾酮

(一)作用机制

卵巢内卵泡的发育不仅受 FSH 和 LH 的控制,也受局部类固醇和非类固醇因子的旁分泌调节。雄激素促进卵泡发育的具体机制不清,目前认为雄激素可改善颗粒细胞对 FSH 的敏感性,上调 FSH 受体的表达,促进卵泡的生长和发育;并可促进 IGF-I 的分泌及其受体的表达,放大 FSH 对卵巢的作用,对卵泡增殖和生长发育起重要调控作用。T 作为能与 AR 结合发挥作用的活性成分,可提高卵巢对 FSH 的敏感性,增加窦前和窦卵泡的募集及颗粒细胞和泡膜细胞的增殖。

睾酮通过胃肠道、皮肤和口腔黏膜吸收,睾酮口服时需要经过广泛的肝脏首关代谢。约 80% 的睾酮与性激素结合球蛋白结合。睾酮的血浆半衰期为 10~100 分钟,主要通过尿液和粪便排出体外。

(二)适应证

1. POR 患者　2015 年发表在 *Cochrane* 的一篇系统综述显示,长方案、MDF 方案以及拮抗剂方案之前应用睾酮和 DHEA,可显著增加 POR 患者的活产率,但证据等级为中等。而目前尚未有充分证据证明应用雄激素的安全性。睾酮用于男性性功能减退等疾病,其改善卵巢反应性尚未被写入药物说明书中,在临床使用时需要将不确定风险充分告知患者并充分知情同意。

2. 原发性或继发性男性性功能减退;男性青春期发育延迟;绝经后女性晚期乳腺癌的姑息治疗。

3. 对于子宫和卵巢已切除的女性,激素替代治疗(hormone

replacement treatment,HRT）中经皮睾酮可作为雌二醇的替代辅助剂。

（三）用法用量

1. POR　IVF治疗之前,涂抹经皮睾酮凝胶（1%TTG 12.5mg）1.25mg/d,持续应用21日。目前国内睾酮凝胶尚未上市。

2. HRT辅助治疗　睾酮埋植剂,每4~8个月给予50~100mg。

3. 其他　睾酮针剂每次12.5~25mg,每周2~3次,总疗程3~6个月。

（四）不良反应

1. 睾酮可引起与其产生雄性化或合成代谢活性相关的不良反应,如水钠潴留、水肿、高钙血症等。

2. 可能出现肝功能检查异常,并曾有肝毒性的报道,包括黄疸和胆汁淤积性肝炎。

3. 在女性中,雄激素对垂体前叶的抑制作用导致卵巢活性和月经的抑制,持续应用出现女性男性化症状。停止治疗后,男性化现象并不可逆。

4. 睾酮针剂,注射部位可出现疼痛、硬结、感染和荨麻疹。

5. 若妊娠期间给予雄激素,女性胎儿外生殖器可能出现男性化表现。

（五）禁忌证

应慎用于有心血管疾病、肝或肾损伤、癫痫、偏头痛、糖尿病或其他原因导致液体潴留或水肿的患者。对药物组成成分过敏者禁用;前列腺癌患者,严重肝功能不全患者禁用。

（六）注意事项

1. 妊娠期及哺乳期禁用。

2. 肝功能不全者慎用。

3. 与口服抗凝药物合用,可增强口服抗凝药物的作用,严重时引起出血倾向。

4. 与胰岛素合用,对蛋白同化具有协同作用。

5. 与肾上腺皮质激素合用可加重水肿。

三、脱氢表雄酮

（一）作用机制

1931年，德国生化学家成功地从尿中提取DHEA，并因此获得诺贝尔化学奖。DHEA是人体血液循环中含量最为丰富的甾体物质，70%~90%来源于肾上腺皮质，10%~30%来自卵巢，主要以DHEAS的形式进入血液循环，具有弱雄激素作用，是卵巢卵泡甾体激素生成的重要前体激素，在外周组织主要转化成T发挥作用。胎儿的肾上腺即可产生大量的DHEA，到成年时达到顶峰，然后随年龄增长以每年5%的速率下降。

DHEA能够预防骨质疏松、保护心血管、调节和稳定机体免疫，其诱导改善生殖结局的机制并不确定，推断可通过AR和卵巢内IGF-I介导发挥效应，促进原始卵泡募集及生长，挽救各级卵泡闭锁、抑制凋亡。2017年中国台湾一项前瞻性单中心研究显示，经DHEA补充的POR患者D3的优质胚胎数、可移植胚胎数增加、且受精率提高，并可减少卵丘细胞的DNA损伤和凋亡，增加线粒体体积、线粒体脱氢酶活性。

1996年美国FDA批准DHEA进入保健品市场，而在英国、德国以及欧洲其他国家，DHEA被获批为处方药物。目前，国内外学者对DHEA的预处理持续存在争议，文献报道结论不一，缺乏设计良好的大样本、多中心的随机前瞻性对照研究。目前研究显示，前瞻性的自身对照研究及回顾性病例对照研究均报道DHEA治疗对改善POR或DOR患者生殖结局及卵巢储备潜在有效；而荟萃分析及7项前瞻随机对照研究却未能证实上述效应。

（二）适应证

DHEA在中国尚未上市，其药物的临床效果尚缺乏充分的数据支持，临床医生应慎重考虑是否建议POR患者服用DHEA，确定使用时需要将不确定风险充分告知患者并充分知情同意。

1. POR。
2. 卵巢早老化（premature ovarian aging，POA）。
3. 卵巢储备功能减退（diminished ovarian reserve，DOR）。

4. 卵巢功能早衰(POF)。

(三) 用法用量

目前国内外 DHEA 的推荐用量为 25mg,每天 3 次,1~2 个月后复查睾酮水平,根据用药期间激素水平及患者的耐受情况调整剂量。有研究显示,连续服用 DHEA2 个月时妊娠率上升最快,服用 4~5 个月后达到峰值。

(四) 不良反应

1. 与雄激素过多有关,包括皮肤油脂分泌过多、痤疮、脱发、多毛症和声音低沉等。

2. 短期服用 DHEA 可使高密度脂蛋白降低,影响胰岛素敏感性和糖耐量。

3. 可见肝功能损伤、高血压、癫痫发作、心悸等不良反应的个案报道。

4. 长期服用 DHEA 的副作用目前尚不清楚。需要关注 DHEA 作为类固醇激素增加雌激素和雄激素依赖性肿瘤发病的可能。

(五) 禁忌证

年龄小于 18 岁;对药物组成成分过敏者禁用;前列腺癌患者,严重肝功能不全患者禁用。

(六) 注意事项

1. 怀孕或哺乳期妇女慎用。

2. 糖尿病患者、使用降血糖药物及正接受医疗或药物治疗的人群,使用前请向医师或药师咨询。

3. 手术前 2 周禁服该药物。

(管一春)

第八节 胰岛素增敏剂

一、概述

胰岛素抵抗(insulin resistance,IR)是指需要超过正常量的胰岛素才能在胰岛素的效应器官产生正常的生理效应,属于机体的一种病理生理状态,泛指胰岛素在周围组织摄取和清除葡萄糖的能力下降。IR 在人体糖耐量异常、肥胖、高血压、高脂血症、动脉粥样硬化等病理生理过程的发生发展中发挥重要作用,也是育龄期妇女主要的无排卵不孕性疾病——多囊卵巢综合征(PCOS)的主要病理生理改变。胰岛素增敏剂又称"胰岛素增敏因子",是一类能增强人体对胰岛素的敏感性,减少葡萄糖输出,增加肌肉、脂肪组织对葡萄糖摄取和利用的药物。

二、二甲双胍

(一)作用机制

二甲双胍(metformin)属双胍类降糖药。双胍类药物早在 20 世纪 50 年代就已用于 2 型糖尿病的治疗,其中二甲双胍应用最为普遍。近年来,研究发现二甲双胍并不刺激胰岛 β 细胞的分泌,其降糖作用与胰岛素增敏作用密切相关。其主要作用环节为:增加周围组织如脂肪、肌肉对胰岛素的敏感性;提高脑、肠道、皮肤等非胰岛素依赖组织对葡萄糖的利用;降低葡萄糖在肝脏中合成,刺激周围葡萄糖的吸收和增加肠内葡萄糖的利用,抑制肝脏糖异生;抑制胆固醇的生物合成及储存,降低甘油三酯和胆固醇水平。

二甲双胍是伴有肥胖或胰岛素抵抗的 PCOS 患者常用的胰岛素增敏剂,其可通过上述途径增加外周组织对胰岛素的敏感性,纠正胰岛素抵抗并间接降低 PCOS 患者高雄激素血症,从而改善卵巢排卵和增加卵巢对促排卵药物的敏感性,提高促排卵治疗效果,并可改善子宫内膜功能。

二甲双胍从胃肠道吸收缓慢并且吸收不完全,500mg 单一剂量的绝对生物利用度为 50%~60%,如果与食物一起服用时会稍下降。口服药物后 2~3 小时达血药浓度峰值,血浆蛋白结合率低,半衰期 2~6 小时,可维持作用 8 小时。肝脏不代谢,原形经尿排出。

(二)适应证

2013 年美国内分泌学会《多囊卵巢综合征诊疗指南》中建议对合并糖耐量异常或代谢综合征且单纯生活方式调整无效的

PCOS 患者加用二甲双胍;作为辅助用药,预防 PCOS 患者治疗过程的卵巢过度刺激综合征(ovarian hyperstimulation syndrome,OHSS)的发生;PCOS 患者对口服避孕药不耐受,二甲双胍可作为调整月经周期的二线用药。

(三) 用法用量

口服。普通片剂,初始剂量是 500mg,2~3 次/d;或者 850mg,1~2 次/d,进餐或餐后立即服用。如为肠溶胶囊,可在餐前服用,根据疗效逐渐加量,间隔至少 1 周,可增至 250~500mg,3 次/d,根据病情适当调整剂量,最大剂量 2 000mg/d。如为缓释片,开始用量500mg,1 次/d,间隔至少 1 周可以增加 500mg,直到最大剂量 2g,每日晚餐时一次给予。

(四) 不良反应

1. 常见的不良反应为腹部不适、头痛、腹泻、恶心、呕吐、乏力、消化不良。

2. 少见的不良发应为潮热、心悸、低血糖、肌痛、头晕、指甲异常、皮疹、味觉异常、体重减轻等。

3. 长期使用可影响维生素 B_{12} 的吸收,极少引起巨幼细胞贫血。

4. 罕见不良反应为乳酸性酸中毒及皮肤过敏反应。

5. 单独使用时很少发生低血糖,但如果存在其他因素或药物联用时,也存在发生低血糖的风险。

(五) 禁忌证

1. 10 岁以下儿童和 80 岁以上老人。

2. 肝肾功能不全或肌酐清除率异常者。

3. 心力衰竭、急性心肌梗死者及患有其他严重心、肺部疾病患者。

4. 严重感染或外伤、外科大手术等。

5. 严重的糖尿病,肾病或眼底病变。

6. 维生素 B_{12} 或叶酸缺乏情况未纠正者。

(六) 注意事项

1. 妊娠期和哺乳期用药。虽然二甲双胍在 FDA 妊娠期用药分级中为 B 类药物,一旦妊娠,已无益处,可以停用二甲双胍。当患者有妊娠糖尿病病史时应由内分泌医生进行相应处理。

2. 使用时定期检查肝功能,预防乳酸酸中毒。

3. 接受外科手术和 X 线检查及造影剂检查前 48 小时,需暂停口服本药,并在检查后至少停药 48 小时直到确认肾功能正常为止。

4. 应激状态应暂时停用。

5. 对于 1 型糖尿病不宜单独使用,而应与胰岛素合用。

(管一春)

参考文献

1. LEGRO RS,BRZYSKI RG,DIAMOND MP,et al. Letrozole versus clomiphene for infertility in the polycystic ovary syndrome.N Engl J Med, 2014,371(2):119-129.

2. ESHRE,ASRM. ESHRE Consensus on infertility treatment related to polycystic ovary syndrome. Hum Reprod,2008,23(3):462-477.

3. LARS W WESTERGAARD,PATRICK MM BOSSUYT,FULCO VAN DER VEEN,et al.Human menopausal gonadotropin versus recombinant follicle stimulation hormone for ovarian stimulation in assisted reproductive cycles.Cochrane Database Syst Rev,2011,16(2):CD003973.

4. NIENKE S WEISS,MARLEENNAHUIS,NERIMANBAYRAM,et al. Gonadotrophins for ovulation induction in women with polycystic ovarian syndrome. Cochrane Database Syst Rev,2015(9):CD010290.

5. SIRISTATIDIS CS,GIBREEL A,BASIOS G,et al. Gonadotrophin-releasing hormone agonist protocols for pituitary suppression in assisted reproduction.Cochrane Database Syst Rev,2015,9(11):CD006919.

6. FRANIK S,KREMER J A,NELEN W L,et al. Aromatase inhibitors for subfertile women with polycystic ovary syndrome:summary of a Cochrane review. Fertility & Sterility,2015,103(2):353-355.

7. Escobar-Morreale HF. Polycystic ovary syndrome:definition,aetiology, diagnosis and treatment. Nat Rev Endocrinol,2018,14(5):270-284.

8. MELMED S,CASANUEVA FF,HOFFMAN AR.Diagnosis and Treatment of Hyperprolactinemia:An endocrine Society Clinical Practice Guideline.

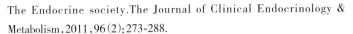
The Endocrine society.The Journal of Clinical Endocrinology & Metabolism,2011,96(2):273-288.

9. 李学玲.常用药物新编.2版.北京:人民卫生出版社,2016.

10. 童荣生.激素类药物的合理应用.北京:人民卫生出版社,2016.

11. HART RJ,ROMBAUTS,NORMAN RJ.Growth hormone in IVF cycles: any hope? Current Opinion in Obstetrics & Gynecology,2017,29(3): 119-125.

12. LIXL,WANG L,LV F,et al.The influence of different growth hormone addition protocols to poor ovarian responders on clinical outcomes in controlled ovary stimulation cycles:A systematic review and meta-analysis.Medicine(Baltimore),2017,96(12):e6443.

13. GONDAKJ,DOMAR AD,GLEICHER N,et al.Insights from clinical experience in treating IVF poor responders. Reproductive Biomedicine Online,2018,36(1):12-19.

14. NIELSEN ME,RASMUSSEN IA,KRISTENSEN SG,et al. In human granulosa cells from small antral follicles,androgen receptor mRNA and androgen levels in follicular fluid correlate with FSH receptor mRNA. Molecular Human Reproduction,2011,7(1):63-70.

15. NAGELS HE,RISHWORTH JR,SIRISTATIDIS CS,etal.Androgens (dehydroepiandrosterone or testosterone) for women undergoing assisted reproduction (Review).Cochrane Database of Systematic Reviews,2015, 26(11):CD009749.

第三章　不孕症的手术诊疗

　　手术是女性不孕症诊疗的重要组成部分,20 世纪 80 年代前,IVF 尚处在试验阶段,多数的输卵管性不孕都依靠手术矫治,20%~30% 的患者因此重新获得生育机会,绝育术后的输卵管吻合甚至可以达到 80% 的妊娠率。到 21 世纪,IVF 技术突飞猛进,但内镜诊疗仍然是不孕症诊治的基础方法。

　　掌握内镜技术不但可以为不孕症治疗提供更广阔的视野,也可以帮助辅助生殖治疗的妇女获得更好的妊娠结局。而开腹手术作为传统的术式在一些并发症和困难情况的处理方面仍有可取之处。

第一节　宫腔镜诊疗

一、宫腔镜检查适应证

1. 需要排除内膜器质性病变时。
2. 辅助生殖过程中发现子宫腔占位。
3. 反复种植失败。
4. 非胎儿原因的反复流产。
5. 需要排除子宫腔粘连时。
6. 子宫畸形患者在辅助生殖前需要了解子宫腔情况时。
7. 宫腔镜操作术后的复查。

二、宫腔镜检查要点

　　宫腔镜检查的最佳时间为月经干净后早卵泡期。检查可在局麻或静脉全麻下进行。按照子宫底、双侧子宫角、前后壁、子宫腔全景、子宫颈的顺序依次检查各个部位,尽量清晰暴露双侧输卵管开口。如需选择性插管通液,应在检查结束、其他手术操作开始前进行。

三、各种宫腔镜下异常发现

1. **子宫腔粘连**　宫腔镜下可见子宫腔前后粘连在一起,粘连可分为膜状粘连、肌性粘连及纤维性粘连,将子宫腔分离成多个腔隙甚至无明显腔隙。膜状粘连表面与周围子宫内膜外观相似,可仅用宫腔镜镜鞘分离。肌性粘连表面可见子宫内膜覆盖,呈条索状或沿子宫底、两侧壁肌层向内延伸,表面光滑,质地坚韧,不易分离。纤维性粘连往往由瘢痕挛缩形成,表面呈灰白色,无子宫内膜覆盖,较粗糙(图 1-3-1)。

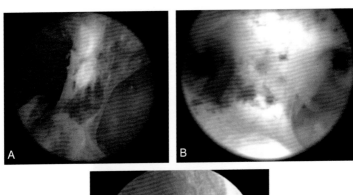

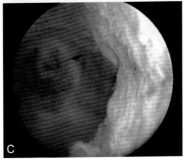

图 1-3-1　子宫腔粘连
A. 轻中度;B. 重度;C. 肌性

2. **子宫黏膜下肌瘤**　宫腔镜下可见子宫腔内结节向黏膜面突起,外观呈圆形或椭圆形,表面白色平滑,可见到较粗的树枝状血管或走行规则的网状血管。荷兰 Haarlem 国际宫腔镜培训学校按肌瘤与子宫肌层关系将黏膜下肌瘤分成 3 种类型,①0 型:有蒂黏膜下肌瘤,未向肌层扩展;②Ⅰ型:无蒂,向肌层扩展 <50%,黏膜自子宫壁呈锐角向肌瘤移行;③Ⅱ型:无蒂,向肌层扩展 >50%,黏膜自子宫壁呈钝角向肌瘤移行(图 1-3-2)。

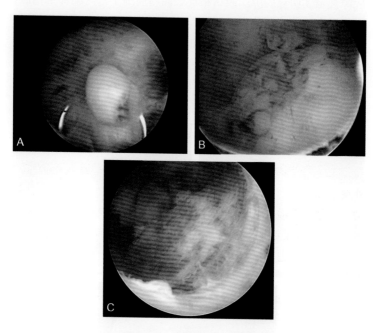

图 1-3-2　子宫黏膜下肌瘤
A. 0 型;B. Ⅰ型;C. Ⅱ型

3. **子宫纵隔**　根据纵隔长度不同可分为 2 种,纵隔由子宫底到子宫颈内口的为完全纵隔;纵隔终止于子宫颈内口以上的任何部位为不全纵隔。不全纵隔宫腔镜下可见子宫腔中央纵隔壁及 2 个以输卵管开口为定点的对称或不对称子宫腔。完全纵隔在子宫颈内口上方可见纵隔,另可见子宫颈纵隔或阴道纵隔可能。

纵隔壁表面呈粉色或白色,光滑,可见内膜覆盖,无血管分布。单纯宫腔镜下无法区别纵隔和双角子宫,需结合超声或宫腹腔镜联合探查才能给出明确诊断(图1-3-3)。

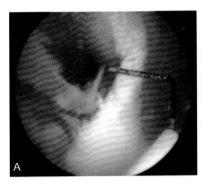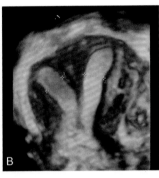

图1-3-3　子宫纵隔(A)和三维超声(B)

4. **子宫息肉样内膜**　宫腔镜下子宫内膜表面见结节状突起,外观呈细长圆锥形或卵圆形,表面平滑,常有血管,可为多发或单发。可分为①增生型息肉:息肉腺体增生较多,表面平滑,无异型血管,前端常发红出血;②功能型息肉:与周围内膜相似,增生期呈淡红色或灰白色,分泌期呈水肿状,淡黄色或灰白色,可透见皮下血管;③萎缩型息肉:表面光滑,淡红白色,血管扩张不明显,有时可见到散在分布的半透明小囊泡及呈树枝状的扩张血管;④腺瘤型息肉:表面与黏膜下肌瘤相似,常需病理区分(图1-3-4)。

5. **慢性子宫内膜炎**　慢性子宫内膜炎宫腔镜下常无特异性表现,目前公认的特点是子宫内膜水肿、局灶或弥漫性充血、直径小于1mm的子宫内膜微小息肉(图1-3-5)。

四、宫腔镜检查的价值

不孕症妇女的子宫腔异常发生率明显高于普通人群。宫腔镜检查可以发现超声、造影等检查无法识别的细微病变,而且检查的同时也可以对病变进行治疗。宫腔镜下选择性插管通液还可

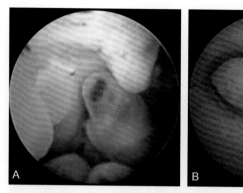
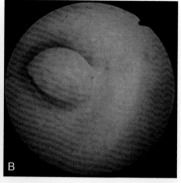

图 1-3-4 子宫内膜息肉
A. 多发;B. 微型

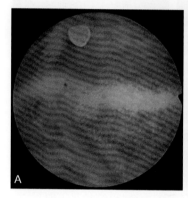
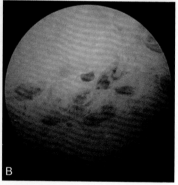

图 1-3-5 慢性子宫内膜炎
A. 充血,微息肉;B. 黏膜水肿

以成为排除子宫输卵管造影近端梗阻假阳性结果的有效手段。

五、宫腔镜手术适应证

1. 由于子宫腔占位引起异常子宫出血或宫腔积液。

2. 反复流产或不孕疑与子宫畸形、子宫腔占位或子宫腔粘连有关。

3. 黏膜下肌瘤合并不孕。

4. 胚胎移植前发现任何子宫腔异常。

六、子宫腔粘连分离术

1. **手术要点**　宫腔镜下子宫腔粘连分离术是目前治疗子宫腔粘连的标准手术。常用的手术方式有微型剪刀的锐性分离和电切割2种方法,对于疏松的膜状粘连也可以用宫腔镜的镜鞘尖端推压进行分离,子宫颈内口梗阻性粘连或陈旧性缩窄可用扩张棒钝性分离扩大。

理论上电切可能对内膜造成电热损伤,因此采用电切手术时以使用针状电极为主,双极优于单极。而剪刀切开为机械分离粘连,不存在热损伤,更有利于保护子宫内膜。且粘连带一般无血管,切割至肌层时可观察到明显出血,对手术医生有警醒作用,可减少子宫穿孔的发生。但剪刀操作相对电切困难,特别是部分致密粘连,还存在器械成本较高的问题。目前尚无可靠文献比较剪刀锐性分离和电切割的优劣,医生对手术技巧的掌握可能更为重要。术中应以双侧输卵管开口为指示点,在子宫腔位置切开粘连带,注意双侧形态的对称性,双侧壁的切开以全景图上隐约可见双侧输卵管开口为满意(图1-3-6)。如能对纤维化的粘连带进行瘢痕修剪去除,可能对后期内膜生长更为有利。初次手术是否到位直接影响患者的预后。

2. **注意事项**　子宫穿孔是子宫腔粘连分离术最常见的并发症。重度粘连的患者,因无明确的输卵管开口指示,可能进入假道造成子宫穿孔。因此,需在B超引导或腹腔镜监护下进行分离。

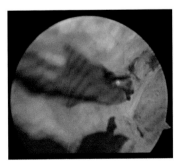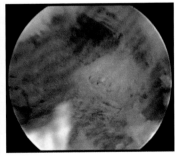

图1-3-6　子宫腔粘连分离手术

B超引导可指引器械切开方向,同时监护切开部位距离浆膜层的厚度,预防子宫穿孔的发生。腹腔镜监护的优点是可同期行子宫修补术,且可在分离出子宫腔后进行输卵管通液,腹腔镜直视下评估输卵管的通畅性,但对子宫内部解剖层次的暴露和引导不及超声。

术后预防粘连措施有雌激素口服、放置宫内节育器或球囊等屏障,透明质酸等防粘连剂也可能有一定的预防作用。由于中重度粘连再发的概率高达30%,早期进行二次宫腔镜探查也是必要措施,二次手术宜在术后2个月内实施。月经周期不规则的患者术后可口服雌激素协助内膜生长,雌激素用量一般为雌二醇4~6mg/d,可单药持续使用1~3个月,也可每个月给予孕激素撤退性出血。二次探查后可根据具体情况决定下一步治疗(图1-3-7)。

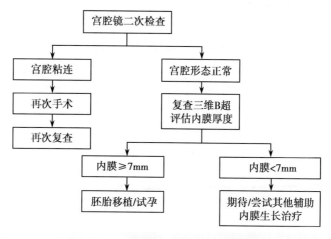

图 1-3-7 子宫腔粘连术后处理流程图

七、子宫黏膜下肌瘤切除术

1. **手术要点** 宫腔镜是治疗黏膜下肌瘤的首选手术方式,目前宫腔镜下环状电极切除黏膜下肌瘤是最常用的方法。因电切鞘直径可达1cm,需扩宫至10.5~11号扩棒,一般需术前软化子宫颈,如术前12~24小时宫颈口塞海藻棒、术前2小时舌下含服米索前列醇,降低子宫颈裂伤、子宫穿孔风险。

　　宫腔镜下检查见子宫黏膜下肌瘤后,根据黏膜下肌瘤类型,如为带蒂黏膜下肌瘤,体积小于1cm时,可直接给予卵圆钳钳夹取出肌瘤。若为较大带蒂黏膜下肌瘤或Ⅰ型黏膜下肌瘤,在视野清晰条件下先将肌瘤切成碎片随膨宫液流出子宫腔,或分割成数块,由卵圆钳、抓钳钳夹取出。Ⅱ型黏膜下肌瘤向子宫腔突出较小时,可降低子宫腔压力或用电针切开表面内膜后,使肌瘤向子宫腔内突出,切除肌瘤。如Ⅱ型肌瘤深埋于子宫肌层内时,可先切除肌瘤向子宫腔部分或仅用电针打开黏膜面,等待2~3个月后剩余部分肌瘤继续凸向子宫腔,行再次肌瘤切除。最近有一些术者使用径线3~4mm的宫腔镜下剪刀、抓钳或机械性粉碎系统切除黏膜下肌瘤,完全避免了电器械的灼伤,在生殖领域受到广泛关注(图1-3-8)。

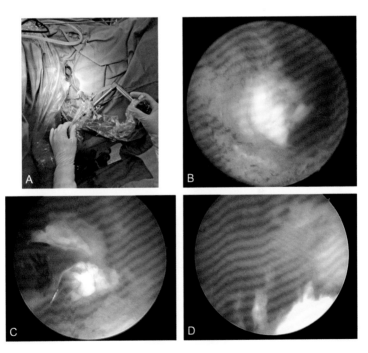

图1-3-8　宫腔镜下冷刀黏膜下肌瘤切除术
A.宫腔镜冷刀镜体;B.切开包膜;C.提拉扭转瘤体;D.术后瘤腔

2. **注意事项** 子宫肌层切开后,子宫肌层创面出血及膨宫液吸收入血都会增加,因此应严格控制手术时间在 1 个小时以内,对于肌瘤突入肌壁较深位置时,不能贪图一次切净,充分告知患者二次手术的好处,减少水中毒、子宫穿孔、子宫腔粘连等并发症的发生。术毕可给予 Folley 尿管压迫瘤腔止血,辅助缩宫素、米索前列醇等收缩子宫的药物。尿管充盈的体积以稍小于原肌瘤体积为宜,一般放置 6~24 小时。I 型以上的黏膜下肌瘤切除术后愈合时间需 2~3 个月,较深较大的肌瘤术后有发生子宫腔粘连的风险,因此术后 2 个月需行二次宫腔镜探查,观察内膜恢复及粘连发生情况,待内膜完全恢复后再行辅助生殖治疗为宜。

八、子宫纵隔切开术

1. **手术要点** 子宫纵隔隔膜厚薄不一,锐性修剪出血往往不可避免,因此除隔膜薄或短小的不全纵隔可用剪刀修剪外,多数采用电切的方式切开。宫腔镜下切开前应尽可能先观察双侧子宫腔的全貌,判断纵隔的长度和宽度。切开时应使用针状电极,从纵隔最下端由内向外回拉式切开隔膜,接近子宫底部时要反复比对双侧输卵管开口位置,一般切开纵隔至稍低于输卵管开口位置下方。切割同时注意观察有无小血管裸露和被切开,如血管丰富或出血多提示已达肌层。腹腔镜监护时可通过双向透光试验估计保留的肌层厚度。切开后再次探针探查子宫底和双侧子宫角,如无合并双角,子宫底与子宫角之间深度差≤5mm 表示切割到位(图 1-3-9)。

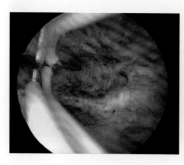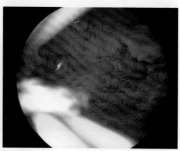

图 1-3-9　子宫纵隔切开术

2. **注意事项**　因为纵隔经常合并双角的存在,术前应行三维超声或 MRI 明确子宫外形,手术尽量选择 B 超或腹腔镜监护下进行,以避免术中子宫穿孔。纵隔切开后粘连发生率低,且粘连程度轻,宫内节育器和人工周期治疗并非必需。纵隔切开后随着子宫的膨隆,残余隔组织可迅速展平,一般无需切除多余隔膜。切开部位的修复一般需要 2 个月,二次宫腔镜检查宜在 2 个月后进行。如二次探查发现残余纵隔可用剪刀或电刀再次切割。三维超声也可作为复查的替代手段。

九、子宫内膜息肉摘除术

1. **手术要点**　内膜息肉根据大小、位置和复发情况可采取不同的手术方式。如果息肉较小,且蒂位于子宫上段,尤其位于输卵管口,可在纤维宫腔镜或硬性宫腔镜的直视下以微型活检钳夹持取出。也可在宫腔镜定位后用弯形卵圆钳或取环钳钳取息肉。对于蒂宽而近子宫底部的大息肉,可在宫腔镜直视下用套圈器经操作孔道进入子宫腔,将套圈器套在息肉的根蒂部并旋转套圈器,然后在拔去宫腔镜时一起把息肉带出。最后再置入宫腔镜复查,直到息肉完全摘除为止。对宽蒂或不易找到蒂的息肉,以及曾用其他方法治疗过、但症状仍持续存在或息肉复发再生的情况,也可使用宫腔镜电切或刨削系统进行切割。

2. **注意事项**　因息肉的蒂部位于黏膜下层,机械性的息肉去除法往往无法去除蒂部,造成息肉反复发作。但如果切除蒂部将损害局部的内膜基底层,尤其是多发性息肉切割时损伤面积较大,可能带来不可逆的内膜创伤。术前应与患者充分知情同意,选择合适的手术方式。

十、宫腔镜治疗对改善不孕患者生育结局的作用

已有一些证据表明宫腔镜治疗后不孕妇女的妊娠率获得提高。子宫内膜息肉在不孕女性中的发生率约为 2.8%~34.9%。子宫内膜息肉引起不孕的机制目前尚不清楚,可能与以下因素有关:子宫内膜息肉位于输卵管开口处,阻碍精子与卵子结合;巨

大、多发的子宫内膜息肉影响局部内膜的血供,干扰受精卵着床和发育;子宫内膜息肉合并感染时,改变了子宫腔内环境,影响受精卵着床。宫腔镜下息肉摘除术后 IUI 的妊娠率是未经宫腔镜治疗妇女的 2 倍,而黏膜下肌瘤切除后不管自然还是辅助生殖的妊娠率都有提高。子宫纵隔的发生率在不孕妇女和普通人群差异不大,但反复流产妇女的发生率显著升高,纵隔切开术后流产率大幅下降,与非纵隔人群一致。子宫腔粘连手术的益处仅有病例系列报道,但理论和临床实践上都倾向于应该在妊娠前手术处理已有的子宫腔粘连。目前的难点在于重度的子宫腔粘连手术后内膜再生困难,仍无法改善妊娠结局,干细胞组织工程治疗可能成为治疗的一个突破点。

(林小娜　朱赞珊)

第二节　腹腔镜诊疗

一、概述

1. 腹腔镜检查适应证

(1) 不孕患者,子宫输卵管造影检查提示盆腔粘连和/或输卵管积水。

(2) 不孕患者,排除男性因素和排卵功能障碍,可行腹腔镜探查进一步寻找原因。

(3) 子宫畸形需要进一步明确诊断或腹腔镜监护下畸形矫治者。

2. 腹腔镜检查要点　腹腔镜检查一般需在全麻下进行,术前经阴道置入通液管。手术进腹路径与妇科腹腔镜手术相同。探查范围包括全腹腔,从横膈下至盆腔直肠子宫陷凹,观察子宫、输卵管、卵巢的大小、位置、活动度,有无盆腔粘连,卵巢有无肿块,盆腹腔腹膜有无子宫内膜异位结节。经通液管注入亚甲蓝观察伞端亚甲蓝溢出情况,如仅显示一侧有溢出可夹闭该侧继续注药,观察另一侧输卵管情况。子宫腔置管通液可能存在一侧输卵管间质部痉挛等造成的假性梗阻,宫、腹腔镜联合检查时可采用宫腔镜直视下输卵管插管通液来降低假阳性(图 1-3-10)。对于盆腔炎性改变、输卵管病变和子宫内膜异位症可进行评分,来指导术后的后续治疗。

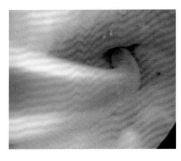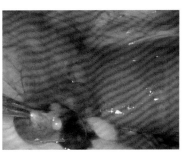

图 1-3-10　宫、腹腔镜联合输卵管通液

探查时需仔细检查是否有输卵管微小病变,如输卵管副开口、壶腹部憩室、伞端泡状附件等。子宫畸形患者需要宫、腹腔镜联合探查,腹腔镜下需关注子宫外形及子宫与输卵管的关系,明确双子宫、残角子宫、双角子宫与纵隔子宫的不同表现。同时对能够处理的异常情况进行相应的处置。

3. **腹腔镜检查的价值**　在女性不孕症的诊断流程中,联合宫腔镜(必要时选择插管通液)下的腹腔镜检查是继排卵测定、输卵管通液或子宫输卵管造影检查之后的二线诊断方法,尤其当检查有疑似阳性发现时,内镜检查可以提供更准确的判断。腹腔镜下可以同时治疗也是其优势之一,已有研究证明轻微子宫内膜异位症患者进行腹腔镜下病灶电灼或切除后妊娠率高于单纯的腹腔镜探查。输卵管性不孕探查及治疗方式选择见图 1-3-11。

4. **腹腔镜手术适应证**

(1) 子宫输卵管造影明确提示输卵管远端梗阻,有输卵管整形修复意愿者。

(2) 超声或其他影像学检查疑诊卵巢子宫内膜异位囊肿

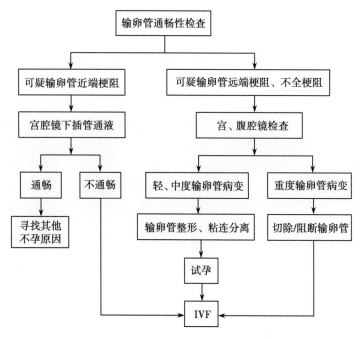

图 1-3-11 输卵管性不孕探查流程图

>3cm(指第 1 次手术,如果是卵巢子宫内膜异位症复发,一般不建议二次手术)。

(3) 卵巢占位直径 >4cm 性质不明时。

(4) IVF 术前输卵管积水,先行输卵管近端结扎、远端造口;或切除输卵管(有可能影响子宫血供)。

(5) 子宫肌壁间肌瘤造成子宫腔形态改变,前次流产怀疑与肌瘤相关或排除其他不孕因素的肌壁间肌瘤合并不孕患者。

(6) 局限性子宫腺肌病伴反复种植失败或反复流产(药物治疗无效者)。

二、子宫内膜异位症相关手术治疗

1. **腹膜盆腔子宫内膜异位病灶电灼/切除术** 仔细检查盆腔内各处内膜异位病灶,电灼各处腹膜浅表内膜异位病灶至呈灰白色,或切除局部腹膜病灶。后穹窿双侧骶韧带内外侧为腹膜子宫内膜异位症好发部位,需注意局部血管异常增生、腹膜缺损部位均可能为病灶所在,而子宫内膜异位症囊肿曾经破裂造成的腹膜黄褐色沾染不一定是病灶。如遇局部粘连挛缩,可能病灶位置较深,建议予以切除,切除范围以周围组织质软似软组织为界。电灼使用单极或双极电凝均可,使用能量时需注意周围脏器的损伤,输尿管周围病灶宜推开输尿管后再操作。术中大量液体冲洗,可去除盆腔内炎症因子、自由基等对精子、卵巢及受精卵的毒性作用,利于生育,术后妊娠率高于无特殊处理的患者(图 1-3-12)。

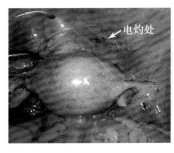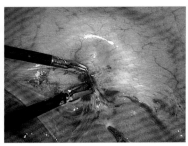

图 1-3-12　腹膜盆腔子宫内膜异位病灶电灼术

2. 卵巢子宫内膜异位囊肿手术

(1) 卵巢子宫内膜异位囊肿剥除术

1) 手术要点:处理囊肿前应分离盆腔粘连,恢复卵巢正常解剖位置。分离粘连过程中如囊腔破裂,吸尽囊内液冲洗囊腔;如未破裂,通常选择远离卵巢门和输卵管伞的部位切开。检查囊壁内有无乳头、新生血管等形成,排除恶性肿瘤,辨识囊内壁。囊壁剥除时应分清层次再行撕剥,必要时可剪刀扩大切口以辨认囊壁。邻近卵巢门位置双极电凝以点凝方式闭合小血管后再行撕剥或锐性分离。卵巢剥离创面可直接用医用可吸收防粘连膜包裹,或 3-0 可吸收线对合皮质;如出血难止应缝合止血,也可适当使用止血粉、止血纱。剥除的囊壁如无法经套管取出,需放入取物袋中,冲洗取物袋外壁后从切口取出,直接取出可能会增加切口子宫内膜异位风险。

2)注意事项:与其他术式相比,子宫内膜异位囊肿剥除术具有复发率低、妊娠率高的优点,是卵巢子宫内膜异位囊肿手术治疗的首选术式,但术侧卵巢获卵数降低、储备下降的问题也较突出,且与术者的手术水平相关。因此术中应特别注意细节处理,保护卵巢血供和正常卵巢组织。子宫内膜异位囊肿剥离时要找准层次,可减少剥离面出血,旷置后可自然止血;如遇血供丰富处可在剥离同时电凝止血,止血后立即用流动水冲洗冷却创面,以免囊肿完全剥离后血管回缩止血困难(图 1-3-13)。

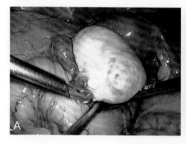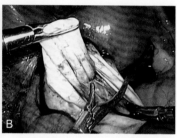

图 1-3-13 卵巢内异囊肿剥除术

A. 吸除囊液;B. 剥离囊壁

(2)腹腔镜下卵巢巧克力囊肿切开放液、囊壁电灼术

1)手术要点:术中需充分暴露、冲洗囊腔,排除恶性肿瘤的可疑点,取少量囊壁活检后用双极电凝 30~40W 的功率地毯式烧灼囊壁至表面呈白色,电灼同时用流动水冲洗操作区域,起到降温保护卵巢的效果,还可以去除污物,更清晰地暴露未烧灼区域。囊壁电灼手术因为对烧灼深度和完全性不易判断,有时会残留一些具有子宫内膜异位活性的囊壁,复发率较囊壁剥除高,因此术后以积极 IVF 为宜(图 1-3-14)。

2)注意事项:因为囊肿剥除不可避免地带走部分正常卵巢组织,而且剥离创面的止血过程将造成进一步卵巢血供损伤,对于卵巢储备功能明显下降,但患者拒绝直接 IVF 或因囊肿较大

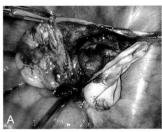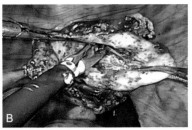

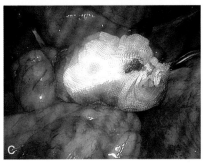

图 1-3-14　腹腔镜下卵巢巧克力囊肿切开放液、囊壁电灼术
A. 切开；B. 电灼；C. 防粘连膜包裹

及诊断不明确等情况需在 IVF 前行手术处理的患者，可采用单纯囊壁电灼的手术方式。囊壁电灼也可与囊肿剥除联合使用，容易剥除的区域予以剥除，至卵巢门附近因粘连严重难以剥除，且剥除对血供损伤较大，可以放弃剥离采用电灼。复发性卵巢子宫内膜异位囊肿不建议二次手术。

单纯的腹腔镜囊肿穿刺引流因不能去除病灶，术后复发率高，仅适用于拟进行 IVF 的子宫内膜异位囊肿患者，在经阴道或腹部穿刺抽吸不成功又确需处理囊肿的情况下使用。采用保留囊壁的手术患者术前必须充分知情同意，告知术后囊肿复发率高。

（3）二步法卵巢子宫内膜异位囊肿手术

卵巢子宫内膜异位囊肿 >7cm 的不孕患者，尤其是双侧囊肿者，可考虑行二步法手术。初次手术仅行腹腔镜下囊肿切开放液、囊壁活检，术后 GnRH-a 治疗 2~3 个月，观察囊肿明显缩小后再次行腹腔镜下囊壁剥除或囊壁电灼。经过第1次的预处理,卵巢体积缩小,囊壁剥离时对正常卵巢的损伤将减少,但短期内经历2次手术,代价相对较大,应征得患者充分知情同意后再施行。

(4) 深部浸润型子宫内膜异位症手术

深部浸润型子宫内膜异位症(deep invasive endometriosis, DIE)指腹膜下浸润深度 >5mm 的子宫内膜异位病灶,好发于双侧子宫骶韧带、直肠子宫陷凹、输尿管和肠管周围,根据累及范围可分为单纯型、穿窿型(累及阴道穿窿)和直肠型(累及直肠)。因手术难度大,无症状的患者可期待治疗,合并其他不孕原因的患者也不首选手术。初次手术的治疗效果直接决定终身预后,因此较困难的病例建议至经验丰富的腔镜手术专家处进行治疗。

1) 手术要点:手术的目的主要是缓解症状和促进生育,手术无固定术式,以尽可能完全地切除病灶为目标。后穿窿封闭者应先设法暴露双侧输尿管,在骶韧带内侧打开直肠旁间隙,然后完整切除深部子宫内膜异位病灶。肠管表面需用剪刀修剪,其余部位可用单极或超声刀切除。穿透穿窿者切除病灶后直接缝合。病灶累及肠管或泌尿系统时要请相关科室会诊协助手术。肠管表面病灶如仅累及浆肌层,可切除后 3-0 可吸收线间断缝合加固;如穿透直肠黏膜,需分层缝合,充气试验检查肠管有无渗漏,必要时留置肛管。肠管大面积累及时可切除部分肠管后重新吻合。输尿管相关内膜异位病灶一般是周围型,打开粘连后可解除输尿管禁锢;如已累及管壁要切除病灶后输尿管吻合或膀胱种植,术后留置双 J 管 3 个月。膀胱部位深部子宫内膜异位切除受累部分重新缝合即可,缝合时注意不要封闭输卵管开口,术后留置导尿 2 周。

2) 注意事项:DIE 手术前必须全面准确地评估 DIE 的侵犯范围、程度以及对脏器功能的损害程度,可疑肠道累及者可行 MRI 检查浸润深度。术前充分的肠道准备是必要的。与患者的知情同意应包括手术损伤特别是肠道以及泌尿系统损伤的可能、穿透阴道穿窿的可能、腹腔镜手术中转开腹的可能(图 1-3-15)。

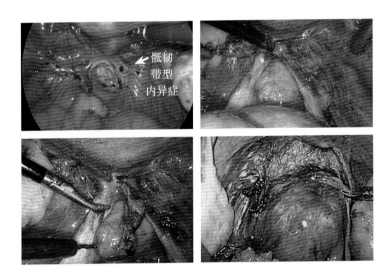

图 1-3-15 深部浸润型子宫内膜异位症手术

3. 子宫内膜异位症患者腹腔镜手术的评价和妊娠指导 建议不孕症疑诊子宫内膜异位症的患者进行腹腔镜探查手术。其一,子宫内膜异位症可单独以不孕和反复流产的临床表现存在,腹腔镜检查 + 病灶活检是诊断子宫内膜异位症的金标准;其二,多项证据指向 I~IV 期子宫内膜异位症患者术后都能减轻疼痛、提高生活质量并提高妊娠率。

几乎所有的文献都支持腹腔镜手术可以提高 I~II 期子宫内膜异位症患者术后的妊娠率和分娩率。曾有一项研究发现轻度子宫内膜异位症患者采用控制下的卵巢刺激加人工授精治疗可以取得和不明原因不孕患者相同的成功率,由此有人认为可以对可能存在子宫内膜异位症的患者不手术直接按照不明原因不孕行控制性超促排卵-宫腔内人工授精(COH-IUI)治疗。但这项研究中所有纳入的子宫内膜异位症患者均在控制下的卵巢刺激治疗前不久行腹腔镜手术,也有可能是腹腔镜手术带来的益处。

多个回顾性分析都提示卵巢子宫内膜异位囊肿手术治疗

可以增加自然妊娠率,因此 ESHRE 推荐对Ⅲ~Ⅳ期子宫内膜异位症合并不孕的患者采用腹腔镜手术,但二次手术提高妊娠率的作用非常有限,因此美国生殖医学学会(American society for reproductive medicine,ASRM)建议首次手术后仍不孕的患者可直接采用辅助生殖治疗。

在手术方式选择上,初次直径 3cm 以上子宫内膜异位囊肿剥除术的自然妊娠率高于囊肿切开加囊壁电灼术,而且子宫内膜异位囊肿剥除术后的痛经、性交痛、非经期疼痛好转更明显,术后复发更少,更少需要再次手术。因此 ASRM 和 ESHRE 都推荐首选腹腔镜下囊肿剥除术,ASRM 把囊壁电灼也列为一线治疗,不推荐单纯放液引流。

已有较多文献报道卵巢子宫内膜异位囊肿手术会降低卵巢储备功能,建议医生需对此类患者进行详细的围手术期评估。de Ziegler D 等建议所有子宫内膜异位症合并不育患者均应先行男方精液检查、输卵管通畅程度检查和卵巢储备功能评估,如女方年龄 38 岁以上或不孕年限长可直接 IVF,如有男方因素和/或输卵管因素本身需 IVF 治疗,则不需要手术。ESHRE 建议医生术前要充分告知患者术后卵巢功能下降和卵巢衰竭的风险,决定手术要慎重。

95% 的 DIE 患者有严重疼痛症状,同时也可能是不孕的相关因素,切除深部子宫内膜异位症病灶可以缓解疼痛并改善患者生活质量,术后妊娠率 24%~54% 不等。对于 DIE 合并不孕患者,没有证据表明在 ART 前行手术切除病灶是否可以改善妊娠结局,但是因这类患者常合并盆腔疼痛、性交痛、膀胱及直肠症状等临床症状,ESHRE 专家认为:对于有临床症状的 DIE 合并不孕患者手术仍是首选的;无症状、术中偶然发现的深部子宫内膜异位症病灶,因为发病原因不清、对妊娠的影响没有数据,而且手术可能带来意外的肠道、泌尿道损伤,建议不要轻易手术。

子宫内膜异位症手术之后 1~2 年有 50% 的自然妊娠率,如果患者年轻或卵巢功能良好,术后可等待观察半年或 1 年,之后仍不孕可直接 IVF。子宫内膜异位症合并不孕的诊治流程详见图 1-3-16。

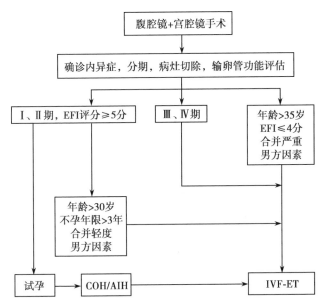

图 1-3-16　子宫内膜异位症合并不孕的诊治流程

术后药物治疗理论上有辅助治疗作用,但没有促进生育的临床数据证明,还会推迟术后受孕时间;术前用药理论上可减少出血、缩小病灶,但可能造成手术界限不清,其真实作用没有临床证据。子宫内膜异位症合并不育患者围手术期药物辅助治疗的依据不足,有时可用于辅助缓解疼痛症状。

三、输卵管相关不孕的手术治疗

1. 输卵管远端造口整形术

(1) 手术要点:探查盆腹腔完成后,先分离盆腔粘连,恢复卵巢输卵管正常解剖位置。如粘连分离后露出缩窄的输卵管伞端,可直接予以钝性扩大。如输卵管远端为盲端,则从子宫腔注入亚甲蓝,以注水压力膨胀输卵管腔,显露伞端最薄弱处予以突破。伞端组织较厚者也可直接在接近卵巢的位置锐性十字形剪开。伞端扩大后尽量外翻黏膜,用 4-0 缝线间断外翻缝合 3~4 针固定(图 1-3-17)。

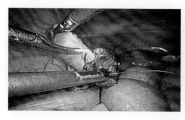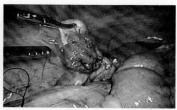

图 1-3-17　输卵管远端造口整形术

(2)注意事项:为了减少术后粘连发生,术中应尽可能减少能源设备使用,并间断性用生理盐水或乳酸林格液湿润术野。伞端外翻后浆膜层电灼的方法虽然即刻可以达到固定伞端的作用,但远期效果不如缝合固定,因此不推荐使用。在前瞻性随机对照试验中未发现使用防粘连药物、水剂或低分子右旋糖酐可以提高术后妊娠率,但有一些证据表明类固醇激素可以减少术后粘连发生和降低粘连程度。

(3)预后:输卵管积水的术后总体妊娠率为 27%(25%~29%),活产率为 25%。术后妊娠与否主要取决于输卵管质量和盆腔粘连的严重程度,重度输卵管形态失常、伞端纤毛缺失和重度盆腔致密粘连的严重输卵管损害患者 3 年累积活产率仅 9%,而管腔无扩张、管壁无纤维化、伞端纤毛完好、周围粘连疏松的轻度损害患者可达 69%。术后尝试自然妊娠最佳时机为 1 年内,超过 1 年仍不孕可推荐 IVF,2 年仍不孕者强烈推荐 IVF,但 IVF 之前需要再次子宫碘油造影,除外输卵管再次积水的可能。合并男方因素或子宫内膜异位症等因素不孕者可按照相应辅助生殖适应证采用助孕方案。

2. 输卵管近端梗阻疏通术

（1）手术要点：近端梗阻疏通术需宫腔镜、腹腔镜联合完成。腹腔镜下先确认输卵管远端解剖正常，再在宫腔镜下行选择性插管通液，如果证实输卵管阻塞，可即行导丝疏通术。宫腔镜下找到双侧输卵管开口，放入 Cook 导丝外套管，确定已插入子宫腔后取出金属内芯，沿外套管指示方向缓慢插入内套管及导丝。同时腹腔镜操作者将同侧输卵管拉直，使导管与近端输卵管走行呈一直线，以防导丝穿孔。如轻轻加压后导丝仍无法越过阻塞部位，则可能存在真性阻塞，此时应终止手术。如导丝可顺利通过间质部直至输卵管峡部，从内套管注入亚甲蓝，可见到伞端蓝色液体流出。

（2）注意事项及预后：因输卵管近端梗阻常由于输卵管近端痉挛、血块、黏液栓堵塞引起，约 85% 的近端输卵管阻塞可通过近端导丝疏通得到解决，术后妊娠率约 12%~39%，异位妊娠率 2%~9%。存在输卵管结节性病变、慢性输卵管炎或阻塞性纤维化等改变时，93% 的输卵管无法再通。如果患者不愿选择 IVF，插管 + 疏通失败后也可选择显微手术，但手术需由经培训、有经验的医师实施。因妊娠率很低且有妊娠期子宫角破裂的风险，输卵管种植术已较少应用。

3. 输卵管吻合术

（1）手术要点：首先确认阻塞部位，可选择宫腔镜下插管通液或经阴道置入子宫腔内通液管，亚甲蓝注入后观察输卵管梗阻近端位置，输卵管伞端置入硬膜外麻醉导管，注入亚甲蓝观察输卵管梗阻远端位置。修整近远端断端至两端口径相似。6-0 可吸收线从近端管腔 6 点处浆膜面进针，黏膜面出针，再从远端 6 点处黏膜面进针，浆膜面出针，线结打于管腔之外，避免过紧。同法在 12 点、3 点、9 点处缝合。根据管腔大小，可适当增加/减少缝合针数，以达到管腔平整对合为目的。6-0 可吸收线间断缝合输卵管系膜。再次进行亚甲蓝通液，检查吻合口的通畅度并保证无亚甲蓝渗漏。

（2）注意事项及预后：行输卵管吻合术需满足以下 2 个条

件:①输卵管正常通畅部分长达 4cm;②输卵管近端能够进针缝合。吻合口缝合时峡部最少缝合 2 针,壶腹部也可根据缺损大小增加缝合针数。输卵管吻合再通术后成功妊娠率与年龄、原结扎方法和部位、再通术后的输卵管长度、有无输卵管病变等相关,根据不同报道术后成功率为 62%~83%,异位妊娠率可达 6%(图1-3-18)。

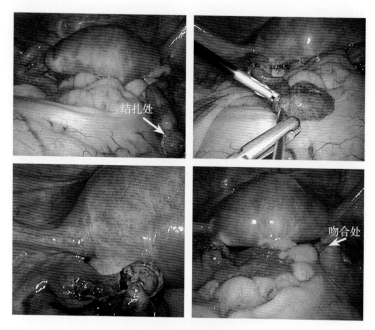

图 1-3-18 输卵管吻合术

4. 胚胎移植前输卵管积水的处理 输卵管积水的腹腔镜手术方式有输卵管近端阻断术,输卵管造口术、输卵管切除术。宫腔镜下也可行输卵管间质部封堵。

输卵管切除是胚胎移植前输卵管病变的主要处理方式。输卵管切除术可能损伤子宫动脉输卵管支与卵巢动脉在输卵管-卵巢系膜内吻合形成的动脉弓,而导致卵巢血供减少,影响卵巢储备功能。因此,输卵管切除术尽可能避免损伤输卵管-卵巢系膜动脉弓。术中分离粘连后,处理输卵管时尽量减少子宫角部电灼,抽芯切除输卵管至子宫角部后,采用不可吸收线缝扎输卵管间质部,切断输卵管,从而减少输卵管残端妊娠和间质部妊娠(图1-3-19)。

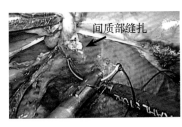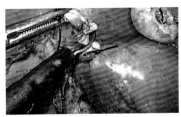

间质部缝扎

图 1-3-19　胚胎移植前输卵管切除术

　　基于 IVF 的输卵管切除术盆腔粘连分解应适可而止,不追求脏器的解剖复位,如手术异常困难或腹茧症,可改变手术方式为输卵管近端阻断或宫腔镜下输卵管封堵。有自然妊娠意愿的患者,或患者出于心理或社会家庭压力,要求保留输卵管的可选择输卵管造口,积水从伞端流出,近期内也可以解除积水的不良影响。但对于病变严重和二次手术的患者,术后妊娠率极低,还伴随异位妊娠率的增加和积水复发的困扰,不推荐造口手术。

　　宫腔镜下输卵管间质部封堵术常使用 Essure 宫内节育器或铂金微弹簧圈,输卵管的堵塞率可达 90% 以上,但胚胎移植后流产率较高,因此仅推荐用于手术有困难的患者。输卵管积水穿刺抽吸简单易行,在一些回顾性研究中发现可以提高移植术后的妊娠率,但积水易复发,且总体效果不如输卵管切除术。因此不作为辅助生殖过程中输卵管积水的首选处理方式。

四、子宫肌瘤剔除术

1. **手术要点**　首先在肌瘤周围肌壁注射稀释的垂体后叶素或缩宫素,切开肌瘤表面浆肌层至假包膜及部分瘤体,充分暴露瘤体;钳夹抓取瘤体后钝性分离肌瘤及包膜至底部,如肌瘤位置较浅,完全剥离肌瘤后"8"字或连续缝合瘤腔,如肌瘤位置较深,大部分剥离后先"8"字兜底缝合瘤腔 1 针或数针后完全剥离瘤体,继续缝合关闭瘤腔。缝合后的创面可给予防粘连膜覆盖(图 1-3-20)。

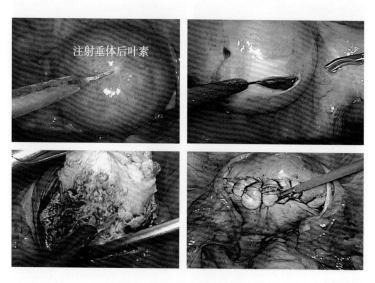

图 1-3-20　子宫肌瘤剔除术

2. **注意事项**　临床发现的子宫肌瘤中 1/350 为恶性,因此决定肌瘤剔除术前需充分评估肌瘤的性质。我国并未禁止使用腹腔镜下肌瘤粉碎器,但粉碎时仍应注意避免碎片播散到整个腹腔,手术结束前要大量盐水冲洗盆腹腔。肌瘤剔除术后的妊娠子宫破裂一直备受关注,发现与手术操作密切相关,使用电凝较多及缝合层次较少的患者易发生子宫破裂。因此术中应尽可能使用钝性分离瘤核、剪刀修剪蒂部的方式;止血不能依赖电凝,要利用缝合关闭死腔,并采取多层缝合的方式。肌瘤术后的粘连发生率高达 90%,浆膜面尽可能对合整齐,保持表面光滑。剔除肌瘤较多较大时可放置盆腔引流管,监测子宫切口出血情况并利于腹腔内液体流出。

(1) 肌瘤剔除术适应证的选择:肌壁间肌瘤对妊娠的影响没有确实的证据证明,浆膜下肌瘤对妊娠并无影响,目前的意见是压迫子宫腔的肌壁间肌瘤建议剔除,且 5cm 以上肌瘤手术后妊娠率的改善较明显。未压迫内膜的肌瘤争议较大,出于妊娠期肌瘤可能增大、变性诱发流产的风险,一些专家也主张剔除所有 4cm 以上的肌壁间肌瘤,尤其是有过妊娠期肌瘤快速增大并发生流产的患者。

(2) 术后妊娠时机选择:肌瘤剔除创面的愈合需要至少 3 个月,因此根据肌瘤大小、深度不同,术后避孕时间不同。除了浆膜下带蒂肌瘤外,术后避孕时间至少 3 个月,贴近内膜和穿透内膜者建议避孕半年至 1 年。

五、子宫腺肌病病灶切除术

1. **手术要点**　在手术部位病灶内注射稀释的垂体后叶素,在病灶最突出外侧做一线形切口。如病灶局限,浆膜面血管不丰富,可保留 5mm 内膜面和浆膜面肌层,用剪刀尽量将其余范围内的病灶切除干净。如病灶范围大,则尽可能切除多的病灶,再行对合。较为局限的病灶切除后可直接间断分层缝合,缺损较大时可采用浆膜面交叉覆盖的方法缝合,达到加固肌层的目的。大范围切除后剩余组织张力大,缝合困难,术后子宫破裂风险明显增加,一般需开腹手术,也有报道用三瓣缝合的方法加固肌壁。缝合后的创面给予防粘连膜覆盖,必要时可放置盆腔引流管。

2. **注意事项**　子宫腺肌病治疗的主要目的是通过病灶切除增加自然或辅助生殖受孕率,降低流产率,一般应用于药物治疗效果不佳时。子宫腺肌病病灶无明确界限,切除病灶的同时子宫正常肌层组织也被切除,导致肌层缺失;且切口缺乏弹性,缝合困难,病灶与病灶之间的愈合也不似肌瘤剔除术后一样容易。因此,对不孕患者施行腺肌病病灶切除必须非常谨慎,如无熟练的缝合技巧不宜实施腹腔镜下手术,术后妊娠的患者要严密监控孕期子宫破裂的征象。据推测,减瘤式的腺肌病部分病灶切除后子宫破裂风险可高达每 8 次妊娠发生 1 例。术后避孕时间根据切除腺肌病病灶深度,一般建议至少注射 GnRH-a 半年后再受孕,病灶较大的需避孕 1 年。

(林小娜　朱赟珊)

第三节　不孕症经腹手术治疗

目前腹腔镜手术在治疗女性不孕症的可行性、安全性及治疗效果已得到广泛的认可,但腹腔镜手术受操作空间及操作视野的限制、手术者操作熟练程度的影响,尚不能完全替代传统开腹手术,仍有部分手术需经开腹途径完成。对于巨大盆腔包块,尤其是包块超过脐水平;特殊部位子宫肌瘤如阔韧带肌瘤、宫颈肌瘤;疑有严重盆腔粘连患者;子宫腺肌病合并不孕患者;多次手术史者,应慎重选择腹腔镜手术,术中尽量彻底去除病灶,避免手术的副损伤。

有研究显示,对于多发性子宫肌瘤,即 3 枚以上直径大于 5cm 的子宫肌瘤、直径大于 15cm 的单发子宫肌瘤以及子宫大小超过妊娠 16 周者,经腹子宫肌瘤剔除术效果优于腹腔镜下子宫肌瘤剔除术,因为此类患者术中暴露及缝合难度明显增加,术中出血量增加。当子宫肌瘤个数大于 2 个时,经腹手术时间少于腹腔镜手术;肌瘤个数大于 4 个时,经腹手术术中出血量少于腹腔镜手术,但差异无统计学意义。

又如子宫腺肌病的保守手术治疗,因病灶和肌层无明确界限,导致腺肌病切除时子宫肌层缺损,缝合困难。采用开腹手术可以使宫壁对合更加整齐,较大范围病灶切除术后的子宫破裂风险降低。

其他困难的盆腔粘连分离或子宫穿孔疑诊肠道、输尿管损伤时,开腹手术可以获得更仔细的探查机会,做到损伤一期修补。

总之,在治疗过程中,不宜过分强调"微创"概念,而是需要选择更适合患者的合理的手术方式,做到最小的组织器官损伤,达到最佳的治疗。

(林小娜　朱赟珊)

参考文献

1. 夏恩兰.宫腔镜学及图谱.郑州:河南科学技术出版社,2009.

2. JACQUES DONNEZ. Atlas of operative laparoscopy and husteroscopy. 3rd editon.Oxford:Taylor& Francis,2007.

3. The American Fertility Society. The American Fertility Society classifications of adnexal adhesions,distal tubal occlusion,tubal occlusion secondary to tubal ligation,tubal pregnancies,müllerian anomalies and intrauterine adhesions. FertilSteril,1988,49(6):944-955.

4. DE ZIEGLER D,PIRTEA P,GALLIANO D,et al. Optimal uterine anatomy and physiology necessary for normal implantation and placentation. FertilSteril,2016,105(4):844-854.

5. DI SPIEZIO SARDO A,DI CARLO C,et al.Efficacy of hysteroscopy in improving reproductive outcomes of infertile couples:a systematic review and meta-analysis. Hum Reprod Update,2016,22(4):479-496.

6. 中华医学会妇产科学分会子宫内膜异位症协作组.2015 子宫内膜异位症的诊治指南.中华妇产科杂志,2015,50(3):161-169.

7. DUNSELMAN GA,VERMEULEN N,BECKER C,et al. ESHRE guideline:management of women with endometriosis. Hum Reprod,2014,29(3):400-412.

8. SOMIGLIANA E,BERLANDA N,BENAGLIA L,et al. Surgical excision of endometriomas and ovarian reserve:a systematic review on serum antimüllerian hormone level modifications. Fertil Steril,2012,98(6):1531-1538.

9. Practice Committee of the American Society for Reproductive Medicine. Endometriosis and infertility:a committee opinion.Fertil Steril,2012,98 (3):591-598.

10. DE ZIEGLER D,BORGHESE B,CHAPRON C. Endometriosis and infertility:pathophysiology and management. Lancet,2010,376(9742): 730-738.

11. HJ LEE,JE LEE,SY KU,et al.Natural conception rate following laparoscopic surgery in infertile women with endometriosis. Clinical & Experimental Reproductive Medicine,2013,40(1):29-32.

12. Practice Committee of the American Society for Reproductive Medicine. Role of tubal surgery in the era of assisted reproductive technology:a committee opinion. Fertil Steril,2015,103(6):e37-43.

13. CHU J,HARB HM,GALLOS ID,et al. Salpingostomy in the treatment of hydrosalpinx:a systematic review and meta-analysis. Hum Reprod, 2015,30(8):1882-1895.

14. AUDEBERT A,POULY JL,BONIFACIE B,et al. Laparoscopic surgery for distal tubal occlusions:lessons learned from a historical series of 434 cases. Fertil Steril,2014,102(4):1203-1208.

15. JOHNSON N,VAN VOORST S,SOWTER MC,et al. Surgical treatment for tubal disease in women due to undergo in vitro fertilisation. Cochrane Database Systematic Review,2010,20(1):CD002125.

16. ARORA P,ARORA RS,CAHILL D.Essure(®) for management of hydrosalpinx prior to in vitro fertilisation-a systematic review and pooled analysis. BJOG,2014,121(5):527-536.

17. MOL F,VAN MELLO NM,STRANDELL A,et al. Salpingotomy versus salpingectomy in women with tubal pregnancy(ESEP study):an open-label,multicentre,randomised controlled trial. The Lancet,2014, 383(9927):1483-1489.

18. BRADY PC,STANIC AK,STYER AK. Uterine fibroids and subfertility: an update on the role of myomectomy. Curr Opin Obstet Gynecol,2013, 25(3):255-259.

19. GRIMBIZIS GF,MIKOS T,TARLATZIS B. Uterus-sparing operative

treatment for adenomyosis. Fertil Steril,2014,101（2）:472-487.

20. Practice Committee of the American Society for Reproductive Medicine. Endometriosis and infertility: committee opinion.Fertil Steril,2012,98 （3）:591-598.

第四章 不孕症的辅助生殖技术治疗

第一节 人工授精

一、概述

人工授精（artificial insemination，AI）是指通过非性交的人工方式，将男性精液注入女性的生殖道内，以使卵子和精子自然受精达到妊娠目的的助孕技术。

【人工授精的分类】

1. 根据精液来源分类 ①夫精人工授精（artificial insemination with husband's sperm，AIH）：使用丈夫精子进行人工授精；②供精人工授精（artificial insemination by donor sperm，AID）：使用供精者精子进行人工授精。

2. 根据精液储存方式分类 ①鲜精人工授精（artificial insemination with fresh semen）：使用新鲜精液处理后进行人工授精；②冻精人工授精（artificial insemination with frozen semen）：使用冷冻精液处理后进行人工授精。

3. 根据授精部位分类 ①卵泡内人工授精（direct intrafollicle insemination，DIFI）；②输卵管内人工授精（intratubal insemination，TITI）；③腹腔内人工授精（direct intraperitoneal insemination，DIPI）；④阴道内人工授精（intravaginal insemination，IVI）；⑤宫颈内人工授精（intracervical insemination，ICI）；⑥宫腔内人工授精（intrauterine insemination，IUI）。

二、夫精人工授精

（一）适应证

1. 男性因少精、弱精、液化异常、性功能障碍、生殖器畸形等不育。

2. 子宫颈因素不育。

3. 生殖道畸形及心理因素导致性交不能等不育。

4. 免疫性不育。

5. 原因不明不育。

（二）禁忌证

1. 一方患有泌尿生殖系统急性感染或性传播疾病。

2. 一方患有严重的遗传、躯体疾病或精神心理疾患。

3. 一方接受致畸量的射线、毒物、药品并处于作用期。

4. 一方有吸毒等严重不良嗜好。

（三）夫精人工授精的术前准备

夫精人工授精作为人类辅助生殖的主要助孕方式之一，术前男、女双方均需要进行详尽的体格检查及准备证件（图 1-4-1）。

（四）夫精人工授精的临床步骤

1. 自然周期　卵巢功能正常并有正常排卵功能的妇女。

2. 药物诱导排卵周期

（1）排卵功能障碍：如多囊卵巢综合征，高催乳素血症、高雄激素血症、甲状腺功能异常等药物治疗后仍然无排卵的妇女。

（2）自然周期卵泡发育不良。

（3）控制下的药物刺激卵巢：通过药物刺激卵巢，促使 2~3 个卵泡同时发育成熟并排卵，增加受孕机会。

3. 人工授精常用的刺激卵巢的药物和方案

（1）枸橼酸氯米芬（CC）：月经周期第 5 日开始给予 CC50~150mg，1 次/d，连服 5~7 日，最大剂量通常不超过 150mg。

（2）来曲唑（LE）：月经周期第 5 日开始给予 LE2.5~7.5mg，1 次/d，连服 5 日。

（3）促性腺激素（Gn）：月经周期第 3~5 日开始，75~150IU，每

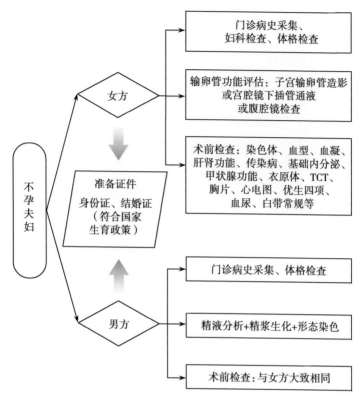

图 1-4-1 夫精人工授精的术前准备

日肌内注射,Gn 包括以下 2 种:

1）人绝经后促性腺激素（human menopausal gonadotropins，hMG）：每支含卵泡刺激素（FSH）及黄体生成素（LH）各 75IU。

2）卵泡刺激素：每支含 FSH75IU。

（4）枸橼酸氯米芬/来曲唑 + 促性腺激素（CC/LE+Gn）用法：使用克罗米芬/来曲唑促排卵反应不良者,在周期第 10 天阴道 B 超发现优势卵泡直径≤10mm 或无明显优势卵泡时,可予以 hMG/FSH75~150IU,每日肌内注射。

4. 人工授精监测排卵

（1）从月经周期第 8~10 天开始阴道 B 超监测卵泡发育和内

膜厚度及分型。

（2）当监测到卵泡最大直径<10mm时，间隔4天监测1次；当优势卵泡直径12mm时，隔日监测1次；当优势卵泡直径>16mm时，每日监测1次。

（3）优势卵泡直径≥18mm提示卵泡成熟，使用hCG5 000~10 000IU诱导排卵。36小时内行人工授精手术，如果卵泡未破裂，次日阴道B超检查以确认排卵。

5. 人工授精手术（图1-4-2）。

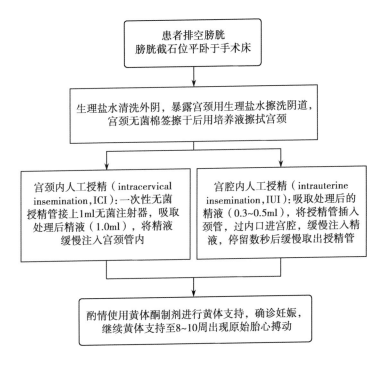

图1-4-2 人工授精手术

6. 人工授精的黄体支持及妊娠随访 黄体支持：自然周期人工授精可以不给予黄体支持，诱导排卵周期常规给予孕酮类进行14天黄体支持，可以选用地屈孕酮10mg/次，口服，2~3次/d；

或黄体酮胶囊 50~100mg，口服，2 次/d；或黄体酮软胶囊 200mg，口服或阴道给药，1 次/d。术后 14 天检测血或尿 β-hCG 确定是否生化妊娠，术后 5 周 B 超检查确定是否临床妊娠。

（五）夫精人工授精的妊娠率

1.《人类辅助生殖技术规范》的质量标准要求人工授精周期临床妊娠率不低于 15%（周期临床妊娠率 = 临床妊娠数/人工授精周期数 × 100%）。

2. 国外文献报道了夫精人工授精临床妊娠率的各种影响因素，如周期数、女方年龄、LH 峰值日不同 E_2 浓度组和 >16mm 卵泡不同数量、持续妊娠率等。接受 1~6 个周期夫精人工授精治疗的夫妇临床妊娠率分别为 16.4%，12.2%，16.0%，10.7%，9.3%，11.5%。6 个周期后，未观察到妊娠的人工授精周期，前 6 个周期的临床妊娠率差异无统计学意义。

女性年龄是成功妊娠最有力的预测因素，相关研究提示夫精人工授精的临床妊娠率随着年龄的增加而下降，但差异无统计学意义。30 岁以下女性的持续妊娠率为 38.5%，40 岁以上的女性为 12.5%。双胎妊娠的比例随着年龄的增长而下降，30 岁以下女性与 30 岁以上女性组之间有显著差异。

LH 峰值日或 hCG 注射日 E_2 浓度低于或高于 500pg/ml 的女性，每个周期的临床妊娠率分别为 12.9% 和 23.3%。其持续妊娠率分别为 11% 和 20%，双胎发生率分别为 9.2% 和 35%，差异均显著。关于 >16mm 卵泡数，每个周期的临床妊娠率从 1 个卵泡的 11.2% 增加到 3 个或更多卵泡的 23.2%。存在 >16mm 的 2 个卵泡比 1 个卵泡的女性，持续妊娠率显著增加。

（六）夫精人工授精的并发症及其处理方法

夫精人工授精作为辅助生殖技术之一，尽管操作简单，但仍有一定概率出现并发症，需注意防范（图 1-4-3）。

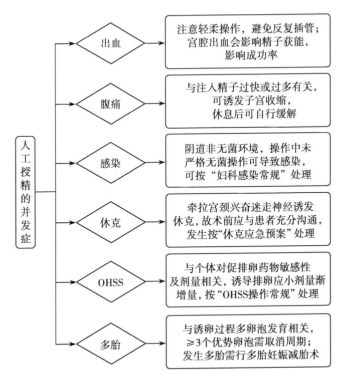

图 1-4-3　夫精人工授精的并发症

（七）夫精人工授精误区

1. 非患者丈夫精液（一般不会犯这种低级错误）。

2. 前向运动精子总数 $<1 \times 10^6$ 时行夫精人工授精。

3. 进行 6 个周期以上夫精人工授精。

4. 夫精正常时进行人工授精。

5. 精子准备和手术间隔时间过长。

（八）夫精人工授精总流程图（图 1-4-4）

三、供精人工授精

（一）定义

供精人工授精（AID）是将供精者的冷冻精液经复苏处理后

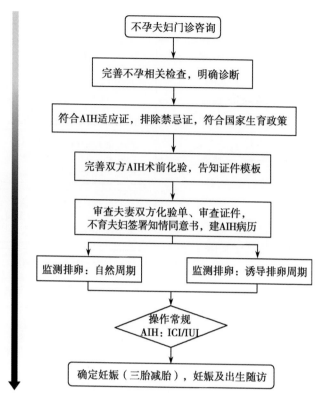

图 1-4-4　夫精人工授精的总流程图

注入女性生殖道内的技术。

（二）适应证

1. 不可逆的无精子症、严重的少精子症、弱精子症和畸形精子症。

2. 阻塞性无精子症。

3. 射精障碍。

4. 适应证 1~3 中,除无法获取精子的患者外,其他需行供精人工授精技术的患者,医务人员必须向其交代清楚;通过卵母细胞胞质内单精子注射技术也可能使其有自己血亲的后代,如果患者本人仍坚持放弃通过卵母细胞胞质内单精子注射技术助孕的权益,则必须与其签署知情同意书后,方可采用供精人工授精技术助孕。

5. 男方和/或家族有不宜生育的严重遗传性疾病。

6. 母儿血型不合不能得到存活新生儿。

(三) 禁忌证

1. 女方患有泌尿生殖系统急性感染或性传播疾病。

2. 女方患有严重的遗传、躯体疾病或精神心理疾患。

3. 女方接触致畸量的射线、毒物、药品并处于作用期。

4. 女方有吸毒等严重不良嗜好。

(四) 供精人工授精术前准备

通过阅读供精人工授精术前须知、咨询和宣传活动使受术夫妇了解其治疗流程。

1. 女方(根据需要做常规、特殊检查)

(1) 采集病史及妇科常规体检。

(2) 子宫颈刮片筛查。

(3) 评估卵巢功能:检测生殖内分泌激素、阴道 B 超检查。

(4) 子宫输卵管通液术或子宫输卵管造影术检查报告。

(5) 必要时宫腔镜检查、腹腔镜检查、内膜病理报告。

(6) 供精人工授精术前化验:血常规、尿常规、阴道分泌物常规,凝血功能、甲状腺功能,肝功能、肾功能、乙肝五项、HCV-Ab、HIV-Ab、支原体、衣原体、梅毒血清学检查、染色体、血型等。

2. 男方

(1) 病史采集:一般体检及专科检查。

(2) 体貌特征:身高、体重、体形、肤色、头发颜色与质地、虹膜颜色、单睑或重睑。

(3) 至少 2 次近期精液常规报告。

(4) 生殖内分泌激素测定结果。

(5) AID 术前化验:肝功能、肾功能、乙肝五项、HCV-Ab、HIV-Ab、支原体、衣原体、梅毒血清学检查、血型。

(6) 必要时可行附睾、睾丸穿刺或睾丸活检和染色体核型分析。

3. 签署知情同意书　应在夫妇双方均在场的情况下签署知情同意书(供精人工授精知情同意书/放弃 ICSI 供精人工授精知情同意书,供精人工授精促排卵知情同意书,供精人工授精随访知情同意书,婚前排查知情同意书,多胎妊娠减胎术知情同意书)。医生应详细解释每一条款内容,使受术者完全理解后自愿签署,并特别强调出现三胎及以上妊娠必须减胎及说明供精人工授精后代的婚前排查事宜。男女双方和医生同时在知情同意书上签字,同时预留随访电话号码。

4. 审核证件,留存复印件

(1) 男女双方有效身份证。

(2) 结婚证(包括有照片和姓名的两页)。

5. 上述材料备齐后,由首诊医生为供精人工授精受术夫妇建立病历并预约登记进入供精人工授精治疗周期。

(五) 供精人工授精临床步骤

1. 供精人工授精的临床步骤与夫精人工授精类似。

2. 供精人工授精的精源选择和出库。卵泡直径发育至14mm 左右,医师必须确保每份供精标本使用后的妊娠人数及尚未验尿的妇女人数合计不超过 5 名的前提下,提供按照配型原则确定的或者和丈夫血型一致的供精精液标本,不孕夫妇必须亲自选择符合自身体貌特征的精液标本,并在精液申请单上确定精液标本的编号,夫妇双人签字,加盖手印。供精精液标本提取处理前和供精人工授精手术操作前实验室人员、手术室护士及手术医师与受术者再次核对精液血型编码及质量无误后实施供精人工授精手术操作。对解冻后不合格的精液标本应标记、封存,及时将情况向精子库汇报反馈,按相关规定处置。

3. 供精人工授精的随访。人类精子库要求,实施供精人工授精助孕技术的生殖中心保证 AID 供精人工授精的助孕随访率为 100%,按照妊娠早、中、晚期定期随访,了解妊娠期母亲并发症及胎儿发育情况,胎儿出生随访至新生儿 1 周岁,并将随访结果及时反馈精子库。

(六) 供精人工授精的妊娠率

1.《人类辅助生殖技术规范》的质量标准要求人工授精周期临床妊娠率不低于 15%(周期临床妊娠率＝临床妊娠数/人工授精周期数 ×100%)。

2. 据统计,各个生殖中心供精人工授精的周期临床妊娠率范围为 17.1%~39.38%。

(七) 供精精液标本的管理与使用

1. 生殖中心必须与国家卫健委批准的人类精子库签订《人类精子库冷冻精液提供协议书》。

2. 建立完善的供精精液使用登记本(电子/纸质),包括出入库日期、数量、手术日期、使用数量、剩余数量、妊娠随访结果与结局、子代出生随访信息。

3. 每月根据本中心预约供精人工授精助孕患者数量向国家卫健委批准的人类精子库申请要求供精精液血型及数量。

4. 供精精液到货后由运输人员与实验室专职人员共同清点,按精子库运输单逐一核对精液标本的编号、数量、血型,保留运输单凭证,在供精精液使用登记本上登记并签字。

5. 实验室专职人员确认标本编号与供精资料后,按血型分类归入专用冷冻精液液氮保存罐中,并登记在供精精液使用登记本上。

6. 使用前,由手术医师根据不孕夫妇血型,按照配型原则确定供精血型或者和丈夫血型一致的精液标本申请书,向受术夫妇出示供精者体貌特征卡并获得同意和确认签字。双人审核后确定精液标本的编号,严格执行供精精液使用登记本的发放程序,每一次在使用供精标本前,必须确保每份供精标本使用后的妊娠人数及尚未验尿的妇女人数合计不超过 5 名。

7. 实验室专职人员接收申请书,双人核查后提取供精标本复苏,记录解冻时间、解冻前及处理后的情况,将处理后合格标本交手术医师(护士),再次双人核对精液血型编码及质量无误后实施供精人工授精手术操作。对解冻后不合格的精液标本,应标记、封存,及时将情况向精子库汇报反馈,按相关规定处置。

8. 护理组建立供精人工授精患者随访登记本,按期进行随访登记,确保随访率 100%。随访方式包括来院复查、电话询查、信件追访、通过计生服务和机构上门随访和直接上门随访等。记录受术者的妊娠、分娩、新生儿性别、体重、数量、畸形、性传播疾病等情况,随访结果归入受术者病案一并存档。

9. 负责发放供精标本的专职人员负责定期将供精标本使用情况、随访和结局,包括子代的情况及有无性传播疾病等反馈给精子库。

10. 复核供精精液在本中心已使 5 名妇女妊娠(或接到精子库通知),应立即通知精子库专职管理人员并立即封存和停止使用本中心剩余的该编号供精标本,一旦 5 名妇女已妊娠分娩活婴,应立即封存剩余的该编号供精标本。

11. 供精人工授精项目负责人和负责发放供精标本的专职人员负责定期对库存标本进行清点,核实供精精液使用登记本和使用记录,核对、协商后,决定下阶段需购买的各种血型的供精标本数量。

(八) 供精人工授精误区

1. 来自非正规精子库的精液。

2. 卵泡直径 <15mm 时进行人工授精手术。

3. 直径 >16mm 的卵泡超过 3 枚时进行人工授精手术。

(九) 供精人工授精流程图(图 1-4-5)

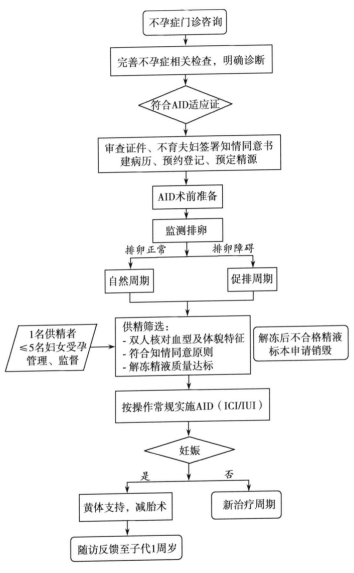

图 1-4-5　供精人工授精的总流程图

（管一春　耿琳琳）

第二节　体外受精胚胎移植

一、适应证和禁忌证

常规体外受精胚胎移植(in vitro fertilization-embryo transfer, IVF-ET)技术是从人体取出卵子和精子,在体外培养系统中受精并发育成胚胎,然后将优质胚胎移植入患者子宫腔让其种植从而建立妊娠的技术,俗称试管婴儿。

(一) IVF-ET 的适应证

1. 女方各种因素导致的配子运送障碍。
2. 排卵功能障碍。
3. 子宫内膜异位症者。
4. 男方少、弱精子症。
5. 不明原因的不育。
6. 免疫性不孕。

(二) IVF-ET 的禁忌证

1. 有如下情况之一者,不得实施体外受精胚胎移植术及其衍生技术。

(1) 男女任何一方患有严重的精神疾患、泌尿生殖系统急性感染、性传播疾病。

(2) 任何一方患有《中华人民共和国母婴保健法》规定的不宜生育的、目前无法进行胚胎植入前遗传学诊断的遗传性疾病。

(3) 任何一方有吸毒等不良嗜好。

(4) 任何一方接触致畸量的射线、毒物、药品并处于作用期。

2. 女方子宫不具备妊娠功能或患有严重的躯体疾病不能耐受妊娠。

二、术前准备

(一) IVF 术前检查

不孕症夫妇在行 IVF-ET 治疗之前,必须完成系统的不孕症检查以及常规体格检查，排除不能耐受促排卵及妊娠的内、外科疾病及肿瘤等，确认患者具备恰当的适应证而无禁忌证后，进入治疗程序。

治疗前的检查详见表1-4-1。

表1-4-1　术前检查项目

类型	女方	男方
必查项目	● 乙肝两对半、丙肝、HIV、梅毒 ● 血尿常规、血型、凝血时间、肝肾功能 ● 甲状腺功能 ● 性激素组合 ● 心电图(异常者需行心脏彩超) ● 胸片 ● 子宫输卵管碘油造影或腹腔镜(男方精液基本正常的前提下)	精液常规(有异常者至少2次检验结果)
根据需要检查项目	● 子宫颈液基薄层细胞学检查涂片或活检(可疑子宫颈病变) ● 地中海贫血筛查(有地中海贫血高危因素者) ● 染色体核型 ● 免疫相关检查(性交后试验、SLE、ACA等) ● 宫腔镜(可疑内膜病变或排除结核) ● 妇科B超(排除合并妇科疾病)	● 精液形态学检查、顶体反应 ● 精液白细胞过氧化物酶染色和弹性蛋白酶检测 ● 地中海贫血筛查(女方为地中海贫血携带者) ● 染色体核型 ● 混合抗球蛋白反应试验 ● 睾丸功能检查(少、弱精子症患者)

注：①男方精液检查结果正常只需1次检验，若异常至少有2次检查结果。②反复IVF/ICSI失败患者建议行双方染色体核型检查、宫腔镜检查，以及自身免疫相关检测等以查找失败原因。③既往有输卵管阻塞或积水患者术前需行妇科B超检查了解输卵管积水严重程度，向患者告知输卵管积水对助孕结局的不良影响，必要时行腹腔镜处理积水后复诊行助孕治疗。④高龄女性还需询问有无心、脑血管疾病。⑤女方地中海贫血筛查异常者男方必须行地中海贫血筛查，若男方筛查结果正常女方可不行地中海贫血基因检查；双方地中海贫血筛查均异常则双方必须行地中海贫血基因检查。

（二）多囊卵巢综合征患者需进行的特殊检查

诊断为多囊卵巢综合征的患者,在进入治疗周期前(包括人工授精和 IVF)需完成表 1-4-2 的检查项目,从而对 PCOS 进行排除性诊断。如有相应的合并症或异常(如高雄激素血症,糖耐量异常),在给予治疗后方可进入周期。预处理合格后再考虑 ART。

表 1-4-2　PCOS 患者的特殊术前检查项目

类型	检查	体检
肥胖 PCOS 患者	B 超、卵巢和甲状腺功能检测、17-羟孕酮、DHEA(高雄激素血症患者)、皮质醇 8A.M. 和 4P.M.(高雄激素血症患者)、IGF-Ⅰ(必要时)、口服葡萄糖耐量试验(异常者行 HBAc1 检测)、血脂组合	高雄激素血症体征(多毛,痤疮,黑棘皮)、BMI、腰臀比、血压
非肥胖患者	B 超、卵巢和甲状腺功能、脱氢表雄酮(高雄激素血症患者)、口服葡萄糖耐量试验、血脂组合	同上

（三）患者应提供的资料

不孕夫妇应提供真实有效的身份证、结婚证,以及承诺书,审查原件后留存复印件;涉外婚姻夫妇及外籍人员应出示护照及婚姻证明,审查原件后留存复印件。

（四）签署知情同意书

治疗开始之前应向夫妇双方详细解释治疗的全过程、费用、妊娠率、可能发生的并发症及其治疗方法,如卵巢过度刺激综合征、异位妊娠、多胎妊娠和腹腔出血等,并预先告知女方对促排卵无反应、取卵失败及不受精等导致的治疗失败风险,以及 IVF/ICSI 对子代的可能影响等。患者夫妇需知情理解并双方签署知情同意书要求进行 IVF/ICSI 治疗,任何一方不签署知情同意书均不可进入治疗周期。

三、控制性超促排卵

(一)卵巢刺激前预处理

卵巢刺激前的预处理主要用于卵巢储备不良或月经周期不规则的患者。常用的预处理药物包括生长激素、口服避孕药、雄激素、雌激素和二甲双胍等(详见第一篇第二章"不孕症的药物治疗")。

(二)激动剂方案

1. 长方案　长方案是目前控制性超促排卵中使用最普遍的方案,几乎适用于所有患者,但在卵巢储备功能减退和高反应的患者中应谨慎使用。长方案的使用方法是从月经周期的第 1 天或黄体期中期开始使用 GnRH-a,14~21 天后,垂体达到降调节时(降调标准为 LH<5IU/L,E_2<50pg/ml,内膜 4~5mm,无功能性囊肿),再开始用外源性促性腺激素促排卵,并维持 GnRH 激动剂的使用直至 hCG 日(详见图 1-4-6)。

(1) 长方案的优缺点:长方案的优点是抑制早发 LH 峰的发生,减少取消周期数,卵泡同步性好,获卵数目多,临床妊娠率稳定,并可通过调整启动时间而避免周末取卵。与其他方案相比,长方案的缺点是垂体降调节后易出现低雌激素水平的症状,以及促性腺激素用量、时间和费用均增加,治疗时间长,卵巢过度刺激综合征的发生率也增加。激动剂的激发作用还可能会产生黄体囊肿。一般在使用激动剂 1 周后复查是否有囊肿。如果囊肿大小在 2cm 左右,可进行穿刺引流并送病检。

2011 年荟萃分析显示,与短方案和超短方案相比,长方案的获卵数更多,临床妊娠率更高,但使用的 Gn 量也更多。2016 年荟萃分析显示,拮抗剂方案的临床妊娠率稍低于长方案(*OR*值 0.91),未达到统计学差异。但也有学者仅统计预后好的单胚移植周期的结局,长方案的活产率为 53.93%,显著高于拮抗剂的 46.15%。2017 年的荟萃分析根据卵巢反应性将患者区分为 PCOS 和低反应人群,再进行亚组分析,结果显示在总的 IVF 人群中,长方案的继续妊娠率显著高于拮抗剂方案,每 28 名患者增加 1 例临床妊娠,但每 40 名患者增加 1 例 OHSS。在 PCOS 和低

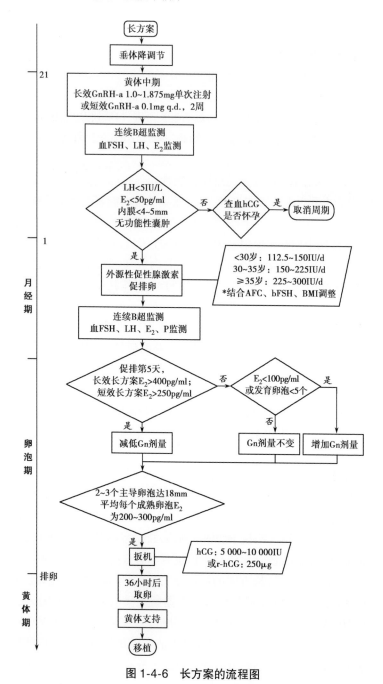

图 1-4-6　长方案的流程图

反应人群中,两种方案的继续妊娠率无显著差异,但 PCOS 亚组拮抗剂方案的 OHSS 风险更低。

(2) GnRH-a 长效缓释制剂和短效制剂的选择:GnRH-a 分长效缓释制剂和短效制剂 2 种(表 1-4-3)。当血药浓度在 $0.11\mu g/L$ 时,GnRH-a 可有效抑制 LH 水平。长效 GnRH-a 全量、半量和短效 0.1mg/d 给药的 GnRH-a 的血药浓度分别为 $0.23\mu g/L$、$0.11\mu g/L$ 和 $0.11\mu g/L$。

表 1-4-3 长方案中减量长效和短效 GnRH-a 制剂的优缺点

项目	减量长效 GnRH-a	短效 GnRH-a
优点	注射 1 次即可 下丘脑-垂体-卵巢轴抑制深,有利于卵泡同步化	剂量可调整 平均每个卵子雌激素水平较高
缺点	增加 Gn 使用量和使用时间 抑制过深 平均每个卵子雌激素水平较低	需每日注射 下丘脑-垂体-卵巢轴抑制不完全,影响卵泡同步化

长方案中可使用 GnRH-a 短效制剂全量、半量或 1/3 量。在垂体达到降调后激动剂的剂量可以减半,但目前没有证据支持垂体降调节后减量提高妊娠率。长方案中也可选用长效缓释制剂。长效 GnRH-a 制剂主要用于子宫内膜异位症等疾病的治疗中,其优点是一次注射达到降调效果,避免短效制剂的多次注射,但由于个体差异的存在,有的患者可能出现垂体抑制过度,增加了促性腺激素的使用剂量和天数。为了减低长效制剂对垂体的抑制程度,近年来在长方案中,长效 GnRH-a 的剂量逐步被减为半量、1/3 量、1/4 量,甚至 1/10 量。2013 年 Cochrane 分析的结果显示,长方案中 2 种制剂的临床妊娠率和 OHSS 率无显著差别,但长效制剂的促性腺激素剂量更高,刺激卵巢的天数更长。

另外,长效制剂的长方案在激发了 GnRH 1 个高峰过后进入垂体抑制状态,而短效制剂的长方案在每天注射后仍会形成 GnRH 脉冲式释放,诱发垂体 FSH 和 LH 的脉冲式分泌。因此,在长效长方案组,一旦卵泡启动生长,卵泡之间的同步性可能会更好。临床上,在卵泡均匀性差的患者中,为了获得更多发育同步的卵泡,可选择长效长方案。而在卵巢高反应的患者中,建议选择短效长方案或者拮抗剂方案以减少同步发育的卵泡数,降低卵巢过度刺激的风险。2 种制剂的优缺点比较见表 1-4-3。

(3)长方案中启动时机和剂量的调整:在垂体达到降调标准后,促性腺激素的启动时机还要综合考虑已募集的窦卵泡大小及其同步性。如果窦卵泡径线过小,还不能对 FSH 发生反应时,可适当推迟启动时机。当窦卵泡径线相差过大时,外源性促性腺激素的启动可能加大卵泡间的区别,出现卵泡发育不同步。

促性腺激素的启动剂量需要根据患者的年龄、基础窦卵泡数、基础 FSH、AMH 值和体重指数等综合决定。2011 年荟萃分析推荐 39 岁以下正常卵巢反应人群中启动剂量 150IU。一般≥35 岁 225~300IU/d 启动,30~35 岁 150~225IU/d 或更低剂量启动,<30 岁 112.5~150IU/d 启动。

用药 4~5 天后超声监测卵泡发育和 E_2 水平。根据卵泡数目、直径和血中 FSH、LH 和 E_2 调整 Gn 的用量。FSH 的吸收利用度个体差异大,受内源性 FSH 水平、药物吸收、体表面积以及 FSH 受体多态性等多因素影响。另外,降调节方案的不同也影响每个卵泡平均 E_2 水平。因此,在剂量调整过程中需综合考虑来谨慎决定(详见图 1-4-1)。

当 2~3 个主导卵泡直径达到 18mm,平均每成熟卵泡 E_2 水平为 200~300pg/ml 时,注射 hCG 5 000~10 000IU 或 rhCG 250μg,36~38 小时后取卵。通常 Gn 促排卵时间为 10~13 天。

(4)长方案中的黄体支持:IVF-ET 后一般需要进行黄体期的支持,通常采用肌内注射 hCG、肌内注射黄体酮、口服地屈孕酮片或阴道用黄体酮凝胶以及微粒化黄体酮。根据患者情况可单独使用 1 种或联合使用 2~3 种黄体支持类药物,至查到怀孕日,如果怀孕酌情继续使用。

1)肌内注射 hCG 2 000IUq.3d. × 3~4 次(仅用于 hCG 日 E_2 水平低于 1 500pg/ml,取卵数 <10 个,且没有明显 OHSS 倾向的患者)。

2)肌内注射黄体酮 40~60mg q.d.。

3)口服地屈孕酮片 10mg b.i.d.(联合其他黄体支持药物时

使用)。

4) 阴道用黄体酮凝胶 1 支 q.d. 或微粒化黄体酮 200mg t.i.d.。

2. 短方案　GnRH-a 短方案是利用 GnRH-a 的激发作用,通常月经第 2 天开始使用短效激动剂直至注射 hCG 日,第 3 天开始用 Gn 刺激卵巢。由于 GnRH-a 的激发作用持续几天,短方案中 Gn 使用的第 4~5 天监测 LH 水平仍可能高于基础值。判断是否出现早发 LH 峰时应慎重,需结合孕酮水平进行分析。在卵巢反应正常的人群中,短方案的临床妊娠率低于长方案。现短方案多应用于卵巢反应不良的患者(图 1-4-7)。

3. 超长方案　GnRH-a 超长方案是月经第 2 天注射长效 GnRH-a 全量或半量,28 天后注射第 2 次全量或半量,14 天后根据 FSH、LH 和 E_2 水平,卵泡直径及数量启动 Gn 促排卵,或者在

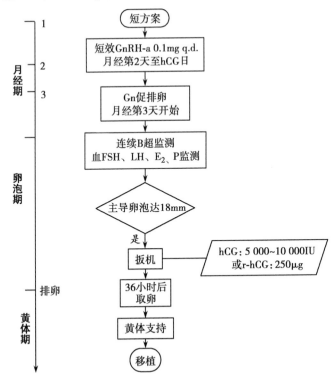

图 1-4-7　短方案的流程图

首次注射长效 GnRH-a 全量或半量 28 天后,使用短效 GnRH-a 的同时启动 Gn。国内还有改良超长方案,即在黄体中期使用长效 GnRH-a 半量,14 天后再肌内注射长效 GnRH-a 半量,然后再等待 14 天后启动 Gn。由于超长方案可能对 LH 抑制较深,需要补充 LH 或用 hMG 启动。其他监测与长方案相同。主要适用于子宫内膜异位症患者,但卵巢储备较少者慎用(图 1-4-8)。

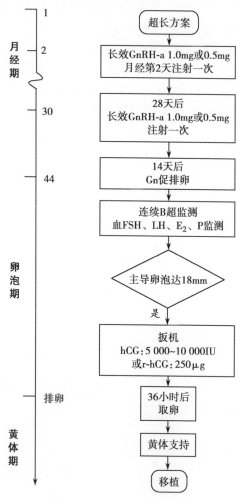

图 1-4-8　超长方案的流程图

4. **超短方案**　GnRH-a 超短方案也是利用 GnRH-a 的激发作用,通常月经第 2 天开始使用短效激动剂,第 3 天开始用 Gn,使用 Gn 的第 4 天停用短效激动剂。超短方案也大多应用于卵巢储备差的患者(图 1-4-9)。

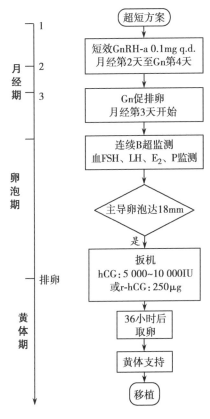

图 1-4-9　超短方案的流程图

(三) 拮抗剂方案

GnRH 拮抗剂方案主要适用于卵巢低反应、多囊卵巢综合征患者或者卵巢 PCO 样的高反应人群,也可用于正常反应人群(图 1-4-10)。

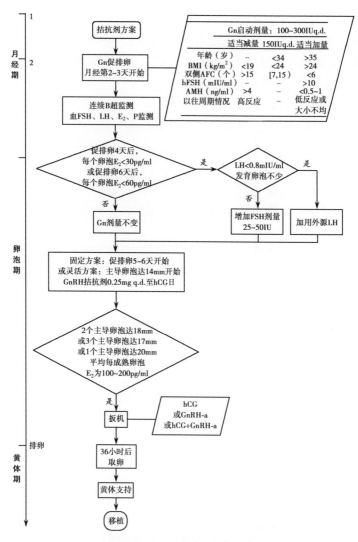

图 1-4-10　拮抗剂方案的流程图

1. **拮抗剂的使用方法**　拮抗剂的使用方法分固定方案和灵活方案。固定方案是注射 Gn 第 5~6 天开始给予 GnRH 拮抗剂(醋酸西曲瑞克或加尼瑞克)0.25mg/d 注射直至 hCG 日,灵活方案是当主导卵泡直径达到 14mm 开始给予拮抗剂 0.25mg/d。此过程中要注意监测血清和尿 LH 水平以及雌激素变化。正常反应和高反应人群建议使用固定方案，避免雌激素过快上升，诱发内源性 LH 峰提早出现，影响卵子质量和内膜。在 Gn 第 6 天添加拮抗剂的固定方案中，LH 峰的发生率超过 8%。在低反应人群中，卵泡数少或者卵泡发育慢时可使用灵活方案。

2. **拮抗剂方案中启动剂量的确定**　拮抗剂方案中启动剂量的确定，卵泡监测和 hCG 日确定基本同长方案。一般在月经周期第 2~3 天开始给予 Gn，启动时需综合考虑年龄、体重指数、基础 FSH、AFC 和 AMH 等参数决定启动剂量（见图 1-4-6）。

3. **拮抗剂方案中 Gn 剂量的调整**　促 Gn 启动 4 天后，每个卵泡的 E_2 水平约 30pg/ml。促排卵 6 天后，每个卵泡的 E_2 水平约 60pg/ml。如低于该 E_2 值标准，可增加剂量 25~50IU，但还需考虑卵泡个数和 LH 水平。如果 LH 水平过低，即使卵泡个数不少，E_2 水平仍可能低于平均值。此时，盲目增加 FSH 的量，可能会造成过多卵泡募集进入发育轨道。因此，在判断 FSH 已经超过阈值，而 LH 水平过低，雌激素低于标准时，应适当补充 LH。

4. **拮抗剂方案的扳机和黄体支持**　在 3 个主导卵泡≥17mm 或 2 个主导卵泡径线≥18mm 时肌内注射 hCG 扳机，同时综合考虑孕酮、雌二醇水平、刺激卵巢天数和前次用药效果等因素。肥胖、卵巢储备差和垂体反应性增加是出现 LH 逃逸峰的高危因素。有文献报道，与未出现 LH 峰者对比，出现 LH 峰逃逸者的周期卵巢功能更差，表现在 bFSH 更高，AFC 更少，AMH 更低，Gn 起始剂量和总量更大，出峰前 Gn 天数更多，E_2 更低。因此，临床上在监测卵巢反应不良患者的卵泡发育时，尤其在卵泡接近成熟阶段，要注意 LH 峰逃逸的可能。当出现 LH 升高时，如果卵泡径线未达到扳机标准，而且孕激素未升高时，可增加拮抗剂的剂量，继续进行促排。但如果孕激素已经升高，即使增加拮抗剂的剂量，提前排卵的风险也很高，建议提前安排取卵的时机。

有严重 OHSS 倾向的患者使用拮抗剂方案时可以给予短效 GnRH-a 0.2mg 激发排卵，34~36 小时取卵，并建议全胚冷冻，但在下丘脑-垂体-卵巢轴功能不完善或者使用口服避孕药预处理的周期需小心 GnRH-a 激发的内源性 LH 峰不够,导致获卵率低下。

拮抗剂方案的黄体支持方案与激动剂长方案相同。在使用短效 GnRH-a 激发排卵或者联合低剂量 hCG 双扳机时,需要强化黄体支持方案才可在新鲜周期移植胚胎。

文献报道的强化黄体支持方案有以下几种:

(1) 单次添加 hCG:GnRH 激动剂扳机后 35 小时补充 hCG 1 500IU。

(2) 多次添加 hCG:取卵后 1、4、7 天补充 hCG 500IU。

(3) 强化雌孕激素:隔天皮贴雌激素 100μg×3 次;或者口服雌激素 4mg/d,维持血 E_2 水平 200pg/ml。

(4) 补充 rLH:取卵日起,rLH 300IU 隔日使用 ×6 次(临床应用较少)。

5. **拮抗剂方案与激动剂长方案的比较**　与激动剂长方案相比,拮抗剂方案的优点有:避免黄体中期降调节后低雌激素水平带来的不适以及激动剂诱发黄体囊肿的可能;卵泡刺激天数缩短,Gn 用量减少;卵巢过度刺激综合征发生率降低。由于没有降调节对卵泡同步性的影响,拮抗剂方案募集的卵泡的同步性没有激动剂长方案好,但在高反应人群则可利用这个特性来避免卵泡过于同步化,以降低 OHSS 风险。

近年来,国外拮抗剂方案的使用日益普遍。在某些国家和地区,拮抗剂方案取代长方案成为最主流的方案。2016 年纳入 73 个随机对照研究的荟萃分析结果显示,在 12 212 例患者中拮抗剂和激动剂的活产率差异无统计学意义。如果激动剂的活产率为 29%,拮抗剂的活产率在 25%~33% 的范围内。拮抗剂方案显著降低 OHSS 风险[*OR* 值 0.61,95%*CI*(0.51,0.72)]。假定激动剂的 OHSS 率为 11%,拮抗剂的 OHSS 率在 6%~9% 的范围内。2017 年的荟萃分析根据卵巢反应性将患者区分为 PCOS 和低反应人群,再进行亚组分析,共纳入 50 个 RCT,总样本量为 9 950 例患者。结果显示,在总的 IVF 人群中,拮抗剂方案的继续妊娠率显著低于长方案[*RR* 值 0.90,95%*CI*(0.84,0.96)],降低的绝对值为 3.6%,但拮抗剂方案的 OHSS 率也显著低于长方案[*RR* 值 0.63,95% *CI*(0.50,0.81)],降低的绝对值为 2.5%。在 PCOS 和低反应人群中,2 种方案的继续妊娠率无显著差异,但 PCOS 亚组拮抗剂方案的 OHSS 风险更低。

(四)微刺激方案

微刺激方案主要适用于卵巢低反应、反复 IVF 失败或者有乳腺癌、子宫内膜不典型增生等病史需控制刺激后雌激素水平的患者。

微刺激的使用方法为月经周期第 2~5 天开始给予克罗米芬 50~150mg/d 口服,或者来曲唑 5mg/d 口服,用药 5 天后复查 B 超并开始给予 Gn 加强刺激卵巢,定期抽血查 FSH、LH、E_2 和 P 水平,可以联合使用 GnRH 拮抗剂抑制早发 LH 峰,启动剂量的确定及卵泡监测和 hCG 日确定基本同长方案(图 1-4-11)。

(五)自然周期方案

自然周期方案适用于卵巢低反应患者,反复 IVF 失败患者或者由于某些原因(如恶性肿瘤手术后)不能进行药物刺激卵巢治疗的患者。

自然周期的使用方法为月经周期规律的患者于月经第 8~10 天开始 B 超监测卵泡发育,当主导卵泡直径达到 14mm 时开始每日监测尿 LH 峰,主导卵泡直径达到 18mm,未出现 LH 峰者当晚给予 hCG 10 000IU 肌内注射,34~36 小时取卵;LH 峰提前出现当即给予 hCG 10 000IU 注射,根据血 LH、E_2 和 P 值决定取卵时机(图 1-4-12)。

四、取卵

(一)超声引导下取卵操作步骤

B 超引导下经阴道穿刺取卵是 IVF-ET 过程中获取卵子的主要技术和方法。

1. 术前准备

(1)确保经阴道穿刺取卵前所需的物品齐全,包括阴道 B 超机,无菌穿刺架,取卵手术包(内含阴道消毒用大棉签、窥阴器、

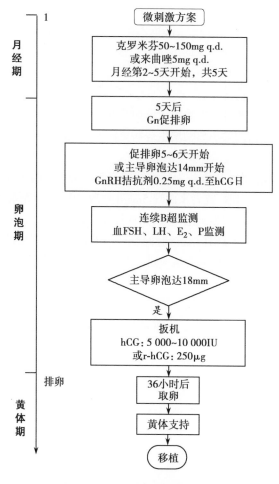

图 1-4-11　微刺激方案流程图

药缸、药杯、卵圆钳、裤套、中单和大孔巾)、16G 或 17G 穿刺针、负压吸引器、卵泡液运输管和卵泡液储存加热台。

(2) 核对患者姓名及相关证件(身份证、结婚证),佩戴标有患者姓名的腕带,测量血压、心率和体温。若体温超过 37.5℃需复测,若 2 次测量均超过 37.5℃考虑发热,需取消取卵操作,进一步就诊查明发热原因并给予对症治疗。

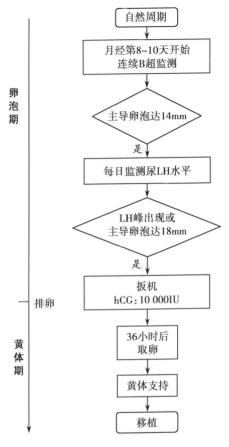

图 1-4-12　自然周期流程图

（3）患者排空膀胱进入术前准备区：取截石位，护士用生理盐水反复冲洗外阴和阴道直至流出的液体清澈无悬浮物。术前30分钟注射哌替啶50mg镇痛或采用静脉麻醉。采用静脉麻醉者需排除对麻醉药物过敏者，术前一天晚上10点过后禁食禁水。

2. 手术方法

（1）患者取膀胱截石位，调整手术床位置，进行心电血压监护。

（2）再次用生理盐水清洗阴道和外阴，用无菌棉球擦干阴道内积水。

（3）阴道探头涂抹耦合剂，安装探头套。安装经阴道穿刺架，用生理盐水抹洗探头和穿刺架。连接穿刺针及试管。用培养室提供的缓冲液检查穿刺针、试管等整套卵泡负压引流系统连接是否正常，负压是否恰当。尽量避免试管及穿刺针任何部分受到污染，保持洁净。

（4）将探头轻轻插入阴道内，B超了解双侧卵巢位置、卵泡数目、大小和盆腔血管及肠管分布情况。

（5）避开阴道及盆腔血管，避开肠管，先穿刺容易操作的一侧卵巢。一般在卵巢中部进针，沿穿刺线在每个卵泡超声声像最清晰时进行穿刺，同时以 120~125mmH$_2$O 的压力进行卵泡液抽吸。取卵时先近后远，抽吸卵泡液要直至整个卵泡塌陷。每次尽量取完穿刺线上或旁边卵泡，减少卵巢内穿刺次数。大范围移动穿刺针时，须将穿刺针提至卵巢表面，以免刮伤卵巢内部增加出血。逐个将卵泡抽吸完毕后，将针提至卵巢表面，检查术侧卵巢确认是否取完以及有无明显活动性出血。将穿刺针拔出患者体外并吸取缓冲液将穿刺针及连接管内的液体全部引流入试管内。将所有装有卵泡液的试管通过取卵手术室与培养室之间的传递窗送至培养室进行显微镜下捡卵操作。同法再行另一侧卵巢的卵泡穿刺（图 1-4-13）。

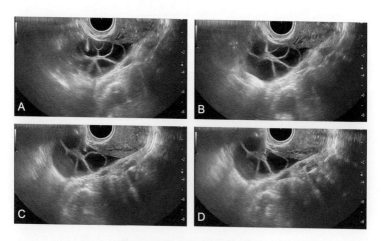

图 1-4-13 超声引导下取卵
A. 取卵正中；B. 取卵吸完；C. 取卵正中；D. 取卵吸完

（6）如果卵巢位置在子宫后方，应尽量调整探头及患者体位，以最短路线避开血管进针抽吸。如果难以调整，必须经过子宫颈或子宫肌层，则尽量避开内膜。

（7）如果术中发现囊肿、积水等，在穿刺完所有卵泡前避免穿刺针接触。穿刺卵泡后可考虑行囊肿及积水穿刺，但应注意避免囊液及积水进入卵泡抽吸系统。

（8）穿刺出来的卵泡液注意恒温保温。取完后，必须以缓冲液负压吸引下冲洗针管内部，避免有卵丘残留于针管内。

（9）术后检查阴道穿刺点有无出血，如有出血可用纱球压迫止血，在数小时之后取出纱球，再次确认有无活动性出血。向患者交代术后注意事项，注意有无急性腹部剧痛及阴道流血情况。

（10）术后患者留观 4 小时，观察患者意识、生命体征，无阴道出血及下腹剧痛，生命体征稳定则可回家休息。

（二）注意事项

1. 阴道必须清洗干净，以免感染或污染培养室。

2. 尽量减少穿刺针进入盆腔的次数，以免增加感染的机会。穿刺点避开阴道壁血管，注意避免误伤盆腔内血管、肠管。

3. 术中注意患者血压、脉搏、心率变化，出现人工流产综合征等紧急情况立即暂停手术，抢救患者，必要时注射阿托品 0.5mg。

4. 出现获卵数目与临床不相符情况时培养室捡卵人员应时与手术者沟通，查找原因，必要时停止手术。

五、胚胎移植

胚胎移植（embryo transfer，ET）是指在取卵术后 2~6 天，根据胚胎发育情况选择适宜的卵裂期胚胎或囊胚移植回子宫腔的操作。

（一）胚胎移植时间的选择

一般胚胎移植术在取卵后 2~3 天选择 4~8 细胞的卵裂期胚胎，或 5~6 天选择囊胚期胚胎进行。

（二）胚胎移植数目的选择

建议每次移植卵裂期或囊胚期胚胎 1~2 枚。

多胎妊娠是辅助生殖技术（assisted reproductive technology, ART）治疗中一种常见的并发症，而移植胚胎的数量是影响多胎妊娠的主要原因，减少多胎妊娠最有效的措施就是施行单胚胎移植（single embryo transfer, SET）。SET 可以从根本上杜绝双卵双胎导致的多胎妊娠，但不能降低因单卵双胎所导致的多胎妊娠。另外，想要通过施行 SET 降低多胎妊娠率的同时保证较高的临床妊娠率，要对施行 SET 的患者进行相应的胚胎选择，即选择性单胚胎移植（elective single embryo transfer, eSET）。采用 eSET 降低多胎妊娠率最早由欧洲各国倡导并应用于临床，2001 年欧洲各国家 eSET 约占总移植周期的 12%，而 2006 年则上升至 20.8%。虽然减少移植胚胎数目在一定程度上降低了单次移植的妊娠率，但总体的累积妊娠率却并未受到影响。研究表明，对年轻、卵巢储备功能正常、预后较好的不孕患者施行 eSET，临床妊娠率及累积妊娠率与双胚胎移植（double embryo transfer, DET）相似，但多胎妊娠率显著下降，且 eSET 的累积妊娠率相比于 DET 稍有增加。已有大量研究证明，eSET 在保证妊娠率的同时，可以有效地降低多胎率，降低胎儿和产妇的并发症发生风险。因此，为避免或减少多胎妊娠发生，建议选择优质胚胎进行单胚胎/囊胚移植。

目前，很多生殖中心都在制定或已应用不同的 eSET 标准。在未来，eSET 会成为全世界范围内 ART 技术的新趋势。随着胚胎种植率的提高，全面三孩政策的放开，成熟的胚胎冷冻技术作保障，我国已有越来越多的医生和患者认识到 eSET 的优势，但仍需加强对社会的宣传和教育，必要时制定相应的行业规范，以促进 eSET 技术的开展与推广。

（三）胚胎移植位置的选择

在超声监测或无超声引导情况下，将胚胎移植管外套置入子宫颈内口上方 0.5~1cm，实验室工作人员和护士协助核对患者夫妇双方信息，确定胚胎与患者信息无误后，将胚胎吸入移植管内芯,并将内管通过移植管外套进入子宫腔,将管内胚胎、部分气体及培养液推入子宫腔,距子宫底下方1cm左右。

(四)胚胎移植管的选择

胚胎移植管多由胚胎移植导管内管和胚胎移植导管外管组成。胚胎移植管要求具有无菌、无皮肤刺激反应、无皮肤致敏反应、无急性全身毒性、无细胞毒性及无溶血反应。目前使用的胚胎移植管为一次性使用,用后销毁;打开包装,立即使用;包装破损或其内发现异物禁止使用。对于胚胎移植管的选择,有研究认为软管较硬管移植有优势,可以减少移植过程对子宫颈、子宫内膜的损伤,使得移植过程更顺利,成功率提高。有研究认为ET管血染会降低IVF临床妊娠率,但有些研究认为无论移植管呈现肉眼还是镜下血染均不会影响IVF临床妊娠率。常用的移植管如图1-4-14~图1-4-16所示。

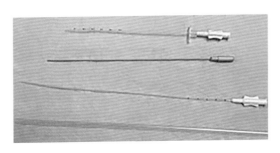

图1-4-14　胚胎移植管(1)

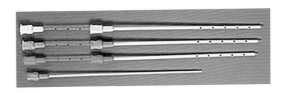

图1-4-15　胚胎移植管(2)

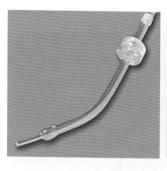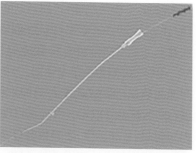

图 1-4-16 胚胎移植管(3)

(五) 操作步骤(图 1-4-17)。

1. 患者准备

(1) 向患者解释胚胎移植的过程,缓解患者紧张情绪,取得配合。

(2) 试验性移植可以了解子宫位置、深度,子宫颈角度及置管方向,为胚胎移植提供参考,对于有移植困难高风险因素的患者,如生殖道畸形、子宫腔或子宫颈粘连史、子宫颈或子宫腔手术史患者,建议进行试验性移植。

(3) 试验性移植困难者,应详细记录置管的角度、走行、深度及操作技巧,避免胚胎移植时因置管困难对子宫的过度机械刺激。

(4) 采用经超声引导下胚胎移植:经腹部超声引导下胚胎移植者,不必排空膀胱,适当充盈膀胱有利于超声下子宫显影。经阴道超声引导下移植前,手术操作者将阴道 B 超置入阴道内,测量子宫颈长度,计算出子宫颈内口到子宫底内膜表面的距离,然后将阴道探头取出,置入窥阴器,暴露子宫颈,进行移植,插入移植外管,并置入有刻度的移植内管,在距离子宫底 1cm 处放置胚胎。

2. 设备
移植管(内芯和外管),1ml 注射器,超声下胚胎移植需准备超声仪和腹部探头。

3. 操作过程(图 1-4-18)

(1) 取膀胱截石位,用非消毒液适当清洁外阴,铺无菌单,动作轻柔,尽量避免操作对子宫及子宫颈的刺激,置窥阴器充分暴

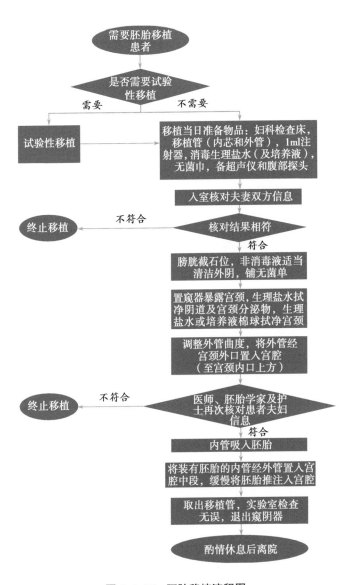

图 1-4-17　胚胎移植流程图

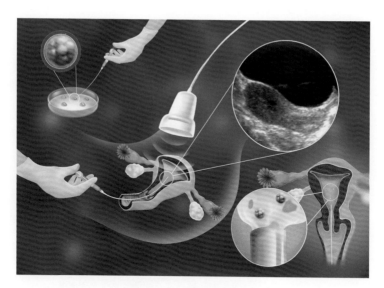

图 1-4-18 胚胎移植过程

露子宫颈,用棉球或纱布拭净阴道及子宫颈分泌物,再用蘸有生理盐水或培养液的棉球拭净子宫颈。

(2) 调整外管弯度,将外管经阴道、经子宫颈外口置入子宫腔,一般将外管通过子宫颈内口,置入子宫颈内口上方即可,尽量减少外管对内膜的刺激。

(3) 医生、实验室人员和护士将患者夫妇姓名、年龄及主要病史信息与患者进行全面核对。

(4) 将内管尖端对准培养皿中培养液,拉动注射器推杆,吸引一段液体;之后将内管尖端对准培养皿中已选择好的胚胎,拉动注射器吸引胚胎。

(5) 将装有胚胎和连接 1ml 注射器的内芯置入外管内,将内芯顶端置于子宫腔中段(子宫底下方 1cm 左右)处,缓慢推注入胚胎至子宫腔,缓慢退出内芯和外管,送入实验室确认无胚胎残留,退出窥阴器,术毕。

(6) 术后酌情休息可自行离院,嘱遵医嘱按时用药,避免重体力活动即可。

(六) 胚胎移植困难的处理

对置管困难者,可以使用子宫颈钳适当牵拉子宫颈调整子宫颈与子宫体间角度,或在超声引导下进行胚胎移植。如子宫颈损伤明显或出血较多,可考虑放弃本周期行胚胎冷冻。再次移植前讨论,必要时行宫腔镜检查,了解子宫位置、深度,子宫颈角度及置管方向。在再次移植 1 周前进行试验性移植。

对有盆腔手术史要求再生育患者,尤其是剖宫产后再生育者及子宫颈手术后患者,移植前需做好充分评估。部分患者因剖宫产后子宫瘢痕牵拉,子宫颈难以暴露或子宫颈下段有憩室、子宫颈与子宫腔纵轴角度改变明显时出现移植困难。移植前操作者对移植过程困难程度的评估尤其重要。有研究报道,42%~58% 的剖宫产患者,B 超检查提示子宫下段液暗区,有子宫瘢痕憩室形成,术中移植管易进入憩室,造成移植损伤和移植困难,另外,剖宫产患者移植前常出现子宫颈黏液增多,子宫颈易出血,移植中易损伤子宫颈及子宫等情况,不利于胚胎移植。移植困难者 ART 周期的妊娠率会降低,且要明显低于容易移植者,其原因为移植困难易造成子宫颈或子宫内膜的损伤、出血,会损害胚胎。因此可以在移植前多次 B 超观察,必要时行宫腔镜检查及预移植。有些患者产后因宫颈炎或宫颈 CIN Ⅰ~Ⅲ 级,行子宫颈手术治疗后出现子宫颈管狭窄、探针难以进入子宫腔者,针对此种情况,可在移植前 2 个周行宫腔镜检查,评估子宫颈管状态,子宫颈狭窄者可扩张子宫颈管至 7 号 Hegar 棒,但如果与胚胎移植的时间间隔太短,扩张子宫颈管的操作对子宫内膜的损伤未及时修复,也会影响移植的成功率。

移植前超声引导有助于清晰显示子宫颈、子宫体轴线、角度,有利于判断移植时子宫内膜形态、厚度及有无子宫腔积液,可以看到移植管进入子宫颈内口及子宫腔的位置,避免损伤子宫内膜、引起子宫收缩,提高胚胎移植后的临床妊娠率。当外管置入困难时,可考虑使用金属内芯协助置入,必要时采用子宫颈钳。但通常尽量不用子宫颈钳夹子宫颈,因为牵拉子宫颈可引起子宫的收缩,影响受孕率。

胚胎移植后患者卧床休息1~6小时,胚胎移植后不影响日常生活和工作,无确切的证据证明绝对卧床休息可以提高体外受精与胚胎移植的植入率,但应嘱咐患者避免重体力活动。

六、黄体支持

(一) 控制性卵巢刺激周期黄体期的特点

IVF-ET周期中胚胎移植后需要进行黄体支持(luteal phase support),已有大量研究显示,IVF-ET后进行黄体支持能提高妊娠率,降低流产率。IVF-ET过程中COH对黄体及内膜的容受性可能存在以下几方面的影响。

1. GnRH-a方案中GnRH-a对垂体的持续性抑制使得内源性LH分泌不足,导致孕酮分泌不足及黄体期缩短。

2. GnRH拮抗剂方案抑制内源性LH。

3. 超生理剂量的雌孕激素抑制内源性LH。

(二) 黄体支持的药物及给药途径(表1-4-4)

黄体支持药物包括:孕激素、绒毛膜促性腺激素(hCG)、雌激素及促性腺激素释放激素激动剂(GnRH-a)。

1. **黄体酮类**　天然孕酮(黄体酮)由卵巢黄体和胎盘分泌,在血液中主要以结合型存在,在肝内降解为孕二醇,从尿中排出。

孕酮通过三方面作用使母体获得成功妊娠:①使增生期子宫内膜转化为分泌期内膜,间质蜕膜样变,为受精卵着床做好准备;②妊娠期抑制子宫肌层的收缩,使子宫松弛,利于受精卵及胎儿在子宫腔内安全生长;③妊娠后通过促进胎-母界面CD56[+]淋巴细胞分泌孕酮诱导封闭因子(progesterone-induced-blocking factor,PIBF),促进母胎面的免疫耐受,防止胚胎排斥。

孕激素类药物分为天然孕激素和合成孕激素。合成孕激素如果具有雄激素活性可能增加子代出生缺陷风险,绝大多数合成孕激素不推荐用于生育相关的治疗。

目前常用的孕酮类药物包括黄体酮油剂、黄体酮缓释凝胶、微粒化黄体酮胶囊及地屈孕酮等。常用给药途径包括肌内注射、经阴道及口服给药。

（1）肌内注射黄体酮：黄体酮油剂是肌内注射黄体酮。肌内注射后迅速吸收，无肝脏首过效应、生物利用度高，肌内注射后血中孕酮浓度明显增高。通常剂量为 20~40mg/d。疗效确切，但注射部位可能出现局部硬结、无菌脓肿，大多在进行局部物理治疗后好转。

（2）阴道黄体酮：主要包括黄体酮缓释凝胶和微粒化黄体酮胶囊。阴道用黄体酮与肌内注射黄体酮比较，疗效相同，使用方便，在一些国家已成为辅助生殖技术（ART）黄体支持的首选用药。在 ART 治疗中，如出现阴道出血应积极排查出血原因（未妊娠、异位妊娠等），阴道出血多可以改用其他给药途径的黄体酮。

（3）口服孕酮：包括微粒化黄体酮胶囊和地屈孕酮，均存在肝脏首过效应。在 ART 黄体支持中的口服微粒化黄体酮胶囊的生物利用度明显低于黄体酮肌内注射和阴道给药，有头晕等副作用。地屈孕酮并非真正的天然孕激素，它属逆转孕酮，在碳原子6 和 7 之间多了 1 个双键，9、10 位碳原子上的氢原子和甲基与天然孕激素反向，使地屈孕酮分子拥有弯曲的立体结构，称为"逆转"结构。目前已有报道地屈孕酮在 ART 黄体支持中的有效性与阴道微粒化黄体酮相似。

2. **人绒毛膜促性腺激素（hCG）** hCG 是由胎盘滋养层细胞分泌的一种糖蛋白激素。剂型包括尿源性 hCG（uhCG）和基因重组hCG（rhCG），uhCG 和 rhCG 除了原材料来源不同外，分子结构及药理药代特点完全相同。hCG 与黄体生成素（LH）分子结构高度同源，有共同的 α 亚单位，故 hCG 作用于 LH 受体，代替 LH 作用，具有诱导卵子成熟、引起黄素化和支持黄体的功能。hCG 注射（肌肉或皮下）用于黄体支持推荐剂量为 1 000~2 000IU q.3d.，2~3 次。hCG 较黄体酮的黄体支持有更多优点，hCG 不仅刺激黄体持续分泌孕酮，还刺激黄体分泌雌激素，甚至可能刺激黄体产生具有促进胚胎种植和发育的其他因子，延长黄体寿命，改善降调节后药物刺激卵巢引起的黄体功能不足，其作用机制更符合生理，且不需每天注射，但是由于明显增加卵巢过度刺激综合征（OHSS）的发生风险，所以是有选择地给予。

3. **雌激素** 在正常月经周期,排卵后黄体在 LH 的作用下进一步发育,分泌大量雌孕激素,在黄体中期,雌激素水平形成第二峰值。雌激素可上调孕激素受体,增加子宫内膜 L 选择性蛋白的表达,进而改善子宫内膜的容受性。黄体中期雌激素缺乏/不足可导致妊娠失败。另外,雌激素可增加子宫胎盘的血流,促进胎盘血管形成,为胎儿提供最佳的气体及物质交换,从而保证胎儿的正常发育。对于 ART 治疗中雌激素水平不足者可以补充目前国内用于生育相关治疗的雌激素类药物,主要有戊酸雌二醇及17β 雌二醇,并可经口服、经阴道及经皮 3 种不同方式给药。

(1) 戊酸雌二醇:是人体天然雌激素 17β 雌二醇的前体,口服吸收迅速而且完全,在首次经过肝脏过程中分解为雌二醇和戊酸。由于肝脏的首过效应,只有 3% 的雌二醇得到生物利用。戊酸雌二醇经阴道给药不能脱戊酸,吸收少,因此不推荐其经阴道给药。雌激素因能刺激肝脏合成凝血因子增加,引起凝血功能增强,故有静脉血栓形成高危因素的患者慎用。

(2) 17β 雌二醇:口服给药可在胃肠道中迅速吸收。主要代谢产物为雌酮和硫酸雌酮。经阴道给药不需要经过肝脏首过消除,吸收效果好,1mg 17β 雌二醇经阴道给药后血清雌二醇水平可达口服给药的 20~30 倍,平均血药浓度可达 589.65pg/ml。

(3) 雌二醇贴片或凝胶:经皮给药通过皮肤吸收良好。雌二醇贴片 100 的雌二醇每天可分别向体内释放 100μg 雌二醇。每周 1 次雌二醇贴片血清雌二醇水平的绝对高度与所用贴片面积直接成比例。平均血清稳态雌二醇水平约为 70pg/ml(25cm² 贴片)。经皮给药避免了口服用药肝脏首过效应引起的肝脏负荷加重。1 周内多次使用未见雌二醇或雌酮的蓄积,相应的,这 2 种物质的血清稳态水平与单次用药后所见相似。

4. **促性腺激素释放激素激动剂(GnRH-a)** 促性腺激素释放激素激动剂(GnRH-a)是将促性腺激素释放激素(GnRH)第 6、10位上的氨基酸结构替换,使半衰期延长(1~6 小时),与受体的结合能力增加。目前认为 GnRH-a 可促进下丘脑垂体分泌 LH 作用于黄体,促进雌孕激素的分泌,进而促进胚胎的种植发育。有研究发现围着床期的鼠胚存在 GnRH 受体信使 RNA 的表达,在体外给予 GnRH-a 孵化可促进胚胎发育。另有研究发现人类胚胎及子宫内膜基质细胞同样存在 GnRH 受体信使 RNA,在黄体中期给予 GnRH-a 可促进着床早期的胚胎分泌 hCG。LH 的释放可增加子宫内膜基质细胞血管生成因子及与胚胎种植相关的细胞因子(如 TIMP-1、TIMP-3、MMPs 等)的表达,进而促进胚胎的着床及发育。GnRH-a 用于黄体支持极少增加 OHSS 的发生风险,作用于垂体分泌 LH,进而促进雌孕激素的合成。长方案降调节等垂体功能抑制的患者不适用。目前国内常用的 GnRH-a 代表药有醋酸曲普瑞林、醋酸布舍瑞林、醋酸亮丙瑞林等。常用剂量为皮下单次注射短效醋酸曲普瑞林 0.1mg。

表 1-4-4 常用黄体支持药物分类及给药途径

	药物	肌内注射	口服	阴道给药	经皮	皮下注射	经鼻黏膜
黄体酮类	黄体酮油剂	√					
	黄体酮凝胶			√			
	地屈孕酮		√				
	微粒化黄体酮		√	√			
绒毛膜促性腺素	尿源性绒毛膜促性腺素	√					
	重组人类绝经期促性腺激素					√	
雌激素	戊酸雌二醇		√		√		
	17β 雌二醇		√	√	√		
GnRH 激动剂	GnRH 激动剂					√	√

(三) 黄体支持的方案

1. 新鲜 IVF 周期黄体支持方案 取卵当日开始给予黄体支持,有多种方案,最常用的方案为黄体酮凝胶 90mg 阴道用,1 次/d,

可以根据患者情况联合使用地屈孕酮,2 次/d,每次 10mg。

2. 冻融胚胎移植周期黄体支持方案

(1)自然周期/诱导排卵周期冻融胚胎移植:自然周期月经周期规律、排卵正常,可能不需要黄体支持。自然周期可疑黄体功能不足或促排卵周期,选择加用黄体支持,可从排卵后到胚胎移植前开始给予黄体支持。

黄素化卵泡者,依据超声影像学变化和血清雌孕激素结果,联合判断卵泡黄素化时间,确定为排卵日,按照胚胎冷冻时间将胚胎和子宫内膜同步进行胚胎移植,同时给予黄体支持。

(2)激素替代方案冻融胚胎移植:常用的有递增方案、恒定剂量及降调后替代方案方案,3 种方案均需要行 B 超监测内膜情况。

1)递增方案:月经第 2 或 3 天起,口服戊酸雌二醇 2~3mg,1 次/d,连用 4~6 天后改为 2~3mg,2 次/d,连用 4~6 天以后行 B 超监测,当内膜达到 8mm 或以上可加用黄体酮。若内膜仍然偏薄,可改戊酸雌二醇为 2mg,3 次/d,连用 3~5 天后再行 B 超监测。雌激素用药达 12 天以上、内膜厚度≥8mm 后,加用孕激素制剂如黄体酮凝胶 90mg/d,阴道用,可酌情加用黄体酮软胶囊或地屈孕酮并适当减少黄体酮针剂剂量。于应用孕激素制剂的第 4~5 天解冻 3 日龄胚胎行胚胎移植,移植后继续按原剂量激素替代,至妊娠 8~10 周可开始逐步减量。递增方案能较好地模拟生理状态,但给药随时间变化而变,患者依从性欠佳。

2)恒定剂量方案:月经第 3 天起,每天口服戊酸雌二醇 4~8mg,于经的第 12 天起监测 B 超,推荐当内膜达 8mm 或以上、内膜形态满意时加用孕激素制剂,第 4~5 天行胚胎移植。恒定方案采用单一剂量雌激素,患者依从性好。

3)降调后替代方案:降调后替代方案适用于子宫腺肌病、重度子宫内膜异位症或部分子宫肌瘤伴子宫增大患者。可采用长效 GnRH-a 降调节 2~4 个月之后给予激素补充,具体激素补充方案也可采用递增或恒量方案。

上述 3 种内膜准备方案中雌激素至少需应用 10 天,在此基础上添加黄体酮促进内膜转化;在常规剂量的雌激素和常规的雌激素应用时间不能有效刺激子宫内膜增生,子宫内膜厚度达不到 7mm 的情况下,可以增大雌激素的剂量以及延长雌激素的时间至 3 周,联合使用阴道雌激素可以改善子宫内膜厚度。薄型子宫内膜患者应用的雌激素剂量各家报道不一,有报道口服戊酸雌二醇达 14~16mg/d。但超大剂量的雌激素应用要非常慎重,要患者充分知情同意,并且充分评估患者的血栓风险,使用过程中严密监测。

(四)黄体支持的时间

目前推荐黄体支持最晚不超过取卵后第 3 天。移植后 12~14 天测血 hCG,如果妊娠继续应用黄体酮,并根据血中孕酮水平逐渐减量。

1. **妊娠的确认** 胚胎移植后 12~14 天,抽血动态监测血清 β-hCG 水平判断是否妊娠,对妊娠试验阳性的患者,胚胎移植后 28~35 天后行超声检查,确认孕囊数目及位置,妊娠患者如出现阴道流血等,注意与自然流产和异位妊娠相鉴别,特别注意多部位同源性妊娠的排查。

2. **随访** 对所有 IVF-ET 的病例,应按照规定的时间,由专人负责随访、登记、保管。

(1)对取卵后的患者,应警惕 OHSS、感染及出血等并发症的发生;对已妊娠的患者,注意自然流产、异位妊娠及多胎妊娠等并发症的发生,对有多胎减胎指征的患者,建议行选择性减胎术。

(2)对妊娠患者,随访的时间节点及内容

1)妊娠早期:了解妊娠胎数,有无先兆流产及流产情况发生。交代患者适当休息,补充叶酸等。

2)妊娠中、晚期:了解胎儿发育情况,交代患者产前筛查时间并及时追踪结果。嘱患者均衡营养,警惕妊娠并发症的发生。

3)产后:了解分娩方式,新生儿数及新生儿情况,如身长、体重、Apgar 评分,有无出生缺陷等。

4)儿童生长发育阶段:了解儿童生长发育情况,如身高、体重、智力、有无先天性疾病或遗传病等。

3. 注意事项

（1）胚胎移植应在无菌手术室中进行，手术操作人员更换洗手衣，戴口罩帽子，常规手消毒。患者进入手术室后由接待护士核对身份，向患者说明胚胎移植的过程，避免患者情绪紧张导致子宫收缩。

（2）需要严格控制胚胎移植数量，从而降低多胎妊娠率及其相关并发症，避免为提高临床妊娠率而增加胚胎移植个数。

（3）胚胎移植前实验室胚胎学家及临床医师需要再次核对夫妻双方信息及胚胎移植数目。

（4）放置外套管及内芯时注意动作轻柔，避免损伤子宫颈管及子宫内膜。剖宫产史或其他可能存在子宫憩室的患者，为避免移植管未放入子宫腔正常位置，可选择超声引导下胚胎移植术。

（5）黄体支持的种类和剂量需依据患者情况不同而定，应避免大量、长时间应用黄体支持治疗。

（徐艳文　李蓉）

第三节　卵胞质内单精子注射

卵胞质内单精子注射（intracytoplasmic sperm injection，ICSI）是借助显微操作系统将单个精子注射入卵母细胞胞质内使其成功受精，解决因精子活力不足，体外/体内不能实现卵母细胞受精，精子不具备穿透卵母细胞膜及外周组织和结构的受精障碍，卵母细胞功能障碍。

一、适应证

1. 严重少、弱、畸形精子症患者　ICSI 在理论上仅需要数条精子即可完成受精、妊娠，ICSI 是严重男性因素不育患者最有效的治疗技术。因此，严重的少、弱精子症患者是实施 ICSI 的主要适应证。然而，不同实验室对于因男性因素行 ICSI 的标准存在差异，另外患者精液常规参数也会发生波动，因此实际的 IVF 工作中可能会临时增加或取消 ICSI 技术治疗。精子畸形通常合并少、弱精子症，是否需要 ICSI 可以结合精液的密度活力等指标综合考虑;单纯的畸形精子症是否需要 ICSI 尚存争议。

2. 不明原因不孕　请按照指征进行。

3. 前次常规受精失败者　有证据表明,前次 IVF 助孕中常规受精失败的患者,再次采用"试管婴儿"助孕的受精率不会超过 25%。而利用 ICSI 技术助孕可获得较高的成功率。

4. 圆头(顶体缺乏)精子或完全不活动精子　ICSI 是唯一可以治疗的方法。不活动精子可通过低渗肿胀试验选择活精子或直接应用睾丸精子进行 ICSI,有助于提高受精率。

5. 梗阻性、非梗阻性无精子症　通过附睾或睾丸手术获得数目较少或活动力很差的精子,可用 ICSI 技术助孕。

6. 取精困难或取卵后不能射精者　平时可收集精液冻存备用。若紧急情况无备用精,可取附睾或睾丸精子进行 ICSI 作为一种补救措施。

7. 植入前遗传学诊断　需诊断的胚胎,为避免透明带上黏附精子,对检验结果的影响,有必要采用 ICSI 技术。

8. 体外成熟及冷冻保存的卵母细胞　未成熟卵经体外成熟培养(in vitro maturation,IVM)后,由于体外培养时间较长,透明带变硬,精子不易穿透,为保障受精,应行 ICSI。

9. 卵母细胞冻融后,透明带变硬,建议 ICSI 受精。

10. 冷冻保存的精子如果数量有限,例如放、化疗或输精管切除术前,或可预知的精子冷冻后存活率低等情况下,可行 ICSI 方式受精。

二、禁忌证

染色体异常或严重先天畸形患者、不育夫妇染色体核型异常的发生率高,因此所有患者在进行 ICSI 治疗之前,夫妻双方必须进行染色体核型及激素水平检查,男性不育患者还建议进行 Y 染色体微缺失检查。

三、基本操作方法

药物刺激卵巢方案与常规 IVF 基本相同,获得较多可用 MII

卵进行 ICSI 受精,有更好的 2PN 受精率。取卵与常规 IVF 一致;在女性接受取卵的同时丈夫用手淫的方法取精,对于梗阻性无精子症患者进行附睾、睾丸穿刺取精,对于严重生精障碍患者,详细评估后考虑睾丸切开显微取精;将处理后单个精子在显微镜下注入卵子内,使卵细胞受精;将在体外经过培植的胚胎移植到子宫腔内;黄体支持方案选择同常规体外受精。

四、注意事项

1. 反复核对夫妻双方姓名及精卵编号,避免错误。

2. 卵巢功能减退、卵细胞质量不佳、反复失败的患者并不是 ICSI 的指征,单纯畸形精子症也不是 ICSI 的绝对指征,无依据扩大适应证不能从根本上解决患者不孕的问题。

(李蓉)

第四节 胚胎植入前遗传学检测

胚胎植入前遗传学检测(preimplantation genetic testing,PGT)是在体外受精胚胎移植术中,妊娠前检测胚胎细胞的遗传性疾病和染色体病。根据检测目的分为 PGT-A 和 PGT-SR。PGT-A 是指胚胎植入之前,采用与 PGD 相同的技术手段对胚胎染色体的非整倍性进行检测,分析胚胎是否有染色体数目和结构异常的一种早期产前筛查方法。植入前遗传学筛查(preimplantation genetic screening,PGS)的内容不局限于特定致病遗传因素,其最终目的是提高试管婴儿的整体成功率。PGS 的目标人群更广,包括大量高龄不孕不育患者和 IVF 反复失败患者等,但其筛查内容基本都是相同的,当前主要以筛查染色体非整倍体为主。植入前染色体结构重排检测(preimplantation genetic testing-structural rearrangement,PGT-SR)是产前诊断的一种早期形式,是指在体外受精过程中,对具有遗传病风险患者的胚胎进行种植前活检和遗传学分析,以选择无遗传学疾病的胚胎植入子宫腔,从而获得正常胎儿的诊断方法,可有效地防止遗传病患儿的出生。植入前遗传学诊断(preimplantation genetic diagnosis,PGD)是直接靶向已知致病遗传因素的检测,其目的是阻断相关遗传病在家系内的进一步传递。可进行PGD的遗传疾病主要包括单基因性疾病和染色体异常。单基因性疾病致病基因可位于常染色体上(1~22号染色体),也可位于性染色体上(X和Y染色体)。其遗传方式包括常染色体显性遗传、常染色体隐性遗传和伴性遗传。染色体异常主要包括染色体数目和结构异常。随着PGD的发展,PGD应用的领域已拓展至人类白细胞抗原(human leucocyte antigen,HLA)配型以挽救同胞血液病患儿及肿瘤(如乳腺癌、卵巢癌等)相关基因筛查以降低子代患病风险等。

一、适应证

1. **植入前遗传学筛查(PGS)适应证**　作为辅助生殖医学领域的一项新技术,PGS主要针对以下患者,①女方高龄:女方年龄38岁及以上;②不明原因反复自然流产;③不明原因反复种植失败:移植3次及以上,或移植高评分卵裂期胚胎数4~6个或高评分囊胚3个以上;④既往有染色体异常胎儿妊娠史。

2. **植入前遗传学诊断(PGD)适应证**

(1) 染色体数目异常和结构异常:染色体数目异常的夫妇如XXX综合征、XYY综合征和克氏综合征,应用PGD技术均可检测出正常核型的胚胎进行移植。染色体结构异常包括易位、插入、缺失和重复等。染色体易位是其中最常见的类型。多数平衡易位的患者并不知道自身有染色体异常。而当出现不孕、反复性流产或分娩异常的新生儿后,夫妇做染色体检查才发现染色体异常。因为只有在生育期精子卵子形成过程中,减数分裂可形成染色体不平衡的配子,从而影响生育。Fischer等报道,针对染色体平衡易位,PGD前、后的自然流产率分别为88.5%和13%,妊娠率高达87%,充分说明了PGD应用于染色体平衡易位患者的意义重大。

对于特殊的染色体多态性,国内专家达成的共识如下:①对染色体多态性核型的染色体9号臂间倒位,人群中发生率为1%

的多态性核型,一般不作为 PGD 的指征,其他染色体的臂间倒位因为缺乏临床证据,根据患者情况选择。如果患者存在不明原因的反复性流产史,可以选择 PGS 或特殊的针对染色体臂间倒位的遗传检测技术。②大 Y 一般作为染色体多态性核型,不作为 PGD 的指征。

对于男性 Y 染色体 *AZF* 基因缺失的患者,由于最常见的为 AZFc 片段缺失,多伴有少弱精子症,100% 传递给男性子代。可在充分知情选择的情况下,进行 PGD 性别选择生育女性后代。

(2) 单基因遗传病:单基因病即单基因遗传病,是指按照孟德尔方式传递的疾病,通常由单个基因突变引起。根据其致病基因所在染色体及基因显、隐性质的不同,可以分为常染色体遗传和性连锁遗传两大类,两者各进一步分为显性遗传和隐性遗传两大类。截止到 2006 年 9 月,发现具有特征性临床表现而且符合孟德尔方式传递的致病基因已达 2 280 个,比较常见的单基因病如成骨不全、软骨发育不全、马方综合征、成人型多囊肾、α 地中海贫血、假肥大性肌营养不良等。1990 年,世界首例 PGD 由 Handyside 团队完成。接受治疗的是两对携带不同 X 连锁隐性遗传病的夫妇。研究人员通过扩增 Y 染色体特异性重复序列的方法,对从体外培养胚胎上分离的单细胞进行性别鉴定,性别鉴定为女性的细胞对应的胚胎被植入母亲子宫内,最终两位母亲都成功受孕,分别生了一对健康的双胞胎女儿。随后,囊性纤维化(cystic fibrosis)的 PGD 也取得了成功。目前全世界范围内能完成多种单基因病的 PGD,包括常染色体显性多囊肾病、脆性 X 综合征、地中海贫血、马方综合征、I 型神经纤维瘤病、Huntington 舞蹈症等。国内中山大学附属第一医院生殖中心应用荧光原位杂交(fluorescence in situ hybridization,FISH)技术对血友病携带者进行 PGD,诞生国内首例经 PGD 的健康婴儿。目前,针对性连锁遗传病需给予受检夫妇关于携带者基因诊断咨询,告知其阻断遗传疾病下传的意义,由受检夫妇自行选择进行基因检测或性别选择。

(3) HLA 配型:随着分子细胞生物学及分子生物学技术的快

速发展,PGD已经从避免基因病遗传扩展到以移植造血干细胞为目的对植入前胚胎进行HLA分型的非疾病性检测。2001年Verlinsky等报道了第1例同时完成HLA基因配型和Fanconi贫血诊断的PGD病例,最终分娩1个正常的携带Fanconi突变基因且HLA分型与患儿一致的健康孩子,其脐血为同胞患者进行造血干细胞移植,成功使患儿重建了造血功能。

人类白细胞抗原HLA系统,分布在所有有核细胞表面,决定着机体的组织相容性,是一组直接决定器官移植成功与否的有关抗原。编码HLA的基因群位于6p21.31区,是由一系列紧密连锁的基因座位所组成具有高度多态性的遗传复合体,在这3.6Mb区域内至少包括239个基因座位,其中128个为功能性基因,有产物表达。在有需要进行造血干细胞移植患儿的家庭中,对植入前胚胎进行HLA配型联合或不联合基因遗传病的PGD检测,选择与患儿HLA基因型一致且正常的纯合子(不携带致病基因)或者杂合子(携带隐性致病基因)胚胎移植,创造一个救助者同胞(saviour child,SC),分娩时使用SC的脐血或者骨髓用于治疗现存患儿,为治疗此类患者提供一种效果可能更理想的途径。

二、禁忌证

有如下情况之一者,不得实施PGD/PGS技术:

1. 患有目前无法进行胚胎植入前遗传学诊断的遗传性疾病。

2. 非疾病以外的基因筛选和甄别,如容貌、身高、肤色等。

3. 其他不适宜实施辅助生殖技术的情况。

三、基本操作方法

植入前遗传学诊断(PGD)的操作过程包括药物刺激卵巢,获得多个卵母细胞,用常规体外受精或卵胞质内单精子注射,体外培养至6~10细胞期或部分孵出的囊胚期阶段,取1~2个细胞或者小部分滋养外胚层细胞,根据适应证通过分子生物学方法进行相应的检测,再将经分析正常的胚胎移植入子宫。其术前检查除常规 IVF-ET 所需检查项目外,必须包括夫妻双方染色体检查,如行单基因疾病筛查,还需明确突变位点,HLA 配型需要明确 HLA 分型。

1. **PGD/PGS 前的遗传咨询**　PGD/PGS 在治疗周期前需要与受检夫妇进行充分地遗传咨询,记录并保存病史资料,告知 PGD/PGS 治疗相关事宜,如治疗过程、治疗获益、治疗费用等,使受检夫妇获得对 PGD/PGS 技术的合理认知。

2. **病史收集**　包括患者及相关家系成员原始的遗传诊断结果;完整的家族史及家系成员资料;受检夫妇双方的病史、生育史、专科检查及健康评估结果;HLA 配型患儿病史,目前的病情及诊治情况,既往的 HLA 分型检测结果,患儿父母及同胞的 HLA 检测结果。

3. **遗传风险评估**　针对病情做遗传风险的评估(染色体异常或单基因病),子代再发风险,基因型和表型可能的差异。

4. **知情告知**　告知其他生育方式的选择可能,包括产前诊断,配子捐赠(供精或供卵);告知 PGD/PGS 周期治疗过程中的各类风险,包括常规体外受精治疗过程的风险,PGD/PGS 技术胚胎损伤、取材丢失、DNA 扩增失败的风险,个别胚胎可能不能得到明确诊断的风险,经检测后,没有可移植胚胎的风险;需要特别强调的是,PGD 的准确率虽然很高,但是不可能达到 100%,这一点需要与患者沟通充分,如果获得妊娠,需进行产前诊断进一步确诊。

5. **临床基本操作**　药物刺激卵巢治疗与常规 IVF 基本相同,希望获得较多可用 MII 卵进行 ICSI 受精,有更好的 2PN 受精率及囊胚形成率,以便于有一定数量的可检测胚胎。随着对不同时期胚胎活检计数、非整倍体率、活检安全性等问题的认识,目前大多数中心采用囊胚期活检、全胚冷冻,待胚胎检测结果回报后进行单胚胎移植。基于以上临床治疗特点,对于预期卵巢正常反应或高反应的患者建议使用 GnRH 拮抗剂方案,给予较高 Gn 启动剂量,若发生卵巢高反应可给予 GnRH-a 替代 hCG 扳机,以减少 OHSS 发生;对于预期卵巢低反应患者建议 GnRH-a 长方案及大剂量 Gn 启动,以便卵泡同步生长,获得较多可用卵细胞。取卵与常规 IVF 一致;在女性接受取卵的同时丈夫用手淫的方法取精,对于梗阻性无精子症患者进行附睾、睾丸穿刺取精,对于严重生精障碍患者,详细评估后考虑睾丸切开显微取精;将处理后单个精子在显微镜下注入卵子内,使卵细胞受精;将在体外经过培植的胚胎或囊胚进行活检检测,将经过检测判定为可用的胚胎在新鲜周期移植到子宫腔内;黄体支持方案选择同常规体外受精。对于需要等待胚胎检测结果的患者,待胚胎检测结果回报后给患者安排冻融胚胎移植方案,冻融胚胎移植可以选择自然周期或人工周期,内膜准备及监测和黄体支持方案同常规冻融胚胎移植。

四、妊娠的确立及随访

建议筛选正常囊胚移植后 12~14 天如 hCG 化验显示妊娠至移植后 4~6 周行早孕期超声,黄体支持无特殊。

对所有 PGD/PGS 病例,应按照规定的时间,由专人负责随访、登记、保管。

1. 妊娠过程除常规产前检查项目外,督促并随访患者妊娠 18~22 周羊水穿刺结果。对羊水穿刺物进行染色体或基因学检测,并与植入前遗传学诊断结果进行对比,确认无误后方可继续妊娠。如有误,必要时需及时终止妊娠。

2. 产后需了解分娩方式、新生儿数及新生儿情况,如身长、体重、Apgar 评分,有无出生缺陷等。

3. 在儿童不同生长发育阶段,了解儿童生长发育情况,如身高、体重、智力、有无先天性疾病或遗传病等。

五、注意事项

1. 胚胎活检细胞一定可以代替整个胚胎的遗传状况,这一点是有争议的。如果胚胎存在嵌合情况,可能会出现遗传诊断错误,需要向患者告知。

2. 在胚胎筛选和选择过程中,可能出现错误。在单基因病诊断过程中,除了已知病变基因,其他基因异常可能无法全面筛选。

3. 植入前胚胎遗传学诊断目前多为囊胚移植,这个过程延长了胚胎培养时间,可能存在其他异常风险。

4. 植入前胚胎遗传学诊断/筛查需要卵胞质内单精子注射(ICSI)受精方式,虽能避免多余外源基因干扰检测结果,但无法避免 ICSI 本身的技术风险;且需要通过对胚胎进行侵入性操作获得最终诊断,可能增加神经系统发育迟缓等问题。

5. 对子代需要长期大样本的随访。且遗传信息复杂难懂,不同理解可致不同决定,涉及后果严重,信息的误读可能带来错误的治疗,信息的泄露可能造成更严重的后果,需要严格掌握适应证,并对其有效性、安全性进行不断的验证。

(李蓉)

第五节 人类配子、胚胎的冷冻和复苏

冷冻保存,是将体外培养物放入加或不加冷冻保护剂的溶液中,以一定的冷冻速率降至超低温度,达到长期保存的目的。在超低温条件下,有机体细胞内部的生化反应极其缓慢,甚至终止,此时细胞的新陈代谢活动几乎完全停止,细胞生命在静止状态被保存下来。目前,最常用的超低温环境为液氮,保存温度为 $-196℃$ 。根据冷冻过程的快慢,主要分为程序化慢速冷冻法和玻璃化冷冻法。

程序化慢速冷冻法是采用低浓度的冷冻保护剂梯度脱水,经程序冷冻仪缓慢降温,整个冷冻过程时间较长。需要购买专用的程序化降温装置,具有价格昂贵,操作过程复杂,耗时长等特点,目前国内外均较少使用。

玻璃化冷冻是将配子、胚胎经高浓度的冷冻保护剂短暂处理后,直接投入液氮,经快速降温后,细胞内外的液体快速降温达低温度时能被浓缩而不结晶,形成一种高黏度的介于液态和固态之间的玻璃状样形态,保留了细胞内外原有的分子和离子分布,避免了晶体化对细胞的伤害,减少了冷冻损伤。玻璃化冷冻简便、

快速、有效,而且不需要借助冷冻仪器,成为目前配子、胚胎冷冻保存最常用的方法。

一、人类胚胎冷冻和复苏

人类胚胎冷冻和复苏技术始于 20 世纪 80 年代,经过 40 余年的发展,目前方法成熟、结果稳定,已经成为辅助生殖领域中的一项常规、必备技术。人类胚胎冷冻复苏技术有效解决了剩余胚胎的保存问题,降低了卵巢过度刺激综合征(OHSS)等并发症的发生率,提高了体外受精胚胎移植术(IVF-ET)的累积妊娠率,还可以延长生育能力,为胚胎移植失败或流产患者及拟再次生育患者提供再次移植的机会,也是目前被认可的临床可开展的生育力保存方法。

(一)人类胚胎冷冻复苏适应证

1. 不孕不育患者

(1)保存 IVF 周期移植后剩余的优质胚胎。

(2)超促排卵周期中不适合鲜胚移植的情况:如 OHSS 高风险,提前升高的孕酮,移植日子宫腔积液、移植困难、突发性疾病(如急性感染性疾病、严重腹泻、外伤等严重疾病)或其他原因暂时不能移植者。

(3)需要进行植入前遗传学检测(PGT)患者的胚胎。

(4)接受赠卵周期。

2. 保存生育功能(需经过伦理委员会讨论批准)

(1)有家族性卵巢功能早衰,或者早发性卵巢功能不全的患者,若要求保存生育力,可在婚后尽早通过辅助生殖技术冷冻胚胎。

(2)已婚的肿瘤患者需要接受放化疗者:放化疗会使患者卵巢组织遭受不可逆的损伤。在病情允许的情况下,可考虑放化疗前冷冻胚胎,保存生育力的同时尽量降低放化疗对后代的影响。

(3)特定的妇科手术患者:一些妇科手术可能影响卵巢功能,降低卵巢储备,这类手术前可以先进行促排卵、取卵,储存胚胎后再行妇科手术,保护患者生育力。

（二）人类胚胎冷冻复苏禁忌证

1. 夫妻婚姻关系破裂。

2. 夫妻一方或双方去世。

3. 不符合国家生育政策。

二、人类卵子冷冻和复苏

（一）适应证

1. 辅助生殖过程中,不孕症女性在取卵当日,由于男方各种原因不能及时提供精子者。

2. 女性生育力保存。年轻的罹患恶性肿瘤的女性在进行手术、放疗、化疗前;或某些妇科良性疾病如卵巢良性肿瘤、重度卵巢子宫内膜异位症等可能影响卵巢功能者;患自身免疫系统疾病、遗传学疾病及血液系统疾病有卵巢功能衰竭迹象者。

3. 建立卵母细胞库,待卵子捐赠安全可靠再进行赠卵。

4. 计划推迟生育年龄者(目前我国尚不允许不符合国家生育政策的夫妇和单身女性实施人类辅助生殖技术)。

（二）禁忌证

1. 不符合国家生育政策的夫妇和单身女性。

2. 患有目前无法通过 PGT 解决的严重遗传性疾病。

3. 患有传染性疾病。

三、人类精液冷冻和复苏

（一）适应证

1. 将正常供精者精液冷冻保存,建立精子库;于 6 个月后再次对供精者进行病毒筛查,阴性者才能将冻存精液用于受者。

2. 肿瘤患者接受放化疗前,将精液冷冻供以后生育用。

3. 取精困难和需要采用手术取精者。手术取精和其他男科手术是治疗男性不育患者的重要手段,但无法预测其术后效果,可选择冷冻保存术中获得的睾丸或附睾精子用于将来 ART

治疗。

4. 极重度少精子症患者、隐匿精子症患者可能因为精子数量过少，卵胞质内单精子注射（ICSI）时无足够精子可用，在 ART 治疗前可通过微量精子冷冻技术多次冻存精子，提高卵子利用率和 ART 成功率。

5. 患有影响男性生育力的自身免疫疾病者、高危职业人群，经人类精子库或辅助生殖机构男科医师进行生育力评估后，推荐实施生育力保存。

6. 其他有生育力保存需求的男性，经人类精子库或辅助生殖机构男科医师评估后，可行生育力保存：男性的生育能力会受到年龄等因素的影响。对于有延迟生育需求、拟行绝育手术、夫妻长期两地分居者，提前保存精子用于将来生育的需求日益迫切。与女性通过手术获取卵子行生育力保存相比，手淫法获取精液保存男性生育力对人体无任何损伤。因此，有合理需求的男性在经过人类精子库或辅助生殖机构男科医师的评估后，推荐行精液冷冻保存男性生育力。

（二）禁忌证

1. 患有目前无法通过 PGT 解决的严重的遗传性疾病。

2. 患有传染性疾病。

四、子宫内膜准备方案

随着临床促排卵方案的优化及胚胎实验室技术的进展，越来越多的患者可获得胚胎进行冷冻保存。冻融胚胎移植（frozen-thawed embryo transfer，FET）成为常规且重要的辅助生殖技术，常用的内膜准备方案主要有以下几种（图 1-4-19）。

（一）自然周期

1. **适应证**　有规律的月经周期并可正常排卵的患者。

2. **监测流程**　根据患者月经周期的长短（21~35 天），一般从中卵泡期开始 B 超监测卵泡及内膜，当卵泡直径达 14~15mm 时，每天监测 B 超及血清 LH、E_2 水平，直至排卵日。自然周期推荐 LH 峰 +4 天（D3 卵裂期胚胎）或 LH 峰 +6 天（D5 囊胚）为胚胎移植时机。改良自然周期,当优势卵泡直径 >16mm,且内膜厚度 7~8mm 时,临床可采用 hCG 替代内源性 LH 峰诱发排卵,进而安排胚胎移植时机。推荐 hCG 注射日 +5 天(D3 卵裂期胚胎)或 hCG 注射日 +7 天(D5 囊胚)为胚胎移植时机。

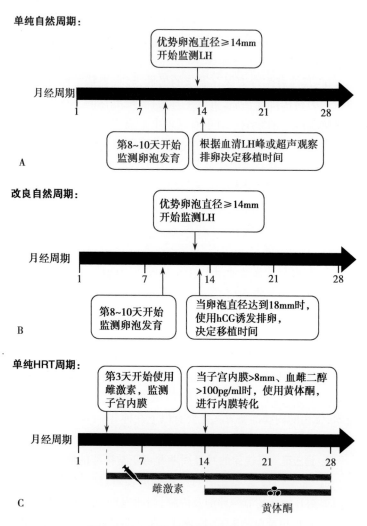

图 1-4-19 FET 内膜准备方案的选择

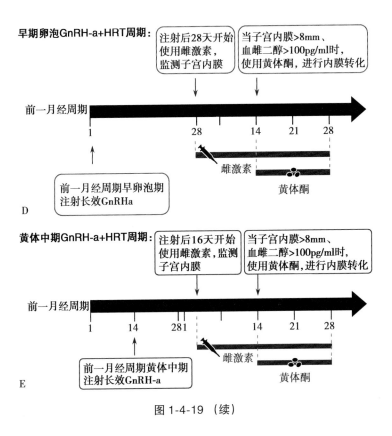

图 1-4-19 （续）

B超监测过程中,如果发现子宫内膜过薄,例如围排卵期子宫内膜厚度 <6mm,建议取消自然周期,根据患者病史,建议行宫腔镜检查,排除子宫腔粘连后,改用人工周期或降调节周期移植冻融胚胎。

(二) 人工周期(HRT 周期)

1. **适应证** 适用于排卵功能障碍或月经不规律的患者。还可以用于月经规律但上一周期监测无排卵患者,或不便于频繁往返医院监测排卵的患者。

2. **监测流程** 从月经来潮第 2~3 天起使用雌激素,雌激素给药途径包括口服、阴道塞药和经皮吸收 3 种。可以采用固定方案(口服剂量 6mg/d)或递增方案(通常第 1~7 天,2mg/d;第 8~12 天,4mg/d;第 13 天至胚胎移植日,6mg/d),超声监测子宫内膜,当子宫内膜厚度 >8mm、血雌二醇 >100pg/ml 时,给予孕激素转化内膜,并根据解冻胚胎胚龄选择适当的移植时机,应用孕激素的第 4 天移植第 3 天卵裂期胚胎,应用孕激素的第 6 天移植囊胚。

激素替代周期具有时间安排灵活、患者依从性好、周期取消率低的优点,但雌/孕激素的副作用不容忽视。除恶心、乳房胀痛、头痛等雌激素常见不良反应外,口服雌激素会增加肝脏负担,大剂量雌激素可能诱发药物性肝损害。另外,大剂量较长时间使用雌激素可增加血液凝固倾向,甚至导致深静脉血栓形成。经皮使用雌激素可避免肝脏首过效应,降低静脉血栓发生风险,但部分使用者可发生皮肤过敏反应。

(三) 降调节人工周期(GnRH-a-HRT 周期)

1. **适应证** 目前尚无统一标准,主要用于子宫内膜异位症、子宫腺肌病、薄型子宫内膜、不明原因反复种植失败、多囊卵巢综合征、盆腔手术史、月经期高孕酮等情况。但降调节人工周期用于多囊卵巢综合征患者是否可提高妊娠率,尚有争议。

2. **监测流程** 目前主要有 2 种降调节方法。

(1) 在月经第 2~3 天开始使用长效 GnRH-a 3.75mg,每 28 天 1 次,根据患者具体情况可注射 1~6 次,末次注射后 28 天复查内分泌激素水平及阴道 B 超,血激素水平达到标准后进入周期,雌激素补充同人工周期方案。

(2) 在月经周期的黄体期(监测确认排卵后,或血清 P 水平 >5ng/ml,或口服避孕药第 16~18 天),注射长效 GnRH-a 1.875mg,注射后 16~20 天判断是否达到降调节标准,达到标准后进入周期,雌激素补充同人工周期方案。

(四) 温和卵巢刺激周期

1. **适应证** 主要用于某些无排卵如多囊卵巢综合征、下丘脑或垂体性无排卵的患者,或使用人工周期内膜厚度不满意,而在新鲜周期中内膜厚度正常的患者。

2. **监测流程** 从月经第 3~5 天开始使用促排卵药物,注意监测卵泡发育情况和 LH 峰的出现,适时使用 hCG 诱发排卵,以排卵前的 LH 峰后 1 天(LH+1 天)或人工注射 hCG 后 2 天(HCG+2 天)为第 0 天,给予黄体支持,卵裂期胚胎移植时机在排卵后第 3 天(LH+4 天)或 hCG 后第 5 天(HCG+5 天),D5 或 D6 囊胚移植时机在排卵后第 5 天(LH+6 天)或 hCG 后第 7 天(HCG+7 天)。

3. **促排卵方案**

(1) 氯米芬(CC):氯米芬主要与下丘脑、垂体的雌激素受体结合,竞争性阻断雌激素受体的负反馈效应,从而达到增加促性腺激素分泌的作用。多用于诱发排卵,如多囊卵巢综合征排卵功能障碍的患者。在月经第 3~5 天开始使用 50~150mg/d,连用 5 天,注意监测卵泡发育情况和 LH 峰的出现,或适时使用 hCG 诱发排卵。必要时可在卵泡晚期添加雌二醇,以改善 CC 对子宫颈黏液、子宫内膜的抗雌激素作用。

(2) 来曲唑:来曲唑主要通过抑制卵巢组织中的芳香化酶,减少雌二醇的产生,减弱雌二醇对中枢的负反馈效应,从而达到增加促性腺激素分泌的作用。在月经第 3~5 天开始使用 2.5~5mg/d,连用 5 天。注意监测卵泡发育情况和 LH 峰的出现,适时使用 hCG 诱发排卵。此外,使用来曲唑后卵巢局部雄激素增加,窦状卵泡对促性腺激素作用更为敏感。

(3) CC/Gn/hCG:在使用 CC 的基础上联用 Gn(<150IU/d),一般于 CC 后数天开始使用,根据需要调整剂量 75~150U/d,注意监测卵泡发育情况和 LH 峰的出现,适时使用 hCG 诱发排卵。

(4) 来曲唑/Gn/hCG:在使用来曲唑的基础上联用 Gn(<150IU/d),一般于来曲唑后数天开始使用,根据需要调整剂量 75~150U/d,注意监测卵泡发育情况和 LH 峰的出现,适时使用 hCG 诱发排卵。

(5) Gn/hCG:在月经第 3~5 天开始使用 Gn(<150IU/d),根据需要调整剂量 75~150U/d,监测卵泡发育情况和 LH 峰的出现,适时使用 hCG 诱发排卵。

各种方案的胚胎移植时机详见图 1-4-20。

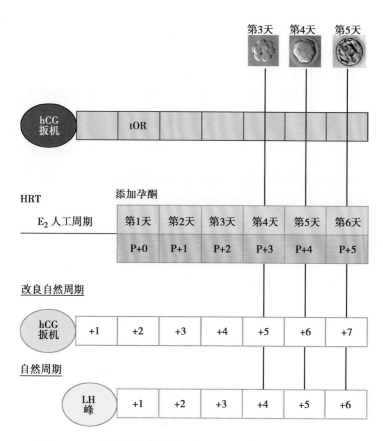

图 1-4-20 不同的内膜准备方案下胚胎移植时机临床实践方案

tOR:theoretical oocyte retrieval,理论取卵日;E_2:雌二醇;P:孕酮

- 激素替代周期(HRT):

  黄体转化日(胚胎日龄 +1),标注为 P+ 胚胎日龄(例如 D5 囊胚移植时机在黄体转化的第 6 天,标注为 P+5)

- 改良自然周期或促排卵周期中(使用 hCG 诱发排卵):

  (胚胎日龄 +2)在 hCG 注射后(例如 D5 囊胚移植时机在 hCG 注射后的第 7 天,标注为 hCG+7)

- 自然周期(有自发 LH 峰的排卵周期):

  (胚胎日龄 +1)在 LH 峰后(例如 D5 囊胚移植时机在 LH 峰后的第 6 天,标注为 LH+6)

五、黄体支持

目前冻融胚胎解冻移植的黄体支持药物有：黄体酮类、hCG、雌激素及 GnRH-a。

1. 孕激素为最常用传统黄体支持药物，有针剂、口服制剂、阴道栓剂等剂型。常用的有黄体酮针剂，阴道黄体酮缓释凝胶，微粒化黄体酮胶囊，地屈孕酮片等。各种黄体支持途径的优缺点详见表 1-4-5。

表 1-4-5 黄体支持途径的优缺点

用药途径	优点	缺点
肌内注射	• 应用历史悠久，价格低廉，吸收完全； • 使用后患者体内可以达到较高的血药浓度，应用时间长，疗效和安全性都得到证实	• 需多次往返医院注射，患者用药依从性不高； • 黄体酮是油溶液型注射液，该药在注射部位吸收缓慢，极易形成硬结或无菌性囊腔而引起注射部位感染； • 反复多次注射容易引起局部药物吸收不良、蓄积，而发生皮肤红肿、结节，伴有瘙痒及疼痛
口服用药	口服剂型，患者用药依从性高，用药过程中不良反应少，患者容易接受	• 存在肝脏首关代谢作用，代谢产物超过 30 种，容易改变催乳素和 GnRH 的分泌，并产生肝功能损伤等不良反应； • 会产生明显的头晕、嗜睡、头痛等中枢神经系统症状； • 不能直接反映子宫内膜的孕酮浓度，生物利用率低
阴道用药	• 患者可自行完成给药，吸收充分，使用方便且无痛苦； • 局部过敏反应较少； • 药物有较长的半衰期和较小的患者间吸收差异性，从而保障了黄体酮在子宫内膜有效且稳定的吸收	• 患者容易出现阴道分泌物增多、阴道瘙痒的症状； • 价格偏高

冻融胚胎解冻移植的黄体支持方案灵活各异,具体使用方法:从黄体转化日开始使用,持续至移植后,有以下几种方案可供选择:①黄体酮针剂 40~80mg/d;②阴道黄体酮缓释凝胶(8%)90mg/d,加口服地屈孕酮片 20mg/d,分 2 次服用;③微粒化黄体酮胶囊 300~800mg/d,分 3 次或 4 次给予;④口服地屈孕酮片30mg/d,分 3 次服用;⑤黄体酮针剂 40~60mg/d,加地屈孕酮片20mg/d,分 2 次服用;⑥阴道黄体酮缓释凝胶(8%)90mg/d,加黄体酮胶囊 0.2g,口服 3 次/d。

目前推荐自然周期或促排卵周期排卵日即开始黄体支持,人工周期及降调节人工周期内膜转化日开始黄体支持。建议移植后 12~14 天如 hCG 化验显示妊娠,继续应用黄体支持至 ET 后4~6 周行早孕期超声检查,确定宫内妊娠后可考虑逐步减量至妊娠 10~12 周停止黄体支持。

2. hCG 用于黄体支持推荐剂量 1 000~5 000IU/次,隔日 1次。卵巢黄体的存在是 hCG 可用于黄体支持的先决条件,hCG 黄体支持的可能机制包括:①持续刺激黄体分泌雌、孕激素。②可能刺激黄体产生与内膜转化和胚胎植入及胚胎发育相关的其他因子。理论上,hCG 用于黄体支持可以刺激黄体持续分泌孕酮,并刺激黄体分泌雌激素,延长黄体寿命,改善超促排卵引起的黄体功能不足,其作用机制更符合生理,且不需每日注射,但 Meta 分析显示,在 ART 黄体支持中,hCG 在临床妊娠率、继续妊娠率、出生率和流产率上与黄体酮无差异,没有优越性,反而明显增加卵巢过度刺激综合征(OHSS)的发生风险,而且会干扰妊娠试验结果,需至少停药 5~7 天后进行妊娠试验。因此,hCG 不再推荐作为 ART 促排卵周期中黄体支持的常规用药。

3. 雌激素 可上调孕激素受体,增加子宫内膜 L-选择性蛋白的表达,进而改善子宫内膜的容受性。黄体中期雌激素缺乏/不足可导致妊娠失败。但对于 ART 助孕雌激素水平正常,甚至过高的情况下继续添加雌激素是否有益仍存在争议。

4. GnRH-a 可促进下丘脑垂体分泌 LH 作用于黄体,促进雌、孕激素的分泌,进而促进胚胎的种植发育。另外,LH 的释放可增加子宫内膜基质细胞血管生长因子及与胚胎种植相关的细胞因子(如 TIMP-1、TIMP-3、MMPs 等)的表达,进而促进胚胎的着床及发育。GnRH-a 用于黄体支持不增加 OHSS 发生风险,作用于下丘脑垂体分泌 LH 进而促进雌、孕激素的合成,更接近自然周期;但长效长方案降调节等垂体功能抑制的患者不适用。

(田莉峰　伍琼芳)

参考文献

1. 卫生部关于修订人类辅助生殖技术与人类精子库相关技术规范、基本标准和伦理原则的通知.卫科教发〔2003〕176 号.

2. OMBELET W,VAN RJ.Artificial insemination history:hurdles and milestones. Facts Views Vis Obgyn,2015,7(2):137-143.

3. MERVIEL P,HERAUDMH,GRENIER N,et al. Predictive factors for pregnancy after intrauterine insemination(IUI):An analysis of 1038 cycles and a review of the literature. Fertility and Sterility,2010,93(1):79-88.

4. 中华医学会.临床技术操作规范——辅助生殖技术和精子库分册.北京:人民军医出版社,2012.

5. 中华医学会.临床诊疗指南——辅助生殖技术和精子库分册.北京:人民卫生出版社,2009.

6. JEVE YB,BHANDARI HM.Effective treatment protocol for poor ovarian response:A systematic review and meta-analysis.J Hum Reprod Sci,2016,9(2):70-81.

7. BEN-RAFAEL Z,LEVY T,SCHOEMAKER J. Pharmacokinetics of follicle-stimulating hormone:clinical significance. Fertil Steril,1995,63(4):689-700.

8. ANDERSEN AN,GORDON HW,MANNAERTS B,et al. Predictive factors of ovarian response and clinical outcome after IVF/ICSI following a rFSH/GnRH antagonist protocol with or without oral contraceptive pre-treatment. Hum Reprod,2011,26(12):3413-3423.

9. ALBUQUERQUE LE,TSO LO,SACONATO H,et al. Depot versus daily administration of gonadotrophin-releasing hormone agonist protocols for pituitary down regulation in Assisted reproduction cycles. Cochrane Database Syst Rev,2013,31(1):CD002808.

10. AL-INANY HG,YOUSSEF MA,AYELEKE RO,et al.Gonadotrophin-

releasing hormone antagonists for assisted reproductive technology. Cochrane Database Syst Rev,2016,4(4):CD001750.

11. NAKUDA G,DOUGLAS N,THORNTON M,et al. Anti-Mullerian hormone testing is useful for individualization of stimulation protocols in oocyte donors. Reprod Biomed Online,2010,20(1):42-47.

12. LAMBALK CB,BANGA FR,HUIRNE JA,et al. GnRH antagonist versus long agonist protocols in IVF:a systematic review and meta-analysis accounting for patient type. Hum Reprod Update,2017,23(5):560-579.

13. FUJIMOTO A,MORISHIMA K,HARADA M,et al. Elective single-embryo transfer improves cumulative pregnancy outcome in young patients but not in women of advanced reproductive age. J Assist Reprod Genet,2015,32(12):1773-1779.

14. TAKESHIMA K,JWA SC,SAITO H. Impact of single embryo transfer policy on perinatal outcomes in fresh and frozen cycles-analysis of the Japanese Assisted Reproduction Technology registry between 2007 and 2012. Fertil Steril,2016,105(2):337-346.

15. MORAGIANNI VA,COHEN JD,SMITH SE,et al. Effect of macroscopic or microscopic blood and mucus on the success rate of embryo transfer. Fertil Steril,2010,3(2):570-573.

16. PATOUNAKIS G,OZCAN MC,CHASON RJ,et al. Impact of a prior cesarean delivery on embryo transfer:a prospective study. Fertil Steril, 2016,106(2):311-316.

17. VAISBUCH E,DE ZIEGLER D,LEONG M,et al. Luteal-phase support in assisted reproduction treatment:real-life practices reported worldwide by an updated website-based survey. Reprod Biomed Online,2014,28 (3):330-335.

18. YANUSHPOLSKY E,HURWITZ S,GREENBERG L,et al. Patterns of luteal phase bleeding in in vitro fertilization cycles supplemented with Crinone vaginal gel and with intramuscular progesterone~impact of luteal estrogen:prospective,randomized study and post hoc analysis. Fertil Steril,2011,95(2):617-620.

19. FATEMI HM,BOURGAIN C,DONOSO P,et al. Effect of oral administration of dydrogestrone versus vaginal administration of natural micronized progesterone on the secretory transformation of endometrium and luteal endocrine profile in patients with premature ovarian failure:a

proof of concept. Hum Reprod, 2007, 22(5): 1260-1263.

20. VAN DER LINDEN M, BUCKINGHAM K, FARQUHAR C, et al. Luteal phase support for assisted reproduction cycles. Cochrane Database Syst Rev, 2011, (10): CD009154.

21. PEPE GJ, ALBRECHT ED. Actions of placental and fetal adrenal steroid hormones in primate pregnancy. Endocr Rev, 1995, 16(5): 608-648.

22. YILDIZ GA, SUKUR YE, ATES C, et al. The addition of gonadotrophin releasing hormone agonist to routine luteal phase support in intracytoplasmic sperm injection and embryo transfer cycles: a randomized clinical trial. Eur J Obstet Gynecol Reprod Biol, 2014, 182C: 66-70.

23. SHEN MS, WANG CW, CHEN CH, et al. New horizon on Successful managenlent for a Wonlan with repeated implantation failure due to unresponsive thin endometrium: use of extended estrogen supplementationl. J Obstet Gynaecol Res, 2013, 39(5): 1092-1094.

24. CHRISTODOULOU C, DHEEDENE A, HEINDRYCKX B, et al. Preimplantation genetic diagnosis for chromosomal rearrangements with the use of array comparative genomic hybridization at the blastocyst stage. Fertil Steril, 2017, 107(1): 212-219.

25. REN Y, ZHI X, ZHU X, et al. Clinical applications of MARSALA for preimplantation genetic diagnosis of spinal muscular atrophy. J Genet Genomics, 2016, 43(9): 541-547.

26. HU X, WANG J, LI Y, et al. Clinical Considerations of Preimplantation Genetic Diagnosis for Monogenic Diseases. PLoS One, 2015, 10(9): e0139613.

第五章

辅助生殖技术并发症及诊治

第一节 卵巢过度刺激综合征

一、概述

卵巢过度刺激综合征(OHSS)是一种人体对刺激卵巢的药物产生过度反应,以双侧卵巢多个卵泡发育、卵巢增大、毛细血管通透性异常、急性体液和蛋白外渗进入人体第三间隙为特征而引起一系列临床症状的并发症。OHSS 是药物刺激卵巢过程中最为常见的医源性并发症,重度 OHSS 是一种临床危象,可致残甚至危及患者生命。由于诊断分度不同,报道的发生率差异较大,在8.4%~23.3% 之间浮动,中度 OHSS 发生率为 3%~6%,重度 OHSS为 0.1%~2%,死亡率为 1/450 000~1/500 000。

二、发病机制

卵巢过度刺激综合征的主要病理变化表现为:①卵巢增大,有多发性滤泡囊肿及黄体囊肿形成,卵巢出现明显的基质水肿;②毛细血管通透性增加,血管内液及蛋白向第三体腔转移,导致胸腔积液、腹水及全身水肿。

OHSS 的发病机制尚不清楚,但可明确其发生依赖于人绒毛膜促性腺激素(hCG)。目前认为其发生发展的关键在于 hCG 介导的卵巢分泌血管活性物质。这些活性物质主要包括以下几种:

1. **前列腺素** hCG 可活化花生四烯酸转变成前列腺素所需要的环氧酶,与患者体内较高的雌激素共同促进前列腺素的分泌,使组织胺产生增加,增加毛细血管通透性,从而使血管内液和蛋白外移,产生胸腔积液、腹水及全身水肿。

2. 肾素-血管紧张素-醛固酮系统　卵巢存在肾素-血管紧张素-醛固酮(renin-angiotensin-aldosterone,RAA)系统。外源性或内源性的hCG都可使血液及卵泡液中的肾素原增加,激活RAA系统,OHSS患者血液和卵泡液中肾素活性与血管紧张素Ⅱ水平显著增加,影响血管生成,并使毛细血管通透性增加。动物实验发现血管紧张素转化酶抑制剂(angiotensin convertingenzymeinhibitor,ACEI)使OHSS发生率降低30%~40%,提示ACEI在人类OHSS的治疗中有一定的应用前景。

3. 血管内皮细胞生长因子(vascular endothelial growth factor,VEGF)　高雌激素与hCG介导刺激VEGF大量生成,VEGF从卵泡液中进入腹腔液进而吸收入血液,VEGF是强有力的血管通透性介质,使细胞间紧密连接蛋白减少,内皮细胞间连接松散,致血管通透性增加,大量液体从血管中渗入到组织间隙,引起胸腔积液、腹水和组织水肿。

4. 炎症介质与细胞因子　白细胞介素IL-1β、2、6、8(IL-1β、IL-2、IL-6、IL-8)及肿瘤坏死因子(TNF-α)在重度OHSS患者腹水中的含量较其他原因引起的腹水中显著升高,这些细胞因子可通过参与血管生成、趋化或黏附中性粒细胞等作用增加血管通透性。

三、危险因素

1. 患者自身因素　①年龄:年轻患者可被募集的窦卵泡计数多,卵泡表面促性腺激素受体密度较高,卵巢反应性好,OHSS易发;②体重指数(BMI):体形瘦小是OHSS危险因素之一;③高AMH:AMH≥3.36ng/ml,预测OHSS敏感性可达90.5%,特异性80%;④PCOS及卵巢PCOM改变:超声下卵泡早期可见卵巢周围直径2~8mm的小卵泡呈串珠样排列,个数≥12个,而高雄激素血症是OHSS的单一危险因素,易发OHSS;⑤有OHSS史的患者,尤其是既往中重度OHSS史,需住院治疗者;⑥有研究证实,重度

OHSS 患者中患过敏症者较正常人群显著增高,提示患者自身免疫系统高反应与 OHSS 的发生有关。

2. 药物刺激卵巢相关因素 ①hCG 日单侧直径 11cm 以上的卵泡 >20 个,易发生 OHSS;②E_2 过高或增长太快:E_2>4 000pg/ml,单独 E_2 水平增高不能很好地预测 OHSS,E_2 联合卵泡数预测价值更好;③应用 hCG 扳机:OHSS 的发生依赖于 hCG,hCG 扳机是早发型 OHSS 的诱因,hCG 剂量和血浓度维持时间与 OHSS 程度直接相关。

3. 妊娠 妊娠导致内源性 hCG 升高,胚胎种植早可增强扳机所使用的 hCG 的作用及内源性 hCG 自身的作用,从而诱发及加重 OHSS。

四、诊断

1. 临床表现、分类及诊断 卵巢过度刺激综合征的典型症状为腹胀伴有不同程度的胃肠道不适,进一步发展为呼吸困难、畏食、尿量减少和嗜睡等。根据 hCG 来源不同,可将 OHSS 分为早发型和迟发型,早发型 OHSS 发生在取卵后 9 天以内,主要与外源性 hCG 相关,迟发型 OHSS 发生在取卵第 10 天以后,主要与内源性 hCG 相关。OHSS 常见体征为非正常的体重快速增加、腹水、胸腔积液、少尿或无尿。B 超下见卵巢增大,血液检查出现血液浓缩、白细胞增加、电解质紊乱、低钠高钾血症等。严重者出现呼吸窘迫综合征、伴有血栓形成倾向的高凝状态、血管栓塞和多器官衰竭。根据临床表现及实验室检查,将 OHSS 分为轻、中、重和极重度(表 1-5-1)。

表 1-5-1　OHSS 分度标准

分级	临床表现	超声检查	生化指标
轻度	轻度腹胀,无腹水	卵巢平均径线≤5cm	无异常
中度	消化道症状明显(腹胀、恶心、呕吐)	卵巢平均径线在 5~10cm 之间,可见子宫周围液性暗区	无异常

续表

分级	临床表现	超声检查	生化指标
重度	临床腹水或出现胸腔积液,尿量明显减少(<600ml/24h)	卵巢平均径线≥10cm	伴血液指标异常,如血容量减少(HCT>45%、肝肾功能异常、凝血系统指标异常、电解质失衡等)
极重度	低血容量性休克、血栓形成以及出现成人呼吸窘迫综合征等	卵巢平均径线≥10cm	伴血液指标异常

2. OHSS 并发症 国内外报道了众多 OHSS 并发症,其中最严重的是血管并发症,肺、胃肠道和肾脏并发症也常常出现在重度病例。

(1)血管并发症:OHSS 时血液处于高凝状态,同时患者活动量减少使血流缓慢,以致血液在深静脉内不正常凝结,导致静脉回流障碍,静脉血栓形成,该并发症极罕见,但一旦发生血栓脱落则预后不良。最常见部位为下肢深静脉血栓形成,偶见于上肢深静脉血栓形成,详见本章第二节。

(2)肝功能异常:肝功能异常亦是 OHSS 的常见并发症,25%~40% 的 OHSS 患者有肝功能异常,并可能持续 2 个月以上。IL-6 细胞因子系统与重度 OHSS 肝功能异常的发病有关,肝功能检查异常者常常伴有临床妊娠率降低。尽管肝功能检查明显异常,但肝脏活检仅在超微结构水平发现异常改变。

(3)呼吸道并发症:呼吸困难和呼吸急促是最常见的呼吸道临床表现,出现在 92% 的 OHSS 病例中。腹水积聚引起的呼吸窘迫在重度 OHSS 中很常见,通常可通过抽吸腹水改善症状。重度 OHSS 患者发生呼吸困难导致不能平卧、咳嗽咳痰、胸痛等症状时,彩超检查往往能发现单侧或双侧胸腔积液,少量胸腔积液可不给予处理,持续观察,大量胸腔积液时需放置胸腔引流管引流。

（4）肾脏并发症：偶有报道 OHSS 患者出现肾脏损害，OHSS 导致肾脏损害的机制：①毛细血管通透性增加，体液转移至第三间隙，短时间内使有效循环血容量减少，引起肾前性肾功能障碍；②第三间隙体液积聚可引起胸腔积液、腹水，导致张力性腹腔压力增加，从而引起肾静脉压力增加，导致肾脏损害；③OHSS 合并妊娠时卵巢过度刺激增大，压迫输尿管引起梗阻；④细胞因子的释放，如组胺、前列腺素等及肾素-血管紧张素系统（renin-angiotensin system，RAS）的改变对肾脏的影响；⑤血液浓缩，易导致血栓形成。

（5）卵巢扭转及卵巢破裂：正常大小的卵巢发生扭转罕见。药物刺激卵巢后卵巢体积增大、重量增加，扭转率增加。药物刺激卵巢后的妇女突然出现一侧下腹痛应高度警惕卵巢扭转。急剧活动、充盈膀胱突然排空、肠蠕动活跃、取卵时穿刺针拨动卵巢、妊娠后子宫增大均易引起卵巢位置改变发生扭转。不全扭转有自然回复的可能，完全扭转后动脉受阻发生卵巢坏死，因此早期诊治对保留卵巢有重要意义。体检有明显的下腹压痛和不同程度的肌紧张、反跳痛；妇科检查可触及高张力包块，蒂部触痛明显；彩超显示疼痛部位有增大卵巢，应注意卵巢根部有无血流。

卵巢破裂极其罕见，一旦发生应立即行急诊剖腹探查术，修补病变侧卵巢。

五、预防

OHSS 是一种医源性疾病，预防疾病发生是根本措施。

1. **警惕高危患者** 注意病史、体格检查、内分泌和 B 超检查，对于年轻、瘦小、高 AMH、PCOS 或卵巢 PCOM 改变、有 OHSS 病史者，应从药物刺激卵巢方案选择、用药过程中血清 E_2 水平监测和 B 超监测方面进行严密监护。

2. **药物刺激卵巢方案的选择** 对于 OHSS 高危患者首选使用 GnRH-ant 方案，低剂量促性腺激素启动，减少 Gn 用量，缩短用药刺激时间，并且用 GnRH-a 替代 hCG 扳机，可减少 OHSS 发生。微刺激方案也能够显著降低 OHSS 的发生率。

3. **减少 Gn 起始剂量**　根据个体年龄、BMI、AMH、AFC 等指标制定个体化的 Gn 起始剂量,可减少卵泡发育个数,降低血清 E_2 水平,从而降低 OHSS 的发生。

4. **Coasting 法**　药物刺激卵巢过程中若血清 E_2 升高过高过快,优势卵泡达到 16~18mm 时,可暂时停用促性腺激素,至 E_2 降至安全范围,再使用扳机。目前并无有效证据证明 coasting 法能够显著降低 OHSS 发生率。

5. **控制外源性 hCG 的使用**　①减少或取消 hCG 扳机:有研究表明 hCG 2 000IU 可成功触发 OHSS 高危人群的卵子成熟并且避免 OHSS 发生;可疑可能发生严重 OHSS 者,可取消 hCG 扳机,尝试使用其他药物扳机。②GnRH-a 或重组 LH 替代 hCG 扳机,可降低 OHSS 发生率。③单纯使用黄体酮进行黄体支持。

6. **全胚胎冷冻**　OHSS 发生与 hCG 水平直接相关,若患者在移植前已有 OHSS 倾向,可不进行移植而将胚胎全部冻存,另择周期进行冷冻胚胎的移植,目前玻璃化冷冻技术胚胎复苏率可达 99% 以上,冷冻复苏周期妊娠率不低于新鲜移植周期,这样可以大大降低早发型 OHSS 的严重程度,避免迟发性 OHSS 的发生。

7. **有 OHSS 倾向者**　①对于 PCOS 患者,可在促排卵周期给予二甲双胍 500mg,t.i.d.,或者 850mg,b.i.d.。②预防性给予阿司匹林片 75~150mg/d。③多巴胺受体激动剂卡麦角林从 hCG 扳机日开始使用持续数日或者溴隐亭 2.5mg 肛塞持续 2 周。④于取卵后 30 分钟内、取卵后 1、2、3 天,将 10% 葡萄糖酸钙 10ml 加入 200ml 生理盐水中静脉滴注。⑤可预防性静滴低分子右旋糖酐 500ml 或白蛋白 10g 等,但近来的研究认为白蛋白降低 OHSS 发生率的证据并不充分。

六、处理

OHSS 是一种自限性疾病,多发生于注射 hCG 后 3~7 天,如未妊娠,通常 10~14 天会快速自行消退。治疗原则是提供支持治疗,帮助患者度过这一时期:注意血流动力学改变,防止电解质紊乱,保护肝肾功能,预防血栓形成,保护神经功能。严重的OHSS 患者必须住院治疗,高度重视呼吸困难、尿量减少、下肢水肿、头昏麻木等神经系统症状,如妊娠后病情加重,出现极重度OHSS 先兆如低血容量性休克、血栓形成及 ARDS 等应果断终止妊娠。

1. 大多数药物刺激卵巢患者会出现轻度 OHSS 症状,无需特殊治疗,注意休息,多饮水,高蛋白饮食并增加新鲜果蔬,避免体位剧烈改变和剧烈活动,以防止增大的卵巢发生扭转和囊内出血,同时仍需指导患者自我监测饮食情况、体重、腹胀程度、腹围变化、尿量等,以警惕轻度 OHSS 转变为中、重度OHSS,如出现食欲减退、腹胀加重、尿量减少、体重异常增长等立即就医。

2. 中重度患者应收入院观察治疗。治疗的目的在于保持足够血容量,纠正血液浓缩,维持正常尿量,最大限度改善症状,避免严重并发症发生,如休克、血栓栓塞、水电解质平衡紊乱、肝肾功能异常等。

(1) 监护:注意患者生命体征、精神状态;每日记录 24 小时出入量、测腹围、体重;B 超观察胸腔积液、腹水情况,测定血常规、凝血功能、电解质、肝肾功能,必要时查血气分析;密切掌握患者病情并给予精神鼓励;尽量采取侧卧位减轻腹水对肾血管的压力。绝对卧床没有足够科学依据,同时可能增加血栓栓塞的风险。

(2) 纠正血容量和电解质平衡:首选白蛋白 20g/d 静脉缓慢滴注,有助于保持血液胶体渗透压和有效血容量,降低游离 E_2 和一些有害因子水平。血液浓缩明显时可选用低分子右旋糖酐扩充血容量,疏通微循环。慎用利尿剂。当患者出现血液浓缩、高血压、低钠血症时,禁用利尿剂。病情稳定后可停止补液。严重少尿患者在补充血容量的前提下,可静脉滴注多巴胺以扩张肾脏血管,增加尿量。

(3) 预防血栓:鼓励患者翻身,活动四肢,按摩双腿,服用肠溶阿司匹林片 100mg/d, 必要时使用肝素 5 000IU 2 次/d, 进行抗凝治疗, 防止血栓形成。

(4) 胸腔积液、腹水处理: 当大量腹水导致严重腹胀不适或疼痛, 持续少尿、肾功能受损, 或胸腔积液、腹水明显影响呼吸甚至循环功能时需放腹水。操作需在 B 超监测下进行, 严格无菌操作, 避开增大的卵巢、肠管, 可经腹也可经阴道进针。放液流速要慢, 注意心率、血压, 一般每次放液不超过 3 000ml。反复放液可预防性使用抗生素治疗。多数胸腔积液可以自然吸收, 严重胸腔积液可穿刺放液。

(5) 增大的卵巢一般可自行消退, 如出现卵巢囊肿破裂、出血或扭转, 必要时应行手术治疗。

(孙贻娟)

第二节　血栓形成

一、概述

血栓并发症(thromboembolic complications, TECs) 是 OHSS 最严重的并发症之一, 造成严重残疾甚至危及生命。使用外源性促性腺激素血栓并发症发生率为 0.04%, 其中 33% 发生在动脉系统, 67% 为静脉血栓。发生部位以头颈部等上半身血管系统为主, 约占 71%。74% 的血栓患者合并 OHSS。临床工作的重点要高度警惕深静脉血栓和深静脉血栓脱落后引起的肺栓塞。

二、血栓形成的危险因素

1. **血栓形成的因素**　血栓形成的病因较多, 绝大多数病例是复合因素引起, 包括血管壁损伤、血小板被激活、凝血机制亢进、抗凝血功能减退等, 其中血流状态的变化是血栓形成的基本因素。

2. ART 中血栓形成的危险因素

(1) 口服避孕药, 激素替代治疗。

（2）刺激卵巢药物：ART 实施过程中，广泛使用药物来刺激卵巢，尤其是 IVF-ET 需要使用大量促性腺激素，造成血液循环中雌激素水平在短时间内大幅度升高并在一段时间内维持在较高水平。

（3）中重度 OHSS：OHSS 发生与血栓形成密切相关。OHSS 导致血栓形成的机制有：高 E_2 致血管通透性增加，血液浓缩和高凝状态（凝血因子增加、功能亢进），而胸腔积液、腹水导致胸腔负压、腹压增大，静脉回流受限，以及妊娠和长期卧床同样增加血栓形成的风险。

（4）妊娠状态、多胎妊娠：妊娠使患者静脉回流受限，同时使机体处于高凝状态，使静脉血栓发生率升高。而多胎妊娠患者妊娠期并发症的发生率明显增加，更容易诱发血管内皮损伤以及炎性介质的释放，导致凝血功能障碍。

（5）易栓症：易栓症是指由于抗凝蛋白、凝血因子、纤溶蛋白等的遗传性或获得性缺陷或存在获得性危险因素而容易发生血栓栓塞的疾病或状态，多为静脉血栓栓塞。易栓症包括遗传性易栓症和获得性易栓症。易栓症不仅增加血栓发生风险，而且也可能增加 OHSS 的发生风险。故对所有药物刺激卵巢患者行易栓症的筛查并不适宜，但高危患者行易栓症筛查可能是必要的。

三、血栓形成的诊断

1. 临床表现　血栓形成的主要病变是血管闭塞、血流受阻引起相关的血管支配组织缺血、缺氧坏死而产生相应组织、器官功能障碍的症状。根据血栓形成的部位、大小、速度及侧支循环建立的情况等，可有不同的表现。

（1）静脉血栓形成：较多见，颈内静脉或颅内静脉血栓形成时，可出现患侧颈部疼痛或头痛；下肢深静脉血栓时可出现下肢肿胀、疼痛、皮肤颜色改变、局部压痛，功能障碍。下肢肿胀的患者活动后突然出现呼吸困难、胸痛、咯血、发绀、休克等症状，应高度怀疑肺栓塞。

（2）动脉血栓形成：较少见，动脉血栓形成后可有心肌缺血、梗死、脑动脉栓塞、肠系膜动脉栓塞及肢体动脉栓塞；临床表现为心绞痛、偏瘫、意识障碍、肢端疼痛及肢体缺血性坏死等。血栓脱落可随动脉血流进入较小的动脉内引起栓塞。

2. 辅助检查 及早发现高凝状态、血栓形成并确定血栓形成的部位，通常采用血液学检查及物理检查。应结合多种检查结果综合进行诊断。其中 D-二聚体最近被认为是独立于其他危险因素的静脉血栓危险因素，是血液高凝状态和继发性纤溶亢进的特异性指标。

四、治疗

1. 一旦诊断为血栓形成，及时进行专科治疗，高度警惕肺栓塞。

（1）非手术治疗：①一般处理。卧床休息，抬高患肢，适当应用利尿剂，以减轻肢体肿胀；②溶栓治疗。主要是使纤溶酶原转化为纤溶酶，后者溶解血栓中已形成的纤维蛋白，最好在病程的 1~2 天使用；③抗凝治疗。抗凝药物有肝素和口服抗凝剂如双香豆素衍生物，抗凝剂主要应用于预防血栓形成，对已形成的血栓作用不大。

（2）手术治疗：适用于急性期患者，手术越早，效果越好。取栓术后需配合抗凝疗法。

2. 对于妊娠并发血栓形成的治疗目前尚未达成共识，维生素 K 拮抗剂可透过胎盘，与胚胎发育紊乱或胎儿出生时出血有关，应避免使用；普通肝素和低分子量肝素不能通过胎盘，不会造成胚胎发育紊乱和分娩时新生儿出血。

3. 由于血栓患者的高危害性，在治疗上应实施终止妊娠，目前有关终止妊娠的时机与适应证仍然没有定论。

五、血栓的预防

1. 评估患者是否血栓形成高发 评价指标包括年龄、BMI、PCO 或 PCOS、易栓症、血栓家族史、心血管病病史、手术史、自身免疫性系统疾病等。

2. **雌激素制剂的使用**　在应用雌激素之前应进行详细病史询问,高危患者慎用雌激素,大量雌激素应用时同时加用肠溶阿司匹林,妊娠后及时减量。ART 患者严禁长期卧床。

3. **OHSS 的预防**　在 ART 中,预防 OHSS 发生可能是避免血栓形成最好的预防措施。有效预防的前提在于控制下的药物刺激,卵巢有 OHSS 发生倾向时及时处理,减少 OHSS 发生。

4. **易栓症筛查**　可考虑对发生重度 OHSS 高危患者进行易栓症的筛查。

5. **OHSS 患者抗凝药物预防用法**　OHSS 患者血液高凝状态时,可使用阿司匹林 100mg/d,或皮下注射肝素 5 000IU,t.i.d.,预防血栓形成。

(孙贻娟)

第三节　多胎妊娠

一、概述

一次妊娠同时有 2 个或者 2 个以上的胎儿称多胎妊娠。自然多胎妊娠发生率的公式为 $1：89^{n-1}$(n代表一次妊娠的胎儿数),双胎发生率最高,并以单卵双胎为主。由于刺激卵巢药物的使用及辅助生殖技术(ART)的应用,多胎妊娠的发生率迅速增长,在辅助生殖技术中多胎妊娠率达 20%~40%,多胎妊娠应被视为辅助生殖治疗的不良结局或并发症之一,减少多胎妊娠的发生是医务人员必须重视的问题。

辅助生殖技术中多胎妊娠的发生与药物刺激卵巢的使用和植入子宫腔内多个胚胎有直接关系。移植的胚胎数越多,多胎妊娠的发生率越高。预测胚胎发育种植潜能方法的有限性和对于高妊娠率的追求使单胚移植目前仍然不能广泛开展。辅助生殖技术的治疗目的不应仅仅是为了获得妊娠,单胎、足月、顺产应该是最终目标。

二、多胎妊娠风险

1. 与多胎妊娠相关的母体风险　①贫血：双胎、三胎及四胎发生率分别为 40%、70% 和 75% 以上；②妊娠期肝内胆汁淤积（intrahepatic cholestasis of pregnancy，ICP）：双胎妊娠 ICP 是单胎的 2 倍；③分娩中宫缩乏力，产后出血危险性增加；④其他并发症，如妊娠期高血压相关疾病、子痫、胎盘早剥、前置胎盘等发生率增高。

2. 与多胎妊娠相关的子代风险　①低出生体重是单胎的 9 倍，新生儿围产期死亡率增加；②脑瘫风险：双胎是单胎的 5 倍，三胎增加到 17 倍；③新生儿先天畸形发生率增加；④出生后认知发育障碍、儿童期住院和外科手术率显著增加；⑤流产、早产、胎儿生长受限、胎死宫内等发生率升高。

三、多胎妊娠减胎术

1. 适应证　①2 个以上绒毛膜的多胎妊娠，为改善母儿围产期预后者；②多胎妊娠中 1 个有畸形或基因缺陷需要减灭者。多胎减胎术是出现多胎后改善妊娠结局的补救措施。

2. 禁忌证　有先兆流产征象；全身/或局部有急性炎症表现。

3. 时机与方法选择　妊娠 7 周直至妊娠晚期均可行减胎术，时机越早，孕囊体积较小，术中和术后子宫腔体积及压力变化不明显，诱发宫缩概率较小；胎儿组织小，灭活后可完全自溶吸收，对母体凝血功能无明显影响。

妊娠早期减胎，适用经阴道多胎妊娠减胎术，操作较容易，残留坏死组织少，比较安全，但保留的胚胎存在自然减胎的风险。孕 7 周前，可以采用单纯胚胎组织抽吸法，孕 7~9 周可采取抽吸联合机械绞杀，孕 9 周后，胚胎较大，机械性破坏程度有限，可采用氯化钾注射的方法；孕 12 周后，需采用经腹药物注射的方法。

4. 多胎妊娠减胎术方法

（1）术前准备：向家属解释手术的必要性及风险，手术方法，确定保留和减灭的胎数,并签署知情同意书;进行术前检查,包括妇科检查,B超,凝血功能(PT全项),血、尿常规,肝、肾功能,ECG,有关传染病各项检查,排除急性炎症尤其是泌尿生殖系统急性炎症的存在。

(2) 术前后用药:术前30分钟使用镇痛、镇静药物,如肌内注射哌替啶100mg,术后口服抗生素。

(3) 早期妊娠经阴道多胎妊娠减胎术:术前排空膀胱,取膀胱截石位,手术过程按无菌要求操作,碘伏消毒外阴和阴道,生理盐水冲洗干净阴道,阴道B超探头外罩无菌橡胶套,安置穿刺架。经阴道B超下观察子宫内孕囊、胚芽数量、大小及在子宫腔内的位置,心管搏动频率及是否规律。一般按以下原则选择减灭胎儿:①位置较低,位于子宫腔下段,尤其是接近子宫颈内口者;②原始心管搏动较弱的胎儿;③胚芽较小或者胚芽与孕囊发育不成比例、轮廓较模糊的胎儿;④孕囊位置较容易被减灭者;⑤优先减灭单绒毛膜双胎的2个胚胎,而保留单绒毛膜囊单胎。

用取卵所用的16~18G双腔穿刺针在B超引导下,由阴道穹窿部对准胎儿心脏搏动位置进针,转动针尖确认刺入胎芽。

按照前述方法减灭胚胎:①孕7周前,可以采用单纯胚胎组织抽吸法:缓慢升高负压至40kPa,如无吸出物,快速短时升高负压至70~80kPa,见孕囊内组织突然消失或明显缩小,内无胎心搏动,此时应立即撤除负压,避免吸出过多囊腔液体,造成胚囊的迅速缩小、子宫腔压力骤变。如胚芽未消失,但胎心搏动完全消失,也可停止抽吸,出针。将吸出物置倒置显微镜下观察,见到体节或胎心,视为减胎成功。②孕7~9周可采取抽吸联合机械绞杀:胚胎难以在负压下被吸出时,采用反复穿刺,旋转穿刺针的方法机械绞杀。③孕9周后,胎儿较大,针尖进入胎儿心搏区后,回抽无液体或少量血液,注入10%氯化钾1~2ml,见胎心搏动消失后等待5分钟,再次观察确认无复跳后退出妊娠囊。若需减2胎或2胎以上者,则适当转动探头改变方位重复上述过程。拔针后再次B超确认各妊娠囊情况,注意子宫腔内有无新暗区形成;检查穿刺点有无出血,若有则无菌纱布压迫止血;术后至少观察30分钟,抗炎、应用保胎药物及加强随访。

术后处理及随诊:术后第3天、第7天及第14天行B超观察子宫内妊娠囊情况确认减胎成功。必要时复查血常规和凝血功能。如果被减灭胚胎出现正常频率的心管搏动,则需再次减胎。

(4)中期妊娠经腹部多胎妊娠减胎术:患者术前排空膀胱,取平卧位,连接心电监护仪,建立静脉输液通道。手术按无菌手术操作。腹部B超探查各妊娠囊位置及相互关系,选择位于子宫底、接近腹壁或发育异常的胎儿为减灭对象。

在B超引导下由腹部穿刺架进针,胎心部位位于穿刺线上,穿刺针垂直腹壁进针,依次穿刺腹壁各层和子宫壁进入减灭的胎囊,刺入胎儿心脏位置,回抽无液体或少许血液,注入10%氯化钾1~2ml,B超下见胎心搏动消失,胎动停止,胎体张力消失。继续保留穿刺针位于胎儿心脏部位,观察10分钟胎心仍无复跳,提示减胎成功,若见胎心复跳,同法重复再次减胎。对于胎体活动频繁影响操作的,可先向胎体注射0.08mg/ml维库溴铵(胎儿肌松药)2ml,胎动停止后再进行减胎过程。

退针后无菌纱布敷盖穿刺部位。术中须严密观察,尤其注意心率、血压变化。术后处理及复查同前,由于胎体较大,母体吸收物质较多,尤其注意凝血功能的监测。

四、多胎妊娠的预防

1. 严格掌握药物刺激卵巢治疗的指征　对于单纯诱导排卵周期或者COS加人工授精周期使用促性腺激素时应低剂量启动,当主导卵泡数>3个,需取消周期或改IVF。

2. 选择性单胚胎移植　单胚胎移植是体外受精胚胎移植术周期中多胎妊娠的根本性防控措施。目前由于缺乏高效的无创性评价胚胎潜能的方法,卵裂期单胚胎移植导致妊娠率下降。延长体外培养时间对胚胎具有筛选作用,只有约50%的D3可用胚胎能发育至可用囊胚,囊胚是卵裂期胚胎之后的一个重要发育阶段,单囊胚的移植成功率可以达到 50% 以上。选择性的单囊胚移植既可获得令人满意的妊娠率又可大幅度降低多胎妊娠。但是进行囊胚培养移植同时提高了移植周期的取消率,增加了患者的心理和经济负担,所以选择合适人群进行单囊胚移植至关重要,制定个体化的移植政策(an individualized embryo transfer policy),尽可能降低多胎妊娠率而不降低总的临床妊娠率。

(孙贻娟)

第四节 取卵术中及术后的出血

一、概述

阴道超声引导下穿刺取卵术是生殖中心的常规操作,穿刺针经过阴道壁穹窿部位、盆腹腔到达卵巢,有时会损伤这些部位或盆腹腔内的脏器引起出血。按照部位可把取卵术导致的阴道出血分为阴道出血、腹腔内出血 2 种类型。

二、危险因素

1. 盆腔炎症粘连,导致盆腔内脏器解剖位置改变,卵巢位置较高,取卵时取卵针经过的盆腹腔脏器增多,卵巢和盆腔内脏器粘连,都会增加操作难度,血管损伤机会增加。

2. 患者疼痛突然改变体位。

3. 手术者对 B 超下盆腔内脏器位置、影像不熟悉,或者操作不熟练,反复进针穿刺卵巢;有错将血管的 B 超横切面当成卵泡,穿刺针误入血管造成大出血。

4. 患者自身凝血机制缺陷。

三、诊断

1. 取卵结束后观察阴道穹窿穿刺点位置,即可判断是否有阴道出血。

2. 盆腹腔内出血症状和体征往往不太典型,常见症状有腹痛、腹胀、恶心、呕吐、里急后重,以及腹膜刺激征,有时放射痛到肩部。失血量较多时,患者会出现休克代偿期症状,面色、口唇开始苍白、脉搏加快、口渴等,一般失血量达到人体血液总量 20% 即 800ml 以上时,即出现休克,表情淡漠,脉搏细数,血压下降,四肢厥冷,尿量开始减少。

3. 超声提示盆腔内积液,有时可探及活动性出血点,出血量大时可在两侧髂窝、脾肾隐窝和肝肾隐窝观察到积液。

四、治疗

1. **阴道出血** 阴道出血常见阴道壁、宫颈穿刺点部位针眼出血,或穿刺针损伤阴道壁血管,首选填塞纱布压迫止血,2~4 小时内取出即可。患者通常无明显的不适,取卵结束时仔细检查均可及时发现、及时处理,但需要安抚患者由于出血引起的恐惧情绪。

2. **盆、腹腔内出血** 出血较少者可以选择保守治疗,给予药物止血和抗生素预防感染;对出血量多有休克倾向的患者,治疗原则是补充血容量和处理血管损伤,立即建立静脉输血通道,可静脉快速滴注收缩压等渗盐水或平衡盐溶液;如患者血细胞比容在 30% 以下,或休克指数(脉搏/收缩压)达到 1,抽血送查血型和交叉配血后,应立即输血。密切观察患者神志、呼吸、血压、脉搏等体征,如出血较多或出血仍在继续,生命体征出现不平稳,应立即开腹或腹腔镜手术探查,缝扎损伤的血管,清除血肿,药物刺激卵巢后卵巢体积增大、组织脆性增大,手术中应尽量避免卵巢上的操作,尽量电凝止血,避免缝合。

五、预防

1. 取卵手术前常规检查血常规和出凝血功能。

2. 取卵术者应熟悉盆腔解剖结构,盆腔重要脏器、血管位置的超声图像特征,提高操作技能。

3. 手术中注意避开血管位置,分辨清卵巢的边缘,对于卵巢边缘的圆形无回声区,应转动探头纵横探查,排除血管的横断面图像。

4. 合理安排进针途径,避免侧穿窿进针,争取单次进针多个卵泡序贯抽吸,避免穿刺针反复进入卵巢和盆腔的不同部位;大范围移动穿刺针时,须将穿刺针提至卵巢表面,以免刮伤卵巢内部增加出血。

5. 对盆腔粘连严重的患者要提高警惕,注意穿刺针的整个行程。

6. 取卵后常规卧床休息,严密观察患者情况,血压、脉搏等生命体征,加强防护。

(孙贻娟)

第五节 盆腔感染

一、概述

盆腔感染是人类辅助生殖技术易发生的并发症之一,发生率为 0.4%~1.3%。感染可局限于 1 个部位,也可波及多个部位,甚至整个盆腔脏器,表现为子宫内膜炎、输卵管卵巢脓肿、输卵管炎、盆腔腹膜炎等。

二、危险因素及发病机制

1. 危险因素

(1) 曾患盆腔炎性疾病,手术后致盆腔防御能力下降,容易再次感染导致急性发作。

(2) 术中损伤肠管、出血过多等引发病原菌感染。

(3) 手术操作所致生殖道黏膜损伤、出血、坏死,导致下生殖道内源性病原体带入盆腔致上行感染。

(3) 患者术前发热、体质弱、抵抗力下降。

2. 发病机制(图1-5-1)

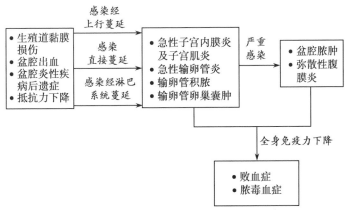

图1-5-1　盆腔感染发病机制

三、诊断

1. **症状**　临床上表现为患者术后下腹痛、腰痛,可向双侧大腿放射,腹痛为持续性,活动后加重,疼痛程度因人而异。伴或不伴发热。阴道分泌物增多。若有脓肿形成,可有下腹包块及局部压迫刺激症状,如尿急、尿痛、排尿困难,或腹泻、里急后重感和排便困难等。

2. **体征**　下腹部可有腹膜刺激征。妇科检查发现子宫颈举痛、穹窿触痛明显,子宫体可增大,有压痛,活动受限;子宫一侧或双侧压痛明显,若发生输卵管积脓、输卵管卵巢脓肿,盆腔深部可扪及压痛明显的包块,不活动有波动感。

3. **辅助检查**

(1) 实验室检查:白细胞计数增高,中性粒细胞增高,血沉快,C反应蛋白升高等。

(2) 若有盆腔脓肿行后穹窿穿刺抽出脓性液体即可诊断,并可行细菌培养加药物敏感试验以指导抗生素的使用。

4. **鉴别诊断**　临床上应与急性阑尾炎、卵巢扭转、卵巢黄体破裂、异位妊娠、卵巢过度刺激等鉴别(表1-5-2)。

表 1-5-2 盆腔感染的鉴别诊断

项目	盆腔感染	异位妊娠	卵巢扭转	卵巢过度刺激	黄体破裂
常发生的时机	• 取卵术后 • 移植术后	• 妊娠后	• 促排卵后 • 取卵后 • 妊娠后	• 促排卵后 • 取卵后 • 妊娠后	• 移植后
腹痛	下腹持续性疼痛,腰痛活动后加重	突发下腹撕裂样疼痛,可自一侧向全腹蔓延	突发阵发性或持续性下腹痛(局限于一侧)或剧痛,逐渐加重	腹胀明显	下腹一侧突发疼痛
阴道流血	无	量少	无	无	无或出现如月经出血
盆腔检查	宫颈举痛,穹窿触痛明显,子宫有压痛,子宫一侧或双侧压痛明显,盆腔深部可扪及压痛明显的包块	宫颈举痛,一侧下腹压痛,宫旁可扪及肿块	附件区压痛,可触及肿大的卵巢,界限不清触痛明显	双侧可扪及增大的卵巢,后穹隆饱满	一侧附件区压痛,无肿块扪及
实验室检查					
白细胞	增高	稍高或正常	稍高或正常	稍高或正常	稍高或正常
血红蛋白	正常	下降	正常	正常	下降
超声检查	两侧附件低回声	子宫与卵巢间可见输卵管环,与宫腔内妊娠组织及血块共同形成一个低回声区	卵巢体积增大,见多个囊泡样结构肿及间质水肿,部分网状回声,蒂部血流消失	明显增大的卵巢与囊性改变,伴有不同程度的游离腹水	一侧附件低回声

四、处理及预防

1. 处理(图1-5-2)

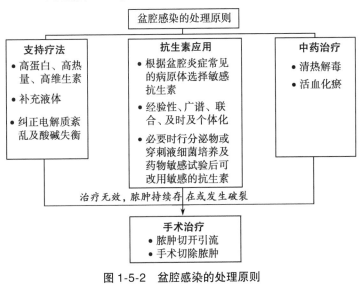

图 1-5-2　盆腔感染的处理原则

2. 预防(图1-5-3)

盆腔感染的预防

术前	术中	术后
• 做好术前宣教工作 • 加强体质锻炼 • 对于高危因素者如：阴道炎、支衣原体感染、慢性盆腔炎性疾病，子宫内膜异位症、输卵管积水等应给予积极治疗并术前预防性应用抗生素 • 注意检查有无贫血及其他脏器的感染灶 • 术前进行充分的阴道准备、阴道清洁	• 注意无菌操作预防感染 • 术中应尽量避免多次阴道穿刺 • 避免损伤女性生殖道 • 避免盆腔脏器的损伤 • 减少反复插管次数 • 避免携带阴道宫颈分泌物进入宫腔	• 穿刺时损伤邻近器官者，或术中出血多，应给予抗生素预防感染

图 1-5-3　盆腔感染的预防

(陈卓)

第六节 卵巢扭转

一、概述

正常情况下卵巢扭转罕见。文献报道应用辅助生殖技术后卵巢扭转的发生率为 0.1%。卵巢扭转是妇科少见的急腹症,约占妇科急腹症手术的 2%~3%,其中 12%~25% 见于妊娠期妇女且常合并 OHSS。

二、危险因素及发病机制

卵巢扭转以右侧多见,因右侧盲肠蠕动较多,盆腔有较大活动空间。妊娠后卵巢扭转多发生于妊娠前 3 个月,以妊娠 10 周内多见(图 1-5-4)。

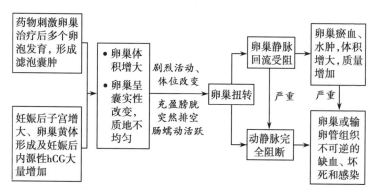

图 1-5-4 卵巢扭转的发病机制

三、诊断

由于卵巢扭转缺乏特异性的临床表现,早期确诊率仅为23%~66%。常因病情延误造成卵巢不可逆的损害,严重影响妇女的生育功能。彩色多普勒超声检查是卵巢扭转的重要检查手段。临床上应与急性阑尾炎、盆腔炎性疾病急性发作、卵巢黄体破裂、异位妊娠、卵巢过度刺激等相鉴别。

1. **临床表现** 药物刺激卵巢后,尤其是合并 OHSS 和/或妊娠的患者出现突然的体位变化后突发阵发性或持续性下腹痛(局限于一侧)或剧痛,逐渐加重,可伴恶心呕吐、肛门坠胀。

2. **体征** 腹部检查,下腹一侧可有不同程度的压痛、反跳痛、肌紧张。双合诊检查,附件区压痛,可触及肿大的卵巢,界限不清且触痛明显。

3. **辅助检查**

(1) 彩色多普勒超声是卵巢扭转的重要检查手段,可表现为卵巢体积增大,见多个囊泡样结构,部分网状回声,蒂部血流消失。卵巢血管多普勒无血流征象有重要诊断意义。

(2) 扭转发生后也可有体温升高,白细胞计数增高和血沉略增快等。

4. **鉴别诊断** 临床上应与急性阑尾炎、盆腔炎性疾病急性发作、卵巢黄体破裂、异位妊娠、卵巢过度刺激等相鉴别。

四、处理及预防

1. **处理** 早期识别、早期诊断和及时治疗对于保留卵巢、保护生育功能有重要意义(图 1-5-5)。

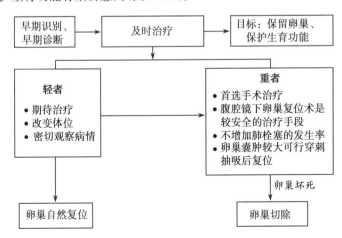

图 1-5-5 卵巢扭转的治疗原则

2. 预防(图1-5-6)

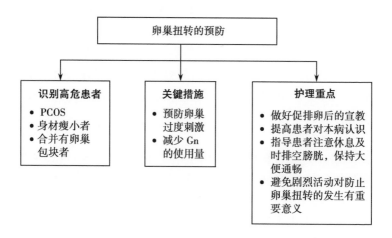

图 1-5-6 卵巢扭转的预防

(陈卓)

第七节 异位妊娠

一、概述

自然妊娠中,异位妊娠发生率为 1%~2%。辅助生殖技术中的发生率为 1.6%~8.6%,约为自然受孕的 2~5 倍,根据着床部位可分为输卵管妊娠、卵巢妊娠、腹腔妊娠、宫颈妊娠及宫角妊娠等。有研究发现 ART 治疗后异位妊娠患者中输卵管妊娠发生率为 86.25%,宫角妊娠发生率是自然妊娠的 6 倍。一些罕见的异位妊娠类型,如宫内合并宫外妊娠(heterotopic pregnancy,HP),在自然妊娠中其发生率非常低,约 1/30 000,而辅助生殖技术治疗后 HP 发病率上升至 1%。

二、危险因素及发病机制

1. 盆腔因素 输卵管病变、盆腔炎性疾病后遗症、盆腔手术

史(尤其反复宫外孕史)、子宫内膜异位症等因素均可能导致输卵管结构和/或功能的改变和损伤,当发育的胚胎进入输卵管后容易滞留在病变或功能不良的输卵管内并着床,从而导致异位妊娠。

2. **子宫因素**　子宫发育不良、子宫畸形、子宫粘连、肌瘤压迫子宫变形,子宫内膜厚度、形态异常等,不适合胚胎种植,胚胎游走于输卵管种植。

3. **内分泌因素**　异常的雌孕激素水平,影响子宫内膜及输卵管内膜增殖,扰乱输卵管平滑肌节律运动及输卵管纤毛摆动,进而影响输卵管的运输功能,使胚胎无法顺利回到子宫腔,导致异位妊娠的发生。辅助生育技术治疗周期中 HP 发生与此有关。

4. **移植胚胎的技术因素**　胚胎移植时移植管放入子宫腔的深度过深,距子宫底≤1.0cm,移植管内的液体量过多,移植时注入的速度快,压力过大,移植操作引起子宫收缩,移植胚胎数量增加等均可增加异位妊娠风险。胚胎自身的缺陷,导致胚胎不能及时种植于子宫内膜,而游走到输卵管。

三、诊断

1. **症状**　异位妊娠根据发生的部位不同,其症状的出现时间及程度不一,患者多有腹痛、腹胀、阴道流血等。若发生破裂则有失血性休克的表现。辅助生殖技术发生异位妊娠的特点为:①合并 OHSS 时,症状被掩盖不易发现;②因 ART 助孕后,黄体支持或宫内合并宫外妊娠(heterotopic pregnancy,HP),腹痛及阴道流血不明显,部分患者可表现为上腹疼痛、胃区胀痛、恶心呕吐、腹泻、直肠刺激症状、腰痛等,易被误诊;③常需与卵巢扭转、盆腔感染、卵巢黄体破裂、卵巢过度刺激等常见辅助生殖技术助孕后的急腹症相鉴别。

2. **检查**　腹部检查,下腹一侧可有不同程度的压痛、反跳痛、肌紧张。双合诊检查,子宫颈举痛,后穹窿饱满、触痛,一侧附件区压痛,可触及界限不清的包块,触痛明显。

3. hCG 在异位妊娠中的意义　血 hCG 的动态变化,对诊断和鉴别宫内或宫外孕仅作为参考。正常妊娠时 hCG 每日快速上升,48 小时上升 60% 以上;而异位妊娠 hCG 分泌较少,48 小时上升不及 50%,低水平或延迟升高;但宫内孕胚胎发育不良时 hCG 也是上升缓慢,HP 时 hCG 数值受宫内妊娠影响。

4. 超声诊断　阴道超声对异位妊娠的诊断率能达到 92.6%,目前,已作为异位妊娠诊断的重要手段。由于 ART 后双侧卵巢增大、黄素囊肿多、盆腔积液等影响超声对盆腔的观察,B 超见到宫内孕囊后忽视对盆腔的排查而致漏诊。对于移植 2 个及 2 个以上胚胎的所有患者,即使发现宫内孕囊,也要仔细排查双附件。ART 后异位妊娠好发部位以输卵管为最常见,而输卵管妊娠以壶腹部妊娠(92.7%)和间质部妊娠(7.3%)多见(图 1-5-7),其 B 超特点见表 1-5-3。

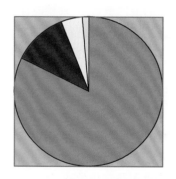

图 1-5-7　异位妊娠好发部位

- 输卵管妊娠82.2%
- 宫内合并宫外妊娠11.7%
- 卵巢或腹腔妊娠4.6%
- 宫颈妊娠1.5%

表 1-5-3　异位妊娠 B 超特点

异位妊娠位置	B 超特点
输卵管妊娠	子宫与卵巢间可见输卵管环,与管腔内妊娠组织及血块共同形成一个低回声区,部分可于妊娠囊内见胚芽及心管搏动;宫内膜回声紊乱,宫腔内有梭形或扁圆形无回声液性暗区
宫颈妊娠	子宫内无孕囊,子宫颈管异常增大,内口紧闭,子宫颈内见不规则低回声区,可见孕囊及胚芽

异位妊娠位置	B超特点
卵巢妊娠	难以与输卵管妊娠鉴别,若卵巢内见孕囊可诊断
宫角妊娠	妊娠囊近子宫角部,并向外突出
宫内合并宫外妊娠(HP)	B超同时可见,子宫内及子宫以外的孕囊

5. 以下情况应警惕异位妊娠 ①OHSS 突发腹痛、直肠刺激症状加剧,必要时行阴道后穹窿穿刺明确盆腔积液性质;②hCG 上升缓慢或持续低水平,B 超提示子宫内未见孕囊;③血 hCG>2 000IU/L,经阴道超声宫内未见孕囊。血 hCG>6 500IU/L,经腹部超声宫内未见孕囊;④症状及超声提示宫内妊娠流产,但阴道流血与全身失血症状不成比例。

四、处理及预防

1. **处理原则** 胚胎移植后如何早期发现异位妊娠,及早诊断、及时治疗是处理异位妊娠的关键(图 1-5-8)。

2. **预防**

(1) 术前积极处理输卵管积水,行结扎术或切除术。用不可吸收线缝扎子宫角尽量闭合输卵管间质部。

(2) 提高胚胎移植技术,避免放置移植液过多,放置时轻柔缓慢,避免注液压力过高,避免刺激子宫引起宫缩,在超声监测下将胚胎释放于子宫腔中部。

(3) 减少移植的胚胎数目,囊胚移植更符合胚胎发育及输送的生理时间,更易于种植于子宫内膜。

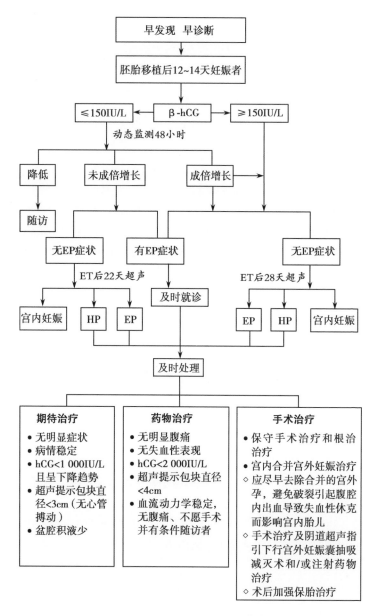

图 1-5-8　异位妊娠的处理流程图

（陈卓）

第八节 胚胎移植后的阴道流血

一、概述

胚胎移植后阴道流血是常见的症状之一。妊娠前后均可能发生阴道流血。胚胎植入后 14 天之内若孕激素水平不足,加之胚胎没有种植,在确定妊娠之前则有出血表现。妊娠后早期阴道流血常见原因有自然流产、异位妊娠等。

二、危险因素及发病机制(图 1-5-9)

1. **胚胎因素** 有报道 ART 治疗后自然流产胚胎的染色体异

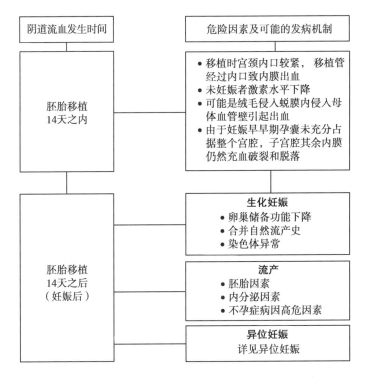

图 1-5-9 胚胎移植后阴道流血的发病机制及危险因素

常率为 50%~60%。

2. 内分泌因素　①子宫内膜的周期性血管生成主要受性激素调控,适宜的子宫内膜局部血管化程度对胚胎着床及发育至关重要,药物刺激过程中过高的激素水平造成激素受体功能下调,激素生物效应相对下降造成子宫内膜腺体增殖不足而间质血管上皮雌激素受体丰富,高雌激素导致血管增生,血管通透性增加,间质水肿,使间质发育早于内膜腺体。②大剂量 Gn 的使用可刺激不成熟或染色体异常的卵子募集,影响卵子及胚胎质量以及子宫内膜功能。③GnRH-a 降调节、可造成黄体功能不足。

3. 不孕症患者本身存在的高危因素　①盆腔炎性疾病后遗症、子宫内膜异位症、盆腔手术等均可发生输卵管远端闭锁积水,降低胚胎容受性。②高龄患者卵巢功能减退,卵子质量下降导致卵子染色体异常增多,卵子细胞凋亡增加,而致胚胎异常,子宫内膜甾体激素受体减少致子宫内膜容受性下降。③子宫因素:子宫发育不良、子宫畸形、子宫粘连、肌瘤压迫子宫变形,子宫内膜薄等。④合并内分泌功能异常,如 PCOS 患者,高雄激素血症影响子宫内膜增生、黄体期子宫内膜的分泌。高 LH 使卵子发育潜能下降,内膜孕激素表达紊乱降低了内膜容受性。高胰岛素血症,胰岛素抵抗影响内膜蜕膜化反应,导致子宫内膜异常,从而影响子宫内膜功能。⑤自身免疫异常可能导致受精卵损伤、胚胎着床失败和胎盘功能受损等。⑥自然流产史:患者有多次自然流产史导致再次妊娠流产风险增高,随既往流产次数的增加流产风险增大。⑦宫颈功能不全是致晚期流产的原因。

4. 免疫因素　患者自身免疫异常可能导致受精卵损伤、胚胎着床失败和胎盘功能受损等,从而引起流产。

三、处理及预防

1. 处理原则　胚胎移植后应充分重视在未能确定妊娠之前的早期阴道流血,及早采取有效的治疗措施,加强黄体支持非常重要。给予黄体酮可有助于改善子宫内膜情况和减少子宫肌层收缩,辅助胚胎定位和着床,以促进胚胎植入和维持妊娠。妊娠后的早期阴道流血要警惕流产、异位妊娠的可能,给予卧床休息,补充黄体酮的同时,可辅以中药保胎治疗。定期复查血 hCG 了解其增长情况,并行阴道 B 超检查,尽早明确是否妊娠、宫内妊娠还是异位妊娠,采取不同的治疗措施,防止宫内妊娠早期流产或异位妊娠破裂的发生。

2. 预防

(1) ART 治疗前应对不孕患者自身条件进行整体评估,查找以往流产原因,改善不利因素,如抗感染、PCOS 的内分泌及代谢紊乱的处理、子宫内膜异位症的处理等。

(2) 胚胎移植前输卵管积水的处理对妊娠结局起重要作用,在移植前行近端输卵管结扎术、远端造口术、输卵管切除或经宫腔镜下近端粘堵可以解决输卵管积水反流至子宫腔,可降低流产的风险。

(3) 减少不必要的子宫腔操作、选择合适的 GnRH-a 剂量和方案;减少 Gn 用量、预防卵巢过度刺激的发生、完善 IVF-ET 助孕技术;囊胚移植不仅可以通过提高胚胎质量降低流产率,还可以通过减少多胎妊娠而使流产率进一步下降。

(4) 对于 ART 治疗反复流产患者,可以通过 PGS 选择整倍体胚胎植入,减少因胚胎染色体核型异常原因导致的流产发生。

(5) 减少宫颈功能不全的发生机会。

(6) 术前心理疏导、宣教有助于改善患者的心理压力。

(陈卓)

第九节　产科并发症

一、概述

经辅助生殖技术妊娠的妇女妊娠期并发症的发病率升高。妊娠期高血压疾病、巨大儿、胎盘异常和剖宫产的发生率增加,虽然这些并发症潜在的机制尚不清楚,但胚胎移植相关的子宫内膜损伤或胚胎培养和冷冻保存引起的表观遗传状态改变可能与此相关。此外,患者由于生育问题引起的激素紊乱也可能影响妊娠结局,特别是血清雌二醇峰值水平可能与产科不良结局有关。多项研究发现 ART 受孕的单胎妊娠妇女发生妊娠并发症及不良妊娠结局的风险较自然受孕的单胎妊娠妇女更高。有荟萃分析指出,辅助生殖技术单胎妊娠后发生妊娠期高血压疾病、妊娠糖尿病、产前出血的风险分别为自然妊娠组的 1.49 倍、1.48 倍和2.49 倍。多胎妊娠是辅助生殖技术中主要的产科并发症之一,本身就与多种不良产科结局有关。可导致高的围产期死亡率、早产率,低体重儿、妊娠期高血压疾病、前置胎盘、胎盘早剥等不良结局的发生率。ART 增加围产期并发症发生风险的潜在机制仍不确定,可能与不孕症因素、受精方式、冷冻胚胎技术等有关。

二、发病机制

1. ART 与妊娠期高血压疾病　ART 妊娠后多胎妊娠发生率增加,由于子宫腔压力过大,胎盘缺血缺氧严重,引起脂质过氧化和绒毛间隙白细胞活化,加剧氧化应激和免疫损伤,造成血管内皮细胞激活功能障碍和结构损伤,易引起妊娠期高血压疾病。也可能与免疫机制改变有关。经过 ART 的孕妇高龄初产妇较多,往往怀有焦虑心情,从而导致免疫系统发生异常,影响血管活性物质调节,引发高血压。

2. ART 与前置胎盘、胎盘早剥　ART 妊娠人群中多数存在高龄初产、多次子宫腔操作史、子宫内膜异位症及多胎妊娠等高危因素。多卵泡发育造成的体内高雌、孕激素环境,影响子宫内膜容受性,同时影响滋养层细胞迁移的因子表达,使胎盘在子宫腔内附着面积增大。体外培养可能对胚胎发育产生影响,细胞分化出现异常,内细胞团/滋养层细胞的比例失调,滋养层细胞的数量明显增多。由于滋养层细胞主要发育成胎儿的附属物,使胎盘面积增大向子宫下段延伸形成前置胎盘。胚胎移植时子宫肌层收缩,胚胎种植于子宫下段的机会明显增加。Johnson 等研究发现冻融胚胎移植与新鲜胚胎移植相比,妊娠期高血压疾病、胎盘早剥等缺血性胎盘疾病的发病风险较低。

3. ART 与妊娠糖尿病　ART 妊娠可导致妊娠糖尿病发病率升高,可能的机制为:ART 患者中多囊卵巢综合征患者比例高于正常妊娠人群,而多囊卵巢综合征患者多伴有高雄激素血症、胰岛素抵抗等内分泌及代谢紊乱。妊娠后雌激素、孕激素及催乳素等水平显著升高,会加重之前存在的病理状态而发生妊娠糖尿病。另外,药物刺激卵巢引起患者体内激素环境改变,雌二醇、孕酮及胰岛素样生长因子高水平状态以及胎盘功能异常也可能与妊娠糖尿病的发生有关。

4. ART 与胎膜早破、早产、低体重儿　ART 妊娠与自然妊娠相比,胎膜早破、早产、低体重儿等不良围产期结局的发生率显著升高,可能的原因有:引起母亲不孕的潜在因素,如子宫畸形,子宫内膜异位症,宫颈功能不全,生殖道感染患者数量多;ART 中多胎妊娠比例高;高龄初产妇较多,子宫及子宫颈肌纤维弹性差,当子宫容积增大,压力增高,子宫肌纤维过度伸展后易造成胎膜早破,发生早产,加之各种并发症均可造成低体重儿。多卵泡发育造成体内激素环境异常、内膜与胚胎发育同步性差,是早产、低体重儿及小于胎龄儿的危险因素。与新鲜胚胎移植相比,冻融胚胎移植的早产、低体重儿、小于胎龄儿的发生风险降低,而巨大儿的发生风险升高。

三、处理及预防

多胎妊娠是 ART 妊娠不良母婴结局的独立危险因素,ART多胎妊娠使产科风险增加,选择性单胚胎移植是降低多胎妊娠并发症的助孕策略。早期发现和积极处理 ART 患者术前的各种并发症,减少不必要的子宫腔操作,降低宫颈功能不全的发生风险,可减少产科不良结局。加强孕期管理及产前监护,重视其围产期保健,给予优生优育指导和必要的产前筛查和诊断,通过积极的干预措施改善母亲及新生儿的产科结局。

(陈卓)

参考文献

1. 中华医学会.临床诊疗指南(辅助生殖技术与精子库分册).北京:人民卫生出版社,2009.

2. Practice Committee of the American Society for Reproductive Medicine. Prevention andtreatment of moderate and severeovarian hyperstimulation syndrome:a guideline.Fertility and Sterility,2016,106(7):1634-1647.

3. 曹泽毅.中华妇产科学(下册).北京:人民卫生出版社,2000.

4. LEVI-SETTI PE,CIRILLO,SCOLARO V,et al. Appraisal of clinicalcomp lications after 23 827 oocyte retrievals in a large assistedreproductive technology program. Fertil Steril,2018,109(6):1038-1043.e1.

5. HILBERT SM,GUNDERSON S. Complications of Assisted Reproductive Technology. Emerg Med Clin North Am,2019,37(2):239-249.

6. HILBERT SM,GUNDERSON S.Complications of Assisted Reproductive Technology. Emerg Med Clin North Am,2019,37(2):239-249.

7. BARBARA L,MORTON BB,JUDY E,et al. Female obesity adversely affects assisted reproductive technology pregnancy and live birth rate. Hum Reprod,2011,26(1):245-252.

8. VAN HEERTUM K,WEINERMANR.Neonatal outcomes following freshas compared to frozen/thawed embryo transfer in in vitro fertilization. Birth Defects Res,2018,110(8):625-629.

9. JOHNSON KM,HACKER MR,RESETKOVA N,et al. Risk of ischemicplacental disease in fresh and frozen embryo transfer cycles. Fertil Steril,2019,111(4):714-721.

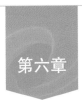

第六章 特殊疾病的辅助生殖技术治疗

第一节　盆腔炎性疾病后遗症

一、病因

盆腔炎性疾病(pelvic inflammatory disease,PID)主要是指女性上生殖道的一组感染性疾病,包括子宫内膜炎(endometritis)、输卵管炎(salpingitis)、输卵管卵巢脓肿(tubo-ovarian abscess,TOA)以及扩散后的盆腔腹膜炎(peritonitis)和肝周炎(perihepatitis)。炎症可以局限于一个部位,也可以同时累及几个部位,以输卵管炎、输卵管卵巢炎最多见。据报道,其发病率居妇科常见病的第3位。盆腔炎性疾病的病原体有外源性和内源性,外源性病原体主要为衣原体、淋病奈瑟球菌,内源性病原体主要为需氧菌及厌氧菌。2种源性的病原体可以单独存在,也可以混合感染。需要特殊提出的是沙眼衣原体感染引起的盆腔炎症状与体征较其他病原体引起的轻微,但可能导致严重的输卵管损害。如果 PID 未得到及时正确的诊治,可能会发生盆腔炎性疾病后遗症(sequelae of PID),既往称为慢性盆腔炎。一般可分为近期与远期后遗症 2 种。近期后遗症包括输卵管卵巢脓肿、肝周炎以及罕见的死亡,远期后遗症的发生率在 25% 左右,主要包括不孕症、异位妊娠、慢性盆腔痛(chronicpelvic pain,CPP)及 PID 的反复发作。部分学者认为输卵管卵巢囊肿、骶髂关节炎也属于 PID 后遗症,输卵管卵巢囊肿还包括慢性输卵管炎性粘连与输卵管积水、输卵管卵巢炎及慢性盆腔结缔组织炎等。

输卵管因素性的不育(tubal factor infertility,TFI)是急性 PID

常见也是最重要的远期并发症。反复感染、PID 的严重程度、治疗上的延误（症状出现超过 3 天以上）都是将来可能进展为不孕的不利因素。PID 后不孕发生率在 10% 左右，其发病机制多由感染和炎症导致的输卵管积水、瘢痕、粘连和伞端闭锁引起；少部分患者因卵巢周围炎症，导致排卵功能障碍。国外早已有报道每增加 1 次急性 PID 的罹患，几乎就使得 TFI 概率增加 1 倍，而且不育的发生率也与 PID 的严重程度相关。轻度 PID 导致的不孕率为 0.6%，中度为 6.2%，重度则明显升高到 21.4%。

近年来，慢性子宫内膜炎（chronic endometritis，CE）被认为是 IVF 中反复胚胎种植失败（repeated implantation failure，RIF）的原因之一，有报道称有 30.3% 的 RIF 患者经宫腔镜及内膜组织学诊断发现存在 CE，经过正规的抗生素治疗后能明显提高胚胎种植率。

二、诊断

根据既往有 PID 反复发作史，或盆腔手术史，体检发现双侧附件区增粗伴/不伴压痛；或子宫活动受限，即可诊断。

三、助孕方式的选择和预处理

辅助生殖技术（artificial reproductive technology，ART）特别是体外受精胚胎移植术（IVF-ET）是 PID 后遗症引起的输卵管性不孕的重要助孕治疗方式之一。在输卵管性不孕的患者中，年龄<35 岁的卵巢储备功能正常的患者，IVF 的临床妊娠率高于其他不孕因素。

如果患者同时合并多囊卵巢综合征、高催乳素血症等，在进入 IVF 流程前的预处理遵循相应疾病的预处理。

四、注意事项

PID 患者在进入 IVF 治疗前如果需要进行手术，输卵管是否保留对卵巢功能的影响一直存在争议。卵巢和输卵管的血供在解剖区域内相近且有交叉分支，输卵管切除时可能会影响同侧卵巢的血液供应，导致术后卵巢储备功能下降。因此在输卵管积水患者进行腹腔镜微创手术前,要评估卵巢储备功能,告知根据卵巢储备功能可选择的手术方式(输卵管切除、输卵管造口 + 近端结扎术或宫腔镜下输卵管栓堵术)及各自利弊。

五、助孕结局的评估

随着 IVF 临床方案和实验室条件的优化,输卵管不孕因素进行 IVF 的临床结局得到了比较满意的结果。活产率在 30% 以上,累积妊娠率可达 80% 左右。

(马黔红)

第二节　子宫内膜异位症

一、病因

子宫内膜异位症合并不孕的机制目前尚未明确,主要有以下几方面原因。

1. **女性盆腔正常生理结构改变及输卵管病变**　卵巢为子宫内膜异位症病变的主要部位,病灶区使盆腔内附件粘连,卵巢囊肿过大时会使子宫、直肠与周围组织粘连不清,导致经血潴留,囊肿内压过高破裂后在盆腔内随意种植,刺激腹膜粘连,导致盆腔正常生理结构发生改变,并且引起输卵管病变,而影响输卵管伞端对卵细胞摄取及将受精卵运送至子宫的过程。除此之外,卵巢周围过度粘连也将影响正常卵子的产生,从而导致不孕。

2. **免疫因素**　子宫内膜异位症患者因免疫因素导致不孕是常见的病理原因之一。子宫内膜异位症的发生主要与经血逆流相关,而内膜碎片被机体免疫系统识别后,产生大量巨噬细胞,增加 PGET-1、PAF 的含量,不仅会影响男方精子,还可破坏子宫内膜细胞的正常生理功能,影响输卵管的正常蠕动,释放 IL-6、TNF 和干扰素等,这些不良因素往往导致精子活性降低,影响胚胎着床及早期胚胎发育等而最终导致不孕症的发生。

3. **内分泌紊乱**　大量研究发现,子宫内膜异位症患者内分泌及卵巢功能发生紊乱而出现排卵功能障碍、黄体功能不足、未破卵泡黄素化综合征及高催乳素等一系列导致不孕的变化,这些变化又将作用于异位的内膜,引发恶性循环从而导致不孕。

二、诊断

根据 1985 年 Buttram 提出修订后的 AFS 分期标准,按照腹膜、卵巢病变的大小和深浅、卵巢输卵管粘连的范围以及粘连的厚薄以及直肠子宫陷凹的封闭程度,共分为Ⅰ期(微小病变)、Ⅱ期(轻度)、Ⅲ期(中度)和Ⅳ期(重度)。分期标准见表 1-6-1。2006

表 1-6-1　子宫内膜异位症分期(修正后的 AFS 分期法)

项目	病灶大小				粘连范围		
	<1cm	1~3cm	>3cm		<1/3 包入	1/3~2/3 包入	>2/3 包入
腹膜							
浅	1	2	4				
深	2	4	6				
卵巢							
右浅	1	2	4	薄膜	1	2	4
右深	4	16	20	致密	4	8	16
左浅	1	2	4	薄膜	1	2	4
左深	4	16	20	致密	4	8	16
输卵管							
右				薄膜	1	2	4
				致密	4	8	16
左				薄膜	1	2	4
				致密	4	8	16
直肠子宫陷凹闭塞			部分 4			全部 40	

注:若输卵管全部包入改为 16 分。计分标准:此分期法将子宫内膜异位症分为 4 期:Ⅰ期(微型):1~5 分;Ⅱ期(轻型):6~15 分;Ⅲ期(中型):16~40 分;Ⅳ期(重型):>40 分。

年美国生殖医学学会（ASRM）会议指南和妇产科皇家学院建议腹腔镜是目前诊断子宫内膜异位症的金标准。子宫内膜异位症生育指数（the endometriosis fertility index, EFI）是由 Adamson 与 Pasta 在 2010 年提出的一项新的评估标准，预测子宫内膜异位症患者术后的妊娠率。

腹腔镜检查不仅是子宫内膜异位症的诊断金标准，也是有效的治疗手段。对于可疑子宫内膜异位症造成的不孕和血清 CA125 浓度升高，慢性盆腔痛伴有进行性痛经加重，韧带增粗并有触痛结节而超声检查又无阳性发现的患者，腹腔镜应作为首选确诊方法。CA125 在早期子宫内膜异位症患者中与正常妇女有重叠，因此不能单独作为诊断和鉴别诊断的实验室指标。超声诊断作为一种安全、简便有效、无痛苦、创伤小、易于动态观察的医学影像学快速检查手段，已经成为诊断子宫内膜异位症的首选检查方法。通过典型的临床症状及有丰富经验的超声医师进行阴道超声检查，基本可以诊断出卵巢子宫内膜异位囊肿。阴道超声对腹膜后和子宫骶骨较大的病灶有一定的诊断价值，尤其对直肠、乙状结肠病灶有显著的诊断价值，但对无卵巢异位囊肿的子宫内膜异位症患者，通过无创检查手段在术前的确诊率仅为 38%。CT 和 MRI 主要适合于患有子宫内膜异位囊肿及异位灶深部浸润患者的二线检查，特别是 MRI 凭借其信号特征典型、无需增强等特点，现已成为重要的鉴别诊断方法之一。

三、助孕方式的选择和预处理

1. 在子宫内膜异位症患者进行生育咨询时需要充分考虑到子宫内膜异位症对生育的影响。几项关于子宫内膜异位症合并不孕患者的期待治疗研究结果显示，患者的生育力为每月每 100 患者为 2.4~3.0。但随着疾病程度的加重、年龄的增加、不孕年限的延长，妊娠率显著下降。对于轻度子宫内膜异位症不孕患者，如果卵巢功能正常，可以进行期待治疗。如果经短期观察（0.5~1 年）仍未妊娠，则应采取其他治疗措施。中、重度子宫内膜异位症患者也可以进行期待治疗，但其妊娠率低于轻度子宫内膜异位症患者,现已证实重度子宫内膜异位症的自然受孕率接近于0;故严重子宫内膜异位症患者不适合期待治疗。

2. 在助孕方式的选择中,对于轻-中度子宫内膜异位症,输卵管通畅、卵巢储备功能正常者,可考虑行COH加宫腔内人工授精(intrauterine insemination, IUI)治疗,卵泡期使用促性腺激素进行控制下药物刺激卵巢,多刺激几个成熟卵泡,加之人工授精,每个周期能够达到10%~17%的临床妊娠率。但对年龄≥35岁的中到重度子宫内膜异位症或卵巢功能已经衰退的年轻患者,可以考虑IVF-ET助孕,但目前仍有争议。

3. 在子宫内膜异位症患者预处理方面,分为手术治疗和药物治疗。

子宫内膜异位症患者在进入辅助助孕治疗前是否需要进行手术预处理,目前仍有争议。在IVF之前手术清除病灶是否可以改善卵子质量及子宫内膜容受性,从而改善IVF的助孕结局,目前尚未取得一致性的研究结果,2015年的一项Meta分析结论认为没有证据表明子宫内膜异位症患者在ART前进行手术治疗能提高ART的治疗结局。对于中重度的子宫内膜异位症患者,IVF前剥除卵巢子宫内膜囊肿和分离深部浸润型子宫内膜异位症病灶周围致密粘连时,会直接影响卵巢储备功能,导致卵巢反应下降,尤其是对双侧卵巢囊肿、卵巢功能已下降或既往有过卵巢内膜异位囊肿手术史者,要充分告知患者手术可能会影响卵巢功能的风险。因此,不推荐在IVF前行手术治疗子宫内膜异位症,当发生以下情况时则建议手术治疗后再行IVF:合并输卵管积水;盆腔疼痛症状明显;卵巢囊肿较大(>4cm)、近期内增长迅速或可能恶变等。术前应充分评估卵巢储备功能,必要时可以先进行胚胎冻存后解冻移植前进行手术处理。

一项综述了3个随机对照试验(randomized controlled trial, RCT)研究的Cochrane系统评价,发现子宫内膜异位症患者在体外受精(IVF)或卵胞质内单精子注射(ICSI)之前使用3~6个月的促性腺激素释放激素激动剂(GnRH-a)治疗能够明显增加临床妊娠率。其他研究也证实子宫内膜异位症患者在IVF之前予以

GnRH-a 超长治疗能够显著提高妊娠率,其机制主要是改善子宫内膜容受性。与 GnRH-a 超长治疗一样,Ziegler 等的研究显示辅助生殖助孕(ART)之前 6~8 周的口服避孕药也能够提高 ART 妊娠率。但是,另一项 2010 年的 Cochrane 综述得出的结论是 ART 之前的 GnRH-a 不能显著影响子宫内膜异位症患者的 ART 临床妊娠率,但是可以提高卵巢反应性、增加成熟卵母细胞数。2019 年,荷兰学者再次注册了一项临床非劣效性随机对照研究,以观察在中到重度子宫内膜异位症患者进入 IVF/ICSI 周期治疗前长期口服 COCs 与使用 GnRH-a 长降调方案对临床结局的影响。

四、注意事项

反复复发的卵巢内膜样囊肿,且患者已有 1 次或多次手术剥离卵巢囊肿的病史,进入 IVF 周期前,GnRH-a 预处理过程中进行囊肿穿刺抽吸,比再次进行腹腔镜手术治疗,会有更好的获卵数,但在优质胚胎形成率和临床妊娠率方面无差别,因此不建议二次卵巢子宫内膜异位症手术。

对于卵巢低储备功能减退的子宫腺肌病患者,可以考虑使用微刺激、温和刺激甚至是自然周期方案,通过一定时间的治疗,先积攒一定数量的卵子和可移植胚胎,再使用超长 GnRH-a 方案降调节,利用人工周期促进内膜生长,进行冻胚解冻移植。

五、助孕结局的影响因素

轻度或中度子宫内膜异位症患者至少有一侧输卵管通畅时,可考虑做 COH-IUI,单周期妊娠率约为 10%~15%。如 3~4 个周期不成功,应调整辅助生殖技术治疗方式。子宫内膜异位症合并不孕患者行 IVF-ET 治疗中,由于子宫内膜异位症患者卵细胞凋亡小体的增加导致质量下降,盆腔局部炎性因子、迁移因子等分泌异常,抑制精子的顶体反应及穿透卵膜的能力,降低 IVF 的受精率,胚胎发育潜能差,可能直接导致 IVF 妊娠率和活产率降低。而且,子宫内膜异位症患者子宫内膜局部存在的生化学和超微结构的异常也会导致内膜容受性下降,影响胚胎植入。因此有报道认为以子宫内膜异位症为 IVF 主要指征时,随着子宫内膜异位症分期的增高,药物用量增加,获卵个数减少,临床结局可能差于输卵管性因素和男性因素患者,但目前缺少较好的 RCT 和循证医学证据。建议在进入周期前予以 GnRH-a 预处理 3~6 个月,有助于提高 IVF-ET 妊娠率。复发者 IVF-ET 的妊娠率是再次手术后妊娠率的 2 倍(分别为 40% 和 20%)。

(马黔红)

第三节　多囊卵巢综合征

多囊卵巢综合征(PCOS)是育龄期女性常见的内分泌疾病之一,在育龄妇女中的患病率为 5%~10%。患者临床常表现为月经稀发或闭经、不孕、高雄激素血症及卵巢多囊样改变等。因其具有高度的临床异质性和复杂的病因机制,一直以来对其诊断和治疗存在争议。

一、病因

PCOS 引起不孕的原因有以下几方面:

1. 促性腺激素的异常分泌影响卵泡发育,导致卵泡成熟障碍。

2. 卵巢局部雄激素水平过高,抑制卵泡发育。

3. 伴有糖代谢异常的患者,高胰岛素血症加重高雄激素对卵泡的作用。

二、诊断

根据 2018 年中华医学会妇产科学分会内分泌学组及指南专家组制定的《多囊卵巢综合征中国诊疗指南》,对育龄期和围绝经期采用以下诊断名称。

1. **疑似 PCOS**　月经稀发或闭经或不规则子宫出血是诊断的必需条件。另外再符合下列 2 项中的 1 项:①高雄激素临床表现或高雄激素血症;②超声下表现为 PCOM。

2. 确诊PCOS　具备上述疑似PCOS诊断条件后还必须逐一排除其他可能引起高雄激素的疾病和引起排卵异常的疾病才能确定PCOS的诊断。需要进行排除的疾病包括：①其他引起雄激素水平升高的病因，包括非经典先天性肾上腺皮质增生症、Cushing综合征、分泌雄激素的肿瘤等；②其他引起排卵功能障碍的疾病，如高催乳素血症，早发性卵巢功能不全（POI）和功能性下丘脑性闭经，以及甲状腺功能异常等。

三、助孕方式的选择及预处理、注意事项

对PCOS所致不孕症的治疗原则是尽可能采用简单的方法来获得妊娠，是一个由简单到复杂、循序渐进的过程。在治疗前，需对男女双方进行系统地检查，以排除男方因素以及女性其他因素引起的不孕（输卵管因素、子宫腔粘连、子宫内膜异位症、盆腔粘连等因素）。如无这些因素的存在，首先建议肥胖的PCOS患者改变生活方式，控制体重。控制体重不仅有助于患者恢复规律的月经周期和排卵，而且对后续的诱发排卵治疗也有一定的帮助。

确诊为PCOS的患者，在进行助孕治疗之前，预处理一般分为几方面。

1. 基础治疗　主要为生活方式调整（加强锻炼、饮食控制）。通过低热饮食和耗能锻炼，体重下降5%以上，就能改变或减轻月经紊乱、多毛、痤疮等症状，并有利于不孕的治疗。

2. 高雄激素血症的治疗　各种短效口服避孕药（combined oral contraceptives，COC）是治疗青春期和育龄期PCOS患者高雄激素血症的首选治疗药物。治疗痤疮，一般用药3~6个月可见效；如为治疗性毛过多，服药至少需要6个月才显效，这是由于体毛的生长有固有的周期；停药后可能复发。如COC治疗效果不佳、有COC禁忌不能耐受COC的患者，可以使用螺内酯作为替代治疗方法。每日剂量50~200mg，推荐剂量为100mg/d，至少使用6个月才见效。但在大剂量使用时，需注意高钾血症，建议定期复查血钾。育龄期患者在服药期间建议采取避孕措施。

3. 胰岛素抵抗的治疗 如患者有胰岛素抵抗,首选二甲双胍,可以增强周围组织对葡萄糖的摄入、减少餐后胰岛素分泌,改善胰岛素抵抗,增加卵泡对促排卵药物的敏感性。双胍类药物治疗效果不佳时,可联合吡格列酮类药物使用,用药期间避孕。

四、助孕方式的选择

如果患者有生育要求,经过上述的预处理,仍然不能受孕,可以尝试使用诱导排卵药物等进行循序渐进的治疗。基本流程见图 1-6-1。

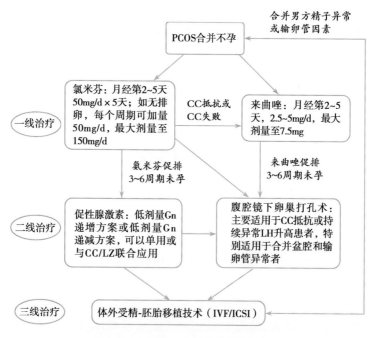

图 1-6-1 PCOS 合并不孕的治疗流程

(一) 一线诱导排卵药物

1. 氯米芬(CC) 近 40 年来,氯米芬一直是 PCOS 诱发排卵的传统一线药物。它是一种雌激素类似物,具有弱的雌激素活性,可在下丘脑水平与内源性雌二醇竞争性结合雌激素受体,解除了雌二醇对 H-P 的负反馈作用,刺激下丘脑促性腺激素释放激素(GnRH)和垂体促性腺激素(Gn)的释放,间接增加 FSH 和 LH 的分泌,促使卵泡生长发育。CC 诱发排卵方案:自月经周期或黄体酮撤退性出血第 2~5 天开始使用,首次剂量为 50mg/d,连服 5 天。可以在超声下监测排卵。如卵巢刺激过大可减量至 25mg/d;如果没有排卵,可在下次月经周期可加量,每个周期增加 50mg/d,最大剂量可达每天 150mg。如果在第 3 个周期剂量使用到 150mg/d 仍无排卵,称为氯米芬抵抗(clomiphene citrate resistance,CCR)。CC 诱发可以用到 12 个周期。但患者妊娠通常发生在 3~6 个月,55%~73% 的无排卵患者用 CC 后获得妊娠,CC6 个周期累积妊娠率为 61.2%,CC>6 个周期累积妊娠率为 67.3%,不推荐超过 6 个周期的诱导排卵。如果用药 6 个周期均有正常排卵而未能受孕者,称为氯米芬治疗失败(clomiphene citrate failure,CCF)。

2. **芳香化酶抑制剂**　来曲唑(LE)是一种第三代芳香化酶抑制剂,可以通过抑制卵巢内芳香化酶活性来阻止 E_2 的产生,从而解除 E_2 对 H-P 轴的负反馈作用,增加 FSH 分泌,进而刺激卵泡生长发育。正常情况下本该转化为雌激素的雄激素聚集在卵巢内,卵巢内局部雄激素水平增高可以促进胰岛素样生长因子(IGF-I)的分泌,IGF-I 会与 FSH 产生协同作用,增加卵泡对 FSH 的敏感性,促进卵泡生长发育。LE 诱发排卵方案与 CC 相似:自月经周期第 2~5 天开始使用,剂量为 2.5~5mg/d,最大剂量至 7.5mg,连服 5 天。可以配合超声下监测排卵,并指导患者同房。与 CC 相比,LE 对子宫内膜的影响小。最近一篇系统回顾和荟萃分析的结果显示在 WHOII 型无排卵患者促排卵中,LE 和氯米芬与二甲双胍合用在促排率和妊娠率上优于单用氯米芬;与单用氯米芬相比,LE 可以明显提高患者的活产率。但值得注意的是,芳香化酶抑制剂仍然是一类超适应证的诱导排卵药物,仍然需要更多的证据来论证其诱导排卵治疗的有效性和安全性。2018 年美国内分泌协会关于 PCOS 的指南中,提出 LE 可以作为一线促排卵药。

(二)二线治疗

1. 促性腺激素诱导排卵　当 PCOS 患者经过上述 CC 或 LE 诱导排卵治疗 3 个周期均无排卵,或虽有排卵但 6 个周期均未孕,可考虑进行下一步治疗。如患者不存在其他不孕因素,且不愿进行手术治疗,可选择 Gn 单用或与 CC/LE 联合应用进行诱导排卵治疗。目前使用 Gn 诱导排卵的目的是尽量使 PCOS 患者形成单卵泡生长发育,单胎妊娠,尽可能地减少卵巢过度刺激和多胎妊娠的发生。

目前单用 Gn 促排卵,常用"递增"或"递减"方案。"低剂量促性腺激素递增方案"基于逐渐增加卵泡刺激素(FSH)水平直至达到卵泡发育的阈值,选择出对促性腺激素最为敏感的卵泡,再以维持剂量使之生长发育直至成熟。"低剂量促性腺激素递减方案"中常以较高剂量启动一批达到阈值的卵泡生长,然后通过减低剂量只让最敏感的卵泡继续生长和发育。有报道称 2 种方案在诱导卵泡发育的成功率上没有区别,但递增方案较递减方案单卵泡发生率高,且递减方案的 OHSS 发生率和多卵泡排卵率明显高于递增方案,因此剂量递减方案诱导排卵对 PCOS 不合适。关于 PCOS 性不孕治疗共识的希腊会议建议的起始剂量为 37.5~50.0u/d,第 1 个周期的起始剂量至少持续 14 天后再增加剂量,增加的剂量不超过起始剂量的 50%。应重视应用促性腺激素对 PCOS 性排卵功能障碍者诱导排卵易导致多胎率的升高,或因多卵泡发育取消周期、发生卵巢过度刺激综合征(OHSS)等现象,强调超声监测卵泡发育和测定血雌激素水平的重要性,为避免多胎妊娠和 OHSS 的发生需要适时取消周期。

2. 腹腔镜下卵巢打孔术(laparoscopic ovarian drilling, LOD)　LOD 的主要适用人群为表现克罗米芬抵抗的排卵功能障碍或持续黄体生成素(LH)升高的 PCOS 不孕患者。荟萃分析显示,LOD 术后 6~12 个月内的排卵率和活产率与 3~6 个周期的促性腺激素诱导排卵治疗相当,但多胎率显著低于促性腺激素的诱导排卵治疗,且 LOD 术后的恢复排卵多为单卵泡发育,尤其适合无法定期超声检查监测卵泡发育的患者。手术中必须注意对卵巢功能的保护,避免过度打孔造成的卵巢功能破坏甚至卵巢功能早衰。

(三)三线治疗——IVF-ET

对于 CC 或 LE 诱发排卵、促性腺激素促排卵以及手术治疗效果不佳的 PCOS 患者,或者 PCOS 合并其他因素(如双侧输卵管病变、男性精液异常等)的患者,IVF-ET 是非常有效的治疗方法。PCOS 患者 IVF 治疗的临床妊娠率与非 PCOS 患者相似,提示 PCOS 本身对 IVF 治疗结局并无不良影响,但年龄和体重指数是重要的影响因素,年轻、体重指数较低的 PCOS 患者 IVF 治疗的妊娠率较高,同时也再次说明生活方式调整和减重对于 PCOS 性不孕治疗的重要性。由于 PCOS 患者多个卵泡的促性腺激素阈值很接近,在常规刺激下容易发生 OHSS,目前认为二甲双胍可降低 IVF 过程中 OHSS 的发生率和周期取消率。促性腺激素释放素(GnRH)激动剂和拮抗剂治疗方案在临床妊娠率和流产率上差异无统计学意义,但拮抗剂方案可明显减少 OHSS 的发生率,特别是在使用 GnRH 激动剂进行扳机时。另外,为了避免 OHSS 的发生,人未成熟卵体外成熟培养(in vitro maturation,IVM)也有应用于 PCOS 的助孕治疗,由于对 PCOS 患者的 COS 方案的改进,微刺激或温和方案以及拮抗剂方案的临床应用已较成熟,目前 IVM 已很少应用。

五、助孕结局的评估

1. 应用克罗米芬可达到 73% 的诱导排卵率和 36% 的临床妊娠率。

2. 二甲双胍可以提高 PCOS 的排卵率,恢复率约 22%,被认为与控制饮食和加强锻炼等生活方式的改变纠正代谢异常后所达到的排卵恢复率相当。CC 联用二甲双胍较单用 CC,排卵率也能增加 4~9 倍。

3. PCOS 不孕患者 Gn 进行诱导排卵治疗,3 个周期的累积临床妊娠率和活产率可达 52.1% 和 47.9%,高于克罗米芬的 41.2% 和 36.9%,仅有 3.4% 的多胎率和 6.6% 的患者因为卵巢过度刺激的风险取消周期,结果认为对于 PCOS 不孕的排卵功能障碍的患者应用低剂量促性腺激素递增方案诱导排卵优于克罗米芬。"递增"方案较"递减"方案更为安全,且更易致单卵泡发育。

4. PCOS 合并不孕的患者经过第一、二线的正规治疗,可以解决 75%~80% 单纯因为 PCOS 引起的不孕患者的生育问题,但在一、二线治疗过程中,获得妊娠的时间较长。

(马黔红)

第四节 卵巢低反应

卵巢低反应(poor ovarian response,POR)是卵巢对促性腺激素(Gn)刺激反应不良的病理状态,主要表现为卵巢刺激周期发育的卵泡少、血雌激素峰值低、Gn 用量多、周期取消率高、获卵数少和临床妊娠率低。1983 年由 Garcia 首次报道,文献报道在卵巢刺激周期中发生率为 9%~24% 不等。

一、导致 POR 的危险因素

1. **年龄** 随着年龄增长,卵巢池内卵泡数量下降,继而卵巢对 FSH 刺激的反应下降。英国学者对首次进行 IVF 治疗的 3 825 名妇女周期中发生的 POR(获卵数≤3 或卵巢反应差)与年龄进行分析,发现 POR 的发生随着年龄增加而增加,年龄超过 40 岁的妇女 POR 发生率超过 50%。因此,年龄超过 40 岁被认为是 POR 最重要的一个相关危险因素。

2. **其他危险因素** 影响卵巢储备和对卵巢刺激反应的因素还包括遗传或获得性疾病,如染色体的数量和结构异常、基因突变(如 Turner 综合征等);既往盆腔炎、子宫内膜异位症、卵巢囊肿手术史、放化疗(特别是烷基化的化疗药)史等。体重指数、既往促排卵用药(方案、剂量)不当、环境因素等也可能会导致 POR。另外,还有部分患者为未预期的 POR,原因不明。

二、诊断

2011 年 ESHRE 和美国生殖医学学会(ASRM)讨论并制定

了有关 POR 的诊断共识,又称博洛尼亚共识。POR 博洛尼亚共识的具体内容包括:①高龄(≥40 岁)或存在卵巢反应不良的其他危险因素;②前次 IVF 周期 POR,常规方案获卵数≤3 个;③卵巢储备功能减退(AFC5~7 个或 AMH0.5~1.1g/L)。如果年龄 <40 岁或卵巢储备功能检测正常,患者连续 2 个周期应用最大化的卵巢刺激方案仍出现 POR 也可诊断;至少满足以上 3 条中的 2 条即可诊断为 POR。另外,卵巢储备功能低下也与 POR 有一定关系,其中对预测 ORT 有意义的指标如 bFSH、AFC、INHB、AMH、卵巢体积、卵巢刺激试验。

三、助孕方式的选择及预处理

(一) POR 的预处理方法

目前常用的预处理药物有生长激素(growth hormone,GH)类药物、雄激素、芳香化酶抑制剂、雌激素、避孕药、乙酰胆碱酯酶抑制剂和抗氧化药物等。

1. GH GH 作为旁分泌激素在卵巢甾体激素合成和卵泡发育中起重要作用。在 POR 患者中添加 GH 协同 Gn 可增加颗粒细胞上的 LH 受体水平和刺激卵巢芳香化酶的活性,从而改善卵巢对 Gn 的反应性,促进 POR 患者卵泡的募集,并且增加子宫内膜容受性,有利于胚胎着床。近期 Meta 分析的结论认为可以改善早期临床指标(包括减少 Gn 刺激时间,提高卵子质量),但并不能增加活产率。因此最终是否能有效地改善 POR 的各项实验室和临床指标目前仍有争议,因此仍需 RCT 大样本研究进一步证实 GH 的有效性。目前推荐的使用方法有 POR 患者长方案、micro-dose flare up(MDF)方案中从前一月经周期第 21 日开始应用 GH 4~24IU/d,直至 hCG 注射日,可以提高临床妊娠率和活产率。也有在 Gn 启动前的 1~2 个月隔日应用 4~24IU/d,启动后改为 1~5IU/d,5~7 天后停药,可能有助于改善子宫内膜,提高临床妊娠率和活产率。

2. **雄激素类物质** 雄激素在卵泡微环境的适量积聚可促进颗粒细胞的增殖,增加窦前和窦卵泡数量,刺激早期卵泡的生长。在 POR 患者中增加卵泡微环境雄激素浓度的治疗可能增加 IVF 患者卵巢刺激的卵泡数和成熟度。这些治疗包括 DHEA、促排周期之前经皮给药睾酮、添加芳香化酶抑制剂、添加 LH、添加 hCG 等。近年来较多荟萃分析证实 DHEA 还可改善 POR 者 ART 过程中卵巢的反应性，改善胚胎质量，降低流产率，增加妊娠率。虽然国际上 DHEA 在 POR 患者中应用较广泛，但在使用过程中仍然需要 RCT 证据证实 DHEA 的暴露对于子代的影响，但使用时间和使用剂等量目前仍无大样本数据予以支撑。

3. 来曲唑（LE）　LE 能抑制颗粒细胞芳香化酶的活性，增加卵巢内雄激素水平，促进颗粒细胞 FSH 受体的表达，改善卵巢对 FSH 的反应性。LE 已经广泛应用于多囊卵巢综合征（PCOS）患者、肿瘤患者以及高龄患者的促排卵治疗。

4. 雌激素　在前一周期黄体期应用雌激素可以抑制过早升高的上升型 FSH，抑制黄体期过早募集卵泡，促使卵泡同步生长；同时外源性雌激素治疗抑制循环 FSH，上调颗粒细胞 FSH 受体，增加颗粒细胞对 FSH 的敏感性。LH 峰后 10 天或者前一周期第 21 日开始口服戊酸雌二醇 2mg，b.i.d.，直至月经第 3 日或者直至 hCG 注射日，雌激素预处理能降低 POR 患者抑制剂方案的周期取消率，并能获取更多的卵子，高质量胚胎数、妊娠率有升高趋势，但差异无统计学意义，提示黄体期雌激素预处理能提高 POR 患者 Gn 对卵巢的反应性。

5. 口服避孕药　口服避孕药（combined oralcontraceptive，COC）用于 POR 的预处理，目前有争议。虽然 COC 通过对 H-P-O 轴的抑制作用可以改善早期卵泡发育的同步性。但是采用抑制剂方案使用 COC 预处理的 POR 患者卵巢反应性优于未使用 COC 者，但 COC 预处理不能提高妊娠率。

6. 中医中药治疗　中药治疗辨证施治，以补肾健脾为主。在进入 IVF 周期前，针灸加精确穴位电刺激可提高窦卵泡计数，可显著提高实验室结局。

（二）助孕方案的选择

在 IVF 过程中，POR 患者最关键的指标就是获得尽量多的高质量卵子,因此在 COS 方案中不同方案和 Gn 剂量的增加可能有助于增加获卵数。

1. COS 方案的改变 在选择中可以考虑使用促性腺激素释放激素激动剂(GnRH-a)短方案、拮抗剂方案、微刺激以及自然周期等非传统方案。近年来,在 POR 患者中使用黄体期促排也取得了一定的疗效。不同的方案有不同的适用范围,主要取决于患者的卵巢储备和对药物的敏感性,以及过去促排的情况。

(1) 促性腺激素释放激素拮抗剂(GnRH-ant)方案:GnRH-ant 不仅能直接有效地抑制早发 LH 峰,而且在卵泡发育的中、晚期开始使用,避免了早卵泡期卵泡募集阶段内源性 FSH 和 LH 的显著抑制,使卵泡发育的早期更接近于自然。Meta 分析显示 GnRH-ant 方案和 GnRH-a 方案对 POR 患者的 IVF 结局差异无统计学意义,但是 GnRH-ant 方案减少了 Gn 用量,缩短了 Gn 使用时间。

(2) GnRH-a 短方案:在早卵泡期与 Gn 一起使用 GnRH-a,不仅能够有效地抑制内源性 LH 分泌,而且可以起一过性升高作用,使早卵泡期 FSH 分泌剧增,启动卵泡募集,有利于内源性 Gn 的释放,减少 Gn 的用量,增加获卵数。但大量资料显示,短方案的临床结局并不优于长方案和拮抗剂方案。

(3) 微刺激或温和刺激方案:采用克罗米芬(CC)50~100mg[或来曲唑(LE)2.5~5.0mg],加或不加 Gn(一般不超过 150IU),加或不加拮抗剂或后期用低剂量(CC 25mg)抑制 LH 峰,GnRH-a 或 hCG 扳机。

(4) 自然周期适用于:①因病(激素相关性恶性肿瘤,如乳腺癌、卵巢恶性肿瘤等)不能进行卵巢刺激;②至少 2 个刺激周期胚胎质量差;③女方年龄 >40 岁;④自愿选择自然周期;⑤bFSH 为 15~25IU/L,甚至更高;⑥ AFC 为 1~2 个。获得胚胎后,根据患者情况决定是否移植或冻存胚胎。

(5) 黄体期促排或高孕激素状态下卵巢刺激(progestin-primed ovarian stimulation,PPOS)是近年开始尝试的全新方案。该方案的理论依据在于高孕激素可以有效地抑制 LH 峰值,同时 1 个月经周期内多个卵泡波发生。可以在 POR 患者中使用的方法是在卵泡自然排卵、体内孕酮水平上升后,开始使用 hMG 进行促排卵,募集黄体期新一轮的卵泡波(内源性 PPOS),或者从月经第 3 日起联合使用醋酸甲羟孕酮(medroxyprogesterone acetate,MPA)和 hMG 促排卵,促排卵过程中根据卵泡的发育情况和激素水平调整药物用量(外源性 PPOS)。在卵泡生长至合适大小后注射短效促性腺激素释放激素激动剂(GnRH-a)0.1mg 或者联合使用绒毛膜促性腺激素(hCG)1 000IU 诱发排卵,34~36 小时后取卵。它适用于其他促排卵方法无法取得有效胚胎者,获得胚胎后需冻存所有胚胎,不能进行新鲜胚胎移植。PPOS 方案对 POR 患者费用更低,经济便利。但从该方案获得妊娠或出生的婴儿仍然需要长期随访以验证其远期安全性。

2. Gn 剂量的改变 POR 患者卵巢储备功能减退并且对 Gn 的反应性下降,增加 Gn 剂量从标准的 150~300IU/d 提高到 450~600IU/d,以此来提高卵巢的反应、增加获卵数,这也是目前针对 POR 患者普遍使用的治疗方案。也有研究显示对于 AFC<5 枚的患者,Gn 使用剂量从 150IU 增加到 300IU 并未提高平均获卵数和继续妊娠率。另外,在晚卵泡期添加 LH 可以改善卵子成熟度和受精率,从而提高可利用胚胎率。

四、注意事项

由于 POR 的发生与年龄高度相关,因此对于 35 岁以上确定为不孕症的妇女,在明确患者卵巢储备功能后,如果符合卵巢低反应的诊断,应该进行积极的医疗干涉。

五、助孕结局的评估

POR 患者行 IVF 治疗后的妊娠结局,在 COS 方案的选择上,国内外文献报道中多数倾向于无论微刺激方案、拮抗剂方案还是激动剂方案,对于最后的妊娠结局无明显改善。Oudendijk 等发表的系统评价中指出,均明显低于正常反应者(14.8%vs.34.5%);年龄较大的 POR 患者与年轻 POR 患者相比,妊娠率明显降低,分别是 1.5%~12.7% 和 13.0%~35%;随着获卵数量的减少,妊娠率明显下降,获卵 1 枚时为 0~7%,获卵 4 枚时为 11.5%~18.6%;如果 POR 患者为非预期 POR 发生者,且获卵≥2 枚,则再次 IVF 时会有较好的临床结局。

(马黔红)

第五节　盆腔或子宫内膜结核

一、病因

由结核分枝杆菌感染生殖道,引起的炎症叫生殖器结核,又称结核性盆腔炎。其传播途径主要为血性传播,其次为周围组织直接蔓延、淋巴传播和更为罕见的性交传播等。按照结核菌的位置,可以分为输卵管结核、子宫内膜结核、卵巢结核、宫颈结核和盆腔腹膜结核。结核分枝杆菌感染输卵管后,对于输卵管管壁的影响常常累及管壁全层,甚至会破入到管腔内,失去正常的生理蠕动功能,引起不孕。

二、诊断

多数患者缺乏结核典型症状,阳性体征不多。既往患者有结核病史或结核接触史时,均应考虑有生殖器结核的可能,可采用以下辅助检查协助诊断。

1. **子宫内膜病理活检**　进行诊刮术,病理检查发现典型的结核肉芽肿性炎,诊断即可成立。

2. **X 线检查**　盆腔 X 线摄片可以发现孤立钙化灶。行子宫输卵管造影时可以发现子宫腔不同形态和不同程度的狭窄或变形,输卵管可能有典型的串珠样影像。

3. **腔镜检查**　腹腔镜能直观地观察到子宫、输卵管浆膜面有无粟粒结节,并可以对可疑病灶进行活检。腹腔镜加宫腔镜也可以直观发现子宫内膜病变。

4. **结核菌素试验或体外 γ 干扰素释放试验**(interferon gamma

release assay,IGRA） PPD 试验虽然阳性率较高(74.4%),但考虑到人群中卡介苗的普遍接种,因此并无特异性;PPD 强阳性尚有提示诊断的作用,但不能明确病灶部位。IGRA 是利用机体感染结核分枝杆菌后会产生特异效应的 T 淋巴细胞,致敏 T 淋巴细胞经结核分枝杆菌特异性抗原刺激激活后可释放 γ 干扰素,特异性抗原蛋白与全血淋巴细胞共培养,通过检测 γ 干扰素水平,计算相应 T 淋巴细胞得到机体感染结核分枝杆菌后的免疫应答状态,辅助结核病的诊断。目前在肺结核的诊断中阳性预测值与 PPD 试验接近,但阴性预测值高于 PPD。

三、助孕方式的选择及预处理

由于盆腔输卵管结核经正规抗痨治疗后的妊娠率不高,报道为 19.2%~38.2%,活产率仅为 7.2%;曾有医生尝试对生殖器结核的患者进行输卵管整形术,术后无 1 例成功妊娠,反而增加了异位妊娠的概率;而盆腔结核患者的 IVF 结局临床妊娠率可以达到 16%~40%。因此对有生育要求者,可以尽早考虑做 IVF。IVF 中的方案选择应根据患者年龄、卵巢储备情况、男方因素决定最终的卵巢刺激方案和受精方式。

对于经病理学检查证实为子宫内膜结核的患者,结核分枝杆菌侵犯子宫内膜后,严重时可造成内膜瘢痕形成,引起子宫腔粘连,影响胚胎着床,在 IVF 治疗的临床妊娠率进一步下降。

四、预处理及注意事项

2018 年 WHO 出台的结核病诊疗指南指出,肺外结核的治疗仍然以化学治疗为主,药物的选择、用法、疗效参考肺结核病,同时可辅以免疫治疗、营养治疗甚至手术治疗。对于结核病灶已处于静止期者,可以考虑直接进行不孕症相关治疗。

盆腔结核可表现为盆腔包块、腹水、血 CA125 的明显升高,需要与卵巢癌相鉴别。盆腔结核也可表现为不育、盆腔痛、痛经、盆腔包块、直肠窝结节以及血 CA125 轻度升高,则需要与子宫内膜异位症相鉴别。

五、助孕结局的评估

子宫内膜结核引起的子宫腔损害一般都是不可逆的,内膜生长不良,导致胚胎着床率明显低于其他子宫腔因素患者,因此在反复 IVF 失败后,应充分告知患者未来的助孕结局。

（马黔红）

第六节　生殖器官发育异常

女性生殖器畸形包括外阴、阴道、子宫和输卵管发育异常,主要的生殖管道畸形分为不对称性生殖器畸形和对称性生殖器畸形 2 类。

一、病因

生殖器官发育异常主要是胚胎阶段的中胚层发育异常,导致女性生殖器官在形成、分化过程中,受到某种内源性或外源性因素的影响,原始性腺的分化、发育、内生殖器始基的融合、管道腔化和发育以及外生殖器的演变发生改变,导致各种女性内外生殖器官畸形发生。

二、诊断

1. 临床症状　根据患者有闭经、生殖器官梗阻症状、不良妊娠结局、性交困难、泌尿系统发育异常等可以进行初步判断。

2. 结合妇科检查和影像学检查、子宫输卵管造影、实验室检查、内镜检查等,基本能够明确诊断。

三、分类

按照 1998 年美国生育协会（American fertility society, AFS）分类,将生殖器官畸形分为 3 类。具体分类如表 1-6-2 所示。

表 1-6-2　女性生殖器官畸形分类（AFS 1998）

畸形总称	分类	亚类
子宫颈畸形	子宫颈未发育	
	子宫颈完全闭锁	
	子宫颈管狭窄	
	子宫颈角度异常	
	先天性子宫颈延长症伴子宫颈管狭窄	
	双子宫颈等子宫颈发育异常	
阴道畸形	副中肾管发育不良（MAKH综合征）	阴道闭锁Ⅱ型
	泌尿生殖窦发育不良	阴道闭锁Ⅰ型
	副中肾管垂直融合异常	完全性阴道横隔
		不完全性阴道横隔
	副中肾管侧面融合异常	完全性阴道纵隔
		不完全性阴道纵隔
	副中肾管垂直-侧面融合异常	阴道斜隔
外生殖器畸形	处女膜闭锁（无孔处女膜）	
	外生殖器男性化	

其中子宫发育畸形是女性生殖系统畸形中最为常见的疾病，发病率为 3%~4%，是导致不孕的重要原因之一，同时导致受孕后妊娠和产科并发症也比较多。子宫畸形的不同分型与临床症状、治疗方法以及妊娠的结局有着直接的关系。因此及时诊断子宫畸形并准确分型对临床的诊断和治疗都具有重要的指导意义。本文仅介绍先天性子宫畸形。

四、先天性子宫畸形

通常是由先天性米勒管发育异常所致，1988 年美国生育协会（American Fertility SocietyAFS）将子宫畸形分为 7 类：子宫发育不全（Ⅰ）、单角子宫（Ⅱ）、双子宫（Ⅲ）、双角子宫（Ⅳ）、纵隔子宫（Ⅴ）、弓形子宫（Ⅵ）和己烯雌酚相关子宫畸形（Ⅶ）。由于诊断标准不统一、研究人群选择的差异以及采取的诊断技术不同,报道的先天性子宫畸形发生率在 0.06%~38% 之间。

2013 年 6 月,欧洲人类生殖与胚胎学学会和欧洲妇科内镜协会(ESHRE/ESGE)以女性子宫异常为基础,针对子宫颈和阴道异常并存的情况,根据异常程度及临床意义,从轻到重再次对女性生殖道先天性异常进行亚类分型(表 1-6-3)。

表 1-6-3 ESHRE/ESGE 子宫发育异常分类(1988)

分类		描述
U0	正常子宫	
U1	异常形态子宫	
	a	T 型
	b	幼稚子宫
	c	其他类型
U2	纵隔子宫	
	a	部分型
	b	完全型
U3	双子宫	
	a	部分型
	b	完全型
	c	有纵隔的双子宫
U4	单角子宫	
	a	有残迹子宫腔(残角残迹子宫腔与子宫腔连通或不连通)
	b	无残迹子宫腔(残角子宫无子宫腔或无残角)
U5	发育不良的子宫	
	a	有残迹子宫腔(双侧或单侧残角)
	b	无残迹子宫腔(双侧或单侧子宫残迹或发育不良的子宫)
	U6	未分型

（一）诊断 先天性子宫畸形主要依靠影像学诊断。

1. **输卵管子宫造影**（hysterosalpingography，HSG） 是临床常用的传统检查方法之一。通过造影剂显影，可以显示子宫腔形态，直观判断子宫畸形的类型，同时还可以判断输卵管的通畅度。但 HSG 仅能显示子宫腔内情况，不能提供关于子宫外部轮廓的确切信息，因此不能很好地区分子宫畸形的类型。Soares 等的研究中发现 HSG 在诊断先天性子宫异常中的敏感性为 44.4%。

2. **超声** 经阴道三维超声（3D-TVS）和四维超声（4D-TVS）是目前临床上作为首选的诊断子宫畸形的非侵入性诊断方法，有文献报道，经阴道超声检查诊断子宫发育异常的准确性为 85%~92%。

3. **磁共振**（MRI） 在诊断先天性子宫畸形中的作用目前尚有争议。由于 MRI 具有多参数、多方位的成像特点，组织分辨率高，软组织对比度好，能清楚显示不同子宫畸形的子宫腔结构及子宫底外观形态，非常适合于先天性子宫畸形的分型诊断。尤其是对于子宫腔夹角为 90°~120° 者或者单角子宫的病例。有文献报道，以宫腔镜和/或腹腔镜检查结果为金标准，MRI 诊断子宫畸形的准确性为 97.1%。

4. **腔镜** 宫腔镜对子宫内部情况观察比较直观，能够观察子宫腔的内部解剖学变异，具有其他检查方法没有的优势，但不能提供子宫浆膜层的情况。腹腔镜检查则相反，仅能观察到子宫外形，而无法显示子宫腔形态。且均为侵入性检查，可以在有不孕症或习惯性流产病史的患者中进行，不适合用作先天性子宫畸形的筛查。

（二）助孕方式的选择

尽管在不孕人群中，子宫畸形的发病率明显高于正常子宫者，而且在不明原因不孕患者中概率高于一般人群。但也有学者认为，子宫畸形本身可能并非是不孕症的直接原因，因此，其 ART 的适应证应与正常子宫腔者类似。但对于单角子宫，应高度重视子宫角存在一侧的卵巢排卵状态。

(三) 注意事项及预处理

在不明原因不孕的患者中,子宫畸形的发生率明显增高,因此在不明原因不孕的患者中,应该在排除其他不孕因素后仔细检查是否存在子宫畸形。

目前子宫畸形的手术治疗主要有:子宫纵隔切除术,子宫成形术,残角子宫切除术等。但是对于 ART 前是否处理子宫畸形目前尚有争议,有学者认为子宫畸形合并反复流产等并发症的患者行子宫整形术有助于改善 ART 治疗结局,但另有学者认为子宫纵隔切除术可能会增加子宫腔粘连的风险。子宫成形术创伤大,手术复杂,术后恢复时间长且并发症多,且妊娠期子宫破裂风险增加,因此该手术不建议在妊娠前进行。

双子宫和双角子宫患者在 ART 前需要对优势子宫腔的容积进行充分评估,对既往有反复流产、胎膜早破等病史,且优势子宫腔容积较小的患者应考虑做子宫整形术。在助孕过程中要限制移植胚胎数量,必要时进行单胚胎移植,以人为降低多胎导致的早产率。

单角子宫和双子宫目前尚无合适的手术方式。残角子宫患者明确诊断为交通性残角者,需先行残角子宫切除术。鞍状子宫患者妊娠率和妊娠结局与正常子宫相似,目前认为无须手术治疗。

(四) 助孕结局的评估

不同的畸形对妊娠的影响不同,CC>6 个周期的累积妊娠率为 67.3%。对于子宫畸形合并不孕患者行 IVF/ICSI-ET 助孕是否影响着床,目前尚有争议。有学者认为,子宫畸形患者行 IVF/ICSI-ET 助孕后着床率、妊娠率与正常子宫不孕患者相似。也有学者认为,子宫畸形患者行 IVF 或 ICSI 的临床妊娠率和种植率低于普通不孕患者。但在自然流产率方面,子宫畸形患者更易发生早期自然流产,与子宫腔形态异常,妊娠后压力不均等有关。足月产率在单角子宫、纵隔子宫患者中呈现降低趋势,而双角子宫和双子宫组改变不明显。

(马黔红)

第七节 下丘脑-垂体和卵巢性闭经

一、病因

下丘脑闭经的主要原因有精神应激、神经性厌食导致体重明显下降、长期剧烈运动、药物导致和器质性闭经（颅咽管瘤、化疗、外伤等），也可以由于某些基因缺陷导致 GnRH 分泌缺陷；垂体性闭经的主要原因有垂体坏死（Sheehan syndrome）、垂体肿瘤和空蝶鞍综合征。下丘脑-垂体闭经可统称为中枢性闭经。由于卵巢的上级单位不能及时有效地将刺激卵泡发育的激素下传，导致卵巢缺少刺激，不能形成成熟卵泡导致不孕。

卵巢性闭经的主要病因有卵巢功能早衰（POF，先天或后天因素）、卵巢功能性肿瘤、卵巢抵抗综合征和多囊卵巢综合征等。不孕的原因在于卵巢不能有效地接受来自垂体促性腺激素的刺激，不能生成成熟卵泡。

二、诊断

根据原发性闭经和继发性闭经的定义，结合患者不孕的时限、病史体检结果进行确诊，诊断流程见图 1-6-2 和图 1-6-3。

三、助孕方式的选择及预处理

（一）预处理

1. 病因治疗　部分患者去除病因后可恢复月经，如神经性厌食症或过度节食患者加强营养、调整饮食后、运动性闭经患者降低运动强度、精神应激患者心理调节，必要时进行精神心理干预，肿瘤患者（颅咽管瘤、垂体肿瘤及卵巢肿瘤）应尽快手术切除肿瘤。

2. 对青春期性幼稚及成人低雌激素血症引起的闭经，明确病变环节和去除病因后，可给予相应激素治疗以补充体内激素不足或拮抗某种激素过多。治疗方法有雌激素疗法和雌孕激素序

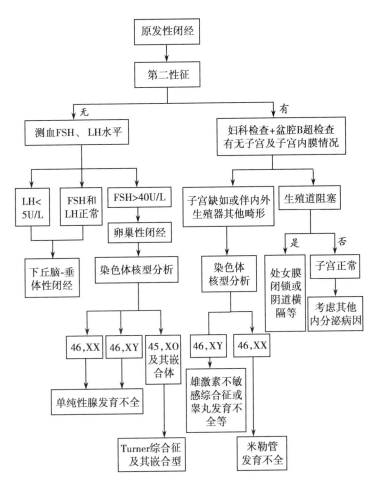

图 1-6-2　原发性闭经的诊断流程

贯疗法,促进性器官发育。

(二) 助孕方式的选择

1. 下丘脑-垂体闭经　患者在去除病因后仍然未恢复月经,或者月经恢复后未能怀孕,且采用雌激素治疗后生殖器官已发育,子宫内膜已获得对雌、孕激素的反应后,可以使用促性腺激素(主要为人类绝经期促性腺激素)联合 hCG 治疗,促进卵泡发育及诱

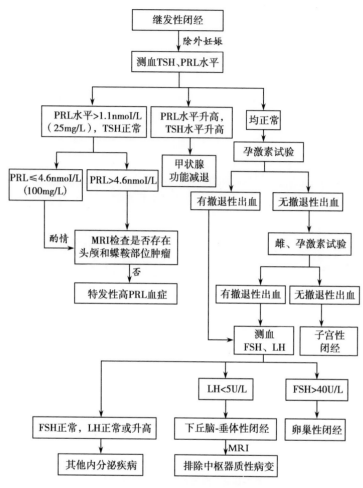

图 1-6-3 继发性闭经的诊断流程

发排卵,自行试孕。特发性促性腺激素功能低下型性腺功能减退症(指下丘脑性)患者还可以使用脉冲式 GnRH 治疗,采用微泵式装置,戈那瑞林 10μg/90min 皮下注射,可定期监测促性腺激素、雌二醇、孕酮、子宫大小、卵巢体积和卵泡数目等,以指导患者同房试孕。如果 6 个周期以上未孕,患者合并有输卵管问题或合并男方因素者,可考虑采用 ART(IUI 或 IVF)治疗。

2. **卵巢性闭经**　有生育要求的 POF 患者,虽然有报道 50% 的患者可以出现间歇性排卵,但由于卵子质量异常,自然妊娠的概率很低,国际和国内有学者报道可以体外激活卵子自体卵巢组织移植手术,帮助患者获得体外激活的卵子,从而获得妊娠。2015 年我国郑州大学第一附属医院生殖中心完成了我国第 1 例卵巢功能不全患者"体外激活卵子自体卵巢组织移植手术"成功妊娠分娩的报道。目前国内外有应用人脐带间充质干细胞(human umbilical cord mesenchymal stem cells,hUCMSCs)移植治疗卵巢功能早衰动物模型的大量研究,2018 年 1 月世界首例 hUCMSCs 联合支架材料治疗 POF 后在我国南京大学医学院附属鼓楼医院获得成功分娩。但多数临床资料证实,对 POF 患者实施赠卵 IVF 是目前妊娠结局最好的治疗方式。

四、注意事项

1. 下丘脑和垂体性闭经在使用 hMG 进行促排卵时,要注意卵泡发育的数量,避免出现 OHSS。在进行促排卵治疗前最好应用 3 个以上周期的雌、孕激素序贯治疗。

2. POF 在一定程度上与原发性卵巢功能不全(primary ovarian insufficiency,POI)没有实质差别,对于有生育要求的患者处理上类似。

五、助孕结局的评估

1. 功能性下丘脑-垂体闭经的患者不伴有其他不孕因素,使用促性腺激素诱导排卵后的妊娠率较好,有报道排卵有效率可达 84.61%,3 个周期的累积妊娠率为 63.63%。

2. 赠卵 IVF 在卵巢性闭经患者中也能获得较好的累积妊娠率,而且赠卵 8 枚不影响供者的妊娠结局,受者也能获得与供者相近或较好的妊娠结局。

(马黔红)

第八节　高催乳素血症

高催乳素血症(hyperprolactinemiaHPRL)是血中催乳素水平高于正常值的一种临床状态,可由多种疾病或生理状态造成,而不是一种独立的疾病。因为催乳素是一种应激激素,在生理状态下可以升高,而许多病理状态和药物也可导致催乳素水平高于正常,如甲状腺功能减退和精神疾病的药物治疗等。在未经选择的正常人群中,HPRL 的发生率约为 0.4%;在计划生育门诊人群中,HPRL 的发生率为 5%;在单纯性闭经者中,约 15% 存在 HPRL;而在闭经伴有溢乳(闭经溢乳综合征)的患者中,HPRL 的发生率则高达 70%。15% 的无排卵妇女同时合并 HPRL,43% 的无排卵伴有溢乳者存在 HPRL。

一、病因

HPRL 的原因可归纳为生理性、药物性、病理性和特发性 4 类。HPRL 引起不孕的原因主要是 PRL 对下丘脑-垂体-卵巢轴的 3 个部位都有抑制作用,引起女性月经周期失调,性激素水平紊乱,影响子宫内膜的生长和转化,影响黄体功能,导致不孕或流产。

二、诊断

垂体 PRL 分泌有脉冲波动,频率约 90 分钟 1 次。月经周期中期血 PRL 水平可有高峰,黄体期保持较高水平。妊娠期血 PRL 水平升高约 10 倍,可高于 9.1nmol/L(200ng/ml)。正常育龄妇女催乳素水平不超过 1.14~1.36nmol/L(各医院参考值有一定差异)。患者出现月经紊乱、溢乳、闭经、多毛等症状时,可以测定血清 PRL。由于血清 PRL 水平受其脉冲式分泌及昼夜不同分泌的影响,采血时间应在每天最低谷的时相,即上午 9~11 时为宜,采血当日早晨空腹或进食纯碳水化合物。精神紧张、寒冷、剧烈运动等应激情况可导致 PRL 水平升高数倍,但持续不超过 1 小时,因此采血前一晚睡眠应良好,采血当日应安静半小时再取血。如果反复在静坐 1 小时后,查 PRL 高于正常值上限 1.36nmol/L,即可诊断为 HPRL。当 PRL>4.55nmol/L,均应行鞍区影像学检查(MRI 或 CT),以排除或确定是否存在压迫垂体柄或分泌催乳素的颅内肿瘤及空蝶鞍综合征等。

三、助孕方式的选择及预处理

(一) 预处理

1. 药物治疗　多巴胺受体激动剂治疗适用于有月经紊乱、不孕和/或不育、泌乳、骨质疏松以及头痛、视交叉或其他脑神经压迫症状的所有 HPRL 患者,包括垂体催乳素腺瘤。常用的药物有溴隐亭、卡麦角林(cabergoline)和喹高利特(quinagolide)。其中溴隐亭是第 1 个在临床应用也是最常用的多巴胺受体激动剂。为了减少药物的不良反应,溴隐亭治疗应从小剂量开始渐次增加,即从每晚睡前 1.25mg 口服开始,递增到需要的治疗剂量。如果反应不大,可在几天内增加到治疗量。常用剂量为 2.5~10.0mg/d,分 2~3 次服用,大多数患者 5.0~7.5mg/d 已显效。剂量的调整依据是血清催乳素水平。达到疗效后,可分次减量到维持量,通常 1.25~25mg/d。溴隐亭治疗可以使 70%~90% 的患者获得较好疗效,表现为血清催乳素水平降至正常、泌乳现象消失或减少、垂体腺瘤缩小、恢复规则月经和生育能力。

2. 手术治疗　目前手术以定位比较准确的神经导航和内镜等微创技术为主,一般经蝶窦入路手术更精确、更安全,损伤更小、并发症更少。手术成功率取决于肿瘤大小和术者的经验技巧。手术治疗主要适用于以下情况的患者。

(1) 药物治疗无效或效果欠佳者。

(2) 药物治疗反应较大不能耐受者。

(3) 巨大垂体腺瘤伴有明显视力、视野障碍,药物治疗一段时间后无明显改善者。

(4) 侵袭性垂体腺瘤伴有脑脊液鼻漏者。

(5) 拒绝长期服用药物治疗者。手术也可以治疗复发的垂体腺瘤,在药物治疗之前或之后也可以采用手术治疗。

3. **放疗**　立体定位放疗适用于边界清晰的中小型肿瘤的术后治疗,但放疗后通常肿瘤局部控制率较高,但 PRL 恢复至正常的时间较缓慢。

(二) 助孕方式

1. **期待疗法**　经治疗后 PRL 恢复正常,排卵恢复,患者可以自行试孕。

2. **诱导排卵治疗**

(1) 枸橼酸氯米芬:经药物治疗血清 PRL 水平正常后仍无排卵者,可使用 CC 促排卵。CC 用于促排卵只适用于下丘脑和垂体有一定功能的患者,而对垂体大腺瘤患者或手术破坏垂体组织较严重、垂体功能受损时,CC 促排卵无效。

(2) 促性腺激素:对 CC 促排卵无效或垂体瘤术后垂体组织遭破坏、功能受损而导致低 Gn 性闭经的患者,可用外源性 Gn 促排卵。垂体瘤术后低 Gn 水平的患者应以 hMG 为主进行促排卵。

3. **辅助生殖技术**　如患者伴有其他不孕因素或有男方不育因素,可根据具体情况采用不同的 ART 技术。

四、注意事项

1. 在服用溴隐亭期间要注意患者的不良反应,因此初始剂量一定要小。

2. 约有 10% 的患者对溴隐亭不敏感,或不良反应较重,可以更换为卡麦角林。

3. 患者妊娠后,对于微腺瘤合并妊娠者,明确妊娠后应立即停用溴隐亭,但由于妊娠后血清 PRL 可以升高至非孕期的 10 倍左右,停药后也应及时监测 PRL 水平,一旦出现视野缺损或海绵窦综合征,要及时加用溴隐亭;对于大腺瘤妇女,在妊娠期需要定期评估,根据情况可以服用溴隐亭直至分娩。

五、助孕结局的评估

垂体腺瘤手术后视野改善率为 70%,血 PRL 水平正常者微腺瘤为 74%、大腺瘤为 50%，术后复发率约为 20%，最终治愈率微腺瘤为 58%、大腺瘤为 26%。HPRL 单纯经过溴隐亭的治疗，可以有高达 93% 的排卵率和 86% 的妊娠率。如患者同时具备行助孕治疗的其他指征，助孕结局与相应技术相似。

（马黔红）

第九节　不明原因性不孕

一、定义

WHO 将不孕症定义为夫妇婚后同居、有规律正常的性生活满 1 年、未避孕而未孕者。经临床研究统计大约 85% 的夫妇可在 1 年内获得妊娠，因此，约 15% 的夫妇可能患有不孕症，而需进行不孕因素的评估。为了明确不孕症的致病因素，制订相应的治疗方案，临床实践中对不孕症患者的检查手段不断更新与完善。近年来，随着循证医学的发展及相关临床证据的丰富，对不孕夫妇推荐评估的范围逐渐缩小到包括精液分析、排卵监测以及输卵管通畅性的评价。经过这 3 方面基本评估，大部分不孕夫妇能找出相对明确的因素，而仍有部分夫妇经过评估后仍未能明确不孕病因。因此中国专家共识定义不明原因不孕症（unexplained infertility，UI）为：有规律、未避孕性生活 1 年以上，通过不孕症 3 项常规评估（精液分析、子宫输卵管通畅度、排卵监测）仍未能发现明显不孕原因的不孕状态可诊断不明原因不孕症。UI 是一种生育能力低下的状态，属于排除性分类诊断。

二、诊断与检查

为查明原因不明性不孕症的相关病因，应全面采集病史，细致体检，全面的辅助检查，对结果进行综合分析，这样多数患者可找到病因。近年来，随着循证医学的发展及相关临床证据的丰富，对不孕夫妇推荐的评估范围逐渐缩小到精液分析、排卵功能评估以及输卵管通畅度的评估。

1. **排卵监测**　月经周期正常、规律的患者,经超声检查有正常卵泡发育和排卵,可确定排卵评估正常。

(1) 周期卵泡发育超声监测:可根据患者月经周期,在估计排卵期前 2~3 天开始行 B 超卵泡监测,每 1~3 天监测 1 次,完整观察到主导卵泡发育和排卵征象,可确定此周期卵泡发育和排卵正常。

(2) 患者月经规律,周期 23~37 天,这也通常提示有排卵。

(3) 双相基础体温和黄体中期(下次月经开始前 1 周)孕激素≥9.51nmol/L(3ng/ml)提示有排卵,但不排除卵泡未破而黄素化。

使用经阴道超声检测卵泡发育情况时,检测的内容包括:①子宫大小、形态,肌层回声、子宫内膜厚度及分型;②卵巢的基础状态:卵巢的体积、双侧卵巢内 2~10mm 直径的窦卵泡计数、卵巢内的回声情况;③监测优势卵泡的发育、成熟卵泡的大小以及排卵的发生,有无未破卵泡黄素化综合征(luteinized unruptured follicle syndrome,LUFS)以及是否有输卵管积水的征象。

2. **子宫输卵管通畅度**　子宫形态和输卵管通畅度的评估是女性不孕症评估中重要的组成部分。目前常用的方法如下。

(1) 子宫输卵管通液术:简便廉价,但准确性不高,只能作为临床初步评估输卵管通畅度的筛选方法,不能代替子宫输卵管碘油造影或腹腔镜检查评价输卵管的通畅性以及结构和功能。由于其准确性低,目前输卵管通液术更多的是用于疏通输卵管手术后的辅助治疗。

(2) 子宫输卵管造影(HSG):目前,X 线下子宫输卵管造影(HSG)被认为是评估输卵管通畅性最好的试验,是检查输卵管通畅度的首选方法,其敏感性和特异性分别为 53% 和 87%。其检测远端病变较近端病变更敏感,其中近端病变假阳性更容易发生,通过输卵管壶腹部周围出现对比造影剂池判断输卵管周围粘连,评估输卵管周围病变及子宫内膜异位症相对更不可靠。因此 HSG 中显示输卵管通畅并不表明捡卵功能正常。

(3) 腹腔镜下行输卵管通液术:腹腔镜可在直接视觉下检查

盆腔生殖解剖,可发现盆腔疾病并同时行手术治疗,还能检查输卵管功能,可以弥补 HSG 在检测输卵管通畅性及输卵管功能方面的不足,发现输卵管结构异常如输卵管周围及伞端粘连等,恢复正常盆腔结构,因此在临床实践中被认为是判断输卵管通畅度的金标准。故对于既往合并盆腔炎性疾病、异位妊娠、子宫内膜异位症等病史的女性,需行腹腔镜检查,可以同时对输卵管和其他盆腔情况进行评估。但因其具有侵入性,不建议腹腔镜作为输卵管通畅度的常规检查,而是在有指征情况下进行。对阑尾炎、慢性盆腔炎、异位妊娠史或子宫内膜异位症的症状、体征等 UI 患者可推荐进行诊断性腹腔镜评估检查;对于不孕年限长(大于 3年)、影像学检查未提示明显异常,可以考虑行腹腔镜评估检查。

(4) 超声下子宫输卵管造影:经超声子宫输卵管造影(ultrasound contrast hysterosalpingography,HyCoSy)是在经阴道超声引导下向子宫腔内注入造影剂,通过观察造影剂在子宫腔、输卵管内的流动以及进入盆腔后弥散的情况来判断输卵管的通畅程度。HyCoSy 不仅可以显示子宫腔、输卵管、盆腔的情况,而且还可以发现子宫肌层和卵巢病。其评估输卵管通畅度,经腹腔镜手术后诊断一致率不如 HSG,但诊断输卵管通畅性准确率高达 80%。是一个简单、安全、廉价、总体耐受性良好的技术。

(5) 宫腔镜检查:宫腔镜不是输卵管通畅度的基本评估检查。近年应用宫腔镜检查了解子宫腔内情况,可发现子宫腔粘连、黏膜下肌瘤、息肉、子宫畸形等,并实施手术,对不孕症的检查有实用价值。它通常可以用于 HSG 和超声异常的进一步评估和治疗,但不建议宫腔镜作为不孕症基本评估的常规检查手段。

3. 男性不育 男性不育作为唯一不孕因素约占不孕夫妇的30%,同时合并其他不孕因素的情况约占另外的 20%~30%。在男性不育诊疗上可以通过病史、体格检查以及精液分析来评估男性生育能力。病史的重要内容包括婚育史,是否有隐睾症,是否有性功能障碍、内科和外科病史,是否使用任何药物、烟草、酒精或非法毒品等。体检时重点检查外生殖器,注意发育情况、是否存在炎症、畸形或瘢痕、精索静脉曲张或输精管缺如。按照《世界卫生组织人类精液检验与处理实验室手册》第 5 版要求行男方精液常规和形态检查,符合其参考值可确定为精液正常。如果结果异常应该 3 个月后复。但对于严重少精子症或无精子症的患者应该尽早复查。

以上各项检查均未发现异常,可诊断为原因不明性不孕。

三、治疗

由于没有一个明确特定的生殖缺陷或功能损害,UI 尚无统一的治疗策略。当然,我们无法找到夫妇不孕不育的原因并不意味着没有原因。由于部分不明原因不孕夫妇可能仅是生育延迟,仍有自然怀孕的可能。为避免 UI 过度治疗或延误治疗,UI 夫妇的诊治管理非常重要。因此,应根据 UI 夫妇年龄、不孕年限、生育需求的迫切性等因素给 UI 患者制定个性化、恰当的治疗建议。对于 UI 的治疗可分为 2 大类:保守治疗(即期待治疗)和积极治疗。积极治疗包括:腹腔镜、诱发排卵(ovulation induction,OI)联合或不联合子宫腔内人工授精、体外受精胚胎移植术。

1. **期待疗法**　年龄 <35 岁的不明原因不孕女性(不孕评估检查无卵巢功能减退证据),不孕年限≤2 年,可先选择期待治疗6~12 个月;如在期待治疗后仍未孕,可考虑行积极治疗(OI 或OI+IUI、IVF-ET 治疗或腹腔镜检查治疗)。在期待治疗时,不建议患者通过监测卵泡发育确定同房时间,避免精神紧张非常重要,建议患者采用合理规律生活习惯和健康饮食。年龄 >35 岁、不孕年限 >3 年的 UI 夫妇进行期待治疗,应予以积极治疗。

2. **腹腔镜**　腹腔镜手术可以在直视下检查输卵管通畅性,避免因输卵管痉挛造成的假阳性,还可以发现输卵管结构异常如输卵管周围及伞端粘连等,是诊断子宫内膜异位症、盆腔结核等疾病的金标准。然而,腹腔镜是一种有创检查,存在麻醉及手术并发症等相关风险,而且手术操作本身也可造成术后盆腔粘连,尤其是输卵管的手术,往往会增加宫外孕的发生率。目前无足够的依据显示常规腹腔镜处理可以改善 UI 妊娠结局。但对于长期(>3 年)不孕的无明异常的卵巢功能正常的年轻妇女,腹腔镜或许可作为一个诊疗方法。

3. **诱发排卵（OI）** UI 患者也可行 OI 治疗。但不建议 UI 患者单独口服卵巢刺激药物（如 CC 或来曲唑）治疗。可以使用 hMG 促排卵治疗获得 2~3 个卵泡发育后指导同房。在怀疑患者存在轻度排卵异常或轻度黄体功能缺陷时，可予以 OI 以及黄体支持。黄体支持可在排卵后采用黄体支持至验孕日。

4. **宫腔内人工授精（IUI）** IUI 是将优化处理过的精子悬液通过导管直接注入子宫腔内使精卵自然结合达到妊娠目的的一种辅助生育技术。有证据表明促排卵周期 IUI 较自然周期 IUI 更能提高活产率。建议年龄 <35 岁且不孕年限 >2 年，或年龄 35~39 岁可行 OI+IUI 治疗 3~6 个周期，对于 >40 岁的 UI 患者，根据意愿，可考虑尝试 OI+IUI 治疗 3 个周期。如果仍不孕，可考虑转体外受精胚胎移植术。

5. **体外受精胚胎移植术（IVF-ET）** IVF 被认为是多数不孕症患者的最终治疗手段。建议 <35 岁的 UI 患者经过期待治疗 6~12 个月以及 OI+IUI 3~6 个周期治疗仍未受孕的可考虑进行 IVF-ET 助孕；对于 35~39 岁不孕年限较长（>3 年）的 UI 患者也可以考虑直接行 IVF-ET 助孕；对于 >40 岁的 UI 患者，可考虑直接行 IVF-ET 助孕。

（黄学锋　金武敏）

第十节　反复流产

临床妊娠后，3 次或 3 次以上妊娠 28 周以前的胎儿自然丢失，称为反复妊娠丢失（recurrent pregnancy loss，RPL）。发生在 12 周以前的流产定义为早期流产，妊娠 12 周之后的流产定义为晚期流产。RPL 往往发生在同一妊娠月份。鉴于国情和临床实践，我国 2020 年的指南建议，连续发生自然流产 2 次及 2 次以上，即可定义为 RPL，包括连续发生的生化妊娠，强调流产的连续性和重视流产的再发风险。

一、病因(表1-6-4)

表 1-6-4　反复流产的常见病因

常见因素	分类	举例
遗传因素 *	夫妇染色体异常	染色体易位、嵌合体、缺失或倒位等,其中染色体相互易位、罗伯逊易位最为常见
	胚胎染色体异常	多为染色体数目异常,其次为染色体结构异常
环境因素	化学因素	砷、铅、苯、甲醛、氯丁二烯、氧化乙烯等
	物理因素	放射线、噪声及高温等
母体因素	全身性疾病	急性病、TORCH 感染 **、严重贫血、心力衰竭、慢性肾炎、高血压、血栓形成倾向等
	生殖器官疾病	子宫畸形(如双子宫、纵隔子宫及子宫发育不良等)、盆腔肿瘤(如子宫肌瘤等)、子宫腺肌瘤、宫颈功能不全等
	内分泌失调	甲状腺功能减退症、严重糖尿病未控制、黄体功能不足、高催乳素血症和多囊卵巢综合征等
	强烈应激与不良习惯	孕期尤其孕早期行腹部手术或妊娠中期外伤,过量吸烟、酗酒、过量饮用咖啡或吸毒等
	母婴血型不合	ABO 血型不合(轻)、Rh 血型不合(重)
免疫因素	自身免疫功能异常	抗磷脂抗体(APL)***、抗 β_2 糖蛋白抗体、狼疮抗凝物(AL)阳性或同时存在风湿免疫性疾病(如系统性红斑狼疮等);抗核抗体阳性;抗甲状腺抗体阳性
	同种免疫功能异常	封闭性因子缺乏、自然杀伤细胞的数量或活性异常等

常见因素	分类	举例
胎盘内分泌功能不足	雌孕激素不足	孕激素不足、雌激素不足
	其他激素不足	β-绒毛膜促性腺激素、胎盘生乳素不足
男方因素	精子染色体	精子染色体异常
	精液化验异常	畸形精子症、弱精子症及精子DNA损伤

注：* 夫妇染色体异常占 2%~4%，早期自然流产时胚胎染色体异常的胚胎占 50%~60%，多为染色体数目异常，其次为染色体结构异常。

** TORCH [TO 即弓形虫（toxoplasma gondii, TOX）；R 即风疹病毒（rubella virus, RV），C 即巨细胞病毒（cytomegalovirus, CMV），H 即单纯疱疹病毒（herpes simplex virus, HSV）]等感染因素可能与偶发自然流产有关，而和 RPL 并无关联。

*** APL 中，抗心磷脂抗体（ACA）的影响较其他抗磷脂抗体为著。

二、诊断

反复流产的病因诊断需根据病史和临床表现及相关辅助检查确定，以决定相应的处理方法。病史询问包括夫妇双方年龄、患者月经史、婚育史、家族史、手术史、有无内科合并症、有无传染病史以及其他既往史、生活习惯（吸烟、饮酒等）、不良环境暴露、BMI 等。婚育史主要包括妊娠次数及每次妊娠结局，包括生化妊娠、异位妊娠、葡萄胎、人工流产、自然流产、胎儿生长受限、羊水过少、胎儿畸形、引产、早产、足月产等，如为复发性流产，则应记录每次流产孕周、有无诱因及特殊伴随症状、胎儿有无畸形及是否进行过流产物染色体核型分析、每次流产的治疗经过和用药情况。家族史主要包括家族成员有无不良妊娠史、自身免疫病、血栓史及近亲婚配史等。体检及盆腔检查时应注意子宫大小、位置、有无宫颈口松弛，附件情况，基础体温测定，子宫内膜检查，B超检查，必要时做宫腔镜检查。实验室检查包括血染色体核型、血型检查、TORCH、白带等感染因素检查，女性激素测定、甲状腺功能、血糖等内分泌检查以及免疫因素检查。必要时可对流产后妊娠物的病理解剖及细胞遗传学进行研究。男方行血染色体核型、精液常规、精子形态学分析、精子 DNA 碎片分析等(图 1-6-4)。

(一)宫颈功能不全的诊断

1. 有不明原因晚期流产、早产或未足月胎膜早破史,且分娩

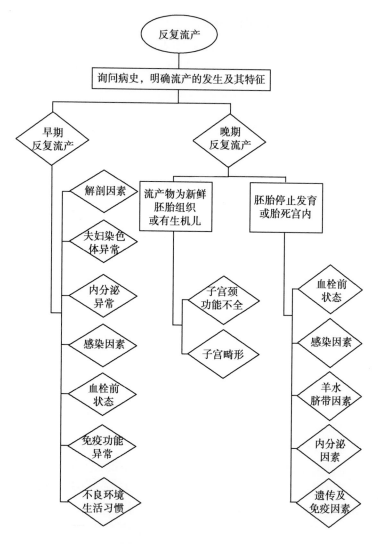

图 1-6-4 反复流产的病因

前及破膜前无明显宫缩,胎儿存活,应怀疑宫颈功能不全。

2. 非孕期妇科检查发现子宫颈外口松弛明显,宫颈扩张器探查子宫颈管时,子宫颈内口可顺利通过 8 号扩宫器。

3. 妊娠期,无明显腹痛而子宫口开大 2cm 以上,子宫颈管缩短并软化,此外,B 型超声测量子宫颈内口宽度 >15mm。

(二)抗磷脂综合征的诊断

典型抗磷脂综合征(antiphospholipid sydrome,APS)的诊断必须至少有以下至少 1 项临床标准及至少 1 项实验室指标。临床标准包括:

1. 3 次或 3 次以上小于妊娠 10 周的 RPL。

2. 1 次或 1 次以上大于妊娠 10 周的流产。

3. 1 次或 1 次以上妊娠 34 周前的胎盘功能不全性疾病。

实验室指标包括:连续 2 次及以上间隔 12 周或以上狼疮抗凝物质 LA 阳性,或者抗心磷脂抗体 ACA 或抗 β_2GP1 抗体滴度 > 第 99 百分位数。

国内《复发性流产免疫学诊断和治疗规范共识》以及国外的指南认为,同种免疫型反复流产的诊断是排除了染色体、解剖、内分泌、感染以及自身免疫方面的病因,未发现其他导致流产的原因。所谓同种免疫是指同一种属间针对不同抗原成分发生的免疫反应,类似于临床上的同种移植排斥反应,因此一般指母体对父系抗原识别异常而产生免疫低反应性,导致胚胎遭受异常免疫系统的攻击而造成的反复流产。

三、处理

首先,患者应纠正不良生活习惯、改变不良生活和工作环境;对有心理障碍的患者给予心理疏导,必要时给予药物治疗。

(一)解剖结构异常

1. **宫颈功能不全**　建议行预防性子宫颈环扎术。手术时机应选择在既往发生流产的孕周前,一般在妊娠 12~16 周进行。

2. **先天性子宫发育异常**　子宫纵隔明显者宫腔镜切除纵隔;单角子宫患者应加强孕期监护。

3. **其他子宫病变** 对于子宫腔粘连的 RPL 患者行宫腔镜粘连分离术,术后放置宫内节育器,防止再次粘连,或周期性使用雌激素及人工周期。子宫肌瘤的处理尚存在争议,一般认为子宫黏膜下肌瘤患者宜在妊娠前行宫腔镜肌瘤切除术,体积较大的肌壁间肌瘤应行肌瘤剔除术。

(二) 血栓前状态

1. 血栓前状态(prethromboticstate,PTS)治疗的方法是低分子量肝素(LMWH)单独或联合阿司匹林(LDA)用药。血 β-hCG 诊断妊娠即开始每日用 LMWH 并定期复查,必要时持续治疗至终止妊娠前 24 小时,期间须监测过敏反应、出血等。

2. LDA 对胎儿的安全性目前尚处于研究之中,可于孕前使用小剂量 LDA,推荐剂量为 50~75mg/d,在治疗过程中要注意监测血小板计数、凝血功能及纤溶指标。

3. 遗传性 PTS 者,除了遗传性高同型半胱氨酸血症外,其他都以静脉血栓为主,因此首选 LMWH 治疗。

4. 获得性高同型半胱氨酸血症者,通过补充叶酸、维生素 B_{12} 可取得一定疗效。

(三) 染色体异常

同源染色体罗伯逊易位患者应避孕或接受供卵、供精通过辅助生殖技术解决生育问题。常染色体平衡易位及非同源染色体罗伯逊易位携带者妊娠后,应行产前诊断,如发现胎儿存在严重染色体异常或畸形,应考虑终止妊娠,并进行遗传咨询,拟再次妊娠者可考虑胚胎植入前遗传学检测-结构重排(PGT-SR)助孕。

(四) 内分泌异常

1. 甲状腺疾病

妊娠期间的甲状腺功能状态与妊娠结局直接相关。

(1) 抗甲状腺过氧化物酶自身抗体(anti-thyroid peroxidase autoantibody,TPOAb)阳性、临床甲状腺功能减退(hypothyroidism)和亚临床甲减(subclinical hypothyroidism)。

临床甲减女性建议先进行左旋甲状腺素(LT₄)治疗,将促甲状腺素(TSH)控制在正常参考范围下限 2.5mIU/L,且甲状腺功能恢复正常 3 个月后再考虑妊娠。并告知患者,妊娠期间每 2~4 周检查 1 次甲状腺功能,可能会根据情况上调剂量(约 20%~30%),分娩后要减回妊娠前剂量,且产后 6 周需要复查甲状腺功能。亚临床甲减患者也应酌情补充甲状腺素,使 TSH 控制在相应孕周的正常水平。单纯的 TPOAb 阳性者不推荐孕前 LT$_4$ 治疗。妊娠期亚临床甲减,2017 版 ATA 指南建议 4.0mIU/L 为妊娠早期 TSH 上限切点值,国内研究证明该指标也适合于中国人群。

妊娠期 TPOAb 阳性者应关注 TSH 浓度,每 4 周复查 1 次。有流产病史者可考虑 LT$_4$ 治疗,通常起始剂量 25~50μg,对预防早产和初孕女性预防流产并不推荐使用。

妊娠期临床甲状腺功能减退和亚临床甲减者,均须在妊娠中期之前每 2~4 周监测 1 次 TSH,孕近 30 周时至少检查 1 次。亚临床甲减的治疗方案可参考表 1-6-5。

表 1-6-5　国内 2018 版指南推荐的妊娠期亚临床甲减的治疗方案

TSH	TPOAB	LT$_4$ 起始剂量
> 妊娠参考值上限(4.0mIU/L)	+/–	50~100μg/d
2.5~妊娠参考值上限(4.0mIU/L)	+	25~50μg/d
	–	不治疗
妊娠期参考值下限(0.1~2.5mIU/L)	+	不治疗

LT$_4$ 治疗剂量:当 TSH>2.5mIU/L、8mIU/L、10mIU/L 时,LT$_4$ 的推荐剂量分别为 50mIU/L、75mIU/L、100mIU/L。

(2) Graves 病:妊娠早期血清 TSH 降低,提示存在甲状腺毒症可能,应进一步测定游离甲状腺素(FT$_4$、FT$_3$)和促甲状腺激素受体抗体(thyroid stimulating hormone receptor antibody,TRAb)、TPOAb,但是禁忌碘 131 (^{131}I) 摄取率和放射性核素扫描检查。Graves 病者妊娠前即应被告知孕期病情和治疗的复杂性以及药物与出生缺陷的关系,一旦怀孕立即联系医生。

已患甲状腺功能亢进的妇女最好在甲状腺功能控制至正常后再怀孕,关于抗甲状腺药物(antithyroid drugs,ATD)治疗,指南

有下列推荐要点:①甲巯咪唑(methimazole,MMI)和丙硫氧嘧啶
(propyhhiouracil,PTU)对母亲和胎儿均存在风险。②建议计划怀
孕前停用 MMI,改换 PTU。妊娠 16 周前优先选用 PTU,MMI 为
二线选择,但 16 周后是否换为 MMI 尚无定论。MMI 和 PTU 的
转换比例约为 1：10~1：20。③使用低剂量 MMI 且低风险的人
群,甲状腺功能控制正常者发现妊娠后可以试停药,每 1~2 周复
查 1 次甲状腺功能;须 ATD 治疗者则应每 4 周复查 1 次甲状腺
功能。控制的目标是寻求最低有效剂量。除非合并新生儿甲状
腺功能亢进,不建议 LT₄ 与 ATD 联合应用。

2. 糖尿病　于计划妊娠前 3 个月尽可能将血糖控制在正常
范围,并于计划妊娠前 3 个月停用降糖药,改为胰岛素治疗。妊
娠期间加强胎儿发育情况的监护,常规超声检查了解胎儿发育情
况。孕期不推荐使用二甲双胍。

3. 高催乳素血症　可于妊娠前使用多巴胺激动剂(如溴隐
亭),妊娠后应尽快停用。而对于有生育要求的大腺瘤妇女,需
在多巴胺激动剂治疗腺瘤缩小、催乳素恢复正常后方可允许妊
娠。如使用多巴胺激动剂治疗而垂体瘤未见缩小或不能耐受溴
隐亭和卡麦角林的催乳素大腺瘤患者,可以考虑在准备妊娠前
行手术治疗。有些正在使用多巴胺激动剂治疗的大腺瘤患者,之
前未做手术或放射治疗,如果发现妊娠,可以在妊娠期间仍然谨
慎地使用多巴胺激动剂。不建议在妊娠期间测定催乳素。对
于垂体微腺瘤或大腺瘤患者,除非出现如视野缺损等垂体瘤
长大的症状,目前不建议在妊娠期间做常规垂体磁共振成像
检查。催乳素瘤出现增大症状的妊娠患者,则推荐使用溴隐亭
治疗。

4. 多囊卵巢综合征　建议在平稳代谢的前提下,促排卵计划
妊娠,尽早给予黄体支持治疗。二甲双胍治疗可能降低其自然流
产率。

5. 黄体功能不足　黄体功能不足(inadequate luteal function)
者建议排卵后开始给予黄体支持。常用药物有地屈孕酮、黄体酮
针剂、微粒化黄体酮、黄体酮阴道凝胶等。

（五）感染

生殖道感染的 RPL 患者应在孕前根据病原体的类型给予针对性治疗,感染控制后方可受孕,尽量避免在妊娠早期使用全身性抗生素。

（六）免疫功能紊乱

1. 自身免疫功能紊乱

（1）抗磷脂综合征（APS）：目前,典型 APS 的标准治疗方案为：LDA+LMWH+ 羟氯喹（HCQ）,应全程给药,HCQ 应在计划妊娠前 3 个月开始给药。如 HCQ 不能耐受或伴有血小板减少可添加小剂量糖皮质激素如醋酸泼尼松（5~10mg/d）,必要时可使用静脉注射免疫球蛋白（intravenous immunoglobulin,IVIg）或血浆置换。如患者为继发性 APS,则同时要处理原发病。对于既往无流产史或单次流产发生在妊娠 10 周以前者,可不予以特殊治疗或给予小剂量 LDA（75mg/d）,对于非典型产科 APS 患者可进行抗凝治疗,但应按个体化处理,即治疗过程中严密监测胚胎发育情况,定期复查APL 情况,胚胎发育良好且 APL 连续 3 次阴性时方可考虑停药。

（2）抗甲状腺抗体阳性：参照本章节有关内分泌疾病治疗的相关内容处理。

2. 同种免疫功能紊乱 其治疗尚存在争议。对于不明原因的RPL 患者,尤其是封闭抗体阴性及 NK 细胞数量及活性升高者,给予 LIT 或静脉注射丙种球蛋白仍可作为一种治疗手段。

（七）男性因素

关于男性因素与 RPL 的关系以及针对男性异常因素治疗措施的疗效尚不明确。指南仅建议对 RPL 患者配偶纠正不良生活方式。

四、助孕方案的选择

依据不同的病因诊断,选择适当的时机进行上述相应处理和自然试孕,必要时行辅助生殖治疗。

五、妊娠后监测及管理

有 RPL 病史者一旦妊娠要进行严密监测和适当处理。

1. **激素水平监测**　RPL 患者妊娠后定期检测 β-hCG 水平,进行必要的黄体支持及孕激素补充。

2. **超声检查**　尽早行 B 超检查,如可疑异常应增加复查频率直至胚胎发育情况稳定。

3. **其他**　注意胎儿先天性缺陷疾病的筛查,必要时应行产前诊断。

(黄学锋　周洁春)

第十一节　遗传与遗传性疾病

遗传病是由遗传物质的改变,包括染色体畸变以及在染色体水平上看不见的基因变异而引起的疾病。染色体数目或结构异常所致的疾病称为染色体病。由于单个基因的突变而引起的疾病,疾病性状和发病受一对等位基因控制,其遗传方式符合孟德尔遗传定律,称为单基因病。

一、染色体病

现已发现人类染色体数目异常和结构畸变近万种,染色体病(chromosome diseases)综合征 100 余个,其中除携带者和少数性染色体异常者外,智力低下和生长发育迟缓几乎是染色体异常者的共同特征。通过对流产、死产及新生儿和一般人群的调查表明,染色体异常占流产胚胎的 50%~60%,占死产的 8‰,占新生儿死亡的 6‰,占新生活产的 5‰~10‰,占一般人群的 5‰;在一般人群中,平衡性结构异常占 1.9‰,不平衡结构异常占 0.5‰。不平衡结构异常通常引起严重疾患而夭折,平衡性结构异常由于没有遗传物质的丢失,本人无明显临床表型,但可以遗传且生育染色体异常患者的概率高。其分类见表 1-6-6。

二、单基因病

单基因病(single gene disorders)根据其遗传方式不同,常见的疾病主要分为常染色体隐性遗传病、常染色体显性遗传病、X

表 1-6-6　常见染色体分类

常见种类	临床表现	检测方法
平衡易位 罗伯逊易位 倒位 染色体片段插入	1. 染色体数量平衡性结构变异，一般无临床表型。生育时可产生非平衡性的配子，造成子代染色体非平衡性异常而导致反复流产或畸形儿出生。平衡易位携带者产生配子理论上1/18正常，1/18携带平衡易位，16/18染色体部分缺失或重复 2. 罗伯逊易位携带者产生配子理论上1/6正常，1/6携带罗伯逊易位，4/6染色体单体或三体 3. 倒位携带者产生配子理论上1/4正常，1/4携带倒位，2/4染色体部分缺失或重复；染色体片段插入携带者产生配子理论上1/12正常，1/12携带插入，10/12染色体部分缺失或重复	染色体 G 显带
染色体片段缺失或重复	染色体数量非平衡性结构变异，一般伴有发育迟缓、智力障碍、器官畸形等临床症状	染色体 G 显带（CNV 检测需使用 CMA 芯片或 CNV-seq）
整条染色体增加或减少，例如：21三体；特纳综合征 45,XO；克氏综合征 47,XXY；超雄 47,XYY；超雌 47,XXX 等	21 三体为先天愚型患者； 特纳综合征主要表现为先天性卵巢发育不全；克氏综合征主要表现为男性第二性征发育差，有女性化表现，身材高，四肢长，少、弱、无精子症等； 超雄患者表型正常，部分患者表现身材高大、智力低下、脾气暴躁，攻击性强等；超雌大部分患者发育正常，部分患者智力低下、性腺发育不良，生育力低下	染色体 G 显带

常见染色体病

245

连锁隐性遗传病、X 连锁显性遗传病,其发病模式和遗传方式如表 1-6-7 所示。

三、遗传性疾病患者助孕方案

(一) 自然妊娠

于孕中期行胎儿染色体产前检查或基因产前诊断。

1. 自然妊娠,患者生育遗传缺陷患儿风险较高;常见反复流产或遗传病患儿出生。

2. 自然妊娠后,可于孕 $10\sim13^{+6}$ 周行绒毛活检术进行胎儿遗传学检查;也可在孕 16 周后行羊水穿刺进行胎儿遗传学检查。

(二) 通过胚胎植入前遗传学诊断技术助孕

选择遗传正常的胚胎进行移植,更早期对胚胎进行产前诊断,最大限度避免患者反复流产或因遗传物质异常而终止妊娠给患者带来的身心伤害,减少遗传缺陷患儿出生。

1. **通过胚胎植入前遗传诊断技术助孕**　受精方式需采用卵胞质内单精子注射(ICSI),避免外源精子 DNA 污染造成胚胎检测结果偏差。

2. **染色体病患者胚胎植入前遗传检测技术**

(1) 荧光原位杂交技术(FISH):检测成本较低,但检测染色体数目有限,分辨率低。

(2) 比较基因组杂交芯片技术(array CGH):可检测全部染色体,但不能检测三倍体和单亲二倍体。

(3) 单核苷酸多态性芯片技术(SNP array):可检测全部染色体,可检测到三倍体和单亲二倍体,检测成本较高。

(4) 高通量测序技术(NGS):通量高,检测成本较低,可检测全部染色体,但不能检测三倍体和单亲二倍体。

3. **单基因病患者或携带者胚胎植入前遗传检测技术**　在突变位点的 PCR 或测序检测之外,通常联合连锁分析技术确定致病基因携带状态,提高胚胎遗传学检测的准确性。常用的连锁分析技术包括:

(1) PCR 检测致病基因上下游紧密连锁的 STR 位点进行连锁分析:STR 位点连锁分析,检测成本较低,检测需要预试验,操

表 1-6-7　常见单基因病及遗传方式

常见种类	常见疾病	遗传方式	检测方法
常染色体隐性遗传病	囊性纤维化、脊髓性肌萎缩症、地中海贫血、甲基丙二酸血症等	1. 致病基因位于常染色体上，遗传与性别无关，男女患病的机会均等； 2. 致病基因只有在纯合或复合杂合突变状态下才会致病； 3. 夫妇双方为杂合携带者时，生育子代有 1/4 可能性为患者； 4. 近亲婚配时，发病率升高； 5. 在系谱中，患者的分布是散在的，通常看不到连续传递的现象	PCR；电泳；测序；MLPA 等分子检测方法
常染色体显性遗传病	多发性外生性骨疣、亨廷顿病、成人多囊肾、神经纤维瘤等	1. 致病基因位于常染色体上，遗传与性别无关，男女患病的机会均等； 2. 致病基因在杂合状态下，即可致病； 3. 夫妇双方一方为患者时生育子代有 1/2 的可能性为患者； 4. 在系谱中，疾病连续相传，无间断现象	
X 连锁隐性遗传病	进行性假肥大性肌营养不良、血友病 A、血友病 B 等	1. 男性患者远多于女性患者； 2. 双亲无病时，女儿不会发病，但儿子可能发病，儿子如果发病，母亲则是携带者，女儿亦有 1/2 的可能性为携带者； 3. 男性患者的兄弟、外甥、外孙以及母方的舅父等男性亲属也可能是患者； 4. 女性患者的父亲为患者，母亲为携带者	
X 连锁显性遗传病	抗维生素 D 佝偻病、脆性 X 综合征等	1. 女性有 2 条 X 染色体，男性只有 1 条，故女性的发病率为男性的 2 倍，且女性患者的病情程度通常比男性要轻，这可能与正常 X 染色体的存在以及 X 染色体的失活机制有关； 2. 女性患者的子女有 1/2 的可能性发病，男性患者所有女性后代均发病，男性患者的男性后代均不发病； 3. 在系谱中，疾病连续传递，无间断现象	

单基因病

作较为繁琐。

（2）Karyomapping芯片技术检测致病基因上下游紧密连锁的SNP位点进行连锁分析：可同时分析胚胎染色体非整倍体，检测成本较高。

（3）高通量测序技术靶向测序检测致病基因序列信息及致病基因上下游紧密连锁的SNP位点进行连锁分析：检测成本较低，可同时分析胚胎染色体非整倍体，每种疾病均需设计致病基因上下游SNP引物，操作较为繁琐，分析需要生物信息基础。

遗传性疾病患者助孕流程见图1-6-5。

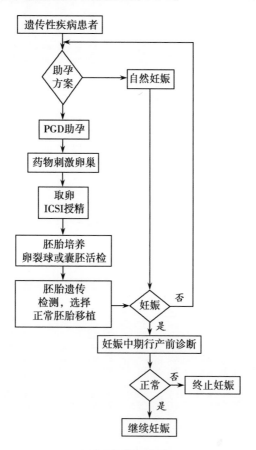

图1-6-5 遗传性疾病患者助孕流程

四、遗传性疾病患者妊娠结局

1. 患有严重遗传性疾病,不宜生育,例如特纳综合征患者。

2. 自然妊娠后,产前诊断正常,继续妊娠,产前诊断异常需终止妊娠。

3. 通过胚胎植入前遗传学诊断技术助孕成功,患者生育异常患儿的风险降低。

4. 由于受到胚胎嵌合体和单细胞遗传检测技术分辨率和灵敏性的限制,目前胚胎植入前遗传学诊断技术诊断准确率不能达到 100%,目前的诊断不一致率在 2%~4%;PGD 助孕成功需于孕中期行产前诊断。

五、遗传性疾病诊疗误区

1. 由于 G 显带技术分辨率有限和形态辨识的主观性,对于染色体片段较小异常的染色体病诊断可能造成漏诊,需结合临床表现进一步行 FISH 或 CMA 芯片检测,以提高阳性检出率。

2. CMA 芯片检测出致病性 CNV 时,需结合临床表型和家系验证分析 CNV 致病性。

3. 单基因病诊断时,由于部分基因在基因组上存在假基因,会干扰诊断,基因诊断时,需排除假基因的干扰。

4. 胚胎植入前遗传学诊断时,需避免精子细胞和颗粒细胞的污染,降低误诊风险。

5. 单基因病胚胎植入前遗传学诊断时,需注意单细胞全基因组扩增而引起的等位基因脱扣导致的误诊,连锁分析可降低误诊风险。

(胡琳莉　牛文彬)

第十二节　常见肿瘤及其相关疾病

2007 年 Woodruff 等首次提出肿瘤生殖学(oncofertility)的概念,意指由内科或外科肿瘤学家、生殖内分泌学家、遗传学家、围产医学专家和心理学家共同组成团队,制定治疗策略,在保证疾病治疗的前提下更加有效地保护恶性肿瘤放化疗患者的生育力,实现延长生命和保存生育能力的平衡。

一、肿瘤患者生育力的评估与保存

肿瘤患者的治疗可能影响生育,因此肿瘤科医师在为生育年龄患者制订治疗计划的时候应该告知对生育力可能的影响和降低风险的措施。若是儿童患者则应与患儿家长充分沟通。肿瘤患者生育力保存的原则包括充分的风险评估、详细咨询和知情同意、多学科合作和多种方法的灵活应用,坚持保护生命为第一原则。

(一)生育力的评估

1. **肿瘤治疗后不育的风险**(risk of infertility) 肿瘤治疗后不育症的发生风险不一,取决于许多因素,包括年龄、性别、生育保留的预处理、疾病类型、手术、病理、药物剂量、给药方法或者放疗的范围、部位等。

对于男性而言,肿瘤治疗可能影响精子数目、活力、形态和DNA 完整性。对于女性则可能造成原始卵泡数目减少,表现为卵巢储备功能减退甚至卵巢功能早衰;或由于内外生殖器解剖和血供改变对输卵管、子宫、子宫颈正常功能的干扰,影响自然受精和分娩。

抗肿瘤治疗对孕育的影响可以是暂时或者永久的。对部分患者而言,抗癌治疗后尽管月经周期仍然存在或者重新开始,但生育力实际已经受损,随之而来的是受孕率的降低和绝经的提前,生育期缩短。对于男性则往往表现为睾丸生精功能受损,精子质量大大降低。

2. **生育力保存**(fertility preservation)**的意愿** 大多数肿瘤患者在希望自己生育后代的同时,也担忧接受放、化疗是否会导致后代出生缺陷或者患肿瘤风险。并非每个患者都会事先提出生育的担忧,但医生有责任告知各种治疗对生育力可能的影响。

对于未成年患者(minor patients)而言,生育力保存是家长最为担心的问题之一。未成年患者需由家长或者监护人进行知情同意，并做出是否予以配子保存。患者成年后，配子冷冻和使用计划可以由自己决定。

（二）生育力保存的方法

男性生育力保存办法相对简单，即冷冻精液。女性生育保存方法取决于患者年龄、诊断、治疗的类型、是否有性伴侣、肿瘤细胞是否已经转移到卵巢等因素，方法多种多样。

1. **胚胎冷冻（embryo cryopreservation）** 由于胚胎冷冻技术发展迅速完善，胚胎冷冻是目前生育保留技术中最成熟的方法［不适合未成年人或（在我国）未婚者］。使用适量药物刺激卵巢或自然周期超声引导阴道探针吸取卵子，取出的卵母细胞用于体外受精，受精后胚胎冷冻保存。胚胎冷冻后分娩存活率取决于患者年龄、冷冻胚胎的质量和数量。

2. **卵母细胞冷冻（oocyte cryopreservation）** 冷冻未受精的卵母细胞（未成熟或成熟的卵母细胞），主要适用于没有伴侣的患者。有生育时机时，卵母细胞解冻，并进行体外受精。由于未受精的卵母细胞在冷冻中比胚胎脆弱，因此，总体的受孕率比标准体外受精助孕成功率低。

3. **卵巢冷冻（ovarian cryopreservation）** 人类使用卵巢组织冷冻技术最早在 2000 年，目前仍是实验性方法。该技术的优点是不需要刺激卵巢，也暂不需要男性配子。卵巢组织通过手术取出并冻存，适时进行解冻后重新种植。该方法获得原始卵泡的保存率很高。但对于年龄在 40 岁以上、卵巢中原始卵泡剩余已不多的患者，该方法效果并不确定。卵巢组织可原位移植到骨盆，或异位到皮下，如前臂或下腹部。卵巢冷冻种植的风险是可能再次把肿瘤细胞也种植入体内。因此，为了把风险降到最低，治疗前必须检查卵巢组织以及时排除恶性肿瘤细胞。

4. **卵巢抑制（ovarian suppression）** 使用促性腺激素释放激素（GnRH）类似物抑制下丘脑-垂体-卵巢轴，阻止原始卵泡进入周期性募集发育，减少化疗药物对初级卵泡的杀伤，使得卵泡储备在化疗中得以保存。GnRH 类似物也通过上调卵巢内系列抗凋亡因子,减少卵丘复合物细胞凋亡。目前仍缺乏足够证据证明 GnRH 类似物抑制卵巢保留生育方法的安全性和有效性。少数观察性研究提示口服避孕药也可起到保存卵巢功能的作用。

5. 卵巢移位(ovarian transposition) 当肿瘤治疗中需要使用放疗时,可以采用卵巢移位,即用手术方法把卵巢移出放射区域。手术通常在腹腔镜下实行。有报道卵巢移位后的妇女发生自然受孕,说明放疗结束后卵巢复位的必要性值得探讨。不过,如果患者最终需要体外受精治疗,将有可能造成取卵困难,将需要把卵巢复位到盆腔,或者将要依靠经腹穿刺途径获得卵子。

6. 妇科保守手术(conservative surgery) 保守手术意指缩小根治手术的范围联合降低化疗剂量,其目的在于减少对生殖器官的伤害。目前研究认为在接受妇科保守手术后,肿瘤患者的疾病复发率没有明显上升。不过,保守手术对生殖器官的损伤也可能增加不育的风险,可能需要辅助生育技术的帮助。

7. 其他方法 主要指非化学药物的药物治疗(medication)。例如乳腺癌、子宫内膜癌组织中有高水平激素受体,比如孕激素受体表达时,可使用大剂量孕激素疗法造成肿瘤组织萎缩。非化学药物本身对生育力影响通常不大。

(三) 总结

对于即将接受肿瘤治疗的部分患者来说,生育保留技术通常是可行的。需要增强医务人员对肿瘤相关治疗致不孕不育风险的认识,在制订肿瘤治疗计划之前,同患者讨论可以选择的生育保留方法。许多因素限制了生育保留技术的更广泛应用,比如一部分生育保留技术目前仍处于实验性阶段,有些治疗患者必须负担高额费用等。对于有可能不孕不育但又有意保留生育的患者,建议在肿瘤治疗前咨询生殖医学专家,采取适当的方式保存生育力。

二、常见妇科肿瘤与生育力的保存

妇科肿瘤包括发生在女性内外生殖器的肿瘤,按良恶性程度又分为良性、交界性和恶性肿瘤,肿瘤类型的多样性使得处理方法较为复杂。尽管患者生育愿望强烈,但仍需以生命安全为首要考虑。2014年中华医学会妇科肿瘤学分会发布了国内首部《妇科恶性肿瘤保留生育功能临床诊治指南》,为临床决策提供了重要依据。英国生育学会于2018年发布《医疗原因女性生殖能力保存实践指南》,其中除恶性肿瘤外,也涉及一些良性肿瘤和非肿瘤因素的生育力保存方式。参考上述指南和研究进展,列举以下妇科常见良恶性肿瘤的生育力保存方案。

(一)子宫肌瘤

子宫肌瘤(hysteromyoma)是最常见的妇科良性肿瘤,同时也是女性不孕因素之一。对生育的影响主要体现在子宫功能方面。

1. 子宫肌瘤引起不孕的具体机制　①瘤体堵塞输卵管开口,影响精子和受精卵的输送;②引起无规律宫缩,对精子、卵子的运送、受精卵着床产生一定的干扰,并增加流产可能;③对子宫腔的形态产生影响,使受精卵的着床受阻、影响发育导致流产;④可能增加妊娠者流产、早产、胎位异常、前置胎盘、产后出血及剖宫产的风险。

2. 不同部位肌瘤对生育的影响及其处理方式

(1) 浆膜下肌瘤(subserous myoma):对生育影响较小,若未引起明显临床症状,不是手术指征;如有明显的临床症状,如压迫引起尿频尿急、带蒂肌瘤引起的急腹症等,建议先行肌瘤剔除后再妊娠。术后一般不需要额外时间等待子宫肌壁恢复。

(2) 肌壁间肌瘤(intramural myoma):对生育可能存在不良影响,降低妊娠率和种植率,切除后使流产率显著降低。目前认为直径<5cm、无症状、未突入子宫腔的肌壁间肌瘤,妊娠率和分娩率不受影响。若已有月经过多、贫血、压迫膀胱或直肠等临床症状,建议行手术剔除;若无症状,并不推荐积极手术治疗。

(3) 黏膜下肌瘤(submucous myoma):对生育影响最大,由于黏膜下肌瘤易导致异常子宫出血,往往在早期被发现。黏膜下肌瘤对子宫腔种植环境影响较大,具有较明确的手术指征,建议采用宫腔镜手术处理。

（4）阔韧带肌瘤（intraligamentary myoma）：较小者对妊娠没有影响当阔韧带肌瘤过大时，占据盆腔及腹膜后位置，压迫子宫腔及盆腔，可影响受孕。手术关键是辨别肌瘤与盆腔脏器的解剖关系，避免损伤卵巢、输卵管血供。

（5）子宫颈肌瘤（cervical myoma）：子宫颈肌瘤可能导致子宫腔扭曲或改变子宫颈位置，从而不利于精子通过、卵子移植或胚胎移植，从而降低妊娠率。子宫颈肌瘤的位置和大小显著影响颈管通畅和子宫形态时应考虑手术治疗。

3. **总结**　综上，黏膜下、肌壁间和浆膜下子宫肌瘤对生育率的影响呈递减次序。目前推荐剔除黏膜下肌瘤以提高自然妊娠或辅助生殖技术的成功率，直径大的肌壁间肌瘤建议妊娠前剔除。应根据术中及术后恢复情况个体化选择避孕时间（contraceptive time），一般需避孕 6 个月~1 年。子宫黏膜下肌瘤宫腔镜电切术后避孕时间为 3 个月。肌壁间肌瘤较大、多发性子宫肌瘤，剔除肌瘤数≥3 个者，避孕时间建议 1 年。

（二）卵巢肿瘤

在妇科肿瘤中，卵巢肿瘤类型和性质最为复杂，故处理方式多样。

1. **卵巢良性肿瘤**（benign ovarian tumor）　卵巢良性肿瘤行剥除术后，可能降低卵巢储备功能和卵巢对促性腺激素的反应性。同时术后也可引起盆腔粘连，影响输卵管功能，影响卵巢局部血液供应，影响卵泡的发育及排卵。因此对于该类患者术前应注意评估卵巢功能，必要时保守治疗而非手术。

2. **卵巢交界性肿瘤**（borderline ovarian tumor）　是一种具有低度恶性潜能的肿瘤，常规需要手术治疗，术后较少需要放化疗。手术方式推荐采用肿瘤切除或附件切除，而保留生育功能。交界性肿瘤存在复发和恶化风险，治疗前需向患者和家属告知保留生育手术的利弊。临床观察发现肿瘤复发时间为半年~6 年，中位复发时间为 22 个月。术后适宜妊娠时间目前存在争议：有建议术后妊娠时间应尽早，即在复发之前妊娠；也有观点认为应选择随访结束，度过复发高峰期（2 年）后尝试妊娠。

3. **卵巢恶性肿瘤**(malignant ovarian tumor) 卵巢恶性肿瘤是否可行保留生育功能的手术治疗取决于患者的年龄、病理类型及手术病理分期。

(1) 卵巢上皮性癌(epithelial ovarian cancer):施行保留生育功能手术必须慎重,充分告知利弊和风险,获得患者理解并签署治疗同意书。保守手术实施应参考以下条件:①年龄 <35 岁,渴望生育;②手术病理分期为Ⅰa 期;③病理分化程度为高分化;④对侧卵巢外观正常,活检病理阴性;⑤腹腔细胞学检查阴性;⑥盆腹腔"高危区域"(包括直肠子宫陷凹、结肠侧沟、肠系膜、大网膜和腹膜后淋巴结)探查及多点活检阴性;⑦有随诊条件;⑧完成生育后需视情况再行扩大手术。

(2) 卵巢恶性生殖细胞肿瘤(malignant ovarian germ cell tumor):多为单侧,且对化疗很敏感,因此多可以采用保留对侧生育功能的手术,且不受期别的限制。手术中应尽可能将患侧病灶切除干净,必要时行大网膜切除和腹膜后淋巴结切除的分期手术,术后辅以化疗。但需注意化疗对卵巢的毒性作用,采取相关卵巢保护措施。

4. **总结** 因为与产生卵子关系密切,有些生育保存措施需在肿瘤治疗前进行。例如治疗前在超声引导下穿刺获取不成熟卵母细胞或自然周期取卵予以冷冻,放化疗前进行药物保护和正常卵巢组织的冷冻等。此外,目前国内外对 IVF 促排药物使用与卵巢肿瘤复发关系的观察结论不一,尚缺乏循证医学数据确定两者间关联性。但使用促排药物,特别是反复使用时造成非生理性的高雌激素状态,理论上而言可增加肿瘤复发风险,从医疗安全和医患环境角度出发,仍建议采取温和刺激方案。

(三) 子宫内膜癌

由于预后相对较好,故对有生育要求的子宫内膜癌患者可考虑予以药物保守治疗(drug conservative treatment),主要为大剂量高效孕激素促进病变子宫内膜萎缩。适应证:①患者年龄≤40岁;②有强烈的生育要求;③病理类型为子宫内膜样腺癌;④病理分化程度为高分化;⑤病变局限于子宫内膜内,无肌层浸润、子宫外扩散及淋巴结受累;⑥PR 表达阳性;⑦无孕激素治疗禁忌证;⑧患者经充分知情并能顺应治疗和随诊。

对于肥胖症、肝功能异常等口服孕激素治疗禁忌证的患者,可选择下列药物抗肿瘤治疗:促性腺激素释放激素激动剂(GnRH-a)、左炔诺酮宫内缓释系统、芳香化酶抑制剂等联合治疗。药物保守治疗期间应注意乳房、血栓、肝肾功能等方面的不良反应监测,且需每 3 个月疗效评估 1 次,持续治疗 6 个月病情完全缓解者可以鼓励积极受孕,完成生育后再行手术治疗。治疗期间病情未缓解或疾病进展则需尽快行子宫切除或扩大手术。

(四) 子宫颈癌

子宫颈癌的筛查普及使疾病发现年龄提前,年轻有生育要求的子宫颈癌(cervical cancer)患者,考虑以保留生育功能的保守手术治疗为主。

1. 手术方式

(1) 子宫颈锥切术。手术指征:①Ⅰa1 期和Ⅰa2 期子宫颈鳞癌。②Ⅰa1 期子宫颈腺癌。浸润深度≤3mm 的早期癌且无淋巴血管间隙受累时采用锥切术即可获得较好疗效。锥切范围和切缘是否累及与预后关系密切。

(2) 子宫颈广泛性切除术。手术指征:①渴望生育的年轻患者;②患者不存在不育的因素;③肿瘤≤2cm;④临床分期为Ⅰa2~Ⅰb1 期;⑤鳞癌或腺癌;⑥阴道镜检查未发现子宫颈内口上方有肿瘤浸润;⑦未发现区域淋巴结转移。由于采用术前临床分期,准确判断病变范围非常重要,术中常规应行冰冻病理检查。

(3) 手术保留卵巢的指征。①病理类型为子宫颈鳞癌;②患者年龄≤45 岁;③肿瘤≤2cm;④无子宫体和宫旁组织的肿瘤浸润;⑤无明确的淋巴结转移。

2. 综合治疗(comprehensive treatment)

手术前后需要进行盆腔放化疗的子宫颈癌患者可在综合治疗前采取适当措施保护卵巢功能。如前文所述的卵子或胚胎冷冻、卵巢移位、注射GnRH-a、卵巢冷冻等。有利于提高患者治疗后的生育质量。但前提是双侧卵巢的活检病理检查证实无肿瘤转移。

保守手术后少数患者子宫颈严重粘连将可能影响 IVF 胚胎移植。妊娠后发生自然流产、胎膜早破、早产等风险增加,需要实施剖宫取胎引产或采用剖宫产。

(五)妊娠滋养细胞肿瘤

妊娠滋养细胞肿瘤(gestational trophoblastic tumor)治疗以化疗为主,保留生育功能是治疗的一项基本原则。即使对晚期已有远处转移的患者,只要治疗结果满意,均可保留其生育功能。研究长期随访治愈患者所生新生儿染色体畸变率与正常人群比较无明显差异。

三、其他系统肿瘤和生育力保存

除上节已详细阐述过的各类妇科肿瘤外,与女性生育密切相关且发生率较高的恶性肿瘤主要为乳腺癌、血液和淋巴系统恶性肿瘤等。其中,血液和淋巴系统恶性肿瘤的治疗方法以骨髓移植、放、化疗为主,不涉及手术,故其生育力保存方法如前文所述。

乳腺癌(breast cancer)是另一种与女性生育有着特殊关系的恶性肿瘤。

1. 乳腺癌与妊娠的关系 大多数乳腺癌表现为雌激素依赖性(hormonal dependent)。然而荟萃分析研究结果显示乳腺癌后妊娠并未增加女性复发率和死亡率,子代早产率、死亡率、出生低体重率、先天畸形率与对照组相比亦无显著差异。

2. 生育力保存策略 可以用于尝试进行生育力保留的策略包括:乳腺癌化疗方案的改良,卵巢抑制剂——GnRH 类似物的应用、卵巢冷冻再移植和辅助生殖技术。

(1) 为减少化疗的卵巢毒性,考虑避免长期使用对生殖腺毒性大的药物,如环磷酰胺等。

(2) GnRH 类似物(激动剂、拮抗剂)可使卵巢处于抑制状态,故而可能保护卵巢免于化疗药物的毒害。然而目前还没有充分的证据支持 GnRH 激动剂在生育力保留方面具备有效性和安全性。

（3）卵巢冷冻需排除卵巢组织中是否含有乳腺癌微转移灶，以避免移植后乳腺癌复发风险增加。

（4）辅助生殖技术（assisted reproductive technology，ART）中，为避免血清高雌激素水平对 ER 阳性乳腺癌患者的不良影响，他莫西芬或来曲唑被认为是乳腺癌患者卵巢刺激的首选药物。或与其他激素依赖性肿瘤类似，采用温和刺激方案替代常规的药物刺激卵巢。

乳腺癌治疗后患者一旦准备妊娠，除完善产科常规检查外，还需行乳腺临床检查、钼靶、彩超以及乳腺 MRI 排除复发转移。妊娠期间，每月需行乳腺临床检查及彩超监测。小样本回顾性研究提示乳腺癌产后哺乳未对生存产生不利影响。但接受过保乳术的乳房泌乳量势必减少。

（黄学锋　余蓉）

第十三节　甲状腺疾病与女性不孕

甲状腺分泌甲状腺激素（thyronine，T_4）和三碘甲状腺原氨酸（triiodothyronine，T_3），不仅参与各种物质的新陈代谢，还与雌、孕激素相互作用，维持正常的卵巢功能，并促进卵母细胞成熟，对性腺的发育成熟、维持正常月经和生殖功能具有重要影响。甲状腺功能障碍可以分为甲状腺功能亢进（简称甲亢）和甲状腺功能减退（简称甲减）。计划妊娠期及怀孕初期的妇女均应筛查甲状腺疾病。

一、甲状腺功能亢进与女性不孕

（一）概述

甲状腺功能亢进是由甲状腺激素（thyroid hormone，TH）过多引起高代谢和交感神经兴奋的疾病。包括弥漫性毒性甲状腺肿（graves disease）、结节性毒性甲状腺肿、甲状腺自主高功能腺瘤（plummer disease）、碘致甲状腺功能亢进症、桥本甲亢(hashitoxicosis)、新生儿甲亢及垂体 TSH 腺瘤所致的甲亢等。以毒性弥漫性甲状腺肿(Graves 病)最为常见,约占甲亢所有类型的80%。其激素分泌特点是低 TSH(TSH),高 FT$_3$(free triiodothyronine)/高 TT$_4$(total thyroxine,T$_4$),或两者同时升高。

(二) 临床表现

甲状腺功能亢进的临床表现主要由血液循环中甲状腺激素过多引起,其症状和体征的严重程度与病史长短、激素升高的程度和患者年龄等因素有关。主要症状有:易激动、烦躁失眠、心悸乏力、怕热多汗、消瘦、食欲亢进、大便次数增多或腹泻、女性月经稀少。

(三) 诊断

1. 甲亢的诊断标准

(1) 高代谢症状和体征。

(2) 甲状腺肿大。

(3) 血清 TSH 水平降低,甲状腺激素水平升高。

具备以上 3 项诊断即可成立。注意:部分不典型甲亢患者可以单一系统表现为首发突出症状,如心房颤动、腹泻、低钾性周期性瘫痪等。淡漠型甲亢患者高代谢症状不明显。少数患者可以无甲状腺肿大。

2. Graves 病诊断标准

(1) 甲亢诊断确立。

(2) 甲状腺弥漫性肿大(触诊和超声证实)。

(3) 眼球突出和其他浸润性眼征。

(4) 胫前黏液性水肿。

(5) 促甲状腺激素受体抗体(TRAb)阳性、抗甲状腺过氧化物酶自身抗体(TPOAb)阳性。

在以上标准中,(1)~(2)项为诊断必备条件,(3)~(5)项为诊断辅助条件。

(四) 甲状腺功能亢进对生育的影响

甲亢女性生育功能与甲亢严重程度密切相关(表 1-6-8)。

表 1-6-8　甲亢严重程度对女性生育功能影响

甲亢程度	对生育功能影响
轻度	性激素改变不显著,月经基本无改变
中度	雌孕激素升高,子宫内膜增生过长,月经过频,功能失调性出血,痛经、经前期紧张综合征
重度	性激素分泌紊乱,排卵功能障碍,月经稀发、月经量减少,甚至闭经,出现不孕不育

(五) Graves 甲状腺功能亢进的治疗

因甲亢控制不良与流产、妊娠期高血压、早产、低体重儿、胎儿宫内生长受限、死产、甲状腺危象及妊娠妇女充血性心力衰竭相关,已患 Graves 病甲亢的妇女最好在甲状腺功能控制至正常并平稳后妊娠,以减少妊娠不良结局(推荐级别 A)。在治疗方案不变的情况下,2 次间隔至少 1 个月的甲状腺功能测定结果在正常参考范围内,提示病情平稳。

Graves 甲亢的治疗方法主要有抗甲状腺药物(ATD)治疗、^{131}I 治疗以及手术治疗。甲巯咪唑(MMI)和丙硫氧嘧啶(PTU)对母亲和胎儿都有风险,建议计划妊娠前停用 MMI,改换致畸程度较轻的 PTU。应尽早确定妊娠时间,并立即检测甲状腺功能和 TRAb,决定是否继续治疗,尽量在致畸关键期(妊娠 6~10 周)之前停药。甲状腺手术或者 ^{131}I 治疗后 6 个月再妊娠,目的是使甲状腺功能正常且稳定。

二、甲状腺功能减退与女性不孕

(一) 概述

甲状腺功能减退症是由于甲状腺激素合成和分泌减少或组织作用减弱导致的全身代谢减低综合征。主要分为临床甲减(overt hypothyroidism)和亚临床甲减(subclinicalhypot hyroidism, SCH)。亚临床甲减更为常见,目前临床上就如何管理合并 SCH 的不孕人群存在很多争议。

（二）甲状腺功能减退的临床症状

甲减的临床表现有畏寒、少言乏力、表情淡漠、唇厚舌大、厌食、心动过缓、记忆力减退、性欲减退等，女性甲减还容易表现为月经不调、经血过多或闭经、排卵功能障碍、卵巢萎缩、不孕等。亚临床甲减因症状不明显而容易被忽视。

（三）甲状腺功能减退的诊断和检查

甲状腺功能的评估可以通过血液中 TSH 及 T_3、T_4 水平的分析得到。其激素分泌特点是血清总 T_4 和 FT_4 和/或 T_3 的降低，反馈性地引起 TSH 升高。目前主流的观点将 SCH 定义为：TSH 高于参考值范围上限而 FT_4 水平在参考值范围内。不孕或备孕女性诊断 SCH 的界值与成人 SCH 一致，通常为 4~4.5mU/L。

（四）甲状腺功能减退对女性不孕的影响

甲减的女性患者常常表现为月经过多、闭经、自然流产等。经测定甲状腺功能紊乱女性患者的性激素水平时发现，甲状腺功能对女性下丘脑-垂体释放的催乳素（PRL）及雌二醇的水平影响较大，甲减女性患者睾酮、雌二醇的水平均低于正常组，而催乳素的水平高于对照组，催乳素水平的异常升高也与女性月经失调、闭经、罹患不孕症有着密切的关系。

SCH 症状隐匿，通常需要通过实验室检查确诊。近年来，亦有证据提示 SCH 与女性月经异常、卵巢功能改变、不孕、自然流产等相关，但这些是否为因果关系，目前仍未有确切的结论。

（五）甲状腺功能减退的治疗

甲状腺功能减退的治疗主要是左旋甲状腺素（LT_4）的补充。临床甲减的女性有必要在妊娠前纠正甲状腺功能，治疗的目标是使 TSH 水平低于 2.5mIU/L。甲状腺激素的需求早在妊娠的第 5 周开始增加，在妊娠 20 周左右维持一个稳定的水平，因此，对于既往诊断为甲减的女性，需要密切监测血清 TSH 水平，且左旋甲状腺素的补充量需要在妊娠确认后尽早增加。

对于患有 SCH 的不孕症女性（未接受辅助生育），2019 年我国《妊娠和产后甲状腺疾病诊治指南》（第 2 版）指出，如果甲状腺自身抗体检查阴性，LT_4 治疗提高受孕率的证据不足。但应用

LT$_4$能够防止妊娠后 SCH 向临床甲减的发展,而且低剂量 LT$_4$ 治疗风险较低,推荐对患有 SCH 的不孕症的备孕妇女给予 LT$_4$ 治疗,起始剂量 25~50μg/d(推荐级别 C)。

三、甲状腺功能异常与辅助生育技术

(一) 概述

体外受精胚胎移植术的快速发展为不孕夫妇提供了生育机会。准备行 IVF 的夫妇,如果合并甲状腺功能异常,可能会对 IVF 的结局产生影响。反之,IVF 治疗过程中,其第 1 个关键步骤为控制性超促排卵(COH),获得适当数量的卵泡,而这个过程可能会加重甲状腺的负担,使甲状腺功能异常,从而影响妊娠结局。

(二) 甲状腺功能异常对 IVF 的影响

在 IVF 物刺激卵巢过程中,使用大剂量促性腺激素促使卵泡生长并成熟,血高雌激素水平促使甲状腺结合球蛋白升高,进而游离甲状腺激素水平随之下降,TSH 水平升高;而人绒毛膜促性腺激素有类 TSH 样作用,加重了甲状腺的负荷;并且促性腺激素释放激素激动剂(GnRH-a)和拮抗剂(GnRH-ant)的使用也可能使甲状腺功能下降,从而影响妊娠结局。IVF 中卵泡刺激会引发伴有甲状腺自身抗体阳性的甲减或亚甲减,在胚胎着床前若是不予以治疗则可能会影响妊娠结局。

甲状腺自身免疫(thyroid autoimmunity,TAI)特指甲状腺过氧化物酶自身抗体(TPOAb)和/或甲状腺球蛋白抗体(TG-Ab)阳性的状态,不伴有血清 TSH 升高和 FT$_4$ 降低,是 SCH 和甲减的主要原因。TPOAb 与甲状腺功能失调相关因而临床意义更大。近年来,有多项研究探讨 TAI 对 IVF 的妊娠结局产生影响的环节与机制,其结果仍不明确。有研究表明,TAI 可能影响 IVF 的结局,表现为流产率的升高和活产率的降低。并且有研究认为 TAI 对自然受精过程可能存在影响,这种影响可通过 ICSI 消除,建议 TAI 妇女采用 ICSI 受精。Montelenone 等在 TAI 妇女的卵泡液中发现甲状腺抗体,并表明卵母细胞受精和优胚概率下降。然而,一些研究认为,甲状腺功能正常的 TAI 对卵巢储备功能、获卵数、受精率、胚胎质量、临床妊娠率、活产率等均无显著影响。2020年一项包含 14 个研究的 Meta 分析也发现,甲状腺功能正常的 TAI 和非 TAI 在获卵数、可移植胚胎数、临床妊娠率、流产率、出生率均无显著性差异。

(三) 甲状腺功能异常者 ART 前预治疗

IVF 术前常规筛查甲状腺功能,对于临床明确甲状腺功能异常者(甲亢或甲减),需要专科医生治疗,激素水平稳定后再进入 IVF 周期。一般建议,甲亢药物治疗病情稳定后进入 IVF 周期,如果行 ^{131}I 治疗或手术治疗的患者则建议 6 个月后再进入 IVF 周期。临床甲减的患者,因为 IVF 促排卵对甲状腺功能的影响,可能使 TH 水平降低,TSH 水平升高,故建议在妊娠后,尤其是早孕期,需要调整左旋甲状腺素片的剂量。

亚临床甲减、TAI 妇女,IVF 前是否进行预治疗尚有争议。我国 2019 年发布的妊娠期和产后甲状腺疾病诊治指南建议:①对接受辅助生殖的 SCH 妇女推荐应用 LT$_4$ 治疗,TSH 治疗目标应控制在 2.5mU/L 以下(推荐级别 B)。②对于甲状腺功能正常、TPOAb 阳性进行辅助生殖的不孕妇女,应用 LT$_4$ 改善辅助生殖结局的证据不足。但是,对既往有流产或复发性流产史进行辅助生殖的不孕妇女,应权衡利弊选择 LT$_4$ 治疗,LT$_4$ 起始剂量为 25~50μg/d(推荐级别 C,图 1-6-6)。

(四) 总结

甲状腺疾病引起的性腺功能紊乱,可以影响育龄妇女生育能力,且影响其 IVF 治疗的结局,而药物刺激卵巢过程中的用药亦可能加重甲状腺功能异常。因此,IVF 前需常规筛查甲状腺功能。甲亢的女性应根据甲亢的严重程度与甲状腺自身抗体情况进行专科治疗后再进入 IVF 周期。临床甲减的女性需在妊娠前纠正甲状腺功能,且孕期继续密切随访 TSH。对于亚临床甲减的女性,在接受辅助生育技术前,应进行左旋甲状腺素治疗,其治疗目标是 TSH 浓度 <2.5mIU/L,以改善其妊娠结局。对于甲状腺功能正常、TPOAb 阳性且既往有自然流产史的女性,在 IVF 前应权

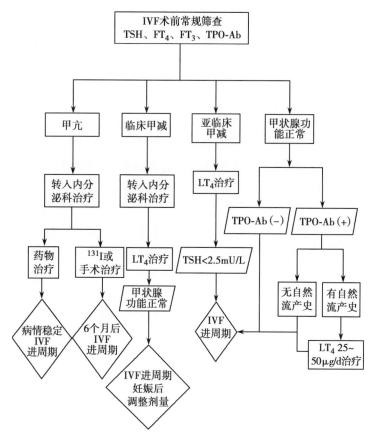

图 1-6-6 IVF 术前甲状腺功能筛查及处理流程

衡利弊选择 LT$_4$ 治疗。

（黄学锋　王佩玉）

参考文献

1. 曹泽毅. 中华妇产科学. 3 版. 北京: 人民卫生出版社, 2014: 1368.

2. CICINELLIE, MATTEO M, TINELLI R, et al. Prevalence of chronic endometritis in repeated unexplained implantation failure and the IVF success rate after antibiotic therapy. Hum Reprod, 2015, 30 (2): 323-330.

3. PRESCOTT J, FARLAND LV, TOBIAS DK, et al. A prospective cohort

study of endometriosis and subsequent risk of infertility. Hum Reprod, 2016,31(7):1475-1482.

4. NICKKHO-AMIRY M,SAVANT R,MAJUMDER K,et al. The effect of surgical management of endometrioma on the IVF/ICSI outcomes when compared with no treatment? A systematic review and meta-analysis.Arch GynecolObstet,2018,297(4):1043-1057.

5. 中华医学会妇产科学分会子宫内膜异位症协作组.子宫内膜异位症的诊治指南.中华妇产科杂志,2015,50(3):161-169.

6. 中华医学会妇产科分会内分泌学组及指南专家组.多囊卵巢综合征中国诊疗指南.中华妇产科杂志,2018,53(1):2-6.

7. ACOG Practice Bulletin-Gynecology. Polycystic ovary cyndrome. Gynecol Obstetric,2018,194(6):e157-171.

8. Thessaloniki ESHRE/ASRM-Sponsored PCOS Consensus Workshop Group. Consensus on infertility treatmentrelated to polycystic ovary syndrome. Fertil Steril,2008,89(3):505-522.

9. FERRANRETTI AP,LA MARCA A,FAUSTER BC,et al. ESHRE workinggroup on poor ovarian respone definition. ESHRE consensuson the definition of 'poorresponse' to ovarian stimulation forinvitro fertilization: the Bolognacriteria. Hum Reprod,2011,26(7):1616-1624.

10. ZHAIJ,YAOG,DONGF,et al. In vitro activation of follicles and fresh fissue auto-transplantation in primary ovarian insufficiency patients.J Clin Endocrinol Metab,2016,101(11):4405-4412.

11. SUZUKI N,YOSHIOKA N,TAKAE S,et al. Successful fertility preservationfollowing ovarian tissue vitrification in patients with primaryovarian insufficiency . Hum Reprod,2015,30(3):608-615.

12. 中华医学会妇产科学分会内分泌学组.女性高催乳素血症诊治共识.中华妇产科杂志,2016,51(3):161-168.

13. 杨一华,黄国宁,孙海翔,等.不明原因不孕症诊断与治疗中国专家共识.生殖医学杂志,2019,28(9):984-992.

14. VELTMAN-VERHULST SM,HUGHES E,AYELEKE RO,et al. Intra-uterine insemination for unexplained subfertility. Cochrane Database of Systematic Reviews,2016,2:CD001838.

15. SADEGHI MR. Unexplained Infertility,the Controversial Matter in Management of Infertile Couples. Journal of Reproduction and Infertility, 2015,16(1):1-2.

16. 自然流产诊治中国专家共识编写组. 自然流产诊治中国专家共识(2020 年版). 中国实用妇科与产科杂志, 2020, 36(11): 1082-1090.

17. 中华医学会妇产科学分会产科学组. 复发性流产诊治的专家共识. 中华妇产科杂志, 2016, 51(1): 3-9.

18. ALEXANDER EK, PEARCE EN, BRENT GA, et al. 2017 Guidelines of the American Thyroid Association for the diagnosis and management of thyroid disease during pregnancy and the postpartum. Thyroid, 2017, 27(3): 315-389.

19. JEAN MCGOWAN-JORDAN, ROS JHASTINGS, SARAH MOORE. ISCN 2020: An International System for Human Cytogenetic Nomenclature (2020). Switzerland: Karger, 2020: 170.

20. DE RYCKE M, BELVA F, GOOSSENS V, et al. ESHRE PGD Consortium data collection XIII: cycles from January to December 2010 with pregnancy follow-up to October 2011. Hum Reprod, 2015, 30(8): 1763-1789.

21. LAMBERTINI M, DEL ML, PESCIO MC, et al. Cancer and fertility preservation: international recommendations from an expert meeting. BMC Med, 2016, 14: 1.

22. RIENZI L, GRACIA C, MAGGIULLI R, et al. Oocyte, embryo and blastocyst cryopreservation in ART: systematic review and meta-analysis comparing slow-freezing versus vitrification to produce evidence for the development of global guidance. Hum Reprod Update, 2017, 23(2): 139-155.

23. SOFIYEVA N, SIEPMANN T, BARLINN K, et al. Gonadotropin-Releasing Hormone Analogs for Gonadal Protection During Gonadotoxic Chemotherapy: A Systematic Review and Meta-Analysis. Reprod Sci, 2019, 26(7): 939-953.

24. BJORNHOLT SM, KJAER SK, NIELSEN TS. Risk for borderline ovarian tumours after exposure to fertility drugs: results of a population-based cohort study. Hum Reprod, 2015, 30(1): 222-231.

25. HARTMAN EK, ESLICK GD. The prognosis of women diagnosed with breast cancer before, during and after pregnancy: a meta-analysis. Breast Cancer Res Treat, 2016, 160(2): 347-360.

26. BEDAIWY MA, ABOU-SETTA AM, DESAI N, et al. Gonadotropin-releasing hormone analog cotreatment for preservation of ovarian function during

gonadotoxic chemotherapy:a systematic review and meta-analysis. Fertility and Sterility,2011,95(3):906-914.

27. AZIM HA,BELLETTINI G,LIPTROTT SJ,et al. Breastfeeding in breast cancer survivors:pattern,behaviour and effect on breast cancer outcome. Breast,2010,19(6):527-531.

28. 葛均波,徐永健,王辰,等.内科学. 9 版.北京:人民卫生出版社, 2018:680-694.

29. 中华医学会内分泌学分会,中华医学会围产医学分会.妊娠和产后甲状腺疾病诊治指南(第 2 版).中华内分泌代谢杂志,2019,35(8): 636-665.

30. 中华医学会内分泌学分会.成人甲状腺功能减退症诊治指南.中华内分泌代谢杂志,2017,33(2):167-180.

31. 中华医学会生殖医学分会第四届委员会.不孕女性亚临床甲状腺功能减退诊治的中国专家共识.中华生殖与避孕杂志,2019,39(8): 609-621.

32. BUSNELLI A,PAFFONI A,FEDELE L,et al. The impact of thyroid autoimmunity on IVF/ICSI outcome:a systematic review and meta-analysis. Hum Reprod Update,2016,22(6):775-790.

33. UNUANE D,VELKENIERS B,DERIDDER S,et al. Impact of thyroid autoimmunity on cumulative delivery rates in vitro fertilization/intracytoplasmic sperm injection patients. Fertil Steril,2016,106(1):144-150.

34. POPPE K,AUTIN C,VELTRI F,et al. Thyroid disorders and in vitro outcomes of assisted reproductive technology:an unfortunate combination? Thyroid,2020,30(8):1177-1185.

第七章 不孕症的心理与护理

第一节 不孕症患者的心理状态

据世界卫生组织预测,不孕不育症已经成为仅次于肿瘤和心脑血管病的第三大疾病。目前我国有近 5 000 万不孕不育患者,而且每年以数十万人的速度递增。

2009 年《中国不孕不育调研报告》指出,我国不孕不育发病率近 20 年已由 3% 飙升至 12.5%,更有部分地区不孕不育的发病率高达 15%。随之出现的是这批患者的心理性问题。它将带来一系列的社会问题,如夫妻感情出现危机、家庭不和睦、婚姻关系岌岌可危等。目前,在不孕不育症的诊治过程中,患者夫妇心理问题已得到了极大关注。

生儿育女被认为是人类与生俱来的自然属性,但不孕不育症这个群体面临着极大的压力。

1. **来自婚姻的压力** 当不孕不育夫妻的一方被诊断为不具有自然生育能力时,本人的内心是对这个家庭、婚姻的愧疚感。长此以往,夫妻双方的和谐生活受到影响。各种矛盾会因不能生育的原因出现激化,婚姻的稳定性受到威胁。

2. **来自社会的压力** 家庭长辈抱孙心切,时常唠叨,甚至于谴责,使得不育患者心理承受着巨大的压力。另外亲朋好友、周围邻居的关心问候,也成为不孕夫妇感觉压抑的原因。

3. **来自疾病的压力** 不孕不育女性患者除未明原因者,大都存在着器质性疾病,如子宫内膜异位症、子宫肌瘤、卵巢囊肿、输卵管炎症、子宫内膜息肉等。这些疾病除了影响生育,也影响正常生活,如痛经、下腹不适、坠胀、经期延长等。患者为了治疗疾病,达到生育目的,频繁至医院就诊治疗,甚至有的妇女需要经历妇科手术的痛苦过程,如宫腔镜、腹腔镜;由此患者不能正常工作,增加了心理、经济的双重负担。

(陈霞)

第二节　不孕症患者助孕过程中的心理状态

据心理专家分析,患者的心理和精神状态也是影响助孕治疗后成败的关键因素。近 80% 的妇女在助孕过程中存在焦虑情况,50%患者出现抑郁情况。高度心理压力会影响女性内分泌功能,使血管长期处于收缩状态,影响了子宫、卵巢局部的血流供应,干扰卵泡的发育,而且神经系统的紧张也会使一些神经介质异常释放,造成子宫、输卵管肌肉收缩紊乱,影响胚胎着床而导致助孕治疗的失败。

在 IVF 治疗的不同阶段,女性的心理压力程度不同,以胚胎移植后至确认妊娠前心理压力最大。如果连续几次妊娠失败以后,压力会进一步增大。以往妊娠史、社会经济地位和工作压力等影响着女性处理不孕压力的能力;而且女性的性格、焦虑或者抑郁倾向也起着重要作用。一个大样本前瞻性研究证明了心理因素与已知的生物学变量如年龄、不孕时间、IVF 治疗周期数等一样是影响 IVF 治疗结果的独立因素。

(陈霞)

第三节　助孕过程中心理护理对策

辅助生育技术日新月异,针对不孕不育夫妇的心理护理更要跟得上新步伐。成功的心理护理,是提高助孕治疗妊娠率的关键因素之一。有效的沟通、合理的咨询方式,能恢复患者的信心,让助孕治疗起到更好的效果。

一、术前护理对策

了解不孕夫妇的心理状态,向他们介绍辅助生殖技术的相关步骤和相关知识,同时告知其相应治疗的成功率、费用、可能出现的并发症,使不孕夫妇有充分的心理承受能力,并以积极的态度配合治疗。注意助孕治疗期间夫妻心理的调节,如建议夫妇共同面对困难,互相沟通,彼此分担;治疗期间可以不告知亲戚朋友,以免带来更大的心理负担;记录自己的治疗过程;治疗前选择瑜伽、音乐欣赏等舒缓压力、放松心情;可以进行强度不大的工作安排,多培养兴趣爱好,以期分散注意力,减缓助孕的心理压力。

另外,适量运动在助孕过程中处于重要地位。运动可以促进神经系统调节激素分泌,使子宫等功能更适合胚胎发育生长;运动可以改善心肺功能,增强抵抗力;运动可以调节人体紧张情绪,从而改善心理状态,有助于恢复体力和精力。

二、术中护理对策

应该用通俗易懂的语言向患者介绍手术过程(如经阴道超声引导下取卵术、胚胎移植术等),以消除患者的紧张、恐惧心理。

助孕过程中嘱咐患者:

1. 保持外阴清洁卫生,减少感染机会。

2. 注意饮食调理;卵泡数目较多者,多饮水,选择高蛋白食物。

3. 避免劳累、剧烈运动、重体力活,以免发生卵巢扭转及影响胚胎种植。

4. 注意气候变化、预防感冒、发热,注意饮食卫生。如需要用药,先咨询医生后再服用药物。

5. 避免接触化学物品,如不要染发、尽量少用化妆品,避免接触反射及高辐射物品,少用电脑。

6. 治疗期间,嘱患者严格遵医嘱用药,不要擅自更改药物剂量和用法,按时复诊。

7. 胚胎移植后可正常工作、做一般的家务活动。

接受治疗的患者治疗过程中需要调整心态和情绪,保持愉快的心情,正确认识试管婴儿的成功率问题,以乐观的心态对待治疗,治疗期间要多与医生沟通,多了解自身情况。每个患者自身的情况各不相同,切忌尽量少与周围患者过多交流,以免进行比较后与自己的病情匹配,增加了不必要的心理负担。夫妻之间相互鼓励,增加信心,不应该相互埋怨。丈夫应当关心体贴妻子,尽可能多陪伴。

另外,在助孕过程中,患者们需要面对药物注射、经阴道超声引导下取卵术、囊肿穿刺术、胚胎移植术等,这些手术或多或少给女性带来了疼痛感受。强烈的伤害性刺激会导致机体生理功能的严重紊乱,如心率加快、血压升高、呼吸频率加快,同时痛觉会伴随紧张、恐惧、焦虑等不良情绪。因此,痛觉的管理目的在于尽量减轻伤害性刺激对个体造成的生理变化和情绪反应。

1. **减少药物注射的疼痛**　选择注射次数最少的合理促排卵方案,选用稍细(如 19G 或者 20G)的取卵针,尽量避免注射用的黄体酮针剂,以口服药物或阴道栓剂代替。

2. **减少取卵的疼痛**　目前各大中心有静脉麻醉方式可供患者选择。手术医师取卵时动作尽量轻柔,尽量避开子宫颈、子宫体、子宫旁血管,把疼痛降低到最低限度。

三、术后护理对策

告知患者术后可能出现的并发症,如卵巢过度刺激综合征、多胎妊娠、异位妊娠等,耐心解释,解除顾虑,使患者保持良好的心态。对未妊娠者,协助患者应对压力,解答疑问,使其面对现实,有信心进行进一步的治疗。做好随访工作,了解患者后续状态。

助孕失败的患者更需要心理上的呵护。目前国内有不少生殖医学中心已经开展了心理咨询门诊,倾听患者的心声,给患者一些切实有效的心理疏通方式,让不孕不育夫妇在治疗效果不佳的情况下有人倾诉,得到真正的心理辅导和咨询。

(陈霞)

第二篇
辅助生殖技术实验室

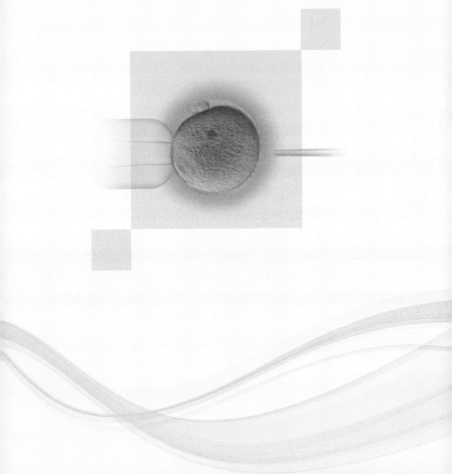

第八章

实验室的设置及人员基本要求

第一节　人工授精实验室的设置及要求

人工授精实验室的主要功能是进行精液分析和精液处理，必要时也要进行精液冷冻、复苏等操作。根据原国家卫生部颁布的(卫科教发〔2003〕176号)文件，要求人工授精实验室不少于20平方米；同时开展人工授精和体外受精与胚胎移植的机构，人工授精实验室必须专用，使用面积不少于20平方米。

从患者候诊区到达取精室的路线尽量简捷。取精室内部设置应简洁、温馨、安静，以免男性患者因紧张而取精失败。专用的取精室邻近人工授精实验室，两者之间设置大小适当的传递窗，方便精液的接收和传递。

人工授精手术室相邻人工授精实验室，并在隔墙上安装传递窗，处理后的精液将被传递到手术室内进行人工授精操作。为了完成精液分析、处理、冷冻、复苏的操作，人工授精实验室应具备的最低设备数量应包括：生物显微镜1台；离心机1台；普通天平1台；百级超净工作台1台；二氧化碳培养箱1台；液氮罐2个；冰箱1台；精液分析设备及水浴箱1台。以上设备要求运行良好，专业检验合格。另外，用来与精液接触的器皿等须使用无菌的一次性耗材，并通过精子存活试验。

（孙正怡）

第二节　体外受精实验室的设置及要求

人的卵母细胞或胚胎对外界环境要求很高,因此具有严格质量控制的洁净实验室环境是培养结局良好、获得稳定而满意妊娠率的首要保证。体外受精实验室在设计中需要考虑实验室的选址、各个功能室的面积、房间设计、相对位置及布局、设备型号及摆放位置以及提供实验室内空气流动的层流装置等。

体外受精实验室所处的位置及周围的环境,会直接影响到实验室的环境,新实验室如果建立在医院内,应充分地考虑与其他释放污染物,尤其是有害气体的科室的距离,比如病理科、放射科、消毒室、洗涤室、感染科以及其他手术室等。这些科室常用的醛、醇类试剂及消毒剂、洗涤剂、染料等都会明显地影响实验室的室内空气质量。体外受精实验室应坐落于医院内人员流量相对较小并且安全的地方,尽量避开其他患者众多的科室;与其他实验室活动保持物理隔绝,不得将此区域兼做其他实验室使用。不允许胚胎学实验室内使用有毒化学品或放射性同位素,包括有毒的清洁材料。也不允许使用气溶胶和其他杀虫剂类的物质。

对于体外受精胚胎移植术实验室各个功能室的面积,主要取决于接受治疗患者的数量,尤其是胚胎培养室,应充分地考虑实验室的未来发展计划,至少应该能满足3~5年后可能会达到的周期数目。

原国家卫生部颁布的(卫科教发〔2003〕176号)文件有规定,体外受精实验室应具备的场所面积要求包括:

1. **取卵室**　供 B 超介导下经阴道取卵用,使用面积不小于25平方米,环境符合原国家卫生部医疗场所Ⅱ类标准。

2. **精液处理室**　使用面积不小于 10 平方米。

3. **体外受精实验室**　使用面积不小于 30 平方米,并具备缓冲区。环境符合原国家卫生部医疗场所Ⅰ类标准,建议设置空气净化层流室。胚胎操作区必须达到百级标准。

4. **胚胎移植室**　使用面积不小于 15 平方米,环境符合原国家卫生部医疗场所Ⅱ类标准。

这些功能室的场所布局须合理,符合洁净要求,建筑和装修材料要求无毒,应避开对工作产生不良影响的化学源和放射源;工作场所须符合医院建筑安全要求和消防要求,保障水电供应。各工作间应具备空气消毒设施。

一、实验室建设、设计与布局

首先必须满足建筑洁净实验室的基本要求。当设计实验室的时候,应该充分考虑到仪器设备的更新和发展,还需要兼顾到工作人员和患者健康及安全的需要。在较大规模的实验室中,必须额外设置在发生火灾、液氮泄漏等危及人员安全的紧急情况下,能快速进行人员疏散的安全出口或通道。体外受精实验室须保障水电供应,供电设施应安全可靠,保证不间断供电(必须配备 UPS 电源)。

建筑材料应选用无挥发性有机化合物、无挥发性有害气体、无重金属放射源、防火、易清洗、耐腐蚀性、不产尘积尘。室内装饰材料应尽量简单,避免使用含挥发性物质的装饰材料,如涂料、黏合剂、地板胶等。禁止在实验室内使用油漆,必要的漆料类的建筑材料应该在使用前处理好,并放置足够长的时间,保证漆料不含甲醛、乙醛、活性胺、酚类以及其他水溶性挥发有机物。通风区域的设计及清理的方式应该有利于实验室的日常工作。墙壁和地板应该是采用容易清洗和消毒的复合材料。不能使用地毯。

实验室内所有管道和线路应嵌于墙体、设备带或吊顶内,减少暴露的电线,但同时要方便检查和维修。要设置足够多的电源,根据设备的功率设置电源的数量和最大电流。为防止意外断电,应设有能接入自动发电设备的备用电路或配有 UPS 电源。

体外受精实验室内应安装有气体管道,用于向培养箱供气,最常用的气体是 CO_2,三气培养箱需要 N_2 气或混合气管道。尽量避免将装载高压气体的钢瓶搬入实验室,以免带来不必要的污染。应在洁净区外建立专用的气瓶室,经过气体管道将所需气体引入培养室。气体管道通常使用高纯度不锈钢钢管。为防止管道漏气或堵塞带来的故障,气体管道在吊顶内的安装要方便维修,并需要考虑设置备份的管道。

胚胎存储区域和仪器设备的放置区域需要进行合理的规划,以确保在各工作区域内工作的效率和安全。减少人员在实验室内的走动,减少人员之间碰撞的机会并减少胚胎在培养箱外暴露的时间。

实验室的整体布局需要确保在对配子和胚胎各个阶段进行操作时满足无菌条件。入口仅限实验室工作人员出入,更换干净衣服、鞋、帽,通过风淋室(或缓冲区域)进入实验室。为保持室内正压,实验室门应该是单方向的。

胚胎培养室是体外受精实验室的核心,主要用于人配子/胚胎的体外操作和培养。培养室必须与手术室相邻。取卵和移植在手术室进行,通过传递窗与胚胎培养室相通,作为传递卵与胚胎的通道。胚胎培养室的使用面积不应低于 35 平方米并具备缓冲区。培养室内应进行合理设计,留有足够空间,保障足够数量的培养箱等仪器设备放置、连接电源及气体并进行实验室操作,配子及胚胎操作区域必须达到百级标准;胚胎培养室是一个恒温恒湿的洁净空间,不但适合胚胎生长,而且同样适合细菌生长繁殖,消毒灭菌的常用手段往往会同时影响胚胎的生长,只能用通过空气过滤和定期清洁的方法维持和保证培养室的清洁。在控制有害气体方面,微量的有害气体可能在许多洁净室是微不足道的,基本上不做控制,但是在 IVF 中心则必须加以控制以降低有害气体对胚胎的损害。常规的空气过滤装置是难以过滤的,需用特殊的吸附滤器对有害气体加以控制。手术室部分和胚胎实验室部分最好用 2 套独立送风系统,使之独立运行与工作,互不干涉。

IVF 精液处理室主要用于精液的处理和优化。IVF 的精液处理室应该专用,不与人工授精或临床精液检查室共用。IVF 的取精室应邻近精液处理室,并在两者之间开传递窗,取精室室内应设置简单温馨。

经过较长时间运行的生殖中心,需要设立单独的胚胎库,或者称为冷冻储存间,使用面积应不小于 20 平方米。在此功能室内存放大量液氮储存罐,内存有冷冻状态下的胚胎。胚胎库作为体外受精实验室的一部分,也需要确保一定的洁净度,净化级别应该达到万级。胚胎库地板应采用无挥发性释放以及耐超低温的材料(如防滑不锈钢)。胚胎库与培养室之间需设立缓冲区域,由于液氮每天挥发量会很大,该功能室尤其应注意换气速率和氧浓度报警,避免因缺氧导致人员窒息。为方便液氮的运输,冷冻储存室应设专用液氮补给的通道或门,并与非洁净区之间设置缓冲空间。

在洁净区空间允许的情况下,可以设立独立的显微操作室,用于进行 ICSI、PGD 等显微操作技术。因为洁净区内的人员活动,会通过地板或墙壁导致显微操作针的震动,尽管震动的幅度可能非常微弱,但可能会损伤操作中的配子或胚胎。独立的显微操作室,会增加显微操作的安全性。室内应除了显微操作技术人员之外,无其他人员进入活动。

应该为辅助生殖实验室的记录整理、数据录入及其他的相关行政功能提供独立的办公区域。如空间充足,可考虑设立专门用于数据输入、文档存储的电脑室,由于电脑运行中会释放VOCs,因此这些办公区或电脑室不应与胚胎培养室共用通风系统。

周期数较多的情况下,应在体外受精实验室邻近处设置单独的耗材存放间,用来放置实验室常用的各种耗材。由于耗材的包装材料可能存在大量的挥发性物质,因此需要设立独立的区域进行存放。如放置于层流间内,则需要避免与胚胎培养室使用同一套送风系统。

二、设备

应配备足够的培养箱和培养空间,这样能确保准确高效地识别出培养皿上的姓名标识,并尽可能地减少潜在的错误风险。

　　对于体外受精实验室的设备种类及数量,176号文件的基本规定包括:超净工作台3台;体视显微镜;生物显微镜;倒置显微镜(含恒温平台);精液分析设备;二氧化碳培养箱(至少3台);二氧化碳浓度测定仪;恒温平台和恒温试管架;冰箱;离心机;实验室常规仪器包括pH计、天平、电热干燥箱等;配子和胚胎冷冻设备包括:冷冻仪、液氮储存罐和液氮运输罐等。申报开展卵细胞质内单精子注射技术的机构,必须具备显微操作仪1台。

　　但是实际上,大多数生殖中心的经验是,较少的设备难以满足工作需要,因此在年周期数达到1 000左右时,推荐的主要设备数量至少应达到:二氧化碳单气或三气培养箱5台;IVF百级层流净化台4台;生物安全柜1台;倒置显微镜2台;显微注射系统2套(1套发生故障时有备份设备可用);液氮储存罐3个;液氮运输罐2个。

(孙正怡)

第三节　辅助生殖技术人员的基本要求

　　引进人员的具体数量应根据中心的规模决定,176号文件中对实验室人员的数量和要求做了最基本规定。

　　1. 人工授精实验室　最少具有从事生殖医学专业的在编实验室工作人员2人,且均具备良好的职业道德;实验室工作人员应具备按世界卫生组织精液分析标准程序处理精液的培训经历和实践操作技能;同时开展体外受精胚胎移植术的机构必须指定专职负责人1人,其他人员可以兼用。

　　2. 体外受精实验室　技术人员不得少于3人,须接受原国家卫生部指定医疗机构进行生殖医学专业技术培训。

　　(1)胚胎培养实验室技术人员必须具备医学或生物学专业学士以上学位或大专毕业并具备中级技术职称。

　　(2)实验室负责人须由医学或生物学专业高级技术职称人员担任,具备细胞生物学、胚胎学、遗传学等相关学科的理论及细胞培养技能,掌握人类辅助生殖技术的实验室技能,具有实验室管理能力。

（3）至少1人具有按世界卫生组织精液分析标准程序处理精液的技能。

（4）至少1人在原国家卫生部指定的机构接受过精子、胚胎冷冻及复苏技术培训，并系统掌握精子、胚胎冷冻及复苏技能。

（5）开展卵细胞质内单精子注射技术的机构，至少有1人在原国家卫生部指定机构受过本技术的培训，并具备熟练的显微操作及体外受精胚胎移植术实验室技能。

（6）开展胚胎植入前遗传学诊断的机构，必须有专门人员受过极体、胚胎卵裂球或滋养外胚层活检技术培训，熟练掌握该项技术的操作技能，掌握医学遗传学理论知识和单细胞遗传学诊断技术，所在机构必须具备遗传咨询和产前诊断技术条件。

3. 基本知识和技能　随着周期数增加，应相应增加专职技术人员人数。体外受精实验室技术人员需要掌握的知识和技能包括：掌握卵泡生长与发育的基本知识；掌握人类细胞培养的基本原理；掌握精子、胚胎冷冻及复苏能力；熟悉发育生物学、细胞生物学和遗传学的理论知识；了解女性不孕和男性不育的临床诊断方法、程序和治疗方案等；了解临床妊娠维持的理论和方法；了解药物刺激卵巢的基本理论和临床应用；具备精子分离、体外受精和胚胎体外操作的能力。

实验室负责人应该首先是合格的人类胚胎学家，具备高级技术职称。具备人类胚胎发育知识和辅助生殖实验室技能，同时熟悉辅助生殖技术的临床过程；具备辅助生殖技术实验室各项工作的组织和管理能力。实验室负责人不得同时兼任临床负责人。

（孙正怡）

实验室质量控制

第一节 实验室仪器的质量控制

体外受精实验室内的所有仪器设备均需配备简明准确的中文说明书,大型、重要设备应备有登记册,记录设备校准维护情况。

体外受精实验室的设备应由专人负责。该负责人应该熟悉每一台设备,对于使用方法、检修周期、曾经发生过的故障以及主要故障的处理情况了然于胸。管理负责人要熟悉所有仪器的简单故障排除,对于易损配件,应保证有足够的配件更换,并熟悉更换的方法,比如各种显微镜光源的灯泡、各种设备的保险丝。这些配件应该统一存放管理并定期清点。

一、显微镜

各种显微镜是观察配子和胚胎的重要设备,其光学部件的清洁与维护对于高质量的成像非常重要。显微镜上的尘埃、指纹、油渍等会降低成像质量。在不使用时应将显微镜盖起,避免接触各种液体,尤其是腐蚀性液体;避免触碰物镜或目镜的镜头,不可以用普通面巾纸擦拭镜头。可用专用毛刷或是低速气流吹掉灰尘。

二、培养箱

培养箱是体外受精实验室进行胚胎培养的关键设备,使用、管理和维护应由专人负责。培养箱放置位置应避免过低或过高,不能使实验室技术人员过分俯身或仰头来取放培养皿。避免将其放置在层流出风口下方的位置,以免加速开启培养箱门时箱体内气体环境的变化。培养箱显示界面虽然非常简单,但几乎所有品牌的培养箱均有非常复杂的设置功能,以便对培养箱进行温度、相对湿度、报警条件、气体浓度等参数进行设置或校准。这些功能应仅限培养箱管理者进行设置和修改。

在培养箱连接气体的接口部位,通常设置有滤器,对进入箱体的气体进行过滤,应根据说明书的要求定期更换该滤器。培养箱说明书通常会对进气压力设定一范围,要将从气瓶引出的气体压力调节到要求的范围内。进气压力过大会导致控制进气的电磁阀失灵,发生严重故障。

用于培养人类胚胎的培养箱至少每 3 个月对培养箱清洁 1 次,每 7 天换水 1 次。应每天用 CO_2 浓度测定仪测量每台培养箱的 CO_2 值和温度值。如果培养箱 CO_2 浓度的显示值和测量值相差 0.3% 以上,需对培养箱进行校准,每种培养箱的校准方法不同,可以参考设备说明书。CO_2 浓度测定仪则应每年送厂家或者计量局进行校准。培养箱可以定期比如每半年做 1 次分析,分析在该培养箱中培养的胚胎的发育情况和临床结局,如果同一类型培养箱,胚胎培养的结局存在差异,要考虑培养箱存在问题,需要维修或报废。

三、IVF 工作站

IVF 工作站是配子和胚胎在培养箱外操作的主要场所,IVF工作站的风机将空气从工作站上方经初效过滤膜吸入,然后经过高效过滤膜(HEPA 滤膜)后从下方吹向台面,使得胚胎和配子的操作区形成空气洁净度达到百级的环境。要维持这种理想的空气洁净度环境,必须对工作站进行定期维护。首先是定期更换初效过滤膜,使用过久的初效过滤膜上积累过多灰尘,会影响风机向下吹出的风流量。另外需要定期检测工作站的风速,如果初效滤膜更换后风速依然过低说明高效滤膜已经阻塞,需要更换。

IVF 工作站的另外一个重要功能是维持台面热板的温度,在热板上进行配子或胚胎操作可以减少温度波动,利于保持胚胎的发育活性,但是热板的温度并非 37℃最合适,因为经过培养皿底部传导,并被工作站的气流带走热量后,37℃的热板上培养皿内的液滴难以达到该温度,而是要低 2~5℃,因此应根据具体情况,最好能测定培养皿内液滴的温度来设置热台的温度。

四、液氮罐

液氮罐是结构非常简单的设备,但由于每个实验室均有大量存有胚胎的液氮储存罐,如果液氮罐出现故障,会导致严重损失或威胁人员安全。液氮罐应安装监控报警系统,出现异常泄漏可以及时发现并更换。

液氮罐为双层罐体,内抽真空,真空排气口由一个金属结构封闭,以免真空度下降;这个真空排气口应避免遭到撞击,也避免撒上液氮。两层罐壁间主要靠液氮罐的颈部连接,因此液氮罐远不及看上去那样"结实",不可以暴力拖拉相互撞击或用其他物品敲击,以免发生细小损伤后造成液氮泄漏。

应定期测量液氮的高度,定期向所有液氮罐内补充液氮,并注意每个液氮罐的液氮消耗量。突然增加的消耗意味着液氮罐的真空度下降,有发生液氮泄漏的风险。另外,如果液氮罐表面出现结霜、结露珠、温度明显降低等现象应该及时报废。

五、冰箱

冰箱用于存放体外受精的各种培养液、试剂。为保证培养液的品质,冰箱温度必须稳定准确设置在 5℃ ±3℃。最好使用医院专用的冰箱,并定期对冰箱进行消毒、清洁以及除霜。冰箱内应放置一标准温度计,每日记录温度变化,超出范围应给予校正。

六、仪器设备的校准

常用的设备应定期进行校准和维护,常用仪器的校准与检修内容和频率如表 2-9-1 所示。

表 2-9-1　仪器的校准与检修内容和频率

设备	校准、检修内容	校准、检修频率
培养箱	温度、CO_2、相对湿度	每年
热板	温度	每周
显微镜	清晰度、图像	每年
湿度仪	准确性	每半年
温度计	准确性	每半年
CO_2 测定仪	准确性	每半年
激光破膜仪	激光方位	每年
ICSI 显微操作仪	稳定性	每次使用时

（孙正怡）

第二节　实验室人员的质量控制

要保证一个体外受精实验室的良好运行,人员是最核心的部分。任何技术操作均需要经过人员操作才能最终完成。而在体外受精临床工作中要面临复杂的生殖伦理问题,需要用到一些高度专业的技能经验,因此人员需要掌握大量不孕症、辅助生殖技术知识。

在体外受精实验室工作的临床胚胎学家最重要的素质是诚实的态度,必须具有严格的伦理观念,其次还要有广博的知识体系和熟练的操作技能。在日常工作中要能体现出高度的责任感。

关于临床胚胎学家的数量,虽然原国家卫生部 176 号文件有明确规定至少 3 名,但这是成立一个体外受精实验室的最低标准,而实际上,这一人员数量对绝大多数中心来说是远远不够的。超负荷工作的胚胎学家会更容易出现差错,因此为保证体外受精实验室的质量,首先就要保证胚胎学家的数量。根据国外一些生殖中心的经验和调查结果,一个生殖中心每 150~300 个取卵周期应配备 1 名胚胎学家,按照这一方法来推测,目前 800 个取卵周期/年的中心,应至少配备 4 名胚胎学家,而为了保证医疗安全,任何技术操作都应该由至少 2 名胚胎学家熟练完成,以防有胚胎学家发生疾病等突发情况时医疗工作陷入困境。

临床胚胎学家的培养是每个体外受精实验室面临的首要问题,国内目前尚无一家高等院校设置胚胎学家的本科专业,因此临床胚胎学家来自各种专业:妇产科、男科、医学检验、护理、动物学、生物化学、遗传学、植物学、农业、畜牧业等。这些不同专业来源的人员知识背景不一,生殖伦理观念和责任感各不相同,对他们的培训教育基本原则是:以知识体系为培养基础;分级培养;能力培养要突出临床强调伦理;继续教育。

一、临床胚胎学家的知识体系

1. **基础知识**　生殖生理学、不育的诊治原则、细胞生物学、细胞培养的理论、细胞遗传学和分子遗传学知识、各种实验室设备的基本原理。

2. **操作技术**　捡卵、精液处理、IVF 加精、脱颗粒细胞、ICSI、胚胎活检、配子和胚胎的冷冻、复苏、胚胎移植。

3. **伦理安全问题**　生物安全理论和实践、体外受精对新生儿出生结局的影响、生殖伦理的基本要求和对伦理案例的分析。

4. **质量管理**　质量管理的基本理论知识,质量管理的方法。

二、实验室人员培养

实验室人员应考虑分级培养,完善的体外受精实验室内人员通常分为 4 个级别,应包括 1 名实验室负责人,至少 1~2 名高年资胚胎学家,数名胚胎学家和实验室助手。实验室助手通常为新加入体外受精实验室的员工或护理人员,经过短期培训后从事实验室简单重复性工作,比如清洁卫生,准备培养皿,辅助完成文字记录,辅助维护液氮罐的液氮量、清点试剂耗材,在需要时订货,管理耗材出入库,完成各种质控实验,检测培养箱、实验室的各种参数,审核容器和患者姓名等。实验室助手通常不直接接触配子胚胎的操作。

胚胎学家要在遵从实验室 SOP 的基础上完成配子、胚胎的所有操作,譬如捡卵、精液处理、ICSI、IVF 加精、胚胎移植、冷冻、复苏等,还需要完成文字工作,并维护冷冻库的液氮情况和记录,观察设备状况对设备进行基本的维护。胚胎学家往往需要 6 个月~1 年的培训时间。

高年资胚胎学家除了作为胚胎学家,还要在工作中监督下级人员,监督胚胎学家的技术操作确保 SOP 的实施,在日常工作中作为决策者,在必要时参与临床决策,按期统计实验室工作的各种指标,总结所有治疗周期的结果,进行分析并与以往的结局进行比较。在需要时引进新技术。高年资胚胎学家要在胚胎学家的基础上培训 2~4 年的时间。

实验室负责人除了能完成高年资胚胎学家的工作,还要负责制定、修订 SOP,确保实验室的工作符合法律法规,要考虑实验室设备的数量和状态,按需要调配人员数量分工,要监督和考虑下级人员的培训情况,有计划地对实验室技术进行改进,并最终掌握实验室内的生殖伦理问题。出现成功率波动时,要召集其他胚胎学家,与临床医师一起分析数据,探讨可能存在的问题。实验室负责人一般要在高年资胚胎学家的基础上再培训 2~4 年的时间。

应该为胚胎学家编制训练手册,这不是实验室 SOP,而是按照一定的次序,由浅入深,从易到难地进行知识和技能训练的指南,内容通常包含:使用基本的移液和转移胚胎工具、捡卵并评价卵子形态、处理精液、拉制巴斯特管、准备培养皿、IVF 加精、去除颗粒细胞、胚胎形态观察、精子制动、ICSI、胚胎冷冻。

要针对每一项知识或操作制定考核指标,比较复杂的操作,如 ICSI,可以将其分解成多个相对简单的操作,针对这些"分解动作"分别制定考核指标,例如:单位时间内能制动多少条精子、吸入多少条精子、精子控制在显微操作针尖的熟练程度、将卵旋转到合适位置等。

对于体外培养过程中的技术指标,比如 IVF 受精率、ICSI 受精率、ICSI 卵子退化率、卵裂率、优质胚胎率、囊胚形成率、胚胎冷冻率、冻融胚胎存活率、临床妊娠率、着床率等均应设定一个合理的限定值。根据中心的周期数,定期分析每位胚胎学家各项指标的结果,分析存在的问题。每次分析的周期数不能太少,通常要在上百周期才有意义。另外需要指出的是,几乎所有技术指标都涉及临床和实验室 2 个方面,不能单单考虑实验室操作的问题。

双人核对制度是实验室人员操作的重要原则,对于配子和胚胎的所有操作,均应该设置双人核对的环节,比如捡卵、精液处理、IVF 加精、ICSI、胚胎移植、胚胎冷冻等,有一人主要负责操作,另一胚胎学家作为复核,核对患者夫妇双方姓名、容器、病历号等信息,应清晰地读出患者的姓名,不能仅仅是"默念"。

(孙正怡)

第三节　实验室培养环境的质量控制

体外受精实验室的空气是室内培养环境最重要的组成部分。空气质量对体外受精实验室来讲最重要的 2 个问题是空气的洁净度和 VOCs。

空气的洁净度取决于悬浮粒子,俗称灰尘,直径小于 $10\mu m$ 的粒子会长时间飘浮在空气中,用于空气洁净度分级的空气中悬浮粒子直径范围为 $0.1\sim 5\mu m$。而微生物,包括真菌孢子、细菌等的直径就是在这个范围之内,细菌和真菌孢子可以依附在尘埃粒子上,也可以单独存在,沉降在培养皿内的液体中会导致污染,另外这些尘埃粒子沉降在显微操作仪、显微镜、激光破膜仪等精密设备上会增加设备的维护成本,减少设备使用寿命。悬浮粒子的来源包括室外空气的污染物、沙尘,另外也有相当一部分来自实验室内部,包括人员的皮屑、衣物纤维、手术用布制品、擦拭物品用的纸张等。

通常说的空气洁净度级别包括十万级、万级、千级和百级,分别指的是每立方英尺的空气中悬浮粒子的个数少于 100 000、10 000、1 000 和 100 个,因为 1 立方米约为 35 立方英尺,我国的测量设备通常为公制,因此这些级别分别对应的是每立方米少于3 500 000、350 000、35 000、3 500 个粒子。

体外受精实验室的空气洁净度需符合 176 号文件要求,胚胎培养室、精液处理室、取卵室、移植室、冷冻室应该达到万级,胚胎操作区应该达到百级。室内的空气洁净度依靠层流设备来实现。层流设备将室外空气通过初效过滤后吸入,加压后通过天花板上的高效过滤膜吹入室内,高等级的洁净区通过更大直径的管道增加风量,增加换气次数来达到较高的室内气压,实现更高的空气洁净度。胚胎操作区的空气洁净度要靠 IVF 工作站来实现。为了保证胚胎培养得到最可靠的空气质量,胚胎培养室内的风压应高于周围的功能室,如取卵室、胚胎移植室。

层流装置的作用是过滤空气中的颗粒物,而不能去除空气中的挥发性有机物(volatile organic compound,VOCs)。VOCs 即挥发性有机物,是指空气中熔点低于室温而沸点在 50~260℃的有机物的总和。包括各种烷类、芳烃类、酯类、醛类以及含苯有机物。体外受精实验室 VOCs 的来源包括室外的空气污染如汽车尾气,以及室内的各种设备零部件的释放。需要注意的是,电脑、打印机等办公用电子设备是 VOC 的重要来源之一。绝大多数 VOC 为脂溶性,因此可以轻易溶入培养皿中培养液覆盖的矿物油中。

VOCs 可以被活性炭等物质吸附,因此可以在送风管道中装置活性炭过滤装置,或是安装专用的吸附 VOCs 的其他空气净化装置,也可以在实验室内摆放能够去除 VOCs 的 IVF 实验室专用空气净化器,根据这些设备的过滤能力来决定摆放的位置和数量。新建设的实验室在正式运行前应该检测室内 VOCs 的浓度值,应该低于 0.5ppm,最好低于 0.2ppm。

一、温度

体外受精实验室的温度主要依靠层流系统内的温度控制模块来实现,《医院洁净手术部建筑技术规范》GB 50333-2002 规定Ⅰ、Ⅱ类标准场地的合适温度为 22~25℃,过低的温度会导致培养皿拿出培养箱后过快地降温,而温度降低对卵母细胞的纺锤体会带来明显损坏。过高的温度下,培养箱的工作状态会出现异常,而且人员不适也会增加操作出现差错的机会。因此应该每天观察实验室内的温度,做相应记录,尤其在室外温度剧烈变动的情况下,要对层流系统的温度控制高度关注。

二、相对湿度

通常我们说的湿度指的是相对湿度,单位是百分比。另外还有一个概念是绝对湿度,指是一定体积的空气中含有的水蒸气的质量,一般其单位是 g/m^3,空气的温度越高,它能容纳水蒸气的能力就越高。1 立方米空气可以在 10℃下溶解 9.41g 水,在 30℃下溶解 30.38g 水。这个能力称为该温度下的最高湿度。在特定温度下,绝对湿度除以最高湿度,就是目前的相对湿度。

湿度也是要依靠层流系统来控制。过高的相对湿度常见于我国南方地区,高湿度增加设备故障机会,显微镜等光学设备在高湿度情况下,镜头可能滋生真菌导致设备损坏。过高的湿度也会导致人员不适。过低的相对湿度常见于北方地区,湿度低会明显增加水分蒸发的速度,配制培养皿时更容易发生蒸发而导致培养液成分和渗透压发生改变。而且干燥的空气下,衣物摩擦容易产生静电,容易导致精密设备的损坏。

需要注意的是,即使在密闭房间内,如果温度发生变化,最高湿度将发生变化,因此相对湿度也会相应变化。

理想的室内相对湿度是 40%~60%,如果超出这一范围,需要利用加湿或除湿设备进行相对湿度的控制。

三、其他物理因素

除了空气、温湿度等因素外,还有一些物理因素可能会对人卵母细胞和胚胎的受精、发育造成明显影响,譬如胚胎培养环境的振动、噪声和光照等问题。

振动指的是物体以特定的频率往复运动。高频振动可能对胚胎有害。超高频的振动(15~25KHz)甚至可以直接裂解细胞,胚胎实验室振动的来源包括附近房间内较大型机器的运转、层流出风口的风形成的流体振动、人员在室内走动产生的不规则振动、IVF 工作站风机产生的工作台面振动。胚胎实验室内的振动对 ICSI 操作的结果影响非常明显。ICSI 操作台极轻微的振动也可以导致 ICSI 注射针末端发生抖动，轻微的抖动在显微镜下会使注射针末端总是处于模糊的状态，这种情况下进行 ICSI 操作受精率低，发生退化的比例升高。因此，用于 ICSI 的显微操作系统应该置于防震操作台上，最好能够在单独的房间进行 ICSI 操作。

噪声泛指在一定环境中不应有而有的声音。与振动的来源类似，实验室噪声的主要来源包括胚胎实验室内的设备、层流出风口、邻近科室的设备、室外的交通工具等，当然也包括人为噪声，比如过强的音乐和大声说话等。噪声可以产生振动，噪声及振动对胚胎有负面影响。噪声对工作人员的工作效率会产生明显的影响，40 分贝以下是比较理想的安静环境，50 分贝以上的噪声会导致工作人员烦躁，注意力下降，难以保证操作的准确性和安全性，因此一定要控制胚胎实验室内的噪声在 50 分贝以下，避免人为噪声。

光照的物理量为照度，是指每单位面积所接收到的光通量。平常所说的室内亮度，就是指照度。一般家庭内的照度在 100 勒克斯左右，而晴天的室外可以达到 30 000 勒克斯以上，而人眼所感受到的照度与实际测定的值往往不成比例，需要采用仪器来检测环境照度，培养环境和操作环境中的可见光可能对动物或人的早期胚胎的发育造成不利影响。在低照明条件下，人的卵母细胞受精后的胚胎形成囊胚的比例较高，移植后着床率也更为理想。但是对于光照对胚胎是否有害也存在不同意见，1989 年 Bedford 对体内的兔卵进行光照 20~30 分钟后，随后的受精率和着床率并未受到明显影响。在体外受精实验室中，胚胎受到光照的重要来源之一是显微镜的光源，显微镜光源更为接近胚胎，因此胚胎受到来自显微镜光源的照射会明显超过天花板灯光的照明光源。因此，应该尽可能减少胚胎在显微镜下观察的时间，从而减少光照对胚胎发育的影响。

需要注意的是,胚胎实验室内的光照条件对工作人员的工作效率也会产生影响,过强的光照易于增加精神疲劳感,过低的光照条件则可能会影响胚胎学家的注意力,并且不利于辨认培养皿上患者姓名的标识,因而不能无限制地降低室内亮度,应该在满足工作方便的基础上,尽量降低亮度,并减少卵母细胞和胚胎在光照下,尤其是显微镜光源照射下的时间。

(孙正怡)

第四节　胚胎培养体系的质量控制

一、培养液

培养液是实验室最常用、最重要的消耗品。培养液的稳定性直接决定着配子、胚胎的培养结局。但是,在培养液商品化时代,培养液的获得变得简单且效果相对稳定,因此往往忽视其使用、存储等环节的重要性。培养液的存储目的是使培养液在使用过程中不因存储条件等原因而影响试剂的应有性能。培养基在存储过程中为了降低微生物污染的风险,除了对开封的培养液进行封口处理外,同时要求存储环境不利于微生物生长。微生物只能在一定的温度范围内生存、发育和繁殖,这个温度范围的下限温度被称为生物零度。在这个温度之下,微生物呈抑制生长状态,但不是全部死亡。对一般常见的微生物、病原菌等在10℃以下发育就被显著抑制了。因此,培养液一般要求存储温度为2~8℃。低温环境同样可以延缓溶液中水的挥发作用,避免溶液渗透压异常升高。渗透压对于胚胎早期发育至关重要,特别是卵母细胞期及早卵裂期对渗透压的变化尤为敏感。但是,如果存放温度过低,一些成分的溶解度会随着温度的降低而下降,导致结晶等沉淀物的产生。

应该对培养液的采购、存放、使用、淘汰做登记,特别是一些新的生殖中心,应该对医院的采购流程、试剂采购周期、某段时间内试剂的可能消耗量做合理的预测,并建立行之有效的试剂采购使用登记记录,由专人负责。记录内容应包括商品名、生产商、经销商、订购数量、单价、包装规格、订购人员,试剂到货后应该记录到货日期、试剂种类、数量、有效期、到货时的温度、收货人、有条件的应该记录试剂在运输过程中的温度变化,并对特殊情况进行备注。同一类试剂根据不同的有效期,按最先过期的试剂放置在容易拿取的位置,优先使用,并及时淘汰过期试剂。严禁不同生产批次的试剂和不同用途的试剂混合存放。

二、耗材

耗材主要包括玻璃制品及各类培养皿、试管、离心管等。玻璃吸管由于其良好的透光性、耐侵蚀和热可塑等优点性成为实验室细胞和胚胎操作的必备工具。但是玻璃制品的主要缺点是易碎,这是存储和使用过程中需主要考虑的。玻璃耗材的储存主要考虑不受重压,包装材料易受外力挤压而破损。

培养皿及离心管等主要为高分子材料,这些制品易因摩擦产生划痕,对温度耐受性差,导热系数低。这些性质决定了培养皿等耗材在存放过程中应尽量避免高温或低温环境以及长时间的紫外线照射。胚胎培养皿在热台环境中操作时,热台对培养皿的加热(保温)效果是极低的,因此应该尽量减少胚胎体外操作时间。

耗材的存放应区别于培养液,通常玻璃吸管、培养皿等耗材存放最好离主培养室较近,便于取用,并存放于干燥,空气流通,无鼠、虫啃食风险,避免强阳光照射的独立空间。注意耗材的存放密度,避免因挤压使包装破损。做好耗材的登记制度,避免耗材过期、破损使用。

三、培养液质量控制方法

1. **化学检测——pH 值** 检测前,应将培养液放入培养箱内过夜平衡使其达到与培养胚胎相同的条件。检测 pH 值应在 37℃条件下进行,最好是由同一名测试人员操作。从培养箱取出样本之后立即测试,以防空气及湿度变化的干扰。如果培养液超出预计 pH 值范围,应停止使用这种培养液,并调查原因从而纠正偏差。现在市面上的商品化培养液都附有证书并标明 pH 值范围。各公司的培养液以及所建议的 pH 值正常范围略有区别,使用时应参照说明。

在实际应用过程中通常用间接观察方法,比如测量培养箱的 CO_2 水平。多数实验室的经验表明,CO_2 浓度在 5%~6% 能获得所用培养液的理想 pH 值。各实验室应根据自己所用的培养液摸索出本实验室的最佳 CO_2 水平从而得到所需要的 pH 值,同时参考使用说明,并定期取样测定培养液 pH 值,如有偏差,必要时做相应的 CO_2 水平的调整。由于缓冲体系的 pH 值与气压有关,高原地区的实验室,更有必要直接检测培养液中的 pH 值。

2. 渗透压　培养基渗透压的范围通常为 256~315mOsm。如果一批培养液的渗透压太高,应当丢弃。鼠胚在 1 细胞阶段对渗透压的改变最敏感。在仓鼠卵母细胞中,极体的形成对渗透压最敏感。

3. 内毒素　如果 IVF 实验室自制培养液,一定要定期测试水和培养液样本的内毒素水平。商业化培养液一般都已做了检测并有证书表明内毒素水平低于最低可以接受的水平。

4. 生物检测方法

(1) 人精子存活试验:用于评价在人类体外辅助生殖技术用医疗器械中与精子直接接触(以及与卵子或胚胎接触)的培养液类及器具类产品可能产生毒性风险,不适用于精子制动剂(造成精子运动停止)、透明质酸酶(影响精子膜,进而影响精子运动)、胚胎冷冻液(不利于精子培养)和胚胎复苏液(不利于精子培养)等的检测。

采用优化处理后活力保持在 70% 以上的人类精子,根据待检产品的功能和特性,在相应培养环节使用待测液体类产品或者与器具类产品浸提液接触后,37℃继续培养 24 小时,与对照组相比,精子活力未见显著下降,作为可以接受的指标。通过观察精子活力情况来评价待检产品的质量和潜在毒性。

具体操作方法如下:精液应采自 22~35 岁健康男性。合格精液的标准是外观呈现均质性、灰白色,30 分钟内液化,pH 值 >7.2,精液体积 >2ml,精子浓度 ≥2 000 万个/ml,精子活力(前向运动精子百分率)>50%,且圆细胞(非精子细胞)浓度 <10 万个/ml。采用上游法分离活动精子,调节活精子密度为 $5 \sim 10 \times 10^6$ 条/ml,再次测定精子前向运动率,向 1 支加有被检测培养液的试管中加入 0.5ml 精子悬液作为试验组,另一支试管中仅加入 0.5ml 精子悬液作为对照组。在 37℃继续培养 24 小时后,计算精子活力系数(sperm motility index,SMI)。

SMI= 试验结束时精子活力 / 试验开始时精子活力

相对 SMI= 供试样品组 SMI/ 对照组 SMI

(2) 体外鼠胚试验:适用于与配子和/或胚胎接触的人类体外辅助生殖用医疗器械的体外鼠胚检测试验,用于评价此类产品对胚胎发育的潜在毒性,基本步骤如下:①选择 4~8 周龄雌鼠,经腹腔注射 PMSG10IU/只;48 小时后经腹腔注射 hCG10IU/只,注射 hCG 当日雌鼠与同品系雄鼠合笼过夜。②培养胚胎的前 1 天在细胞培养皿中制备一定数量 30~50μl 大小的液体微滴,表面覆盖培养油,在 37℃、5%CO_2 或 6%CO_2 和 90% 饱和湿度的培养箱内预平衡至少 4 个小时或过夜,但不超过 18 个小时。③合笼第 2 天早上 8 点检查交配情况,选择见栓小鼠备用。注射 hCG 后 42 小时断颈处死见栓雌鼠,在输卵管壶腹部收集 2 细胞鼠胚,用缓冲液冲洗后用于 2 细胞鼠胚检测试验。每 1 液滴中放置约 10 个胚胎。④体外培养采用微滴法培养,将收集到的鼠胚随机平均分成 1 个阳性对照组、1 个阴性对照组和 1 个供试品组,置于前 1 天准备的微滴中,于 37℃、5% 或 6% CO_2、饱和湿度的培养箱中培养。每组试验鼠胚数不少于 80 个。每组试验鼠胚来自 3~5 个小鼠,并且所有鼠胚混在一起进行试验。⑤2 细胞胚胎体外培养 96 小时后记录囊胚数量。囊胚形成率不应低于 80%。

(孙正怡)

参考文献

1. 卫生部卫科教发〔2003〕176 号文件 . 卫生部关于修订人类辅助生殖

技术与人类精子库相关技术规范、基本标准和伦理原则的通知 .2003.

2. 黄国宁 . 体外受精-胚胎移植实验室技术 . 人民卫生出版社,2012.

3. CRISTINA MM,ETIENNE VAN DEN ABBEEL,KERSTILUNDIN, et al. Revised guidelines for good practice in IVF laboratories.Human Reproduction,2008,23(6):1253-1262.

4. Alpha Scientists in Reproductive Medicine. The Alpha Consensus Meeting on the professional status of the clinical embryologist:proceedings of an expert meeting. Reproductive Biomedicine Online,2011.

第十章　实验室的各项操作技术

第一节　卵母细胞的收集与评估

一、收集和评估

卵母细胞的收集是指在胚胎实验室的 IVF 工作站体视显微镜下,将阴道 B 超引导下卵泡穿刺取卵术获得的卵泡液中的卵母细胞,尽可能快地准确地收集。卵母细胞收集过程尽可能缩短卵子暴露在非生理环境下的时间,温度、渗透压和 pH 值等与生理条件有任何偏差都可能对卵母细胞的正常受精和胚胎发育能力产生不利影响。

取卵术时收集到的卵泡液,置于体视显微镜恒温平台上的捡卵皿中,先用肉眼观察可看到 1 个灰色透亮的黏液团,通常直径在 2~4mm。在体视显微镜下(×20)观察,确认黏液团内是否有卵母细胞存在,体视显微镜下(×100)观察,卵母细胞包裹着放射冠或卵丘细胞,这些结构构成了卵母细胞-卵丘-放射冠复合体(oocyte corona cumulus complex,OCCC),它包埋在黏稠的细胞外基质中,呈黏液团状。根据 OCCC 体积大小、卵母细胞颜色、放射冠和卵丘周围的情况,对卵子的质量和成熟度进行初步评估。

OCCC 评估可以预判卵子的受精情况和胚胎质量。对于自然周期和获卵数少的周期,可以根据 OCCC 的评估判断卵母细胞的成熟度决定受精前卵母细胞的培养时间和受精的时间。OCCC 的评估具体如下:

1. 1 级 OCCC(成熟)(图2-10-1)　具有完全扩展的卵丘细胞,完全分散排列的放射冠,卵母细胞有清晰的透明带,胞质均匀,第一极体已排出,其伴随的卵母细胞通常处于第二次减数分裂中期(MⅡ),即为排卵前或成熟的卵母细胞。

2. 2 级 OCCC(近成熟)(图 2-10-2)　OCCC 体积小,具有完全扩展的卵丘细胞,轻度紧密的放射冠,其伴随的卵母细胞通常处于第一次减数分裂中期(MⅠ)。

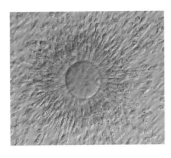 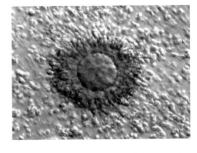

图 2-10-1　1 级 OCCC(×200)　　图 2-10-2　2 级 OCCC(×200)

3. 3 级 OCCC(未成熟)(图 2-10-3)　OCCC 体积极小,卵丘细胞未扩展,放射冠细胞排列紧密,卵胞质中可看到生发泡,膜颗粒细胞紧密,卵母细胞处于第一次减数分裂前期(GV)。

4. 4 级 OCCC(过熟)(图 2-10-4)　扩展的卵丘细胞呈簇状排列,放射冠很分散常呈簇状不规则或不完整,卵胞质颗粒化或发暗,其伴随的卵母细胞通常为过成熟的卵母细胞。

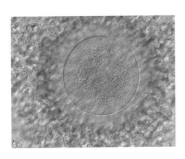 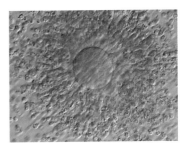

图 2-10-3　3 级 OCCC(×400)　　图 2-10-4　4 级 OCCC(×200)

5. 5级OCCC(闭锁)(图2-10-5) 无卵丘细胞,如有放射冠细胞,多呈簇状或非常不规则,卵胞质轻度发暗或呈不均质状。其伴随的卵母细胞通常已经闭锁。

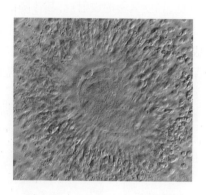

图2-10-5 5级OCCC(×200)

在常规IVF中,因为受精后一段时间才进行拆卵,在取卵日受精前直接对卵母细胞进行成熟度的评估是不可能的,OCCC的评估就成为常规IVF受精中形态学评估卵母细胞的重要手段。但值得注意的是,在取卵过程中观察时间短促,OCCC评估主观性又很强,评估很难真正完成,所以OCCC评估中将具有扩大的黏液团和放射分散状放射冠的好OCCC识别出来就可以。

二、正常卵母细胞与异常卵母细胞形态评估

控制下的药物刺激卵巢获得的大量卵母细胞,其成熟度和质量存在非常大的差异,所以卵母细胞的评估可以帮助预测卵母细胞的受精、胚胎的早期发育和妊娠结局。

(一)正常卵母细胞

将收集获得的OCCC去除卵丘-放射冠复合体、将卵母细胞裸化后,可以在倒置显微镜下,对卵母细胞进行形态学评估。正常成熟的卵母细胞表现为圆形结构,周围包裹着光滑均一、厚度适中的透明带,胞质颗粒均匀半透明,无内容物,第一极体的大小合适、未碎裂、圆形或椭圆形。

卵母细胞的成熟是指卵母细胞完成第一次减数分裂,进入第二次减数分裂中期。卵母细胞的成熟是卵母细胞受精和胚胎早期发育所必需的。卵母细胞的成熟包括核成熟和胞质成熟。自然周期中,卵母细胞的核成熟和胞质成熟正常情况下是同步发生的。而药物刺激卵巢周期时,核成熟和胞质的成熟经常可能不同步。仅仅核成熟不能决定卵母细胞的质量,核成熟和胞质成熟的同步化才是保证卵母细胞处于最佳状态并完成后续受精、胚胎发育的关键。

卵母细胞核成熟在形态学上标志为生发泡破裂和第一极体排出。核成熟的评估将卵母细胞分为 3 类:

1. GV 期(图 2-10-6)　卵母细胞处于第一次减数分裂的前期,有生发泡,没有第一极体。此阶段的卵母细胞为不成熟的卵母细胞,体外培养成熟需要 24 小时以上且成熟率很低。

2. MI期(图 2-10-7)　卵母细胞处于第一次减数分裂中期,生发泡破裂消失,第一极体没有排出,胞质较为均匀且清亮。此阶段的卵母细胞为不成熟的卵母细胞,正常情况下培养 24 小时之内可以完成成熟过程。

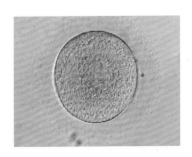
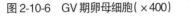
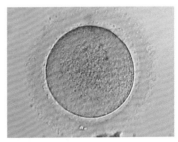

图 2-10-6　GV 期卵母细胞(×400)　　图 2-10-7　M I期卵母细胞(×400)

3. MII期(图 2-10-8)　卵母细胞处于第二次减数分裂中期,生发泡破裂消失,第一极体排出,卵母细胞将停滞在此阶段直至发生受精,胞质均匀且清亮。MII期的卵母细胞包含刚成熟的卵母细胞、完全成熟的卵母细胞和过成熟的卵母细胞。

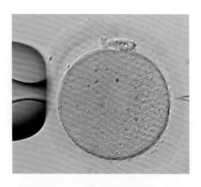

图 2-10-8　MⅡ期卵母细胞(×400)

(二) 异常卵母细胞

在显微镜下观察，与核成熟不同，卵母细胞质成熟在形态上没有明显的标志，细胞质的成熟与否往往难以清晰判断，一些与正常成熟卵母细胞胞质形态上的异常状态被提出，可能与卵母细胞胞质不成熟或过熟相关，包括透明带异常、第一极体形态、卵周隙大小、胞质颗粒化、空泡和折射体出现、滑面内质网聚集等，但其与卵母细胞发育能力间的关联并不明确。由于形态学观察的主观性强，结果不确切，且受判断者培训水平影响大，使得其在卵母细胞质量评估中的价值有限，有效性受到争议。卵母细胞形态上的异常情况如下：

1. 巨大卵(giant oocytes)(图 2-10-9)　巨大卵体积约为正

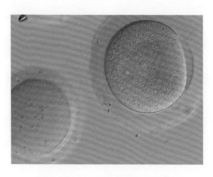

图 2-10-9　巨大卵(×200)

常卵母细胞的 2 倍,其发生率为 0.12%~0.3%。在药物刺激卵巢后得到的巨卵细胞中,一部分停留在 GV 或 MI 期,不能受精;另一部分则可以成为成熟的 MII 期卵母细胞,能够受精。部分巨大卵可以表现为正常受精,也可以发育形成优质胚胎和囊胚。但是根据细胞遗传学分析的结果,MII 期的巨大卵均为二倍体。巨大卵发育而来的胚胎染色体异常的可能性极高,因此临床上巨大卵发育而来的胚胎不适合用于移植。

2. **滑面内质网丛**(smooth endoplasmic reticulum cluster, SERC)(图 2-10-10)　SERC 为卵母细胞胞质中圆形、扁平、半透明状的盘状物,是大量滑面内质网形成的聚集体。SERC 的形成可能发生在卵母细胞成熟的过程中,并且直到 MII 期才可见。滑面内质网的形成、数量变化及移行对卵母细胞的发育成熟至关重要,故滑面内质网的异常可直接或间接地影响卵母细胞的发育成熟。滑面内质网是卵母细胞 Ca^{2+} 储存和再分配的关键角色之一,SER 的 Ca^{2+} 释放对卵母细胞的成熟和受精以及早期胚胎发育都起着关键性作用。受精过程中负责卵母细胞的激活,SERC 在受精过程影响钙振荡,并可能对卵母细胞的受精有负面影响。早期胚胎发育过程中的平衡和调控作用也必将因 SER 的异常受到影响,从而导致胚胎的低发育潜能。

3. **透明带异常**　透明带是包裹于卵子和种植前胚胎外的多层糖蛋白结构,主要由 3 种糖蛋白 ZP1、ZP2、ZP3 构成,从排卵到

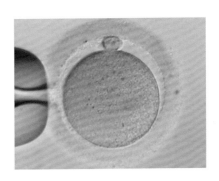

图 2-10-10　SERC(×400)

胚胎种植前的囊胚孵化过程中具有多种功能。在卵母细胞阶段，透明带保护卵母细胞；在受精过程中精子必须与透明带糖蛋白结合并穿过透明带才能完成受精，保证了精子和卵子的相互作用种属特异性，促进顶体反应完成并阻止多精受精；受精后，透明带保护胚胎，避免卵裂球分解，并阻止不成熟的胚胎着床；另外，透明带还能够保护胚胎免受细菌、病毒、毒素和吞噬细胞的侵袭，调节胚胎和外界营养物质交换和胚胎-母体的早期信号转导。

形态正常的透明带厚度为 15~20μm，厚度均一且外观清亮。透明带的形态异常包括透明带颜色加深（图 2-10-11）、透明带厚度不均一、透明带分层、透明带致密化（图 2-10-12）、透明带过厚或过薄。透明带过厚可对精子穿透产生不良影响，有研究表明由于卵母细胞的自身原因或因延长培养时间使透明带变厚、变硬或致密化，可造成胚胎不能孵出，影响胚胎的植入率。

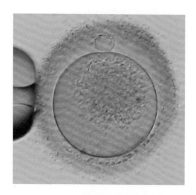 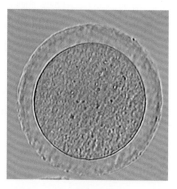

图 2-10-11　透明带颜色加深（×400）　　图 2-10-12　透明带致密化（×400）

实际临床工作中卵母细胞的透明带形态学评估时厚度测量难以进行，且厚度测量的意义不大。透明带特殊颜色或透明带粗细不均匀，应引起注意，通常同时伴随形态学的其他异常。

4. **卵周隙异常**　卵母细胞第一次减数分裂完成后，排出第一极体，卵细胞质收缩，卵黄膜和透明带之间出现一个充满液体的腔隙，称为卵周隙。第一极体和第二极体将排入到卵周隙中。成熟卵母细胞的卵周隙应是卵母细胞的卵黄膜和透明带的内表面,应分开但仍有部分接触。

卵周隙不需要测量,卵周隙的异常体现在卵周隙过小或过宽。过小的卵周隙提示卵母细胞可能欠成熟,卵周隙过宽提示卵母细胞可能过成熟或开始退化,卵周隙存在颗粒也是不正常现象(图 2-10-13),有研究得出结论认为:它们可能与高剂量的促性腺激素进行卵巢刺激相关,但是卵周隙颗粒的存在对受精、卵裂、植入或妊娠率不会产生影响。

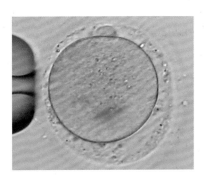

图 2-10-13 卵周隙过宽和卵周隙颗粒(×400)

5. **第一极体形态** 第一极体的排出表明卵母细胞进入第二次减数分裂中期,从第一极体开始排出到卵母细胞完全成熟需要 4~6 小时。第一极体未完全与卵母细胞分离是未成熟极体,卵母细胞进行 ICSI 注射精子时,往往具有较低的受精率,且受精卵不卵裂的概率也增加,所以第一极体未完全排出的卵母细胞应培养至完全成熟后再进行受精。

受精前如果 MⅡ期时间停留时间太长可导致极体退变,卵母细胞老化,从而导致纺锤体损害及其所致的染色体丢失。伊斯坦布尔共识研讨会上有专家提出,格外大的第一极体应该注意,异常大极体(图 2-10-14)的卵母细胞受精,受精卵非整倍体的风险高。

6. **卵胞质中央颗粒化**(centrally located granular cytoplasm, CLGC) 卵母细胞的胞质由卵黄膜包裹,内含细胞核和各种细胞器,正常的卵胞质呈半透明的淡黄色、均一的小颗粒状。卵母细胞出现中央部位颗粒化的胞质(图 2-10-15),表现为胞质中央变黑、粗糙、局部颗粒增粗,与周围正常的胞质有较明显分界。

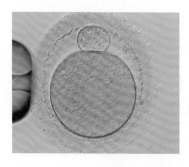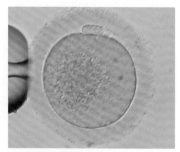

图 2-10-14　大极体(×400)　　图 2-10-15　卵胞质中央颗粒化(×400)

　　整个卵胞质呈现过度的深暗色颗粒化与卵母细胞的退化相关。卵胞质的中央局部颗粒化,其原因不明确,可能是不同细胞器聚集造成的,细胞器聚集种植潜力较低,可以造成妊娠率低下。

　　7. 空泡　空泡是充满液体有折光性、透明的囊状结构(图 2-10-16)。有学者认为空泡可能是自发形成的,也有人认为其可能是先前已经存在的来源于滑面内质网或高尔基体的小空泡融合形成的。空泡可存在于卵子和胚胎中,其出现与成熟度无关。可单个或多个出现,可以大小不同,小空泡(直径 5~10μm),无生物后果;大空泡(直径 >14μm)对受精有显著的不利影响,与受精失败相关,卵母细胞的大空泡应注意观察。在受精的卵母细胞中,配子融合后空泡仍存在,可干扰卵裂面,导致较低的囊胚形成率。

　　卵母细胞胞质空泡可能并不严重降低形成早期胚胎的质量及发育潜能,这些胚胎可以正常着床及足月活产。

　　8. 折光小体(refractile body,RB)　折光小体是卵母细胞胞质内的小型包涵体,直径约 10μm,在光学显微镜下发亮呈现折射光,故称为折光小体(图 2-10-17)。折光小体由带电的致密脂

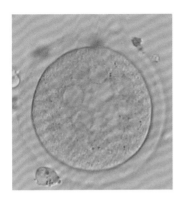

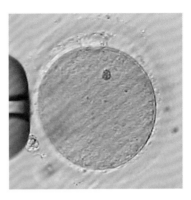

图 2-10-16　空泡(×400)　　　图 2-10-17　折光小体(×400)

质样小体组成。折光小体在成熟和未成熟的卵母细胞中均可能出现。折光小体的出现可伴随卵母细胞的低受精率。

三、卵子的异常与受精及临床结局

同一卵巢中受药物刺激发育成熟的多个卵母细胞存在非常大的差异。为了解卵母细胞形态学与高受精率、胚胎发育率和妊娠率的关系,建立准确地评价卵母细胞形态的标准,许多学者进行了大量研究。多项研究根据上述细胞质形态将行卵细胞质内单精子注射(ICSI)的卵母细胞分为正常组和异常组,发现不同的形态异常对卵母细胞受精、形成的胚胎质量、临床妊娠率等的影响是不同的。

1. 第一极体形态和卵周隙的大小对受精、胚胎发育及妊娠结局的影响　卵母细胞成熟过程中完成第一次减数分裂,进入第二次分裂,排出第一极体形成卵周隙。极体的排出表明卵母细胞发育核成熟,而卵周隙越大,表明细胞质收缩卵母细胞退化。卵母细胞的卵周隙正常,第一极体完整,形状规则呈圆或椭圆,表面光滑,其受精率、优质胚胎率、种植率和临床妊娠率都显著或极显著高于其他各级形态的卵母细胞。所以根据卵周隙的大小和第一极体形态可有效地评价卵母细胞的质量。

2. 卵胞质中央颗粒化(CLGC)对受精、胚胎发育及妊娠结局的影响　目前关于卵母细胞 CLGC 是否影响其受精、卵裂、胚胎发育和种植尚有争议。Kahraman 等认为,胞质颗粒多时,ICSI 受精率降低,卵母细胞 CLGC 时妊娠率较低,有非常高的流产率(54%)。Esfandiari 等研究认为,卵母细胞 CLGC 组与卵母细胞正常胞质组间的受精率、卵裂率、优胚率、种植率差异无统计学意义,因此这种形态学改变并不是预测胚胎发育潜能的一个评估指标,而是一种正常的卵母细胞形态。Ten 等则报道卵母细胞 CLGC 影响胚胎的进一步发育,获得优质胚胎的可能性下降了 83%。

卵母细胞 CLGC 可能与细胞器的聚集相关,卵母细胞发生细胞器聚集不是好现象,卵母细胞的质量将会受到影响,从而影响胚胎质量和妊娠结局。

3. 滑面内质网丛(SERC)对受精、胚胎发育及妊娠结局的影响 SERC 的形成机制尚不明确,目前的研究基本认可,卵母细胞的 SERC 对妊娠结局有一定的不良影响,但是对于受精率等影响的观点则存在争议。有研究发现,滑面内质网中钙离子的储存及释放对卵母细胞的受精具有重要作用,故若钙离子异常可能会导致滑面内质网的异常或形成聚集体,进而影响卵母细胞的受精,最后影响胚胎的发育及妊娠结局。但是也有研究报道,含 SERC 的卵母细胞受精率与正常卵母细胞没有明显差异,只是其生化妊娠率及妊娠率明显降低,认为 SERC 对于卵母细胞的早期受精等生物学功能并无明显影响,但是对于胚胎的发育具有不利影响。

IVF 受精时含 SERC 的卵母细胞与正常卵母细胞的受精率无明显差异。在进行 ICSI 时,如果将精子注射入 SERC 中其受精率极低,所以 ICSI 注射时应该尽量将注射针穿过或避开SERC,提高注射的成功率及 ICSI 的受精率。

既往临床研究报道,含 SERC 的卵母细胞不利于患者妊娠结局,可导致胎儿畸形。基于此类报道,胚胎学家 Alpha 与 ESHRE在土耳其伊斯坦布尔专家共识研讨会上强烈建议禁止使用含SERC 的卵母细胞形成的胚胎进行移植,认为可导致生化妊娠、早期流产等不良妊娠结局的发生率增加,以减少不良妊娠结局。

(罗琛)

第二节　精子的收集与处理

一、正常精液的收集与处理

在 IUI 和 IVF 等辅助生殖技术中,将精子从精液中分离出来,去除精浆、死精子、异常精子、活力差的精子、其他细胞、碎片等,制备出高比例形态正常、活力好的精子对于临床十分重要。

患者手淫法采集精液,射出精液收集到无菌无毒的容器中,采集的精液等待液化。精液样本的处理应该在超净工作台中进行,使用无菌技术来降低卵子和胚胎培养时污染的风险。如果在精液分析中发现精液黏稠度大,可以在收集的精液中加入 2ml 洗精液,混匀用巴斯德管吹打帮助降低精液的黏稠度。

精子处理方法的选择取决于精液标本的质量。在精液处理前,实验室对患者精液样本进行评估。根据精液中精子的浓度、前向运动精子的百分率、形态学、精液量等参数选择精液处理的方法。

常用的精液处理方法有:直接上游法、非连续密度梯度离心法、高速离心洗涤法等。

1. 直接上游　直接上游法是利用精子从精液上游到培养液中的能力来优选精子。在上游前最好不要稀释和离心,以减少对精子膜的过氧化损害。直接上游法通常应用于精液参数基本正常的精液标本。因为上游法在整个处理过程中除了培养液,不含其他化学物质,常被推荐使用。

直接上游法操作时可以将培养液加到液化精液的上方,也可以将液化精液加到培养液的下方,活动精子就会游动到培养液中。直接上游法对那些密度低、前进活力低、黏度高和有明显抗精子抗体的精液样本无法成功地应用。针对精子密度低、活力差的精液可先将精液与培养液一起离心,取出沉淀后再上游。

2. 非连续密度梯度离心法　非连续密度梯度离心法能很好地将精子和其他细胞及碎片分开,常用于精液参数基本正常的标本。它对大多数样本来说是有效的，也可根据各个标本的特点来优化处理方法：对严重少、弱、畸形精子症的标本，可以减少梯度液的总体积，以减少精子迁移的距离而最大限度地回收活动精子；对黏度大的标本可以增加离心时间来回收活动精子；已知有抗精子抗体的精液样本，非连续密度梯度离心法也更有效。非连续密度梯度离心法处理后的精子，与上游法处理的精子比较，畸形精子的比例明显降低。

非连续密度梯度离心法是将精液放置于由硅烷包被的胶体二氧化硅构成的密度梯度液的上方，离心过程中由于密度不同而分离，另外，活动精子主动游动穿过梯度液在管底形成一个松软的沉淀团。应用最广泛的是一种简单的两步法非连续密度梯度离心法，通常由上层低浓度的梯度液和下层高浓度的梯度液构成。

现在用于精子制备的梯度液已经商品化，操作流程应按照生产商的使用说明书进行，任何改动都必须有证据支持。注意梯度液上方加入的精液量不要大于单层梯度液的体积。以免精液样本中的不动精子和碎片通过密度梯度层。如果精液体积大，有需要时可以制备多管梯度液加精液标本进行精子收集。

使用非连续密度梯度法进行精液处理，可能减少样本培养系统中源自精液的污染。

3. 高速离心洗涤法 该方法被用于处理隐匿精子症，极度少、弱精子症的精液样本和附睾、睾丸手术取精样本。

因为此类样本通常精子的密度很低，所以使用非连续密度梯度法很难成功。很明显，使用该方法后，样本中不动和异常的精子以及白细胞、碎片等都将被离心下来，这些就增加了 ICSI 的难度。

二、人工授精精子的分析评估（人工授精精子数量与助孕成功率的关系）

男方精液质量是影响夫精宫腔内人工授精（IUI）成功率的主要因素之一，其中精子浓度、活动率、活力及正常形态精子百分率是反映精液质量的主要参数,各项指标均对 IUI 存在不同程度的影响。精液处理后前向活动精子总数(processed total motile sperm,PTMS)是预测男性因素 IUI 成功率最有意义的指标。

要想获得预期的 IUI 妊娠率,PTMS 须达到一定的量,但PTMS 数量阈值对 IUI 妊娠成功率的影响目前尚有争议。如 Brasch 等报道,随着 PTMS 的增加,IUI 临床妊娠率有增高的趋势,但只有当活动精子总数超过 20×10^6 时才具有显著性差异。Miller 等通过比较 IUI 妊娠组与非妊娠组的精液参数差异,观察到在 PTMS 低于 10×10^6 的情况下,妊娠率显著降低。Wainer、Badawy 等报道,在精子正常形态率偏低的情况下,IUI 所需 PTMS 至少应达到 5×10^6,否则应进行更为可靠的其他辅助生殖技术治疗。而另外几组报道则通过比较不同区段 PTMS 分组间的妊娠率差异认为 PTMS 至少应超过 10×10^6 才可能获得较为理想的 IUI 成功率。相关报道的 PTMS 最低推荐数量尚无定论,从 $5 \times 10^6 \sim 20 \times 10^6$ 不等,一定程度上影响了 IUI 技术的合理应用。

各生殖中心有必要根据自身情况建立 PTMS 阈值,作为男性不育症患者生育力评估及助孕方式选择的重要参考依据。PTMS 阈值的设定原则:当 PTMS 超过中心阈值时,IUI 周期妊娠率并不会因为活动精子数量的增多而显著提高。排除其他临床因素,当 PTMS 超过阈值时,应首选 IUI 治疗,而当 PTMS 低于阈值时,IUI 治疗仍有可能获得临床妊娠,但由于其成功率低,建议改行 IVF-ET 或 ICSI 治疗。

三、严重少、弱精精液的收集与处理

男性因素引起的不育症原因中约 60% 为严重少、弱精子症。目前,卵胞质内单精子注射(ICSI)作为男性严重少、弱精子症的重要解决手段已广泛应用于临床。卵细胞质内单精子注射技术的应用,大大降低了辅助生殖所需精子的浓度、活动力和形态学标准。ICSI 技术绕过了正常生殖的绝大部分步骤,人为选择形态正常的精子注射进入卵细胞内。因此,所选精子的质量对于 ICSI 结局的影响尤为重要。

传统的精子优选指采用人工方法去除精浆、死亡或畸形精子及其他有害物质,选择活动力强、质量好的精子,并使精子在体外获能,如上游法、梯度离心法等。除了现有的常规精子活动力和形态学检查标准和传统优选方法之外,发现新的优化的精子选择技术,对于提高 ICSI 的成功率具有重要意义。近年来,有许多关于优化 ICSI 精子方法的研究报道,包括透明带结合试验、透明质酸结合试验、通过将精子放大 6 000 倍以上,从超微形态上选择形态正常的精子等方法。

(一)透明带结合试验

人的卵细胞透明带能选择性地结合具有正常染色体和功能的精子。透明带结合试验是将人成熟卵细胞与精子置于同一微滴中,共培养一段时间,从而选出能与透明带结合的精子。有研究报道将能与透明带结合的精子行 ICSI,受精率没有显著提高,但优良胚胎率、临床妊娠率和胚胎种植率均显著提高,认为透明带结合试验可能是一种有效的 ICSI 精子优选方法。透明带结合试验虽然能选出质量更佳的精子,但对于是否能改善 ICSI 结局仍存在争议。而且,可用于透明带结合试验的卵细胞数量十分有限,也存在伦理争议,大规模地应用于临床也是不可能的。

(二)透明质酸结合试验

透明质酸结合试验是透明质酸微粒与精子置于同一微滴中,共培养一段时间,从而筛选出能与透明质酸牢固结合的精子。精子形成时,在精子细胞膜重塑过程中,透明带受体形成,透明质酸受体也随之形成。因此,能与透明质酸结合的精子也可以与透明带结合,并且透明质酸可大量体外合成,比透明带更容易获得。已有大量研究发现,能与透明质酸结合的精子的非整倍体率更低;具有 DNA 碎片、精蛋白缺陷的风险更小,用于 ICSI 时受精率、妊娠率和移植率均显著提高,可增加活产率,降低流产率和遗传并发症。反之,也有研究发现,透明质酸结合试验选出的精子与训练有素的胚胎学家根据传统形态学标准在显微镜下挑选出的精子无显著的 DNA 完整性差异。而且,仅在严重畸形或者透明质酸结合能力差的精液样本中,这提示我们,透明质酸结合试验可能仅对于严重男性因素不育的患者具有重要价值。透明质酸结合试验对 ICSI 精子的优选具有重要意义。对于透明质酸结合精子的 DNA 碎片率和其对 ICSI 临床结局的影响等仍然存在争议。

(三) Zeta 电位筛选

成熟精子的细胞膜表面电位约为-16~-20mV,称为 Zeta 电位,在精子获能之后,Zeta 电位下降。利用精子的这个特点,将离心管放入乳胶手套中,上下颠倒 2~3 次,使离心管管壁带正电荷,用于黏附带负电荷的精子,离心去除不能与管壁黏附的精子,然后加入含蛋白的培养液中和电荷,洗脱并获得了黏附于管壁的精子。发现利用 Zeta 电位筛选出的精子具有较低的 DNA 碎片率,可提高 ICSI 的受精率和妊娠率。目前,有关利用 Zeta 电位筛选精子的报道数量还十分有限,该技术的安全性、适用性和有效性还有待进一步的研究。

(四) 细胞凋亡标志物筛选

在体细胞中,磷脂酰丝氨酸外部化,即从细胞膜内层转移到外层,是细胞凋亡的早期标志之一。然而,此过程也是正常精子获能过程中的一个步骤。因此,在精子获能之前检测到外部化的磷脂酰丝氨酸是精子早期凋亡的标志。外部化的磷脂酰丝氨酸可与膜联蛋白 V 特异性地结合,利用磁激活细胞分离的方法,可将膜联蛋白阴性的精子即未发生早期凋亡的精子筛选出来。用磁激活细胞分离的方法筛选出的未凋亡精子进行 ICSI,卵裂率、移植率和妊娠率均有所提高。

对 Zeta 电位筛选出的精子、细胞凋亡标志物筛选出的精子和未经筛选的精子进行质量评估,发现相比未经筛选的精子,前 2 种方法筛选出的精子均具有更高的正常形态率,更低的 DNA 碎片率和精蛋白缺陷率,这说明用 Zeta 电位和细胞凋亡标志物进行筛选均可提高精子的质量;并且,对于严重男性因素不育的患者,用细胞凋亡标志物能更有效地选出具有正常顶体和精蛋白的精子。根据细胞凋亡标志物对精子进行筛选,有望成为新的精子筛选指标。

（五）精子双折射检测

双折射效应是光线射入非均质物质后,由速度不同而折射出的两道不同偏振光线间存在相位延迟而产生。具有正常细胞核、顶体和能动尾部的精子质地致密,细胞质非均质,在透射电子显微镜下会出现双折射的现象。利用偏振光显微镜检测精子的双折射,可获得与透射电子显微镜相似的精子内部细胞质结构信息,而不影响精子的生命力和活动力,对于严重男性因素不育的患者,卵胞质内注射具有双折射现象的精子能有更高的临床妊娠率、继续妊娠率和移植率。

双折射现象还可以区分精子是否已发生顶体反应,若双折射现象出现在顶体后部,则精子已发生了顶体反应;若双折射现象在头部、顶体和细胞核均有出现,则表明精子具有完整的顶体,还未发生顶体反应。在 ICSI 中,注射已发生顶体反应的精子有助于诱导卵细胞激活和进一步的生长发育,增加受精率和卵裂率。精子双折射的检测作为一种无创的技术手段,有助于改善严重男性因素不育患者的 ICSI 结局,有望成为一种新型的精子筛选方法和诊断工具。

（六）活动精子细胞器形态学检查

活动精子细胞器形态学检查是在超高放大倍数(≥6 000 倍)显微镜下观察分析精子的亚细胞结构:顶体、顶体后板、颈部、尾部和细胞核。形态选择单精子注射(intracytoplasmic morphologyselectedsperm injection,IMSI)是基于活精子细胞器形态学检测技术,其利用倒置显微镜结合数码放大的原理,可将放大倍数提高到 6 000 倍以上,从而可观察到精子的超微结构,并依据精子形态学快速检查标准,对精子顶体、顶体后致密层、颈部、尾部、线粒体和精子核 6 个部分进行形态学观察,选择符合正常形态标准的精子进行 ICSI。

有研究表明,精子的形态与体外受精的受精率及妊娠结局相关,精子头部的空泡会影响 ICSI 的临床结局,但该观点目前尚存争议。有研究指出,单精子注射技术并不能排除 DNA 损伤的精子,对 ICSI 的结局没有改善。另外,精子形态学评价的方法学误差及研究对象选择的差异也可能影响研究结果。

（七）精子钙激动剂

精子钙激动剂的机制是作用于精子头部受体,增加信号转导,同时增加钙离子的内流;增加精子尾部线粒体的能量产生,进而增加精子的活力和受精能力。受精是精子进入卵子后,雌雄原核相融合形成合子的过程。这一过程需要精子尾部的摆动使精子向前运动来实现。研究表明,精子鞭毛摆动依靠线粒体产生的能量。弱精子症的产生,部分原因是精子鞭毛线粒体功能和钙传导异常。有研究表明,严重的少、弱精子症患者的精子在加入精子钙激动剂后 30 分钟,精子的运动能力增加,液滴边缘游动的精子增多,ICSI 容易收集并挑选出可以利用的精子。但 ICSI 后观察受精、卵裂以及优质胚胎情况与对照组比较,均没有明显差异。应用精子钙激动剂对妊娠率没有影响。但是,现有研究样本量较少,对受精、卵裂、优质胚胎率和对子代的远期影响不清楚。

从目前多数研究结果看,基于形态学和精子功能的严重少、弱精子症患者精子优选技术有理论上的价值,但对于临床结局并没有显著地改善。然而随着机制研究的深入和技术的革新,可能会有更深入的发现。如何选择高质量的精子进行辅助生殖技术在辅助生殖这一领域值得探索。

四、逆行射精患者精子的收集与处理

逆行射精是指有正常的阴茎勃起,性交时有射精感觉,可以达到性高潮,但精液不从尿道口射出,而逆行射入膀胱的一种疾病。逆行射精是一种男性性功能障碍,是引起男性不育的原因之一。是男性不育症病因中较为少见的一种,占不孕人群的 0.3%~2.0%。

精液没有射入阴道内,所以逆行射精最主要的危害是造成不育,从而使对生育非常重视者出现性冷淡及勃起功能障碍。逆行射精的病因分为动力性和梗阻性两类,前者是指先天性膀胱颈增宽、膀胱颈手术、前列腺切除术、腹膜后淋巴结清扫术、交感神经切除、多发性硬化症、糖尿病和部分药物等原因导致膀胱括约肌收缩功能较差,射精时尿道内口不能关闭;后者包括尿道狭窄和后尿道瓣膜等原因,最终精液自尿道逆行射入膀胱。

假如逆行射精不可能进行治疗或治疗不成功,可以有效地将精子自尿液分离,洗涤、孵育,将获得的有效精子行辅助生殖技术,解决患者生育问题。

精液的酸碱度是影响精子存活、代谢及动力的重要因素。pH值略>7.0(中性偏碱)是精子活动的最佳环境;pH值一旦偏酸,精子的活力和代谢下降。人的精子在pH值<6.0的环境就停止活动。正常人尿液呈弱酸性,pH值为5.4~8.4,平均为6.0。因此,精子在尿液中易发生损伤,细胞膜的通透性增加而影响精子的活力及代谢。所以逆行射精的精子收集过程中控制尿的酸碱度在精子适应性范围、避免精子过度损伤是关键。在取精液前服用碳酸氢钠碱化尿液,改变尿的pH值和渗透压,从而达到改善收集精子质量的目的。

逆行射精精子的收集关键是调整尿液的pH值和渗透压、缩短精子与尿液接触时间,从而减少尿液对精子的损伤,收集到的精子活力更强、数量更多。

五、精子异常与受精及其临床结局

男性不育患者中会发现很多精子异常的特征和现象,对这些精子异常现象的认识和了解有利于帮助患者进行诊断和临床治疗。

(一)圆头精子症

圆头精子症是由基因突变导致的严重先天性畸形精子症的一种罕见形式,其主要特点是精子头部呈圆形、顶体异常或缺失,可伴有杂乱的中段和尾部,在男性不育患者中的发生率<0.1%。由于顶体内含有精子与卵细胞受精所必需的酶类,因此圆头精子症患者主要临床表现为不育,辅助生殖技术是生育后代的唯一途径。

圆头精子症可分为2种类型,最多也最严重的是I型,完全没有顶体和顶体酶,Ⅱ型是在射出的精液中精子保留了残余顶体或存在其他的形态类型。通常在精子形态学分析中看到的圆头精子，一般表现为精子头呈圆形，顶体缺如、无顶体后致密带。

圆头精子症是人 *SPATA16* 基因发生突变引起的一种罕见的常染色体隐性遗传病。*SPATA16* 基因定位于 3q26.31，含有 11 个外显子，其编码的蛋白高度保守，其中包含 1 个 TPR（tetratrico-peptide repeat）结构域。TPR 结构域能够调节蛋白质的相互作用以及装配多蛋白复合体，X 线研究显示，TPR 结构域采取了螺旋-转角-螺旋结构，从而能够与其他螺旋结构相联合。研究表明，*SPATA16* 基因在顶体的形成过程中起关键性作用。

精子形态异常与生育能力下降有着密切联系，虽然精子头部畸形不一定影响精子的活动率，但顶体的缺如却可使精子穿透卵细胞膜的功能严重受损。圆头精子症是严重影响患者生育能力的遗传性疾病，至今尚无有效的治疗方法，近年来 ICSI 技术可使圆头精子症患者生育后代，对圆头精子症患者进行 ICSI 治疗是否对妊娠结果产生影响，目前尚无明确的答案。研究表明，尽管 ICSI 治疗时受精率低下，但获得妊娠后自然流产率和胎儿畸形率并没有增加。目前这方面的研究较少，但由于圆头精子与精子细胞本身的遗传学改变有很大的关联，理论上认为会对后代产生一定的影响。

（二）死精子症

导致男性生育障碍的因素中，死精症占精子异常而致不孕症的 5.6%，是临床上男性不育常见原因之一。大多数学者认为：死精症是指多次精液检查精液中绝大多数或全部的精子都是死亡的，但其形态与数量可无明显异常。死亡的精子因丧失活动及受精能力而造成不育。

死精子症病因复杂，精液缺少营养物质和能量、果糖减少、营养缺乏、精子死亡率就会增加。另外，维生素 A、E 的缺乏对精子活动也有很大的影响。生殖器官炎症、细菌代谢产物及炎性分泌物使精液酸碱度下降。正常精液 pH 值为 7.2~8.0，pH 值 <7 时精子活力大大下降，可导致精子死亡，可能与附属性腺炎症有关。此外，精子生成过程中的异常也可能导致精子死亡。

死精子症临床表现颇不一致,有的患者无临床症状;部分患者或有慢性前列腺炎病史、睾丸炎、精囊炎等;有的患者或有遗精早泄或性欲减退,重要的是要找出原因。抗炎治疗和去除毒物对精子的影响:①抗生素治疗。用于由细菌引起的炎症而诱发的死精症。②非激素类抗炎药物治疗。主要用于慢性非细菌性附属性腺炎症。另外,由于不能排除衣原体和支原体感染,可考虑使用四环素。抗氧化抗自由基的治疗,手术治疗精索静脉曲张;运用激素类药物调节体内内分泌功能以及补充各种营养物质等;配以促精子形成和提高精子活力的药物治疗,以全面改善精液质量。

死精子症患者治疗无效时会引起不育,建议行 ICSI。如果射出精液中无活动精子,应考虑睾丸或附睾取精。

(三)不活动精子症

正常情况下,人类精子在附睾中成熟。在附睾成熟过程中精子经历了一系列的生理和生化修饰,其中最显著的事件之一是精子运动能力的发育。充分成熟的精子表现出主动的前向性运动。但是,有些不育患者精液中的精子活动率极低,甚至所有的精子都缺乏运动,患者的病因尚不清楚。可能原因之一是病理性附睾。精子在缓慢通过附睾时获得运动的能力。但另一方面,附睾对精子运动产生不良效应,精子在附睾转运和/或贮存过程经历了降解性变化,导致这些患者的精子活动力丧失。由于 ICSI 中极少量活动的精子已够用于卵子受精,解决了不动精子症患者的生育问题。不活动精子症与附睾因素有关,可采用睾丸取精的方法来分离出活动精子行 ICSI,有研究显示,使用睾丸精子优于使用射出精子,这样可以降低使用衰老或降解的射出精子而可能导致的风险。即使是完全不活动的睾丸精子的受精能力也优于完全不活动的射出精子。从睾丸组织中可获得活动的睾丸精子,因此,采用活动的睾丸精子做 ICSI 会有助于这类患者的治疗,获得好的妊娠结局。

(罗琛)

第三节　受　精

一、正常受精

(一) 常规体外受精

常规体外受精是指取卵术获得的卵子,体外培养后加入经过处理的获能后的精子进行共培养使之受精。从卵泡中取出卵母细胞经体外培养 4~6 小时后受精。常规体外受精方式和流程多样化、差异较大,包括:受精时精卵共培养时间、受精用器皿、受精体积大小、受精液中卵子数、受精时加入精子数量、受精终止时间和方式等。

1. 根据受精时精卵共培养的时间分为短时受精和过夜受精。短时受精 4~6 小时,过夜受精 16~18 小时。

(1) 过夜受精:是加精后第 2 天早上去除颗粒细胞,受精后 16~18 小时倒置显微镜下观察原核。如果受精失败,行补救 ICSI。

(2) 短时受精:是加精后 3~4 小时去颗粒细胞,置于倒置显微镜下观察,有明显 2 极体的卵子判断为已受精,加精后 6 小时再次观察,如果认为 1 极体的卵子为未受精,此时行补救 ICSI。受精后 16~18 小时观察原核。

2. 根据受精时体积的大小分为微滴受精和大体积受精。微滴受精体积为 50~100μl,大体积受精体积为 0.5~1ml。

(1) 微滴培养

1) 在取卵结束后,按照取卵数准备适当的受精皿,根据精子悬液的浓度计算好需要加入的体积,制备好受精滴。将受精皿和卵子的收集皿一起放入培养箱内平衡。

2) 取卵后 4~6 小时(hCG 后 38~40 小时),进行 IVF 受精,将卵子加入到准备好的受精滴中,精卵共培养受精。

(2) 大体积受精

1) 在取卵结束后,将卵子放入四孔板中进行培养。

2) 取卵后 4~6 小时(hCG 后 38~40 小时),进行 IVF 受精。

3) 根据精子悬液的浓度计算好需要加入的体积,将准备好的精子悬液加入到装有卵子四孔板的每个孔中,精卵共培养受精。

无论受精器皿和受精液的体积如何改变,卵子受精时需添加精子,最终的浓度大概为 100 000 个精子/ml 或每个卵 5 000~30 000 个精子。

(二) 卵胞质内单精子注射

卵胞质内单精子注射(ICSI)是利用显微操作技术将精子直接注射到卵母细胞胞质中达到受精。ICSI 的具体操作如下:

1. 卵子裸化　ICSI 操作前,卵母细胞需用透明质酸酶进行裸化去除颗粒细胞。准备好 1 个四孔板皿,1 个孔放入含透明质酸酶的操作液,透明质酸酶浓度为 80IU/ml,其余 3 个孔放入操作液,37℃平衡。将卵子移入放有透明质酸酶的孔中轻柔地吹吸,尽量将颗粒细胞去除。卵母细胞在透明质酸酶中的时间不超过 30 秒。在其他 3 孔操作液中清洗 3 次,待用(图 2-10-18)。

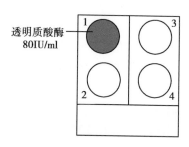

图 2-10-18　卵子裸化的消化板制备

2. 穿刺皿的准备　如图所示配好显微受精 Falcon 1006 操作皿,在长条状 PVP 液的下部根据精子密度加入 1~5µl 精液,如精子数目少则直接加入处理后的精子悬液。操作皿完成后,盖上平衡后的矿物油,37℃平衡待用(图 2-10-19)。

3. 在倒置显微镜下评估每个卵子的质量和成熟度　将 MⅡ 的卵子和 MⅠ 或 GV 的卵子分开,并标记好。

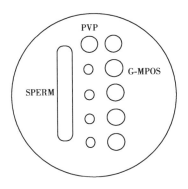

图 2-10-19　ICSI 的穿刺皿制备

4. 精子制动　用穿刺针将精子尾部快速拉动,直到精子尾部被划成角或打卷折,完成制动。

5. 显微穿刺　将制动好的精子从尾部将其吸进穿刺针,固定针轻轻吸附固定卵子,在极体位于 6 点钟或 12 点钟的位置时,穿刺针从 3 点钟或 9 点位置进针,将精子注射入卵胞质内。重复以上操作,直至所有的 MⅡ 期卵子全部操作完成。

二、异常受精

异常受精是指体外受精过程中受精卵的原核数目异常。发生率约为 5%~15%。受精后 16~18 小时观察受精,在倒置显微镜下观察原核(pronucleus,PN)和极体的数目来判断是否正常受精。虽然在某一时间点通过形态学观察受精情况不一定完全准确,但是目前没有更准确的无创方法来替代。异常受精包括多原核(多 PN)和 1 原核(1PN)。

(一)多 PN

受精卵含有 3 个或以上原核称为多 PN,以 3PN 为主。多 PN 发生主要原因如下。

1. 多精受精　受精时有 2 个或 2 个以上的精子进入到卵母细胞中形成多原核。自然状态下多精受精的发生率为 1%~3%,而 IVF 过程常会发生多精受精,其发生率达到 2%~10%。研究者普遍认为多精受精与夫妻的年龄和卵巢刺激无关。而认为与卵子不成熟、卵子过熟、精子浓度、卵子募集过程中造成的透明带损伤或先天透明带缺损、卵泡液中孕激素水平、血清中高雌激素水平等相关。其中卵子的成熟度,特别是皮质颗粒的形成和皮质反应在多精受精的发生中起非常重要的作用。不成熟的卵子中,多精受精发生率可高达 32%~42%。

2. 二倍体的精子或二倍体的卵子形成的受精卵。正常精子进入二倍体的卵母细胞受精或者二倍体精子进入正常卵母细胞受精。

3. 受精时卵母细胞的第二极体不能正常排出,形成多原核。第二极体不能排出的原因可能是:操作过程中破坏了纺锤体或细胞骨架,或者卵母细胞自身减数分裂发生错误造成第二极体不能正常排出。

4. 原核碎裂　原核形成过程发生碎裂,形成小的核碎片呈原核状。可能与卵母细胞过熟、培养环境温度过热、卵母细胞的操作不当或卵母细胞自身原核发育异常等原因相关。

多 PN 发育而成的胚胎,异常率极高,没有临床使用价值不能进行移植,通常被抛弃。IVF 周期在受精精子密度相近的情况下,多精受精高发的周期,其受精率和妊娠率均低于正常受精组,提示可能此周期的卵母细胞质量较差。

(二) 1PN

体外受精过程中 1PN 的发生率为 3%~6%,可能的原因如下。

1. 只有雌原核的 1PN,精子去凝集障碍或不成熟精子染色体凝集导致雄原核无法形成。

2. 只有雄原核的 1PN,ICSI 操作破坏了纺锤体或卵母细胞激活障碍导致雌原核无法形成。

3. 卵母细胞孤雌激活,ICSI 的 1PN 大部分是由孤雌激活所致,可能是自发原因也可能是操作原因。它与延迟排卵、卵子过熟、注射培养液中 Ca^{2+} 的浓度有关。

4. 雌、雄原核融合形成 1 个原核,如果观察时间与原核呈现的时间不吻合,可能雌、雄原核融合成 1 个原核。

5. 雌、雄原核形成不同步,在观察时间,1 个原核已形成而另一原核没有形成。在体外成熟的卵子更易导致出现仅有雌原核或雌原核与雄原核发育不同步。

在 IVF 中形成的 1PN 通常是二倍体,且 50% 都含有 Y 染色体。核型分析表明 1PN 合子代表受精的卵子。IVF 周期中 1PN 的二倍体率较高,且可能发育成质量较好的胚胎,在无其他正常胚胎可挑选、患者知情同意的情况下,IVF 周期中的 1PN 有一定的临床移植价值。在 ICSI 中 1PN 合子的发生率较高,但仅有10% 的合子含有 Y 染色体。这表明 ICSI 中 1PN 合子是由孤雌生殖而非受精形成的,所以 ICSI 中 1PN 不具有临床移植价值。

三、低受精或不受精

体外受精中全部卵母细胞不受精,受精卵母细胞占全部卵母细胞的 30% 以下为低受精。全部卵母细胞不受精或低受精是 IVF 实验室经常遇到的困惑之一。尽管在熟练掌握和广泛使用卵胞质内单精子注射(ICSI)技术后,全卵不受精现象已显著降低,但在 IVF 实验室内仍然存在着难以预测和不明原因的全卵不受精或低受精现象。事实上无论是采取常规 IVF 或 ICSI 受精方式,都避免不了不受精或低受精。

IVF 治疗周期中不受精或低受精的发生率为 10%~15%,尽管发生的原因不外乎卵母细胞、精子、体外操作和培养环境,但具体机制尚不清楚。IVF 技术的整体发展,已能为我们提供较为理想的体外培养条件,主要的影响因素为精子因素和卵母细胞因素。

1. **精子因素**　是 IVF 周期中受精失败的主要原因。

(1) 精子活力对受精的影响:IVF 周期精子活力低将使受精率明显降低。有研究表明当精液中的前向运动精子总数 $<1 \times 10^6$ 时,为避免完全不受精或低受精,需进行 ICSI。

(2) 精子功能异常:精子与透明带结合和穿透功能异常是 IVF 受精失败的主要原因。顶体功能结构缺陷造成精子难以穿过卵母细胞透明带,如大头精子、小头精子、圆头精子等均无法与透明带结合或穿过透明带,致使精子无法进入卵母细胞完成受精。

（3）精子的形态、精子的顶体反应、透明带结合试验等对受精有一定预测价值,目前尚存有争议。

2. 卵母细胞质量　是决定受精成败的最关键因素,任何影响卵母细胞质量的因素都会影响其受精率,卵母细胞质量差和数量不足是造成受精失败的最主要原因。

非男性因素不孕、常规受精失败的病例中,突出特点是女方年龄大,获卵数少。女方年龄是影响卵母细胞质量的重要因素,大龄妇女非整倍体配子增加的同时卵胞质中线粒体和皮质颗粒等细胞器减少,细胞凋亡倾向增加。卵母细胞成熟度与其受精能力关系密切,ICSI 是在去除卵丘颗粒细胞后进行的,可准确选择已排出第一极体的成熟卵母细胞进行注射操作,但是第一极体排出只能代表卵母细胞核成熟。初级卵母细胞在经过卵泡期的生长后,细胞体积变大,胞核胞质充分发育,皮质颗粒是卵母细胞特有的细胞器,其大量形成和向质膜内侧迁移是卵成熟的重要标志,大量线粒体形成为卵母细胞完成受精过程和早期卵裂提供能量。但事实证明,卵胞核和胞质成熟在一些情况下存在不同步现象。在研究不受精或低受精率患者的卵母细胞后发现,不受精或受精率低的原因可能与卵母细胞中线粒体 DNA 拷贝数较低、纺锤体结构异常、皮质颗粒数量和排列异常等有关。因此,卵母细胞主导着受精和早期胚胎发育。受精和原核形成失败与卵母细胞质量和成熟过程关系更紧密,难以通过简单的改变实验条件来预防和扭转。

ICSI 已从很大程度上降低了受精过程对精子质量的要求,在临床应用中 ICSI 周期仍然有完全不受精或低受精,发生率为 2%~3%,其原因尚不清楚。多数学者认为 ICSI 受精失败的主要原因是卵母细胞激活,导致没有第二极体的排出和原核的形成。有研究发现,当 ICSI 注射精子全部为不活动精子或圆头精子时,ICSI 受精率明显降低,所以 ICSI 受精失败与精子因素也相关。

如何预防和减少周期受精失败,目前没有一个明显有效的方法,充分了解患者的病情病史,制定相对合理的受精方式可能是最有效的方法。

(罗琛)

第四节 胚胎培养及评估

人类配子和胚胎在体外进行培养时,对培养条件要求苛刻,温度、pH 值、渗透压等任何一个因素的改变都有可能影响胚胎的发育潜能。培养环境应长期稳定并且要求无毒、无病原体。

一、胚胎培养体系

(一) 培养液

尽管人类胚胎能在较宽范围的条件下生长发育,可塑性较大,但研究和实践证明非最适培养条件会带来胚胎活性下降甚至丧失的结果。

1. **胚胎发育与营养需求** 哺乳动物胚胎在植入前的不同阶段暴露在母体生殖道(从输卵管到子宫)的不同部位,胚胎的营养需求和生理也随着不同发育阶段而变化。合子至 4 细胞期,胚胎的基因组尚未活化,胚胎的生物合成及代谢水平低,不需要氨基酸,葡萄糖的利用能力非常有限;随着胚胎的继续分裂,胚胎的蛋白质合成能力提高,对能量的需求提高,对葡萄糖的利用能力也随之提高;到囊胚期,胚胎的基因组被激活开始转录,以必需和非必需氨基酸作为原料合成胚胎发育所需要的蛋白质,胚胎也呈现了高水平的氧消耗和葡萄糖及其他能量物质的利用能力。

因此,胚胎的培养需要针对胚胎的不同发育阶段设计不同成分的培养液。

2. **培养液的组成** 胚胎培养需要针对胚胎的不同发育阶段设计不同成分的培养液。但无论使用何种胚胎培养液,一般都包括水、无机盐、能量物质、氨基酸、蛋白质、激素和生长因子等必要成分。

（1）水：胚胎培养基的主要成分是水，约占全部成分的 99%，水的纯度和来源是保证培养基的重要因素。

（2）无机离子：典型培养液的无机离子成分包括 Na^+、Ca^{2+}、Cl^-、K^+、Mg^{2+}、SO_4^{2-}，其中 Na^+ 和 Cl^- 浓度最高。另外，还有许多培养液含有 PO_4^{2-}。在培养液的各种无机离子中，Ca^{2+}、Mg^{2+} 与胚胎细胞的 pH 值相关。Ca^{2+} 是所有细胞通用的调节子，Ca^{2+} 异常改变蛋白质合成、DNA 调节、线粒体功能如氧化代谢。

培养基中盐离子成分的另一重要作用是维持一定的渗透压，虽然胚胎可以耐受的渗透压波动范围较大（270~315mOsm），但制备特定的培养基需要保持恒定的渗透压。IVF 培养基选择与卵泡液相似的渗透压，范围为 282~286mOsm。

（3）能量物质：除葡萄糖外，乳酸、丙酮酸都是最重要的能量物质。胚胎在不同的发育阶段，所需要的能量物质和数量有所不同，胚胎在早期阶段偏向于摄取丙酮酸和乳酸，在 8 细胞期至囊胚的发育中逐步增加对葡萄糖的利用。在没有颗粒细胞存在并提供葡萄糖的情况下，胚胎对培养液中葡萄糖的依赖性显得尤为明显。

（4）氨基酸：人的输卵管液和子宫液中存在相当高水平的自由氨基酸如丙氨酸、天冬氨酸、氨基乙酸、谷氨酸、丝氨酸和牛磺酸等，卵子和胚胎具有特异性氨基酸转运体系维持其内源性的氨基酸池，氨基酸在胚胎着床前、着床后的不同时期发挥特定的生理作用。近年来的研究表明，氨基酸是胚胎培养过程中最重要的调控因子。除了充当细胞内生物合成的前体外，氨基酸还参与碳水化合物代谢、渗透压以及细胞内 pH 值的调节等。氨基酸不但有利于维持细胞正常功能，而且能够促进胚胎的发育和分化，提高着床后胚胎的发育潜能。在培养液中加入氨基酸有利于克服哺乳动物胚胎发育过程中的阻滞现象。

在 8 细胞期阶段前非必需氨基酸和谷氨酸能提高胚胎的分裂速度，胚胎紧密化阶段后，非必需氨基酸和谷氨酸能促进囊胚腔的形成和囊胚的孵出，而必需氨基酸则刺激分裂，促进囊胚内细胞团的生长。有研究表明，在小鼠原核期至 8 细胞期的培养基

内添加非必需氨基酸,在 8 细胞期至囊胚期的培养基内添加全部
20 种氨基酸后,小鼠囊胚的着床率与体内发育成囊胚的着床率
相似。

另外,氨基酸也是调节细胞的功能物质,氨基酸在细胞内的
功能包括螯合、调节渗透压、pH 值缓冲、抗氧化以及作为生物合
成前体和能量底物对细胞的能量代谢起着重要的调节作用。

氨基酸,尤其是谷氨酰胺,在 37℃ 的培养箱环境中会自发
脱氨,造成铵离子蓄积,因此,含有氨基酸的培养液不应贮存于
37℃ 环境,胚胎在孵育箱中至多培养 48 小时,需及时更换新鲜培
养基。

(5) 蛋白质和大分子物质:有多种类型的蛋白质应用于胚胎
培养,包括脐带血清、母亲血清、人血清白蛋白制品及合成的血清
制品。

目前,常用人血清白蛋白制品及血清替代品,一般浓度为
5%~10%。有人认为蛋白质并不是胚胎培养所必需的,但蛋白质
的存在却有利于胚胎在体外的生长发育。培养液中的蛋白质可
以防止卵母细胞和胚胎黏附于玻璃或塑料器皿的表面,其作用不
仅仅是固定氮的来源,也可作为有害金属离子的整合物。

(6) 激素和生长因子:在未成熟卵培养中加入母体激素,如
卵泡液、卵泡刺激素、黄体生成素、人绒毛膜促性腺激素、雌激素
等,能够提高卵母细胞的成熟率、受精率和发育潜能。

已发现多种生长因子受体在早期着床前胚胎中表达,其中
包括胰岛素样生长因子、血小板源性生长因子、表皮生长因子以
及生长激素等,这些生长因子通过自分泌或旁分泌作用调节胚胎
的体外发育。现已证实生长因子粒细胞巨噬细胞集落刺激因子
(granulocyte macrophage colony stimulating factor,GM-CSF)能促进
哺乳动物胚胎发育至囊胚阶段。Moreira F 研究发现,在胚胎培
养基中加入生长激素(GH)和胰岛素样生长因子-I(IGF-I)可以
促进牛胚胎的发育,而 GH 可能通过 IGF-I 起作用。因此,推测
着床胚胎可能含有特异的生长因子受体。小鼠模型和临床试验
发现,在培养液中加入生长因子,胚胎发育速度明显加快,且囊胚

细胞数增加,细胞凋亡减少。

(7) 抗生素:细菌污染后产生的毒素对胚胎发育影响较大,严重时引起胚胎死亡。所以,培养液中一般都会加入一定量的抗生素以减少污染,比较常用的有青霉素(penicillin)、链霉素(streptomycin)以及庆大霉素(gentamicin)。现在人类胚胎培养液中常使用的抗生素是庆大霉素,使用浓度为 $10\mu m/ml$;暂时没有文献报道庆大霉素对胚胎有不良影响。胚胎培养最优原则是不使用抗生素,但是由于精液、卵泡液及胚胎培养实验室人为因素等可能引起培养液微生物生长,目前在培养时仍需继续使用抗生素。

(二)体外培养条件

1. pH 值 1908 年,Lawrence Henderson 发现血液存在 pH 并通过碳酸盐缓冲系统和磷酸盐缓冲体统调节血液内 pH 值变化;胚胎细胞主要是通过 HCO_3^-/Cl^- 和 Na^+/K^+ 系统调节细胞内 pH 值,卵裂期的胚胎有特殊的 H^+ 和 HCO_3^- 离子膜转运系统,使胚胎可在一定范围内耐受 pH 值的改变;桑葚胚和囊胚细胞之间是紧密连接,对 pH 值的调控能力较强,而脱颗粒后的卵母细胞 pH 值调节能力较弱。

目前,常用于维持细胞培养的缓冲系统有碳酸盐缓冲系统、磷酸盐缓冲系统、HEPES 缓冲液和 MOPS 缓冲系统。

(1) 碳酸盐缓冲系统:大多数胚胎培养液采用 HCO_3^-/CO_2 缓冲系统维持生理 pH 值在 7.2~7.4。培养基中含有 $NaHCO_3$,需要使用提供稳定于 5%~6% 的 CO_2 气体环境的培养箱。对于哺乳动物细胞而言,HCO_3^-/CO_2 系统的优点是属于生理性缓冲剂,主要缺点是当培养基置于外环境空气中,培养液中的 CO_2 会很快蒸发,导致培养液中 HCO_3^- 浓度提高,进而培养液 pH 值快速上升,如果操作时间延长,可能损害胚胎质量,甚至引起退变。目前解决这个问题的主要方法是在培养液上面覆盖石蜡油以减缓气体交换。而对于操作时间较长的步骤,如卵母细胞采集、胚胎冷冻时采用磷酸盐或羟乙基哌嗪乙磺酸(hydroxyethylpiperazine ethanesulfonic acid,HEPES)缓冲系统,这样不必依靠 CO_2 环境来维持 pH 值。

(2) 磷酸盐缓冲系统:为了避免由 CO_2 浓度变化导致的培养液 pH 值变化,体外操作时间较长时可使用含有磷酸盐的培养液(phosphate-buffered-saline,PBS)。但有报道指出,磷酸盐缓冲液对胚胎发育有害,为避免其有害影响,现磷酸盐缓冲系统在配子和胚胎的体外培养中使用较少。

(3) HEPES 缓冲液:HEPES 是一种氢离子缓冲剂,能较长时间在非 CO_2 环境中恒定地控制 pH 值,但 HEPES 缓冲系统对胚胎的毒性作用还存在许多争论,目前仅用于时间较长的体外操作,如精液处理、卵细胞质内单精子注射等。

(4) MOPS 缓冲系统:3-吗啉丙磺酸(3-morp-holine propane sulfonic acid,MOPS)缓冲液近年来开始用于取卵和胚胎处理过程,其优点是不依赖于 CO_2 浓度,且环境温度变化时能较长时间保持缓冲体系的 pH 值稳定。

2. 渗透压　1824 年 Trochet 描述了细胞的基本轮廓并发现细胞存在渗透压的现象;正常人体细胞胞膜内外的渗透压约在 $275\sim299\text{mOsm}$。异常的细胞体积和渗透压影响胚胎发育,当处于高渗环境时胚胎容易发生皱缩,发生高渗应激从而诱导胚胎发育阻滞;因此维持细胞内正常的渗透压非常关键。所有的培养液均包含 6 种无机离子:Na^+、K^+、Ca^{2+}、Mg^{2+}、SO_4^{2-}、Cl^-,部分培养液同时含有 PO_4^{3-};这些离子在培养胚胎时对维持细胞的渗透压起着关键的调节作用。

3. 温度　人类卵母细胞对温度的变化十分敏感,温度细微的变化可能会引起纺锤体的不可逆损伤,从而影响染色体分离。一般认为胚胎培养时的温度应该是体内核心温度 37℃。体外培养时,胚胎对温度比较敏感,温度较高则代谢速率加快;温度降低时,代谢速率降低。Henry Leese 在 2002 年提出了胚胎发育沉默理论:胚胎在正常发育过程中消耗较低的营养和氧气,因为它们不用过多的能量去修复细胞损伤。当细胞受到热应激时,DNA 及其他细胞器会发生损害,因此胚胎不得不加快代谢,产生较多的能量去修复这些损害的细胞器和 DNA。

4. 矿物油　1963 年,科学家 Ralph Brinster 通过在较少培养滴上面覆盖一层透明的液体,形成一个"密闭"的培养环境,成功把小鼠胚胎从合子培养到囊胚。经过大量研究,Ralph Brindter发现液状石蜡是一种较好的覆盖物。液状石蜡和 Petri dish 结合,为胚胎培养创造了便利条件。作为培养体系的一部分,平衡好的矿物油有如下特殊作用。

第一,可以作为一个物理屏障,阻断培养液滴与环境以及空气传播的微粒和病原菌之间的结合。第二,能够防止挥发并减慢气体扩散,因此在配子操作过程中可以保持 pH 值、温度和渗透压的稳定,防止胚胎所在微环境的过大波动。第三,防止蒸发,高湿度和预平衡的矿物油液可以放在无湿度的培养箱中,更易于清洁和保持。第四,矿物油能吸收培养液中的脂溶性毒物,有利于胚胎的发育。另外,使用矿物油覆盖,使胚胎能在很小体积的液滴中培养,节约培养液和受精所需的精子数,并避免了培养液对胚胎自身分泌的细胞因子的过度稀释。

油的物理特性导致了气体挥发缓慢,所以矿物油使用前需要进行平衡;不提前平衡的油能够从培养液中吸收气体,造成偏碱的 pH 值,对配子和胚胎有不利影响,因此矿物油在使用前必须经过清洗和平衡。矿物油清洗过程有利于去除水溶性毒素,一批矿物油在使用前需进行质量控制试验。覆盖有油的培养小皿必须放在培养箱内平衡后才能将配子或胚胎移入其中。虽然液状石蜡在 IVF 实验室被广泛使用,但是液状石蜡的毒性没有得到相应研究,应该引起胚胎学家关注。

(三) 胚胎培养方法

主要有微滴培养法和开放式培养法 2 种。

1. 微滴培养法　在表面有矿物油覆盖的培养滴内对胚胎进行培养。一般使用直径 30mm 的培养皿,培养滴大小为 20~50ul。矿物油作为一个物理屏障,既能防止水分蒸发、减慢气体的扩散、维持渗透液和 pH 值,又能够防止细菌和真菌的感染。短时间内在培养箱外进行观察和操作时,矿物油能避免 pH 值较大幅度的波动。

2. 开放式培养法 一般采用四孔板进行培养,每孔放0.5~1ml 培养液。胚胎发育所需要的培养液量很少,增多的培养液会将胚胎的因子稀释;而且由于没有矿物油的覆盖,液体也容易挥发。另外,表面积大,污染的可能性也高。

在每个培养滴或者培养孔中,可以只培养 1 个胚胎,也可以同时培养多个胚胎。只培养 1 个胚胎的称为"单个胚胎培养",这种方法便于观察,有连续性,可追踪每一个胚胎的发育过程。进行单个胚胎培养一般采用微滴盖油的方法。将多个胚胎一起培养的称为"集合培养",这种方法的理论依据为胚胎有自分泌和旁分泌功能,胚胎自身的一些分泌因子(IGF1、IGF2、PAF 等)对其他胚胎的继续发育有协同作用。缺点是不利于对单个胚胎发育状况进行持续性观察,无法对胚胎多个发育时期进行综合评分。

胚胎培养经历了从单一培养基培养,到共培养,再到序贯培养的过程。

最初阶段,从受精卵到囊胚阶段使用同一种培养液进行培养。虽然也有囊胚形成,但是囊胚形成率低,移植后着床率也低。

共培养技术最初用于动物实验中以防止胚胎发育阻滞。是将体细胞作为营养细胞与胚胎共同培养,其目的是模拟早期胚胎在体内的发育环境,但由于共培养操作过程复杂,且存在传染疾病和造成污染的安全性问题,目前国内绝大多数生殖医学中心不再使用共培养技术。

序贯培养相对于传统培养基在概念和配方上都做了改进。由于胚胎在 8 细胞期到致密化前后的代谢需求是不同的,因此应该用不同的培养基分阶段培养。在致密化前,胚胎的生物合成和代谢水平较低,糖的需求量低,不需要氨基酸;致密化后,胚胎细胞开始出现分化,细胞的生物合成即代谢水平明显提高,糖的利用能力提高。根据胚胎在不同发育阶段的代谢需求,Gardner 等设计了 G 系列序贯生长培养液管 G1/G2。G1 用于受精卵到 8 细胞期的培养,G1 中含有与人输卵管液水平相当的糖、丙酮酸、乳酸和磷酸盐,还含有 Eagles 液中的 7 种非必需氨基酸和谷氨酰胺、牛磺酸,可以控制胚胎对糖的利用。G2 用于囊胚培养,G2 中含的糖、丙酮酸和乳酸与人子宫腔液中的水平相似,同时含有多种氨基酸和维生素,以满足旺盛的合成代谢的需求。

(四)胚胎培养注意事项

维持合适的温度、pH 值、渗透压,避免强光是配子、胚胎体外操作过程中时刻要注意的最重要原则。卵母细胞对温度的波动非常敏感,微小的温度变化可导致卵母细胞纺锤体的不可逆损伤,影响染色体分离,从而导致受精失败、胚胎质量差甚至后期流产。因此在捡卵、脱颗粒细胞、ICSI、胚胎观察等操作时必须注意保温,尽量减少培养箱外操作时间。

1. 为了维持培养液 pH 值稳定,需要注意以下几点:首先,尽量减少培养箱外暴露时间;其次,用 MOPS 或 HEPES 缓冲体系进行捡卵和 ICSI 等操作;最后,尽量盖油减少 CO_2 的挥发。

2. 强光能导致过氧化物的形成,从而导致胚胎发育停滞或异常,所以对配子、胚胎进行观察、操作时必须避免强光。

3. CO_2 培养箱的稳定对胚胎的培养至关重要,培养箱内温度、CO_2 浓度、O_2 浓度等的测定与记录能帮助了解培养箱的性能和回顾性分析失败病例。

4. 严禁在同一操作台面上、同一操作者同时操作 2 个或 2 个以上患者的配子或胚胎;严禁用同一吸管吸取不同患者的配子或胚胎,以免交叉感染。

5. 吸取卵母细胞、胚胎时应注意轻柔,避免对胚胎造成机械性损伤;转运装有配子、胚胎的培养皿时要尽量平稳,用双手保护,避免与他人或物体相撞,以防滑落。

6. 培养液与消毒器皿必须严格记录开瓶日期和过期日期;新批号培养液、耗材在使用前必须先做质控,质控合格后方可给患者使用。

7. 装有配子、胚胎的器皿必须标识清楚,严禁使用标识不清的配子、胚胎、培养液及耗材。

8. 受精、移植等关键步骤严格执行双人核对制度。

(五)体外培养新进展

近年来对胚胎培养的生理需求和物理环境的研究日益增

多,但各种新的培养平台尚未在临床广泛使用。

1. **动态培养平台**　胚胎在人类输卵管内处于动态环境中。胚胎体外动态培养即指对胚胎培养液进行机械刺激促进其流动,模拟体内的动态环境。尽管动态培养更符合生理改变,但动态培养中需要考虑多方面因素,包括液体的流动速率和方式、旁分泌和自分泌因子的稀释等。液体的流动速率和方式会影响剪切应力,而剪切应力会对胚胎产生不良影响。

2. **特殊的培养皿**　在各种动物模型中,增加胚胎的密度可能通过增加旁分泌和自分泌营养因子的作用而提高胚胎的发育潜能。因此,在特定的表面积下,减少培养液的体积更有利于胚胎的发育。传统微滴培养的体积约为 $20\mu m$,文献报道微滴最小的体积可仅为 1.5~2.0ul,供给 7~9 个胚胎连续共培养 2~3 天。但培养液滴的体积过小可能影响培养液的 pH 值和渗透压,多个胚胎同时培养也难以观察每个胚胎的发育情况。近年来,人们在传统的 Petri 皿上进行多种改良,如在皿中增加一个圆形凹槽,并在凹槽内再分小槽,达到多个胚胎在同一个大液滴中共培养又可单独观察各个胚胎发育情况的目的。有研究报道在实时动态观察下,这种槽中槽培养体系培养的囊胚凋亡细胞和耗氧量低于传统微滴培养的对照,并与体内发育的胚胎接近,移植后妊娠率显著高于对照组(51.7% *vs.* 21.9%,Sugimura,2010)。

3. **三维立体培养**　与体内胚胎类似,三维立体培养时胚胎可以与周围环境有更多接触,并利于糖蛋白和其他大分子的定向和包埋。目前三维立体培养的研究主要集中在卵泡和卵母细胞的体外培养上,采用的材料包括胶原、海藻酸盐、骨基质和特殊琼脂糖。在胚胎中采用三维立体培养还有待于进一步研究。

二、胚胎评估

形态学评分虽然存在一定的主观性、不确定性,但由于简便、易于操作,仍是 IVF 技术中最常用的无损伤性评价卵和胚胎质量的方法。由于胚胎的发育是一个程序性过程,即在固定的时间点发生重要的事件,多个发育阶段的综合评分系统对于胚胎的合理挑选至关重要。胚胎形态学选择主要是评价胚胎的发育速度和形态,是对不同发育时期的胚胎进行形态学评分,包括受精后 16~18 小时的原核期评分、取卵后第 2 天、第 3 天的分裂期胚胎评分以及囊胚评分等。

(一) 合子期评分系统

常规胚胎分析起始于受精后 16~18 小时,此时合子处于原核期。受精卵的原核形态评估对于临床结局的预测一直存在不同的看法。一些研究认为原核形态评估起到预测结局的作用,同时还发现原核形态与受精卵非整倍体有一定的关系;一些研究认为原核评估与临床结局没有相关性。由于一些国家立法规定只能在原核期对胚胎进行选择,因此原核形态评估在这种情况下还是起一定作用的。原核形态评估主要包括雌雄原核的大小,在细胞内的位置,核仁的数目、排列和分布位置等。其中最常用的是 Scott 提出的"合子评分系统"和 Tesarik 提出的"原核评分系统"。Scott 合子分级,是 Scott 等人根据原核的核仁数目、大小和分布提出的合子分级方法,将原核分为 4 级:

1. Z1 级 两原核靠近,且位于合子中央,两原核有相同数量的核仁排列于原核结合部,核仁数一般为 3~7 个。

2. Z2 级 两原核靠近,且位于合子中央,合子的 2 个原核核仁的数量及大小相同(3~7 个)且分散排列于两原核中。

3. Z3 级 ①两原核靠近,且位于合子中央,两原核具有相同数量的核仁,且在一个原核中的核仁大小相等,仅一个原核中的核仁排列于原核结合部,另一个原核中的核仁分散排列。②两原核靠近,且位于合子中央,2 个原核中的核仁数量不等(相差 1 个以上)或者大小不等。

4. Z4 级 ①原核分离且核仁分散。②合子中有前核且不分散,排成一列,核的大小差别很大。③原核不位于合子的中央部位。

原核评分简单快速且无创伤,但是该方法在预测胚胎发育潜能中的价值目前尚存争议。值得我们注意的是,胚胎的发育是一个动态过程,观察时机不同,评分结果可能不同。

(二) 卵裂期胚胎评估

通常人们根据胚胎培养时的形态和生长速度对卵裂期胚胎进行质量评估。除此之外,胚胎的遗传学分析、生化和代谢指标的测定也是预测胚胎质量的有效方法。

1. **早卵裂评估**　早卵裂即胚胎在受精后 25~27 小时发生第 1 次卵裂。IVF 周期早卵裂观察应比 ICSI 周期晚 2 小时。原核消失最早发生在受精后 18 小时,最晚发生在受精后 30~31 小时,而原核消失到第 1 次卵裂的时间间隔比较固定,一般为 3 小时。尽管早卵裂作为妊娠的预测因子还存在争议,但是大多数研究提示早卵裂是胚胎具有高着床潜能的一个标志。

2. **卵裂期胚胎评估**　形态学评估虽然难以非常准确地预测胚胎的植入潜能,但具有快速、非侵入性、易常规开展的优点,因此被许多实验室广泛使用。临床上主要依据卵裂速度、卵裂球大小及规则性、胞质的折光性和碎片的多寡划分胚胎等级。

常用的评分标准是以胚胎发育速度及分裂球的对称性和碎片的程度为基础,结合其他的一些形态特征,如是否有多核细胞、有无空泡、透明带情况、胞质是否粗糙等。具体如下:

(1) 卵裂速度:胚胎分裂速度是评估胚胎发育潜力的一个重要指标,发育太快或者太慢的胚胎,其着床潜力都会下降。胚胎除第 1 次卵裂外,一般每 12~18 小时进行 1 次分裂,但总体大小并没有明显变化。正常受精后仅有≤5% 的受精卵不能进行第 1 次分裂。胚胎第 1 次卵裂最早可在受精后 20 小时观察到,并持续到受精后 42 小时。受精后 39~60 小时可见有活力的 4 细胞期胚胎。8 细胞期胚胎在受精 54 小时内不常见,但通常可在 72 小时前观察到 8 细胞期的胚胎。3、5、7 细胞期的胚胎也比较常见,特别是在有丝分裂过程中观察胚胎。当分裂期胚胎发育到 8 或者 16 细胞时,分裂球之间开始形成紧密连接,使细胞间隙模糊,从而加强了细胞之间的联系。

(2) 卵裂是否均匀:不均一卵裂是胚胎体外培养过程中的一种常见现象,其结果是分裂球大小不一。Puissant 在 1987 年第 1 次报道了胚胎分裂球大小不一(分裂球在体积上相差超过 1/3),

意味着其非整倍体等遗传缺陷比例较高，而且多核的可能性大。这种胚胎发育潜力低，还可能与细胞质的蛋白质、mRNA、线粒体等的分配不均，影响后续卵裂球细胞和胚胎的极性和某些蛋白质及基因的表达有关。

（3）碎片：细胞碎片是 IVF 中的常见现象，是指一些无核且有膜包裹的细胞外细胞质结构。但至今仍不能确定碎片是由培养条件引起，还是由卵泡刺激或是人类胚胎的固有发育特点。碎片的程度在 5%~10% 到 100% 之间，碎片可分散于卵周间隙或集中于某一个区域。Alikani 和 Cohen 分析了细胞碎片与胚胎植入的关系，而且碎片的分布模式也影响胚胎的植入。根据碎片的多寡和分布模式，第 3 天的胚胎又可分为以下 5 类：①碎片所占的体积小于卵周隙的 5%。②所有或大部分碎片集中于卵周间隙的某个部位，可清晰观察到 5 个或 5 个以上的卵裂球。③碎片分散分布，碎片之间的大小相似。④有较大的碎片分布于卵周间隙中，碎片与卵裂球难以区分，能观察到个别细胞。⑤卵周间隙完全充满碎片，胚胎有细胞界限不清，胞质呈收缩、颗粒状等退化迹象。

类型 1、2 的胚胎植入潜能最大，类型 3 和 4 的植入潜能较小，类型 5 的胚胎几乎没有植入潜能。

（三）囊胚的质量评估

在体外培养的第 4 天，卵裂球开始发生致密化，胚胎细胞间出现连接，第 5 天，逐渐在胚胎中央形成一个细胞外的空腔而形成囊胚。囊胚期的胚胎细胞分化成滋养层细胞和内细胞团：滋养层细胞形成外部单层，与透明带紧贴，将来发育形成胎盘结构；内细胞团位于滋养层内，聚集在囊胚腔的一侧。滋养层和内细胞团分别形成胚胎外结构和胚胎本身结构。在最初，囊胚大小与分裂早期胚胎相似，但随着囊胚内液体的聚积，囊胚的体积明显增大而成为扩展囊胚，完全扩展的囊胚的体积是细胞分裂期胚胎体积的 2 倍，透明带因囊胚的扩张而变薄，最后透明带出现破口，囊胚孵出。

囊胚的质量通常是通过镜下的形态学观察进行评定，主观性较强,迫切需要一个统一的量化指标对囊胚质量进行分级界定。目前常用的分级标准有 2 种。一种是 Dokras 提出的较简便的分级标准,现在临床上最常用的是由 David Gardner 提出的囊胚分级系统,这个系统的分级方法根据囊胚的发育阶段、内细胞团(inner cell mass,ICM)和滋养层细胞(trophectoderm,TE)的综合情况对囊胚的质量进行评定。

先根据囊胚腔的大小和孵出程度将囊胚分为 1~6 级:

1级　早期囊胚,囊胚腔体积＜囊胚总体积的 1/2。

2级　囊胚腔体积＞囊胚总体积的 1/2。

3级　完全扩展囊胚,囊胚腔占据整个囊胚。

4级　扩展后囊胚,囊胚腔体积较早期囊胚明显扩大,透明带变薄。

5级　正在孵化的囊胚,囊胚正在从透明带破裂口孵出。

6级　孵化出的囊胚,囊胚完全从透明带中脱出。

然后,根据细胞数量和细胞黏结程度,将 ICM 和 TE 分为 A~C 级:

ICM:

A:细胞数目多,结合紧密;

B:细胞数目较少,结合较松散;

C:细胞数目极少。

TE:

A:细胞数目多,囊胚四周均有细胞分布;

B:细胞数目较少,上皮细胞较松散;

C:细胞数目极少。

除形态学因素外,囊胚的形成时间是胚胎生长速率的反映。形态学评分相似而囊胚形成时间不同的冷冻胚胎的植入率差异显著,表明囊胚形成时间与囊胚质量有显著的相关性。因此在囊胚的质量评估时要同时考虑囊胚的生长速率。

根据以上分级方法,理想的囊胚应该是在第 5 天发育为 4AA 级的囊胚(囊胚开始扩张,透明带变薄,内细胞团清晰、细胞数目多,滋养层细胞铺展良好、结合紧密);第 6 天的胚胎评分应

该 >5AA(囊胚完全扩展并开始孵出)。第 5 天评分为 4AB、4BA、4BB、3AA、3AB、3BA、3BB 的囊胚可以移植或冷冻,评分低于以上囊胚的胚胎发育潜能低下。

除以上的评分系统外,有人还提出了以下反映囊胚质量的指标:①囊胚的总细胞数。②内细胞团和滋养层细胞的平衡:正常囊胚的内细胞团和滋养层细胞的细胞数目保持大体上的平衡。③孵出透明带的囊胚对链霉蛋白酶的耐受性:囊胚孵出后,囊胚在链霉蛋白酶中处理一定时间,其囊胚腔仍保持完整而不崩溃时衡量囊胚质量的另一个指标。

(四) 联合评估

胚胎的形态学评分是目前最常用的评价胚胎质量的方法,从卵母细胞成熟、受精到胚胎分裂、囊胚形成,是一个复杂的动态过程,每个发育阶段胚胎都有其专有特征,很难单一瞬间辨别出能发育到植入阶段的胚胎,故不能通过一次观察来完成形态评估,应建立连续胚胎评分系统,以选择合适胚胎移植。同时建立标准化评分方法,可评估各胚胎实验室的质量及胚胎实验室内部的质量控制。

1. 有学者据此提出连续胚胎评分系统,将原核评分、早期卵裂及分裂期胚胎评分合计,总体评估胚胎质量。发现评分在 70 分以上,囊胚形成率高,妊娠率高,有一定临床实用性。

2. 动态评估系统。传统的胚胎培养技术由于要观察胚胎的发育及细胞分裂过程,每日必须将胚胎从培养箱内取出 1~2 次观察,另外,我们只能观察胚胎在有限的几个时间点的变化。

胚胎动态监测系统为我们提供了一些应用传统 IVF 观测方法不能获得的数据。如早卵裂被认为是评价胚胎发育潜力的一个较好的指标,应用动态监测证实小鼠、大鼠以及牛的体外培养胚胎越早发生第 1 次卵裂,其囊胚形成率及发育潜力越高。而在人体外培养的胚胎亦证实早卵裂与胚胎发育潜力相关。早期胚胎子细胞分裂的同步性好,即胚胎在 3、5、6、7 细胞阶段的时间很短,这样的胚胎更有发育潜力。一些异常卵裂的现象在胚胎动态监测系统中可以记录。而上述这些指标应用传统方法很难获得。

另外应用动态监测系统,对我们的一些传统认知提出了挑战,如胚胎碎片是评价胚胎质量的一个很重要的指标,但是应用动态监测系统发现胚胎的碎片并非完全一成不变,而是随着胚胎的发育,部分胚胎的碎片可能会被吸收,我们仅在 D2 或 D3 的特定时间点来评价胚胎,不能动态分析,可能存在一定的局限性。

需要注意的是动态监测系统需要定时对胚胎拍摄照片,而胚胎对光,尤其是短波光照是非常敏感的,这样其安全性就值得仔细论证,虽然现有证据尚不能表明动态监测系统会损害胚胎发育潜能,但在其普遍应用于临床之前,还需更多研究证实其安全性。

（童国庆）

第五节　胚胎移植

一、移植胚胎的选择

影响辅助生育技术妊娠率和种植率的主要因素是胚胎质量、子宫内膜的容受性和胚胎移植,其中胚胎质量是最重要的因素,优质胚胎的移植能有效地提升妊娠率;子宫内膜对胚胎的容受性是胚胎种植的基本条件,而把体外培养形成的发育良好的胚胎,送入母体子宫腔内的胚胎移植技术是举足轻重的。

优质胚胎的判断,分 3 个阶段:双原核形成期、胚胎分裂率及其形态、囊胚形成率及其形态。

（一）原核期

卵细胞成熟时排出第一极体,受精后 16~20 小时排出第二极体形成双原核,提示受精正常。观察原核期的胚胎可以预测胚胎的质量及种植率。双原核非常接近、核内均出现核前体颗粒并呈极性排列(相对或相向),或在核内均匀分布。如果 2 个原核中的核前体颗粒呈不对称排列或颗粒分布不均匀,则预示胚胎质量不佳,胚胎分裂将会受阻,种植率低下。

（二）分裂期胚胎

分裂期胚胎质量的评估标准包括了反映胚胎发育速度的卵裂球数目,碎片程度,卵裂球大小的均一性,卵裂球形状、多核、空泡等细胞质形态在内的胚胎形态特征。卵细胞内含有大量决定胚胎继续发育的遗传物质,这些遗传物质在胚胎的 4~8 细胞期被激活,使胚胎继续发育,因此,对胚胎质量的评估和优质胚胎的选择常在取卵后 2~3 天开始。取卵后 2 天出现 4~5 细胞胚胎或取卵后 3 天出现至少 7 细胞胚胎,而且卵裂球碎片 <20%,提示胚胎质量良好。对取卵后 2~3 天的胚胎常用的评分方法为:

4 分:正常形态大小的裂殖细胞,没有碎片。

3 分:轻微大小形态不均的卵裂球,小于细胞团块 1/3 碎片。

2 分:大小不均一的卵裂球,大于细胞团块 1/3 碎片。

1 分:只有 1 或 2 个卵裂球,大量碎片。

0 分:退化,完全是碎片。

（三）囊胚形成

随着胚胎培养技术的提高,囊胚形成率逐渐提高。现在临床上最常用的是由 David Gardner 提出的囊胚分级系统,这个系统的分级方法根据囊胚的发育阶段、内细胞团和滋养层细胞的综合情况对囊胚的质量进行评定,具体评定标准参考第十章第四节介绍。

（四）多步评分系统

综合体外受精后不同时期胚胎的形态评估,形成多步评分法,来选择优质胚胎用于移植,期望在减少胚胎移植数量的同时,既不降低妊娠率,又达到减少多胎妊娠的目的。下述多步评分系统有助于优质胚胎的选择。

1. 体外受精或 ICSI 后 18~19 小时　检查双原核形成:①对称性;②形成偶数的核仁前体;③极体位置排列相近。

2. 体外受精或 ICSI 后 25~26 小时　①胚胎分裂成 2 细胞;②合子的核膜进一步破裂。

3. 体外受精或 ICSI 后 42~44 小时　①卵裂球数目≥4;②碎

片≤20%;③无多核卵裂球。

4. **体外受精或 ICSI 后 66~68 小时**　①卵裂球数目≥8;卵裂球大小均匀;②碎片≤20%;③无多核卵裂球。

5. **体外受精或 ICSI 后 106~108 小时**　①完整的囊胚腔形成;②存在大量而致密的内细胞团并呈轻微卵圆形;③大量外胚层滋养细胞形成并黏着。

多步评分法通过对胚胎发育不同阶段的形态学评估、分析,判断胚胎的质量,称为累积胚胎评分(cumulative embryo score,CES)。经 CES 选择优质胚胎移植,提高种植率和妊娠率,同时控制移植的胚胎数目,降低多胎妊娠率。

二、选择性单胚胎移植

自从 1978 年首例试管婴儿成功分娩以来,妊娠结局显著提高。目前的趋势是单胚胎移植,以防止多胎妊娠。建立胚胎分级评分系统的目的就是挑选出最好的胚胎用于移植。

胚胎选择的最低要求是标准化、便于评价、客观、对胚胎伤害最小,与胚胎种植结局又有很高的相关性。自动时差成像系统具有这些潜力,满足以上这些要求。采用自动成像技术,结合基因组学、蛋白质组学或代谢组学的发展,新型高通量筛选方法的使用,发现新型生物标记物用于临床胚胎选择,可最大限度地提高胚胎种植率,同时最大限度地减少移植胚胎数量而降低多胎的临床风险。具体可通过以下几个方面选择:

1. 结合卵母细胞形态选择移植胚胎。

2. 结合早期卵裂选择移植胚胎。

3. 联合形态评估系统的运用。

4. 动态评估系统在移植胚胎选择中的应用前景。

5. 代谢指标是移植胚胎选择的重要生物标记。

6. 基因表达改变与移植胚胎选择。

胚胎的发育潜能受多方面影响,单一指标用于移植胚胎的选择是不充分的。移植胚胎的选择需要综合考虑各项观测指标。选择最好的胚胎应正视胚胎发育的连续性,动态胚胎形态学联合生物学多重参数评估系统将更有助于胚胎挑选,以期提高临床种植率。

三、胚胎移植技术

胚胎移植技术是 IVF-ET 过程中的关键步骤,由于操作过程的不可视性,操作过程和操作经验对胚胎的继续发育和着床有着极其重要的作用,需要临床医生和胚胎学家合作完成。

移植优质胚胎并不能百分之百地种植,影响胚胎移植成功率的因素很多,包括:移植胚胎数、移植管的类型、移植液的选择、装管技术、推注速率、胚胎移植的难易程度等。

(一)移植管的选择

胚胎移植导管主要是由没有毒性的塑料(和金属)组成,其品牌和型号众多。其材料的物理性状大致分为硬质材料和软质材料、顶端开口和侧向开口、存在外套管及其伸展性良好的优质材料。生殖专家们对于移植管的选择各有偏好,多数选择软移植管。

理想的移植管应充分柔软,操作相对容易,能最大限度降低对子宫颈及子宫内膜的损伤风险,从而可以获得更好的临床结局。为了保证体现移植管柔软的优势,使用时应尽可能减少硬的外套管对子宫颈和内膜的刺激,其使用距离应停止于子宫颈。

(二)移植液的选择

可供选择的移植培养液主要有:胚胎培养液、囊胚培养液、添加特殊成分的培养液。胚胎移植过程中移植液中的透明质酸非常重要。透明质酸作为一种天然的大分子物质被添加进移植培养液。有研究者推测透明质酸增加了胚胎与子宫内膜上皮细胞及细胞与基质之间的黏附,从而可能提高临床妊娠率。此外,透明质酸添加入移植液中增加了移植培养液的黏性,可以改善移植过程,防止胚胎排出子宫。这种黏附作用的推测仍未得到证明。

(三)胚胎装载方法

根据移植管是否引入空气,装载方法分为整段液体装载及空气液体序贯装载 2 种类型。整段液体装载法操作较为简便,将胚胎装载于整段液体的中段,不需要用空气隔开。由于其不含气泡,不能在 B 超下准确追踪位置,因此较多实验室采用空气液体序贯装载法。将移植专用注射器接上移植导管,在检查气密性后先吸取一段移植液体,再吸入一段空气,然后将待移植的胚胎吸入移植管内芯。这种空气与液体隔开的装管方法可以防止移植过程中胚胎黏附于移植管外壁上,也能保证胚胎被推注出移植管。在 B 超下可以追踪气泡位置,从而推断胚胎停留于子宫腔内的位置。

普遍认为移植液体总量应控制在少于 20μl,体积过大超过 60μl 以及间隔的气泡过大都可能导致胚胎排出子宫或黏附于移植管外壁。去除间隔空气柱可能可以降低这种风险。Meldrun 等报道,减少吸入空气量并减少移植液总体积能够提高妊娠率及种植率。

(四) 推注技术

从胚胎被装进移植导管到胚胎植入子宫的条件改变是比较难以控制的过程,推测较长时间的间隔可能会导致妊娠率及种植率下降。胚胎装载与推注入子宫的时间间隔与妊娠结局相关。持续时间越长,妊娠率与种植率越低。持续时间为 120 秒之内,随时间延长,妊娠率逐渐降低,当超过 120 秒后,妊娠率及种植率急剧下降。因此建议胚胎移植过程的时间要尽可能短,最佳时间应为 30 秒以内,尽量不要超过 120 秒。

胚胎移植推注速率在移植过程中的重要性近年来颇受关注。应用计算机程序模拟移植过程对移植压力等做了系统研究发现,移植管内压力在 0.1 秒内很容易就达到 155mmHg,这些强大的外压在移植推注过程中都将作用于移植管内的胚胎。这些压力将引起小鼠囊胚的形态学改变并有可能导致细胞凋亡。同样,不同推注速率对早期发育胚胎也有不同的影响。实验表明推注速率过快将导致胚胎受到的外压瞬间增大,从而可能导致胚胎发育停滞以及胚胎的细胞损伤。因此,在移植推注过程中建议推注速率应尽可能慢,这样使移植管内的胚胎受到的外压更小,获得更为满意的临床结果。

胚胎在超声引导下被无损伤地送达子宫腔内的过程非常关键。移植困难、子宫颈处理、多次接触子宫底等都会导致妊娠率降低。其主要原因可能为这些操作刺激子宫收缩,不能让胚胎停留在移植位置,甚至导致胚胎排出或进入输卵管而增加宫外孕的发生风险。自体外受精技术应用以来,通常认为移植导管撤离前在子宫腔中停留 30 秒可以使子宫收缩重新稳定,有利于胚胎着床。

(五) 移植后检查及胚胎残留的处理

移植推注结束后实验室操作者应观察移植管顶端有无血迹及血迹多少,并立即于体视显微镜下检查是否有胚胎残留于移植管中。移植过程中子宫颈黏液处理不当及子宫内膜受损伤而出血等都会明显影响胚胎移植的结果。将胚胎移植管前端置于移植皿中,反复抽吸液体,冲洗移植管,如移植管内、外壁有血或黏液,应仔细检查其中是否有胚胎黏滞。

如何正确处理残留于移植管中的胚胎并获得较好的临床结局,目前仍存在争议。可根据移植过程是否造成局部损伤而定。若移植不顺利,造成局部损伤,立即再次移植可能影响植入的胚胎质量,建议将胚胎换入新鲜培养液中培养 1 天后再次移植。若移植顺利,多数学者则认为胚胎残留并不代表妊娠结局一定较差,从患者方便的角度出发,推荐即刻再次移植。

(童国庆)

第六节　人工辅助孵化

随着药物刺激卵巢方案、体外受精技术和胚胎培养技术的进步,近年来辅助生殖治疗患者的胚胎着床率和妊娠率有了很大的提高,但经过昂贵的 IVF 或 ICSI 治疗后,仍有一半以上的患者妊娠失败。为了进一步提高胚胎移植后的着床和妊娠率,借助显微操作系统,通过化学、机械或激光的方法对胚胎透明带进行切薄、打孔甚至完整切除,以帮助胚胎从透明带内孵出的技术,即辅助孵化技术(assisted hatching,AH)。该方法最早成功尝试是在

1988 年, 当时 Cohen 等人首次对 IVF 胚胎施行 AH 后, ET 妊娠获得成功。目前, AH 主要应用于部分高龄和冷冻-复苏胚胎移植反复失败的病例。但是, 该技术是否确实能够增加胚胎着床的效率迄今仍然存在争议。

一、透明带的结构和功能

(一) 透明带的结构

透明带是在卵巢中随着卵母细胞的发生而形成, 由卵母细胞和卵泡细胞分泌物共同组成的非细胞结构。人卵母细胞的透明带厚度约为 15~20μm。透明带由糖蛋白、碳水化合物和透明带特种蛋白构成。透明带是双层的, 外层较厚, 内层薄且有弹性, 且成熟卵母细胞的透明带内层比外层致密。

(二) 透明带的功能

透明带的主要成分是糖蛋白, 组成人卵母细胞透明带的糖蛋白有 ZP1、ZP2 和 ZP3。不同动物透明带的组成成分各不相同, 但其生理作用完全一致。透明带表面有与精子识别和结合的受体, 激发精子的顶体反应, 促进精卵结合。受精后透明带变硬。受精后透明带的主要功能是保护胚胎及其完整性。透明带的结构通过各种不同的化学途径产生自然硬化来确保实现上述各项功能。在体内, 透明带对于着床前胚胎是必需的, 透明带包围在分裂球外, 使其不会分离或黏附于其他胚胎或输卵管上皮, 维持胚胎的完整性和独立性。

此时, 对于胚胎细胞而言, 完整的透明带是一道天然的保护屏障, 可以使其免受体内外有害因素, 如细菌、病毒、毒素乃至免疫细胞等的侵袭。

二、自然孵化

包括人类在内的大多数哺乳动物胚胎, 受精后 5~6 天胚胎发育至囊胚阶段后, 透明带因囊腔扩张逐渐变薄。囊胚一旦进入子宫腔, 必须从透明带中释放, 以使滋养外胚层细胞与子宫内膜细胞接触, 才能着床。透明带在子宫腔的消失是胚胎和子宫共同作用的结果。

哺乳动物囊胚孵化前的扩张和变薄,在鼠、羊、牛及人类囊胚的体外培养中都可以观察到,随着囊胚腔的不断扩大,透明带越来越薄,透明带还会发生周期性的收缩和膨胀,收缩时间大约为 4~5 分钟,但膨胀过程却需经历数小时。囊胚腔内不断增大的液体压力和周期性收缩膨胀,使得囊胚扩张和透明带糖蛋白的张力形成,经过多次收缩膨胀周期后,透明带厚度不断变薄,最终破裂。随后滋养层细胞自透明带破裂口突出,最终整个囊胚孵出于透明带外,胚胎定位、着床、植入于子宫内膜。

胚胎及子宫来源的溶细胞素也是透明带变薄、胚胎孵化的重要因素。Schiewe 的鼠抗孵化模型显示,孵化虽然包含了物理膨胀但不是孵出的主要机制,滋养细胞分泌的溶细胞素才是关键因素。鼠囊胚最近的研究还提示体外孵化必须依赖足够的胚胎细胞数。

子宫内激素条件对于透明带的消除和胚胎孵化也可能有一定作用。如果由于泌乳或卵巢切除阻断妊娠,胚胎孵化至少延迟24 小时,而且透明带滞留于子宫内并不溶解。一旦再次诱导着床,透明带便发生溶解。

三、辅助孵化的适应证

AH 并不适用于所有接受 IVF 治疗的患者,且 AH 是一种非生理过程,对胚胎存在损伤的可能,目前普遍认为 AH 对于部分人群是有帮助的,可以考虑实施 AH。

(一) 高龄

IVF 的成功率随着患者年龄的增高而降低,除卵巢储备功能衰退、染色体异常率增加、子宫容受性减退外,与年龄相关的内分泌变化和局部作用于胚胎的溶解酶类缺失,导致透明带发生异常改变(包括增厚、变硬和弹性下降)也是一重要原因。故高龄女性是 AH 可选择的对象之一,多数中心选择女方年龄是≥37 岁。

(二) IVF 反复失败

在排除子宫内膜、子宫腔、胚胎质量、输卵管积水等可探知因素外,不明原因的 IVF、ICSI 失败患者,再次移植的妊娠成功率会明显降低。通常认为 AH 可提高多次 IVF-ET 周期失败患者的妊娠率和着床率。

(三) 胚胎冻存-复苏和 IVM

胚胎冻存-复苏和胚胎复苏后的过度培养,可诱发透明带糖蛋白基质变化并导致其硬化。已有不少学者的研究提示,AH 可提高冷冻-复苏胚胎的着床率。

在 IVM 中,由于卵母细胞在体外成熟,影响透明带功能,有学者认为对 IVM 的胚胎也实施 AH,但有争议。

(四) 透明带增厚

研究表明,透明带过厚的患者,AH 后着床率得到提高。故 AH 常常作为透明带增厚、分裂缓慢、碎化严重等低等级胚胎处理的备选方案。

四、辅助孵化的方法

(一) 辅助孵化的意义

胚胎的透明带过厚通常是卵子生成过程中形成的,而透明带的硬化则会由体外培养或冷冻保存过程而造成。在囊胚孵出过程中透明带硬化、断裂失败,会使囊胚不能从透明带中释出或释出延迟,最终导致辅助生殖技术胚胎着床失败。

辅助孵化技术还能够克服胚胎内在细胞溶解酶的不足,促进扩张后的囊胚孵化。有报道显示,不佳的培养条件和女性年龄都会影响胚胎滋养外胚层分泌溶细胞素,子宫环境也会造成胚胎"孵化因子"分泌减少乃至完全分泌缺如,破坏正常孵化程序。

AH 提高着床率的机制总结来说有 3 种可能:①在不良预后的患者中,不甚理想的培养环境、卵巢本身功能的退化和异常的透明带合成导致"透明带变硬"。②活力较差的胚胎,AH 后使囊胚扩张和孵化消耗的能量阈值降低,减少了胚胎完成孵化过程所需的能量。③IVF 或 ICSI 体外培养的胚胎发育落后与体内发育而卵巢刺激疗程周期的子宫内膜,接受胚胎着床的窗口期又早于自然周期,两者不同步是移植失败的常见原因。AH 使孵化提前,胚胎与子宫内膜接触较早,种植也可能因此提早。

(二)辅助孵化的方法

目前辅助孵化的方法主要有:机械法、化学法、激光法和酶法。按照处理之后透明带是否形成内外贯通,辅助孵化又分为侵入性 AH 和非侵入性 AH。在以往报道的方法中,主要采用侵入性 AH,但由于非侵入性法可以避免机械、化学、物理和生理因素对卵裂球的直接暴露,因而日益得到重视。

1. **机械法**　Cohen 最早使用的是部分透明带去除法(partial zona dissection,PZD),其先用显微操纵仪一侧固定针轻柔吸住胚胎,用一侧显微切割针拨动胚胎,使卵周间隙最宽大处移至 12 点位置。固定针加强吸引力后,切割针从 1~2 点处进入透明带,通过透明带下间隙在 10 点处穿出,松开吸管。然后水平旋转胚胎 90°,重复上述动作,在透明带上做一个“–”或“+”字形的开口。依据目标,开口可以是贯穿(侵入性),也可以是部分断裂(非侵入性)。

2. **化学法**　酸法是利用 Tyrode 酸(pH 值 2.3)消化部分透明带。与卵母细胞相比,卵裂胚胎的透明带较硬,卵周间隙空间增大,因而可以较安全地使用 Tyrode 溶液。

3. **激光法**　激光技术应用于辅助生殖是近年兴起的一项新技术,随后许多研究证实激光法是一种安全有效、操作简便的 AH 方法。激光法可分为接触式激光和非接触式激光 2 种,缺点是可能会因其热效应而影响胚胎发育。

(1)接触式激光方法:用固定针固定胚胎,激光通过显微光纤直接与透明带相接触,导入直径为 20μm 的激光束。穿过透明带需数次脉冲,每次冲击移去小部分透明带,溶解 20μm 长度、50% 厚度的透明带约需 5~8 次脉冲。

(2)非接触式激光法:激光通过显微镜经液体传导至透明带,以热效应致透明带基质发热溶解。该系统安全性在鼠和人胚胎中均已得到证实,既可用于 AH,还可用于卵裂球和囊胚活检。

4. **酶法**　Fong 等最近还报道了酶法处理囊胚透明带,胚胎培养至囊胚后,将中后期有腔胚胎或早后期囊胚置于 pronase,37℃作用 1 分钟,在移植后透明带完全消失之前,取出囊胚置于新鲜培养液洗涤 2 次,再培养数小时。

五、辅助孵化在辅助生殖中的应用

(一) AH 时机选择

考虑到子宫收缩胚胎移动引起的一次性胚胎形态改变,可使卵裂球从过早开孔的透明带被挤出而丢失,AH 一般选择用于早期卵裂胚胎。在受精后第 3 天,细胞间连接加强之后,6~8 细胞的卵裂胚胎期进行。但是,也有囊胚期胚胎 AH 提高种植率的报道。有资料表明采用 1.48μm 双极激光在人囊胚的透明带上钻孔后,囊胚移植妊娠率和着床率分别只有 23.8% 和 11.6%。1.48μm 非接触式双极激光还用于体外成熟-体外受精-体外培养(IVM/IVF/IVC)的鼠囊胚的辅助孵化,应用段时间辐射暴露(3~5秒),使孵出率明显提高。

(二) 注意事项

1. 缩短操作时间　AH 多在开放条件下的显微操作仪上进行,故操作时注意尽量缩短胚胎在培养箱外的时间。

2. 稳定操作环境　为减少环境变化,AH 操作可在覆盖石蜡油加热至 37℃ 的 Hepes 缓冲液的微滴中进行。

3. 切割范围适度　AH 透明带上产生的孔应大小适当,过大会使胚胎卵裂球丢失,过小则可能使胚胎发生嵌顿。孔的大小通常是 30~40μm。

4. 透明带切割后处理　操作后的胚胎用新鲜培养液洗涤 2 遍,并在移植以前恢复标准培养条件,放入培养皿至少需培养 30 分钟,可延长至 4~6 小时。胚胎移植入子宫腔应尽量无创伤,以避免损伤操作过的胚胎。

由于透明带对于早期胚胎有多种保护功能,辅助孵化后透明带上形成的裂隙,有可能增加免疫细胞或子宫腔内环境微生物入侵透明带内,直接或间接影响卵裂球的生长发育。因此,可考虑从获卵后 4 天开始,使用广谱抗生素如四环素及免疫抑制剂如皮质类固醇,这种治疗对于 AH 后胚胎防止感染及免疫细胞侵犯是有效的。有临床资料表明用药组的胚胎着床率为 28%,而对照组是 7%,有显著性差异。

(三) AH 结局

对于 IVF/ICSI 后的胚胎,不加选择地普遍开展 AH 既不科学又不恰当。未经筛选的胚胎随机分组试验研究显示,AH 对于着床率和妊娠率没有明显的影响。但对于 IVF/ICSI 后胚胎评分较差的病例,尤其是有过多次失败经历的病例,AH 能显著提高其妊娠率和着床率。

(四) AH 的安全性

任何技术在透明带上制造一个孔都会损伤胚胎的"外套",使胚胎更易暴露于内毒素、微生物或者免疫细胞等一些不利因素中。如 AH 后胚胎的人工开口过大,可引起卵裂球丢失,增加胚胎死亡的风险。美国 42 个 IVF 中心的一项研究提示,AH 和 ICSI 可增加单羊膜囊双胎的妊娠概率。透明带操作后单羊膜囊双胎的增加,会增加严重的产科和新生儿并发症风险,其后果可能是严重的。

综上所述,AH 是一项旨在促进胚胎从透明带内孵出、增加胚胎植入子宫内膜机会、提高胚胎着床率的技术,目前主要应用于高龄、反复 IVF 或 ICSI-ET 失败、胚胎透明带增厚、形态学指标欠佳,尤其是冻存-复苏胚胎移植的病例。但是,该技术对胚胎也可产生一些不良影响,其增加胚胎着床的确切效率仍然存在争议。

(童国庆)

第七节　配子与胚胎的冷冻与解冻

配子和胚胎的冷冻保存是辅助生殖的重要环节,它的广泛应用是体外受精胚胎移植术的有效补充,可以提高其安全性和有效性。本节将就配子、胚胎及卵巢组织冷冻进行分述。

一、精子冷冻与解冻

(一) 精子冷冻

精子冷冻(sperm cryopreservation)是指将精子取出后冷冻储存起来,复苏后再使用,在男性生育力保存及不育患者的治疗方面有重要应用。

（二）精子冷冻的适应证

1. 少、弱精子症患者。

2. 取精困难患者。

3. 等待供卵的患者。

4. 不射精的患者。

5. 梗阻性无精子症患者。

6. 因各种原因需结扎输精管的男性。

7. 从事有辐射、化工、放射、高温等可能会引起精子畸形、影响精子质量等工作的人员。

8. Y 染色体微缺失患者。

9. 精子库（cryopreserved semen，sperm bank）捐精者。

（三）精子冷冻和解冻的方法

1. **精子冷冻的方法**　精液取出液化后进行冷冻，30 分钟后，若患者的精液不液化，可用去掉针头的 1ml 注射器或巴斯德吸管反复吸打精液，人工辅助液化。

（1）慢速冷冻法（slow freezing）：最常用的冷冻保护剂是 7.5% 的甘油。使用前将冻存保护剂恢复至室温。然后将精液、冷冻液按 1:1 的比例，用 1 支干净吸管将冷冻液一滴一滴缓慢加入精液中，边加边摇动，以便精液与冷冻液充分混匀，滴加冷冻液的过程需要大于 30 秒，同时也使得精子在不断提高的冷冻保护液中逐级脱水，室温放置 3 分钟。将精液-冷冻保护液混合液平均分装到冷冻管中，每个冷冻管填充的体积最多不超过容积的 90%。同时制作 1 个 0.2~0.5ml 的混合液检验管。管口不能太松，也不能太紧。取 1 个容器装入 600ml 纯净水（室温），放入装有精液的冷冻管，一起放入温度为 4℃，预冷 30~90 分钟；将冻存管迅速移入液氮罐的气体层，高度距离液氮罐中的液面约 10~20cm，冷却 30~45 分钟，然后将冻存管放在标记有患者姓名和冷冻编号的冷冻铝架的卡槽内，迅速转入液氮冻存（冷冻铝架需提前放入液氮平衡），如果同时冻存多份精子标本可以用程序降温仪进行冷冻过程（图 2-10-20）。

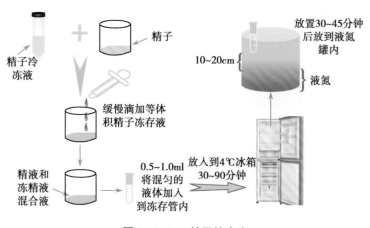

图 2-10-20　精子的冷冻

（2）玻璃化冷冻法（vitrification）：严重少、弱精子症或者睾丸活检的标本也可采取将处理后的少量标本点在冻存小叶片上，直接投入液氮中，有少量报道解冻后也能取得较好的复苏效果。

2. **精子解冻**（sperm thaw）　从液氮中取出精子冻存管，置于37℃水浴锅内迅速升温，其间摇晃混匀，至管内的液体融化后取出，进行下一步洗精及优化处理（图 2-10-21）。

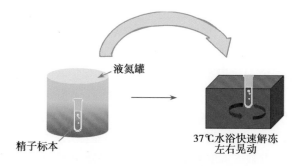

图 2-10-21　精子的解冻

二、卵子冷冻及复苏

（一）概述

卵子冷冻（egg freezing）是指在–196℃的条件下抑制细胞

内新陈代谢活动,并使卵子能够长期保存,复苏后又能恢复其受精、卵裂等发育潜能的一种保存技术。目前卵子冷冻方法主要为程序化慢速冷冻和玻璃化冷冻。程序化慢速冷冻法就是在缓慢降温的过程中让细胞脱水后投入液氮中,是最初的卵子冷冻方法。玻璃化冷冻是近年来生殖医学领域的研究热点,它的基本原理是采用高浓度的冷冻保护剂,将生物细胞超快速地降温至 -196℃,使细胞内外水分不形成冰晶而直接转变为玻璃态,避免对细胞内部结构的损伤,使其保持存活状态。

(二) 卵子冷冻的适应证

1. 因盆腔疾病、癌症化疗或放疗等原因可能导致卵巢功能减退或丧失的女性。

2. 赠卵 将辅助生殖治疗过程中超排卵方案获得的多余卵子冻存,供日后患者本人或他人使用。

3. 未成熟卵母细胞(immature oocyte)冷冻,可以解决暂时无法实现高效率未成熟卵母细胞体外成熟培养带来的难题,冷冻未成熟卵母细胞,提高卵母细胞利用率。

4. 取卵日男方因某些原因无法取精的患者。

(三) 卵子冷冻和解冻的方法

1. **程序化冷冻(programmed freezing)**

(1) 冷冻:需要使用程序降温仪。首先将卵母细胞置于含有 1.5mol/L 的丙二醇和 0.1mol/L 的蔗糖的冷冻液中脱水 10 分钟,装入 0.25ml 麦管,放入程序冷冻仪内。然后从 20℃降至-7℃ (2℃/min),平衡 5 分钟后植冰,再等 10 分钟放回冷冻仪,以-0.3℃/min 降至-30℃、以-30℃/min 降至-120℃,投入液氮保存。

(2) 复苏:首先室温空气中放置 40 秒,30~32℃水浴 40 秒,剪断麦管两端,将卵子依次移入 1.0mol PROH 和 0.2mol 蔗糖液、0.5mol PROH 和 0.2mol 蔗糖液、0.2mol 蔗糖液中各 5 分钟,最后移入 37℃受精液中平衡 10 分钟。转入培养皿待受精。

2. **玻璃化冷冻法** 以国内生殖中心较常使用的加藤冻融试剂盒为例。主要步骤如下:

（1）冷冻：把已脱颗粒的卵子依次移入 G-MOPS-plus（1 分钟）、等量 G-MOPS-plus 与 ES 液（2 分钟）、G-MOPS-plus 与 ES 液（1：2,2 分钟）、ES 液（5 分钟）；再转入 VS 液 90~120 秒,转入载体,投入液氮保存（图 2-10-22）。

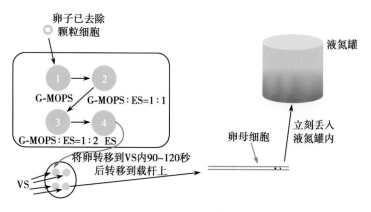

图 2-10-22　卵子的玻璃化冷冻法

（2）复苏：从液氮中取出载体,快速投入 37℃含 1M 蔗糖的解冻液 1 分钟、室温依次转入 0.5M 蔗糖、0.25M 蔗糖、G-MOPS-plus 各 3 分钟。转入培养液待受精（图 2-10-23）。

3. 2 种冻融方法的比较　目前认为,程序化冷冻和玻璃化冷冻这 2 种方法均可满足卵母细胞冷冻保存的要求。

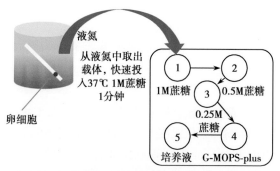

依次转入 0.5M 蔗糖、0.25M 蔗糖、G-MOPS-plus 各 3 分钟,最后转入培养液待用

图 2-10-23　卵子的玻璃化复苏法

程序化冷冻存在复苏率低、发育潜能差、需要借助昂贵设施等缺点。

玻璃化冷冻复苏率高、操作简便、时间短、无需依赖程序仪。玻璃化冷冻较程序化冷冻更好地保存了卵母细胞中的 mRNA,从而更好地保存了卵母细胞的生物学功能。在修复速度和修复比例、保存纺锤体结构、纺锤体恢复速度方面也优于程序化冷冻。

但玻璃化冷冻有下列问题需要解决:

(1) 直接与外界接触有潜在污染问题。

(2) 高浓度冷冻保护剂产生的毒性问题。

4. 冻融对卵母细胞的影响 冷冻对卵母细胞的影响主要有以下几个方面:

(1) 机械性损伤:冷冻过程中温度的骤然变化和细胞体积的收缩和复张引起卵母细胞体积变化常常会导致卵母细胞死亡。

(2) 渗透性休克:卵母细胞在冷冻过程中脱水不够彻底或复温速度过慢,细胞内有可能形成冰晶从而损伤细胞。利用蔗糖等高浓度非渗透性分子可有效地平衡细胞内高浓度的冷冻保护剂,从而减轻渗透性休克和控制水分向细胞内流动,从而使得细胞能够经历复苏过程完好地存活下来。

(3) 冷冻方案:冷冻保护剂的浓度、载体和被冷冻卵母细胞的质量等均会影响卵母细胞的复苏率。冷冻保护剂的毒性随着浓度、温度以及平衡时间的升高而增加,冷冻保护剂可能导致DNA 突变,引起染色体畸变。另外,溶质效应也会造成细胞损伤,细胞长时间暴露于高浓度溶液中,蛋白质分子中硫氢基和二硫键发生不可逆反应,引起蛋白质变性。冷冻体积越小,越有利于热传导,降温速率越高,而高速降温可以明显增加冻融卵的存活率,因此选择合适的冷冻载体非常重要。

(4) 冷冻还会影响调节卵母细胞和早期胚胎发育基因的功能,如染色体结构、RNA 拼接处理、细胞周期、细胞的 DNA 损伤反应和应激、DNA 修复、钙离子结合,苹果酸脱氢酶活性和线粒体活性。

(5) 冷冻储藏可能会导致透明带增厚或过早硬化、不成熟皮质颗粒胞外分泌,就如减数分裂中纺锤体损伤和形成非整倍体的风险一样,通过对动物和人类卵母细胞氧化应激、细胞凋亡、染色体结构维持和细胞周期的研究,显示低温储藏会影响中期卵母细胞的基因表达。

越来越多的生殖中心开展了卵母细胞冷冻保存技术,随着卵母细胞冷冻技术的日渐成熟和文献报道中逐渐提高的临床妊娠率,2013 年 ASRM 会议上对卵母细胞冷冻进行了大量讨论,并已经有指导性文章发表,虽然卵母细胞冷冻技术已经结束了实验探索阶段,但目前常用的玻璃化冷冻方法并非最好的选择,其临床应用的不稳定性说明冷冻程序和方法仍有提升空间。

三、卵裂期胚胎及囊胚的冷冻及复苏

(一)卵裂期胚胎的冷冻与复苏

1. **卵裂期胚胎冷冻**　卵裂期胚胎(cleavage stage embryo)冷冻是指利用现有的技术手段,将胚胎的发育进程暂时减缓或者终止,将胚胎保存在液氮中。

2. **卵裂期胚胎冷冻适应证**

(1)可利用胚胎数超过当次移植所需的数量或药物刺激周期中有剩余可利用胚胎的患者。

(2)卵巢过度刺激综合征(OHSS)出现风险较高甚至已经出现的患者。

(3)子宫内膜不适合本周期移植条件的患者。

(4)移植当日身体有不适反应的患者。

3. **卵裂期胚胎玻璃化冷冻的方法**

(1)准备工作:常用的冷冻保护试剂有蔗糖、聚乙二醇和DMSO,可用商品化试剂盒也可以自配(现以加藤冷冻试剂盒为例)。从冰箱冷藏层取出冷冻组套试剂,ES 液(简写 E),VS 液(简写 V)复温至室温(30 分钟)用 30MM 的培养皿,在培养皿底部划分 2 个区域,并分别标记 E、V,用巴斯德滴管在各自区域分别滴加 4 滴 ES 液和 VS 液。按照移植计划,将选好的胚胎标记管号,登记冷冻位置,打印标签(患者夫妇姓名、病历号、胚胎数目、胚胎管号、冷冻日期）。

（2）卵裂期胚胎冷冻操作：①在体视显微镜下（不开加热台），将计划冷冻的胚胎，从培养皿移入 ES 液中，并依次洗涤，在第 4 滴中停留 6~8 分钟（不超过 10 分钟）。②ES 液时间结束后，再将胚胎移入 VS 液中，开始计时 1 分钟，并依次洗涤，准备 VS 液（不盖油）最后将胚胎移入 VS 液中，将标签粘贴在冷冻载杆上，将胚胎转移到载杆上，靠近载杆末端，体积≤1μl，将含有胚胎的一端投入到液氮当中（图 2-10-24）。

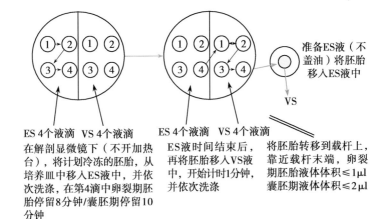

图 2-10-24　卵裂期或囊胚期胚胎冷冻

4. 卵裂期胚胎的解冻复苏　胚胎的解冻复苏（embryos thawing recovery）是指待母体满足合适移植的条件时，利用一定的操作规程，将在液氮中冷冻储存的胚胎解冻，使其再次进入自身发育进程。

（1）准备工作：提前 1 天将含有 1M 蔗糖浓度 20%HSA 的 G-MOPS 放入 37℃温箱中预温，将分别含有 0.5M 蔗糖浓度 20%HSA 的 G-MOPS、0.25M 蔗糖浓度 20%HSA 的 G-MOPS 和含有 20%HSA 的 G-MOPS 从冰箱冷藏层取出，复温 30 分钟至室温。按照解冻人数配四孔板将预温的 1M 蔗糖浓度 20%HSA 的 G-MOPS 加入到第 1 孔，放入温箱，待用。打开体视显微镜加热板，升至预定温度时才可使用。

（2）卵裂期胚胎解冻：①将核对后装有胚胎的冷冻载杆从液氮中取出，迅速放入四孔板中第 1 孔，37℃计时 1 分钟，并在显微镜下找到胚胎，核对胚胎个数，核对标签。②1 分钟结束后将胚胎移入含有 0.5M 蔗糖浓度 20%HSA 的 G-MOPS 中，室温下计时 3 分钟。③3 分钟结束后，将胚胎移入含有 0.25M 蔗糖浓度 20% HSA 的 G-MOPS 中，室温下计时 4 分钟。④4 分钟结束后，将胚胎移入含有 20%HSA 的 G-MOPS 中，室温下计时 5 分钟。⑤5 分钟结束后，将胚胎转入含有 G2 的移植皿中，复苏 2 小时后移植（图 2-10-25）。

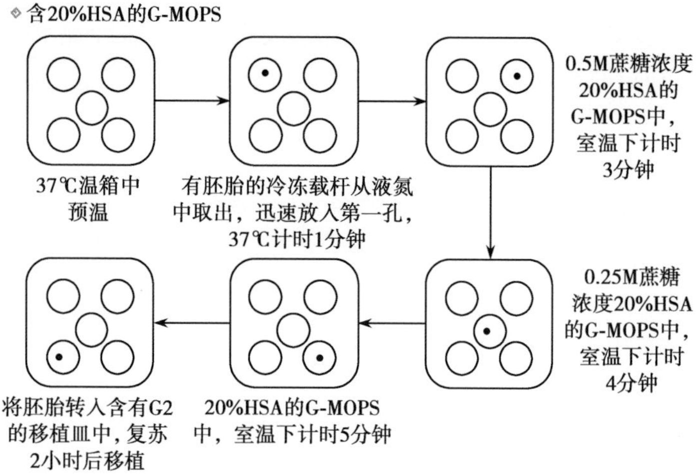

图 2-10-25　卵裂期或囊胚期胚胎解冻

（二）囊胚期胚胎（简称囊胚）的冷冻与复苏

当前，囊胚（blastocyst）培养和选择性单囊胚移植成为一种趋势，因为这是对胚胎发育进一步优选，增加胚胎种植率，提高临床妊娠率，同时减少多胎妊娠的有效策略。下面将从囊胚评分、囊胚培养适应证、囊胚的冷冻与复苏这几个方面来详细阐述。

1. 囊胚的形态学评定标准　采用目前常用的 Gardner 评分系统，从囊胚扩张状态、内细胞团和滋养外胚层的发育对囊胚进行评估。

2. 囊胚培养的适应证

（1）第 3 天有轻微不适，希望移植新鲜周期胚胎的患者。

（2）第 3 天胚胎没有优胚移植的，为了进一步检验胚胎发育潜能的患者。

（3）曾经移植过多次优质第 3 天胚胎，一直没有种植迹象的患者。

（4）有单个胚胎移植要求的患者。

（5）剩余胚胎较多，已冷冻有胚胎的患者。

3. 囊胚的玻璃化冷冻方法

（1）准备工作：准备工作同本节中"卵裂期胚胎玻璃化冷冻的方法"的准备工作。

（2）按照囊胚评定标准，将 3 期及以上的囊胚，并且内细胞团评分在 B 级及以上，滋养层细胞评分在 C 级及以上，行激光打孔，释放囊腔中的囊胚液，得到皱缩囊胚，等待冷冻。

（3）囊胚的冷冻：①在体视显微镜下（未开加热台），将计划冷冻的囊胚，从培养皿移入 ES 液中，并依次洗涤，在第 4 滴中停留 10 分钟（不超过 15 分钟）。②ES 液时间结束后，再将囊胚移入 VS 液中，开始计时 1 分钟，并依次洗涤，准备 VS 液（不盖油），最后将胚胎移入 VS 液中，将标签粘贴在冷冻载杆上，将胚胎转移到载杆上，靠近载杆末端，体积≤2μl，将含有囊胚的一端投入到液氮当中。将装有囊胚的载杆放进外套管当中。

4. 囊胚的解冻复苏　囊胚的解冻复苏（blastocyst thawing recovery）是指待母体满足合适移植的条件时（尤其注意母体子宫内膜与囊胚发育的同步化），利用一定的操作规程，将在液氮中冷冻储存的囊胚解冻，使其再次进入自身发育进程的一种操作方法。囊胚的解冻复苏准备工作及解冻流程同本节"卵裂期胚胎的解冻复苏"。

四、卵巢组织冷冻保存及移植

近年来，卵巢组织冷冻保存及移植逐渐成为生殖医学领域的研究热点,但在我国仍处于起步阶段,目前尚无统一共识。

(一)卵巢组织冷冻及复苏的方法

卵巢组织冷冻及复苏方法主要分为慢速程序化冷冻及复苏和玻璃化冷冻及复苏。

1. 冷冻前的处理 将从手术间获得的卵巢组织浸泡于含肝素抗凝缓冲溶液中(添加适量的抗生素),使用低温保存箱(约4℃)运输至实验室,尽量在 30 分钟内处理,如不能及时处理,应置于 4℃冷藏,最长时间不能超过 6 小时。处理时,将卵巢组织置于大皿内,用含肝素的抗凝缓冲溶液清洗 2 遍后,用手术刀切割卵巢皮质组织至小块状,显微镜下用刀片或 25G 注射器针头继续切割,将卵巢组织切割成 1mm 厚,长宽为 1~2cm×1~2cm 的小块,常温操作。另外,目前某公司可提供商品化卵巢组织切割框,只需将切割框放在卵巢组织皮质表面,用力轻压,用刀片沿切割框切割卵巢,即可得到 1mm×10mm×10mm 的卵巢组织块。

2. 卵巢组织慢速冷冻与复苏

(1)冷冻:将组织置于含有 1.5mol/L 的 1,2-丙二醇和 0.1mol/L蔗糖的 4℃冷冻保护液中处理 30 分钟,随后在含有 1.5mol/L 的 1,2-丙二醇和 0.2mol/L 蔗糖的 4℃冷冻保护液中处理 5 分钟,然后将组织装入冻存管内,将冻存管转入程序冷冻仪冷冻中:从 0℃起,以 2℃/min 的速率降温至−7℃,在−7℃维持 10 分钟后进行植冰,随后以 0.3℃/min 的速率降温至−40℃,再以 10℃/min 的速率降温至−140℃,最后将组织投入液氮中。

(2)复苏:将冷冻管在室温复苏 30 秒,然后在 37℃水浴中不断搅动 2 分钟。再将组织放入蔗糖浓度递减的解冻液中,递减浓度依次为 1.5mol/L、1.0mol/L、0.5mol/L、0mol/L,放置时间均为 5分钟。然后在含 20% 血清的液体中清洗,再放入新的培养液中等待移植。

3. 卵巢组织玻璃化冷冻及复苏

(1)冷冻:玻璃化冷冻尚无统一的优化方案,可以参考的方案是将小块卵巢组织置于平衡液[含 7.5% 乙二醇(EG)+7.5%DMSO+20%HSA 的 HEPES 液]中平衡 15 分钟,转移到冻存保护液中(含

20% 乙二醇 EG+20%DMSO+0.3mol/L 蔗糖 +20%HSA 的 HEPES 液）平衡 5 分钟，同时准备载杆并做好标记（患者姓名、编号、日期）。将卵巢组织转移到载杆上，每载杆装载卵巢组织数量以不超过 4 片为宜，迅速投入装液氮的冻存容器内，在液氮液面下套上外套管，转移至液氮罐保存。

（2）复苏：解冻复苏一般在四孔板内进行，将装载有卵巢组织的冷冻载体直接浸入 0.8ml 37℃的解冻液（含 1mol/L 蔗糖 +20% HSA 的 HEPES 液）内 1 分钟，然后转入室温下的稀释液（DS，成分为 0.5mol/L 蔗糖 +20% SSS 的 HEPES 液）中 5 分钟，最后在洗涤液（WS，成分为含20% SSS 的 HEPES 液）中处理 10 分钟。

慢速冷冻有损害卵巢组织蛋白完整性的风险，仪器设备要求高、操作复杂，但是可成批处理需冷冻的组织，而且整个过程处于封闭状态，可减少污染的风险，安全性高。玻璃化冷冻单次操作简便，避免冰晶形成，对组织伤害较小，但样本量较大时操作繁复、耗时。玻璃化冷冻中运用较广泛的为开放式载杆，虽然可以实现快速降温，但样本与液氮直接接触，存在液氮污染风险。

（二）卵巢组织移植

目前，卵巢组织移植（ovarian tissue transplantation）应用尚不广泛，但也不乏成功的案例，就移植组织来源而言，分为自体移植和异体移植，但大多数卵巢组织移植成功的案例来源于卵巢组织自体移植。自体原位移植是通过腹腔镜手术采用非血管吻合方式将卵巢皮质组织移植到卵巢囊或卵巢系膜内，这种方式在保存自然的基本组织结构和生殖功能方面占优势，且不受免疫排斥反应的影响，手术后并发症相对少，能恢复女性正常月经，维持女性正常激素水平。卵巢组织的异位移植是将卵巢组织移植到网膜、皮下或肌肉等血供丰富的部位，但此种移植方式可能会由于移植部位环境的不同从而影响卵母细胞质量。

（三）卵巢组织冷冻后移植所面临的问题

目前存在的主要问题是，卵巢组织冷冻方法缺乏统一优化的标准体系。有研究表明冷冻卵巢组织块的大小、冷冻保护剂种类和浓度、冷冻载体的选择及移植方法等都对冷冻、移植及卵泡体外培养成熟的效果有影响。

卵巢组织冷冻及移植技术在我国处于研究的初级阶段,其所面临的伦理问题及移植后所带来的种种问题不容小觑。近年来,肿瘤发生率呈现出升高和年轻化的趋势,化疗及放疗等带来的不孕问题也逐渐引起重视,卵巢组织冷冻保存是女性恶性肿瘤患者生育力保存的有效方法,但是,如果肿瘤患者在未使用卵巢组织前已死亡,所取的卵巢组织应做何处理?恶性肿瘤患者卵巢中是否存在微小残余癌灶,并且是否会有再转移的风险?这些问题均值得探讨。

(四)展望

卵巢组织冷冻是年轻女性肿瘤患者生育力保存的首要方法,但卵巢组织冷冻过程的损伤及移植后卵泡凋亡及卵巢组织损伤等问题均急需解决,卵巢组织解冻后移植仍面临着巨大的挑战。随着卵巢组织冷冻和复苏技术的不断进步,将会使更多的女性得益于生育力保存技术。

(马燕琳)

第八节　胚胎植入前遗传学检测

胚胎植入前遗传学诊断(PGD)是指在胚胎植入前,利用特定的遗传学检测方法对活检的胚胎细胞进行检测和诊断,从而选择正常的胚胎植入母体。PGD可在孕前检测出一些遗传相关疾病,选择合适的胚胎植入,从源头上预防了患病胎儿妊娠,减少妇女因妊娠异常胚胎所承受的身心痛苦,减轻了家庭和社会负担,是遗传性病防治的重要手段。胚胎植入前遗传学筛查(PGS)是指体外受精胚胎着床之前,对其进行染色体数目和结构异常的检测,筛选掉非整倍体胚胎,获得正常整倍体的胚胎,将其植入子宫以期获得正常妊娠,提高患者的临床妊娠率,同时降低多胎妊娠。PGS是在PGD的基础上发展起来的,并且已经成为PGD的重要内容。据欧洲人类生殖与胚胎学学会(ESHRE)报告,PGS周期数占PGD的一半以上,并有逐年增加的趋势,而在美国,近年来 PGS 周期已经占了 PGD 总数的很大部分。当然,两者之前存在着一定的区别,主要有以下几点,①目的不同:PGD 的主要目的是辨别遗传学正常的胚胎,进而获得遗传学正常的妊娠和分娩;PGS 的主要目的是获得高的妊娠率和出生率。②适应证不同:PGD 适用于单基因病,X 染色体连锁疾病和已知染色体异常等;PGS 主要适用于年龄较大的妇女,反复移植失败,反复流产及严重男性因素不孕的患者。③生育力不同:PGD 的患者常为可育的;而 PGS 的患者通常是不育或者生育能力低的。④PGD 多应用于具有明确遗传缺陷的患者,针对特定的基因,诊断方向明确;而 PGS 一般患者本身没有明确的遗传缺陷,多由高龄等因素诱发随机的染色体分离异常。

胚胎植入前遗传学检测(PGT)是国际学术组织定义的新名称,其概念涵盖了以往的 PGD(诊断)和 PGS(筛查)。为了更好地适应国际交流和学术研讨,2017 年诸多辅助生殖相关的学术组织[美国生殖医学学会(ASRM)、欧洲人类生殖与胚胎学学会(ESHRE)等]发起了改名倡议,用来对第三代技术进行统称。PGT 又分为 PGT-A、PGT-M、PGT-SR。PGT-A 全称是 preimplantation genetic testing for aneuploidies,其目的是对非整倍胚胎进行植入前筛查,为有风险的夫妇选择正常数量的染色体胚胎移植,从而更有可能生育健康的婴儿。PGT-M 全称是 preimplantation genetic testing for monogenic gene defects,其目的是用于靶向地检测胚胎是否携带某些可致单基因病的突变基因。目前有超过 8 000 种单基因疾病,包括进行性假肥大性肌营养不良、脊髓性肌萎缩症、脆性 X 综合征、耳聋、地中海贫血等。此外,它的应用也有进一步延伸,如 HLA 配型选择、肿瘤易感基因剔除等。PGT-SR 全称为 preimplantation genetic testing for chromosomal structural rearrangements,其目的是靶向地检测胚胎染色体是否存在结构异常,如倒位、平衡易位和罗伯逊易位,相当于 PGD 中检测胚胎染色体结构异常的部分。

一、活检材料

活检是植入前遗传学检测(PGT)的重要环节,它既要保证所获得的细胞符合遗传学诊断的要求,还要尽可能地降低活检操作对胚胎的损伤。临床上采用的活检材料包括来自卵母细胞的极体、卵裂期胚胎的卵裂球以及囊胚的滋养层细胞。

(一) 极体活检

极体活检(polar body biopsy)是以卵母细胞为诊断对象,通过吸取第一极体和第二极体进行后续分析来间接推测相应卵母细胞的基因组成,避免孕育患有母源性严重遗传疾病的后代,同时也可以对母源的染色体异常进行筛查。极体是卵母细胞减数分裂的产物,其用于卵母细胞遗传学检测的原理在于:比如,在一个杂合子个体中,含有突变的母体等位基因的第一极体,与含有正常等位基因的初始卵母细胞相对应;相反,正常的极体与异常的卵母细胞相对应。在获卵之后可立刻进行卵母细胞第一极体活检,在受精后 18~22 小时内进行第二极体活检。极体活检的优势在于,对胚胎发育影响较小,且有足够的时间进行遗传学分析,使胚胎能够在新鲜周期移植,安全性较高,局限是只能检测来自母源的遗传信息,无法对父源遗传学异常及受精前环境因素导致的约 10% 的胚胎非整倍体或基因异常进行预测。此外,也有研究认为在受精过程中两个极体的存在可能与胚胎的定向发育相关联,过早地进行极体活检可能会扰乱胚胎的定向分化,对胚胎发育的表观遗传产生负面影响。

(二) 卵裂期活检

卵裂球是临床上应用较为广泛的 PGT 活检取材,可以同时分析来自父母双方的遗传信息。在胚胎发育至 6~8 个细胞时进行胚胎活检,一般取 1~2 个卵裂球,优势在于活检过程操作简单,有足够的时间进行遗传学分析,使胚胎能够在新鲜周期移植。此外,如果检测失败,还可以待胚胎发育至囊胚再次活检做检测。但是,单细胞扩增及检测对分子实验操作要求较高,此外,卵裂期胚胎嵌合比例较高,甚至超过 50%,单个甚至是 2 个卵裂球的检测结果可能不能准确反映胚胎的全面情况。

(三) 囊胚期活检

一般可在胚胎发育至第 5~6 天的囊胚期时进行滋养层细

胞活检。一般活检细胞数量为 5~10 个。囊胚期活检（blastocyst biopsy）有许多优势：首先，相对于极体活检和卵裂期活检（cleavage stage biopsy），囊胚期活检可获取更多的细胞进行遗传学分析，也可进行重复检测，降低了分子实验操作的难度，提高了 PGD 的准确性。再者，囊胚期活检不吸取囊胚中发育成胎儿部分的内细胞团，能够较大程度地避免对胎儿部分存在的潜在损伤。研究认为，胚胎具有纠错功能，也就是说如果胚胎中仅含有中等或低水平的嵌合体，那么当其发育至囊胚期时会进行"修复"，以致大部分胚胎获得正常的染色体型，同时，囊胚期胚胎嵌合体发生率较卵裂期低，所以检测结果能更准确地反映胚胎情况。此外，因为只有约 50%~60% 的体外培养胚胎能够形成囊胚，所以囊胚期活检既减少了需活检的胚胎数目和患者的花费，又可以提高单胚移植的妊娠率。近年来，大量的研究数据表明，对比于卵裂期活检，囊胚活检更能改善 PGS 的妊娠结局。但目前尚存在争议的是，对于高龄女性以及卵巢功能早衰的年轻女性，能在体外培养系统中发育至囊胚期的胚胎数量急剧减少，等待囊胚期活检可能会出现没有囊胚形成、无胚可检、无囊胚可用于移植的情况，但有研究表明这类患者通过 D3 期移植也能获得正常的妊娠。此外，同一患者的各个囊胚发育并不同步，可能分别在 5~7 天形成适合活检的囊胚，需要做多次观察和活检，增加了人力、物力的耗费。囊胚期活检的另一个局限是其提供给遗传学分析的时间比较短，通常需要冻存胚胎，无法进行新鲜周期移植。

二、活检方法

胚胎活检（embryo biopsy）的过程对胚胎而言是一项侵入性操作，活检成功与否直接影响到 PGD 的最终诊断结果和胚胎后期发育。

（一）透明带打孔的方法

透明带打孔的方法有化学法、机械法和激光法，目前应用较多的是激光法。

1. 化学法 是利用 Tyrode 酸将卵母细胞或者胚胎的透明带

消化形成孔洞。由于 Tyrode 酸可能对胚胎有损伤,目前这种方法已基本不用。

2. **机械法**　是利用显微切割针机械摩擦切割透明带,形成孔口。通常有一字法和十字法 2 种切割方式。一字法要求切口比较长,形成孔口较大,容易发生卵裂球逃逸。十字法是按十字形 2 次切割透明带,形成十字形的交叉活瓣切口,孔口较小,不易发生卵裂球逃逸,但显微操作技术难度相对较高,且操作时间较长。机械方法打孔没有化学物质对胚胎的损伤影响,因此,在早期 PGT 活检中,机械法应用较为长期和广泛。

3. **激光法**　是利用激光消除透明带或切割胚胎。此方法操作简单、方便易掌握,而且不与胚胎直接接触,目前在胚胎辅助孵化及胚胎活检中都应用广泛,但应注意激光产生的热效应可能对胚胎发育产生一定影响。

(二)极体活检的方法

1. **透明带打孔**　取卵后,拆除颗粒细胞(一般在 hCG 后 36~42 小时,卵子完全排出第一极体后),进行透明带打孔,可采用的打孔方法包括前面描述的化学法、机械法和激光法,目前应用较为广泛的是激光法。

2. **极体吸取**　在透明带切割完成后,用持卵针吸住卵子,使极体位于 12 点位置,使用内径为 $12 \sim 15 \mu m$ 的斜角或平头显微吸管穿进透明带,轻柔地吸取第一极体。如果第一极体仍然与卵母细胞体连接紧密,则需放回培养箱进一步孵育,待极体完全排出后再活检。活检后将卵母细胞进行卵胞质内单精子注射(ICSI),待受精后第二极体排出,再吸取第二极体。第二极体的吸取方式与前者相同。也可以待卵子受精后一次活检,分别吸取第一和第二极体(一般为受精后 18~22 小时)。

(三)卵裂球活检方法

1. **透明带打孔**　目前多采用激光法在透明带上打孔。打孔之前先初步选择要吸取的卵裂球,该卵裂球需细胞核清楚,同时靠近边缘,便于吸取。打孔时还要稍稍避开卵裂球,寻找卵裂球间有较明显的空隙处。开口大小约等于或略小于活检针直径

（30μm）。开口处须使透明带完全穿透。

2. 卵裂球吸取 Holding 针于 3 点（或 9 点）处固定胚胎，使透明带开口处位于 9 点（或 3 点）处。将活检针通过透明带开口伸入胚胎内，吸取最靠近活检针的卵裂球。调整活检针开口与目的卵裂球于同一高度，缓慢轻柔吸取卵裂球，注意控制压力。待卵裂球一半进入活检针后，缓慢拖曳卵裂球向透明带开口处移动。待卵裂球 2/3 进入活检针后，可迅速将活检针拉出透明带开口处。松开 Holding 释放胚胎。再释放活检针压力，将卵裂球推出活检针。若卵裂球黏附在活检针针尖处无法脱离，可用 Holding 针协助将其脱离。再次观察，确定卵裂球内有细胞核。迅速将活检后的胚胎转移至 G2 囊胚培养皿，置于培养箱中继续培养。在干净的 35mm 培养皿中滴入 3 滴活检用 PBS。PCR 管中应事先加好 2.5μl 活检用 PBS 至管底，将卵裂球从 G-PGD 液滴转移至 3 个 PBS 液滴中依次漂洗，将卵裂球吹入 PCR 管底的液面下，应在体视显微镜下确认卵裂球被吹入。如果卵裂球之间连接比较紧密，在活检之前应将胚胎在无钙镁的平衡培养液中先放置 5 分钟，去紧密连接，便于活检，不能硬拉，以免卵裂球破损（图 2-10-26）。

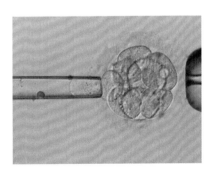

图 2-10-26 卵裂期胚胎活检（×200）

（四）囊胚滋养层细胞活检方法

1. 透明带打孔 目前采用激光法在透明带上打孔，一般在 D3 或 D4 胚胎用激光破膜系统在透明带上打一细线。

2. **滋养细胞吸取**　当培养胚胎至第 5~7 天,形成滋养层细胞小部分突出小孔的囊胚,用活检针吸取突出透明带的滋养层细胞,约 3~5 个细胞进入活检针后(不超过 10 个细胞),将激光靶点移至活检针口外的滋养层细胞部分,点击激光发射键,操作者同时向外移动活检针,拉扯滋养层细胞,直至活检针内的细胞脱离囊胚。若用激光无法切断滋养层细胞,可将吸取了滋养层细胞的活检针针口与 holding 快速摩擦,从而切断滋养层细胞。转移胚胎准备冻存。转移滋养层细胞至 PCR 管进行下一步遗传学检测(图 2-10-27)。

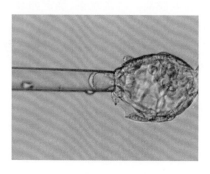

图 2-10-27　囊胚期胚胎活检(×200)

三、遗传学检测技术

目前可用于 PGT 的常用方法有单细胞 FISH、单细胞 PCR、基于全基因组扩增(WGA)的微整列比较基因组杂交(array-CGH)、二代测序及单核苷酸多态性芯片(SNP—arrays)。

(一)荧光原位杂交

1. **概念**　荧光原位杂交技术(fluorescent in situ hybridization,FISH)是以同位素原位杂交技术为基础而逐渐发展起来的,是最早用于胚胎植入前遗传学筛查的技术。其基本原理是用荧光标记的特异性单链核酸作为探针,与待检测细胞内的 DNA 或 RNA 按照碱基互补的原则特异性结合,形成能被检测的杂交双链核酸。因为 DNA 分子沿着染色体纵轴呈线性排列,所以这种方法能检测分裂细胞或间期细胞所对应染色体序列的位置及数目,从而判定染色体数目或结构是否异常。

2. 荧光原位杂交技术操作过程 固定卵裂球细胞于玻片→裂解细胞→脱水→探针变性、杂交→漂洗、复染→荧光显微镜下观察(图 2-10-28)。

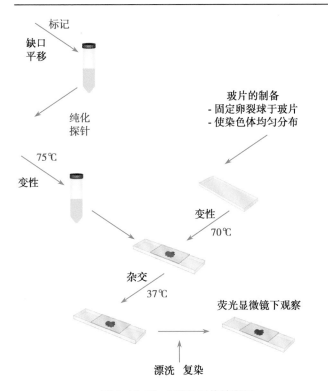

图 2-10-28 FISH 工作流程图

3. 荧光原位杂交技术在 PGT 中的优劣 荧光原位杂交技术是最早用于胚胎植入前遗传学筛查的技术,现已非常成熟。常规的 FISH 技术可对 5~14 对染色体进行非整倍体筛查。作为第一代 PGT 技术,主要应用 D3 期活检结合 FISH 检测,多项研究表明,运用 FISH 技术对卵裂期胚胎进行 PGT 不能改善高龄患者的临床结局,对 IVF 的妊娠结局没有益处,甚至会显著降低临床妊娠率和活产率,目前还没有实验数据证明何种探针组合是最有效的。因 FISH 中每个探针的检出率是 92%~99%,这就导致了多探针联合导致误诊率增高,其较高的误诊率也可使本可能正常生长发育的胚胎被筛查在外,对 PGT 检测的准确性造成一定程度的影响。除此之外,卵裂期大量嵌合体的存在,与其相关的细胞固定和信号重叠也是导致 FISH 误诊率增加的另一个因素,其错误率在 40%~50%。随着检测技术的不断发展,FISH 技术已被一些新的技术方法所替代,有效地避免了 FISH 技术的固有缺陷。

(二)聚合酶链式反应

1. **概念**　聚合酶链式反应(polymerase chain reaction,PCR)是将 DNA 分子片段进行循环扩增的一种方式,即 DNA 脱离生物体后在一定的条件下进行特殊的复制过程。让极微量的 DNA 片段短时间内大幅扩增是聚合酶链式反应的最大特征。1985 年,美国科学家 KaryMullis 发明了 PCR 技术并因此而获得 1993 年的诺贝尔化学奖。在以后的几十年里,PCR 方法被不断改进,到目前为止,PCR 技术已有十几种之多,例如,将 PCR 与反转录酶结合,称为反转录 PCR,将 PCR 与抗体等相结合就称为免疫 PCR 等。

2. **实验步骤**　PCR 由变性-退火-延伸 3 个基本反应步骤构成:①模板 DNA 的变性;②模板 DNA 与引物的退火(复性);③引物的延伸。重复循环变性-退火-延伸 3 个过程,就可获得更多的"半保留复制链",而且这种新链又可成为下次循环的模板。每完成 1 个循环需 2~4 分钟,2~3 小时就能将待扩目的基因扩增放大几百万倍(图 2-10-29)。

3. **PCR 技术在 PGT 上的应用**　PCR 在 PGT 中的应用主要是针对单基因病(single gene inheritance disease)的检测。目前已有多种单基因病进行了 PGT,如地中海贫血(thalassemia)、进行性假肥大性肌营养不良(Duchenne muscular dystrophy,DMD)、马方综合征(Marfan syndrome)以及血红蛋白病(haemoglobinopathy)等。在实际应用过程中,临床检测中常常采用多重 PCR 同时分析多个短串联重复序列进行连锁分析以提高诊断的准确性。此外,荧

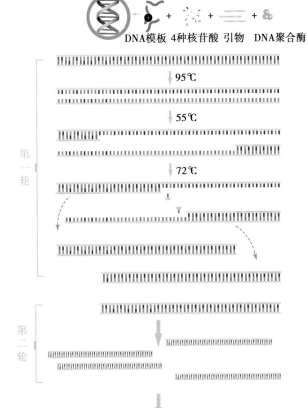

图 2-10-29　PCR 扩增原理示意图

光 PCR 结合毛细管电泳分析因具有更高的敏感性和分辨率已经广泛应用于单基因病 PGT 中。不论有或没有之前的全基因组扩增,目前除了一些单基因疾病的诊断外,其他所有的 PGT 检测方法都基于 PCR。有研究表明 PCR 技术能使 93.7% 的胚胎正确地被分类（敏感性 99.2%，特异性 80.9%）。这些数据分析结果有力地说明了 PCR 技术应用于 PGT 的准确性、稳定性、敏感性、高效特异性。

（三）微阵列基因组杂交技术

1. **定义** 微阵列基因组杂交技术（microarraycomparative genome hybridization，microarray-CGH）技术是分子细胞学技术近年的新进展，与传统的比较基因组杂交技术有着相同的技术原理，不同的是两种技术有着不同的靶目标。中期分裂相是传统的 CGH 靶，而特殊的 DNA 片段是 microarray-CGH 的靶，其固化在载体上，形成密集、有序的分子微阵列。其优势为使用特殊的 DNA 片段作靶，便可根据 DNA 片段大小及密度决定解析度，从而检测到传统方法不能检测到的缺失和微重复。

2. **CGH 在 PGT 上的应用及前景** 微阵列基因组杂交技术能同时检测 1 个细胞甚至一组细胞内所有的有丝分裂和减数分裂异常。不仅可用于检测染色体非整倍体，而且也为一些易位、倒位和其他染色体异常提供了很好的检测方法。该技术在胚胎移植前遗传学筛查、产前诊断领域中有广泛的应用前景。有相关研究证实染色体的亚微结构能精确地被 a-CGH 技术快速自动地检测，在细胞遗传学领域将起到重要作用。

（四）基因芯片技术

1. **定义** 基因芯片（gene chip）是美国和俄罗斯科学家最早提出用杂交法测定核酸序列的想法，无数 DNA 片段类似于电脑芯片那样排列在一起，形成一组巨大的基因探针序列，是随着时代发展应运而生的产物。通过基因芯片将 cDNA 片段或已知特定的寡聚核苷酸序列作为探针，用原位聚合法或利用微量点样装置滴加在基片上制备而成，通过碱基互补配对，将互补的靶核苷酸序列与其进行杂交，对杂交信号进行检测，进行定量或定性分析，对获得的信息进行集成并对其进行平行处理。

2. **生物芯片的类型** 基因芯片根据不同的制备方法被分为 2 种类型，一种为原位合成芯片，另一种为经点、样法、将 DNA 片段固化于芯片表面的 DNA 微阵列。其中不同的芯片可采用不同的合成方法,例如高密度寡核苷酸芯片的制备主要采用原位合成法,而低密度芯片则主要采用点样法,有些芯片只能采用特定的合成方法,例如 cDNA 芯片与 DNA 芯片只能采用点样法进行制作。

3. 基因芯片技术的展望 基因芯片在问世 20 多年来经过了无数的验证,在实践中不断发展,如今已经具备一套比较系统和完善的平台,但其缺点也是显而易见的,仍然需要不断地完善和提高,从而满足科研和市场的大量需求。如基因表达谱芯片仍需要借助原位杂交技术来检测待测基因在多细胞类型组织中的准确位置以及较为高昂的价格等。但随着技术的飞速发展,基因芯片的应用优势一定会越来越明显,在未来的生命科学研究中凸显出重要的作用。

(五)二代测序技术

1. 概念 二代测序(next generation sequencing,NGS)技术又称高通量测序技术,其特点为能够低成本快速准确并全面地对 DNA 分子进行序列检测。高通量测序技术的主要过程是在目的基因组 DNA 片段上接入接头,对几十、上百万的序列同时使用高通量的并行聚合酶链式反应、大规模的引物杂交及酶延伸反应进行测序,最后可同时检测每一步反应产生的信号,并通过电脑对得到的数据进行分析处理从而获得完整的 DNA 序列信息。二代测序的出现对整个生物医疗的研究有很大的贡献,特别是在胚胎植入前遗传学筛查的检测中,二代测序为其提供了综合性的单细胞非整倍体筛查,很大程度上解决了之前检测手段提供信息少、检测分辨率低的问题,使非整倍体的筛查准确率得到显著提高。

2. NGS 技术平台 目前比较成熟的二代测序技术平台分别有各自的优点,虽然第二代测序技术的工作一般都由专业的商业公司来完成,但是我们有必要了解其测序原理、操作流程等,这对后期进行数据分析有很重要的帮助。

3. NGS 技术在 PGT 中的应用及前景 NGS 不仅可以进行 23 对染色体非整倍体筛选,还可以针对一份活检产物同时检测单基因遗传病和染色体非整倍体,极大地减少了工作量和平台的切换。医学的快速发展,对测序技术提出了很大的需求,高通量测序技术因其强大的测序能力可以很好地满足这些需求,使人类可以对生命科学领域有更进一步的了解和认识,从而对新的或者难以治疗的疾病机制有了深入地了解并可做出更好地解释,更为紧密地将医疗与科技发展相互转化结合。目前的测序技术日新月异地发展,未来全基因组序列测序技术的读取价格或许会相对低廉,使用更加便利,有更大的临床应用空间(图 2-10-30)。

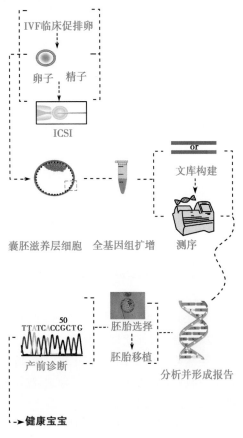

图 2-10-30　NGS 诊断流程图

四、PGT 的安全性问题及展望

PGT 是对 IVF 胚胎进行活检,采用多种技术进行遗传学检测,选择正常胚胎进行移植,是辅助生殖技术与分子生物学技术相结合而形成的一种孕前诊断技术。微阵列及全基因测序等综合分析技术的临床使用,将为胚胎植入前遗传学检测的发展带来机遇以及挑战。

(一) PGT 的安全性问题

PGT 作为一个重要技术,也有其局限性。但目前就检测技术和检测结果本身而言,已经具有较高的安全性和准确性,特别是近年来新的检测技术的运用。

1. **检测技术的可靠性**　Colls 等比较了 array-CGH 诊断结果和再次 FISH 结果的一致性,显示 array-CGH 进行 PGT 的误诊率为 1.9%。Kung 等采用活检的滋养外胚层细胞、卵裂球及已知的细胞系,比较 NGS 和 array-CGH,指出 NGS 的敏感性和特异性均为 100%。目前尚未见 SNP 微阵列与 NGS 进行 PGT 的误诊率的相关报道。随着测序成本的下降和数据分析软件的优化,测序技术在 PGT 中的可靠性逐渐增加,有广泛的应用前景。

2. **操作的安全性**　胚胎透明带开孔及胚胎活检是 PGT 的主要步骤之一,在卵裂期进行胚胎活检,理论上可能会降低胚胎生长速率,但不会导致解剖缺陷。囊胚期活检只取将发育为胎盘的滋养外胚层细胞,内胚层细胞(发育形成胎儿)不受影响。理论上,囊胚期活检不会损害胎儿发育,但是,还需要通过长期随访经PGT 出生婴儿的健康状况来评估。由于 PGT 过程涉及很多环节,在极少数情况下,胚胎活检过程可能会损害到胚胎,导致胚胎发育停滞。一般来说,胚胎活检过程会使胚胎发育延迟几个小时,某些情况下,胚胎活检的操作技术也影响胚胎的后续发育。稳定的胚胎培养、活检、冻存和复苏体系的建立,合适的仪器以及合格操作人员的配备,对于减少不良结局至关重要。

3. **子代的安全性**　PGT 安全性的另外一个重要方面是其子代的安全性。PGT 子代安全性目前仍然缺乏大样本、前瞻性随机对照研究。PGT 安全性一直受到大家关注。Middelburg 等以 54 例 PGS 和 77 例自然妊娠的 2 岁儿童为研究对象,运用相关量表分别对其精神心理、神经运动以及行为进行评估,结果显示 2 组差异无统计学意义。Desmyttere 等对行 PGT 后出生的 995 例新生儿进行前瞻性对照随访研究显示,与对照组行 ICSI 的 1 507 例新生儿相比,2 组平均妊娠周、早产、平均出生体质量、极低体重儿、大体畸形和新生儿住院率等指标差异并无统计学意义,因 PGT 所行的胚胎活检并不增加特殊风险。随着 ESHRE-PGD 协作组每年报告的 PGT 周期数的不断增加,PGT 的安全性问题不容忽视,有待更系统、完善地研究。

综上所述,PGT 有利有弊,但是利大于弊,在运用过程中要重视其安全性,不断提高诊断技术和避免不必要的误差,与患者做好充分沟通,从而较好地发挥 PGT 的使用价值。

(二) PGT 应用前景的展望

分子生物学技术的发展使得遗传性疾病的发生机制越来越多地被知晓,PGT 技术的诊断范围逐渐扩大,其应用周期数也越来越多。PGT 作为一种产前遗传学检测方法,其妊娠结局除受到活检技术和检测技术方面的影响外,与促排卵方案的制订、胚胎质量的好坏、移植技术的高低、子宫内膜的容受性等都有关系。作为一项新兴技术,其安全性还有待时间的进一步检验。此外,对于该项技术,人们也有着伦理道德方面的担忧,人们担心人类基因组遗传信息的不断破译最终可能导致非医学指征胎儿的出生,PGT 将面临更加严峻的伦理学挑战。我们在关注技术的同时,也应制定并遵循合理的伦理原则与治疗指征,建立起严格的伦理监督制度,严禁"胎儿设计"和非医学的性别选择,合理运用辅助生殖技术,使 PGT 技术切切实实地为人类造福。我国的 PGT 研究发展还有很大的潜力,仍有许多未知领域值得我们去探索,最终建立起成熟、准确、规范化的 PGT 技术与流程,控制经济成本,使更广大的不孕不育、遗传病患者从中受益。

(马燕琳)

第九节 未成熟卵母细胞体外培养成熟

未成熟卵母细胞体外培养成熟(IVM)是从卵巢获取未成熟卵,在体外经过合适条件的培养,使卵子成熟并具备受精及继续发育的能力。适应证如多囊卵巢综合征、预防促排卵不良反应、超促排卵反应低下者、生育力保存以及不愿使用超促排卵药物的不孕患者等。

一、未成熟卵母细胞收集

为使未成熟卵母细胞能够在体外继续进行减数分裂和进一步成熟,达到体外成熟和成功受精的目的,有效的监测和控制卵泡生长的大小,选择合适的取卵时期至关重要。

(一)卵泡大小与取卵时机

一般来说,卵母细胞的成熟度随卵泡尺寸的增加而增加。优势卵泡是指有充分生长能力、能够发育成熟的卵泡,是由直径2~5mm 的窦前卵泡产生。一个卵泡只有当直径至少达到 10mm 时才可能成为优势卵泡。一般来说,正常自然月经周期中,一般只有 1 个卵泡能成为优势卵泡后,当其形成后,非优势卵泡的周围环境发生变化,不利于其生长发育,导致凋亡、闭锁,卵泡闭锁会阻碍卵母细胞发展能力的获得。促排卵周期会有更多的优势卵泡形成。对于多囊卵巢综合征患者,在促排卵周期除了成熟的优势卵泡,也会采集到多量的未成熟卵。以 IVM 为目的的未成熟卵母细胞采集,应在优势卵泡形成前完成收集(以卵泡直径为7~12mm 为佳)。在取未成熟卵母细胞前 36 小时使用 hCG 可获得较高的卵母细胞采集率。

(二)取卵方式

取卵方式可分为体内取卵和体外取卵。

1. **体内取卵** 目前,阴道超声引导下穿刺取卵应用广泛。具体方法为:阴道 B 超引导下,使用商品化取卵针取卵。因颗粒细胞对于卵子体外成熟有一定帮助,而且含颗粒细胞共培养比去颗粒细胞培养形成的胚胎发育潜能更好,所以目前大多数培养方案主张保留颗粒细胞。为防止颗粒细胞脱离,相比常规 IVF,行卵子抽吸术时建议降低负压压力至–60~–80mmHg。在体视显微镜下观察抽吸到的卵泡液,寻找卵母细胞-卵丘复合物,并进行未成熟卵的分期。根据卵母细胞的核成熟度可分为待成熟受抑制状态的生发泡(germinal vesicle,GV)期、进入成熟状态的生发泡破裂期(germinal vesicle breakdown,GVBD)和之后的减数分裂I(Meiosis,MI)期。对于放射冠比较紧的卵丘复合物,在倒置显微镜下常常比较容易观察到卵母细胞的生发泡,即单个核仁的完整球形核,称为 GV 期未成熟卵。

2. 体外取卵　体外取卵是指从离体的卵巢标本中取卵,其标本可来源于因良性妇科病变而切除的卵巢组织。将获得的卵巢组织用生理盐水冲洗干净,用带 20# 或 21# 针头的注射器穿刺吸取肉眼可见的窦卵泡。也可采用机械法结合酶消化法,从胎儿卵巢或上述卵巢标本中获得窦前卵泡。

二、未成熟卵母细胞的体外培养成熟

(一)未成熟卵母细胞培养方案

未成熟卵母细胞体外培养成熟方案通常分为 2 种:卵泡体外培养(in vitro culture of follicle,IVC)和卵母细胞体外成熟。

1. 卵泡体外培养　因良性病变或其他原因可活检获得离体卵巢组织,冻存解冻后需进行卵泡体外培养成熟才能用于受精和移植,获得妊娠。此外,在知情同意的前提下,如果能收集到流产胎儿的卵巢组织,也是用来进行卵泡体外成熟培养等其他研究的宝贵资源。处理卵巢组织的方法有机械法、酶法或机械法加酶法。机械法是将卵巢组织进行切片后放在体外成熟培养基中培养直至成熟。切片的厚度对培养效果有重要影响,一般每片厚约 1mm。也可将切片的卵巢组织用胶原酶消化后,取出卵丘复合物再进行体外培养。包含卵泡的卵巢组织薄片的培养方法是将离心过的组织切片放在含有 15% 胎牛血清、0.03IU/ml FSH、3.5ng/ml 胰岛素的培养液中,在 37℃、5% CO_2 培养箱中培养 40~50 天,每天更换培养液;待卵母细胞-卵丘复合体形成后,转移至含有 0.03IU/ml FSH 和 LH 的成熟培养液中培养 36~42 小时。然后剥离颗粒细胞,观察卵母细胞透明带形成情况及有无第一极体释放,判断其体外培养成熟状态。

2. 卵母细胞体外成熟　行卵子抽吸术获得的卵母细胞常保留卵丘复合物进行培养。体外培养的培养基及培养条件对卵子胞核和胞质的成熟有重要影响。目前尚无公认最优化的培养基,TCM199 最常用。基础培养基的 pH 值对卵子成熟非常重要,在一定范围内升高 pH 值会促进减数分裂的恢复和卵子成熟。为了提高卵母细胞的体外成熟及受精后胚胎的发育潜能,还常在上述培养液中加入一定浓度的添加成分,更多的研究致力于在体外成熟培养体系中加入成分和剂量明确的营养成分和生长因子。

(1) 添加激素 FSH、LH 和 E_2:FSH 能够引起 cAMP 的瞬时高峰,刺激颗粒细胞扩展并分泌类固醇激素,激发卵子成熟。研究者在 IVM 培养基中添加 FSH 的浓度范围从 0.075IU/ml 到 0.75IU/ml 不等,尚无最优添加剂量。LH 是卵母细胞恢复减数分裂的重要因素。FSH 与 LH 通常以序贯培养的方式添加到 IVM 培养基中,如加入 FSH 培养后 24 小时,再添加 1:10 比例的 FSH:LH 继续培养。这种模式不光提高 IVM 概率,而且能提高受精率并改善后续的胚胎发育潜能。部分研究显示添加 hCG 对卵母细胞体外成熟也有促进作用,添加 hCG 的浓度范围从 0.1~10IU/ml 不等,也无最优添加剂量,而且其效果也还缺乏统一认识。

(2) 添加生长因子:添加的生长因子主要包括胰岛素样生长因子-Ⅰ(IGF-Ⅰ)和表皮生长因子(epidermal growth factor,EGF)等。IGF-Ⅰ能够促进颗粒细胞分裂和卵母细胞核成熟,且与 FSH 有协同作用,能够增强雌二醇的分泌。EGF 能够调节卵巢的自分泌及旁分泌,促进颗粒细胞的扩展。研究数据表明生理剂量的 EGF(2ng/ml)能够提高 GVBD,而高剂量的 EGF(10ng/ml)能提高 Pb1 的释放。添加 EGF 家族的分子,如双调蛋白和上皮调节蛋白,均可提高人未成熟卵母细胞体外成熟率。

(3) 添加能量物质:加入能量底物也有助于卵子成熟,如丙酮酸就是 IVM 过程中最直接的能量来源。包绕卵子的颗粒细胞能通过丙酮酸能量代谢减弱丁酰 cAMP 对减数分裂的抑制作用。添加牛磺酸和钙乳酸,能增强线粒体抗氧化剂,有利于细胞质成熟。

(二) 卵母细胞体外培养成熟的影响因素

1. 卵母细胞的大小与取卵时间 未成熟卵母细胞过小则不具备恢复减数分裂和完成成熟的能力,过大则导致优势卵泡形成,抑制大多数卵的体外成熟,所以一般控制卵泡直径在 7~12mm,也有人认为 90~125μm 的更具有潜力,总之,适当大小的卵母细胞是 IVM 的先决条件。此外,也由于优势卵泡的选择抑制作用,卵母细胞体外成熟的能力受所处月经周期的影响,卵泡早期取卵的 IVM 效果显著高于卵泡后期、黄体期。这提示我们要高度重视选择合适的卵泡穿刺术时机。

2. 辅助因子对提高体外成熟效率的影响 为提高 IVM 的效率和质量,人们探讨了不同分子机制对卵母细胞成熟的影响,发现多种因素对 IVM 均有促进作用。如旁分泌因子(paracrine factor)能够促进细胞与细胞之间的沟通,恢复卵母细胞的成熟进程。在基础培养基里加入 β 巯基乙醇或半胱氨酸能够升高卵母细胞里谷胱甘肽的浓度,从而促进胚胎发育,提高胚胎质量。

(三) 未成熟卵母细胞体外培养成熟的受精

1. 体外受精的过程 卵子体外成熟耗费的时间长短与其受精及胚胎发育的能力相关。一般认为 30 小时内成熟者具有更好的受精和发育潜力。由于较长时间的体外培养,IVM 卵子的透明带会变硬,所以采用 ICSI 获得的受精率(能达到 70% 以上)会比常规 IVF 显著增高。IVM 卵子行 ICSI 的推荐时间在第一极体排出后 2~6 小时。其精子准备、ICSI 操作过程以及后续受精及胚胎发育的观察和评分都与普通 ICSI 周期相同。

2. 存在的问题 卵母细胞体外成熟后的受精率及胚胎发育潜能相对较差:在较成熟的生殖中心,体内成熟的卵母细胞 ICSI 受精率可保持在 80% 左右,但体外成熟的卵母细胞受精率较理想的 ICSI 受精率也只是在 70% 左右。受精后的卵裂率也有较大差别,体内成熟的一般达 90% 以上,而体外成熟后仅为50%~60%,而且胚胎发育迟缓、发育阻滞常见。这可能是由于在体内过程中,卵母细胞细胞核和细胞质的成熟具有高度统一性,而在体外培养过程中细胞核和细胞质成熟不同步,胞质不完全成熟和容易出现卵子老化造成的,主要表现为微丝微管等细胞骨架蛋白的数量不足或功能缺陷、线粒体形态和分布异常以及功能不完善。这些都会影响到第一极体的释放、细胞质重塑、原核的形成、卵裂停滞以及卵裂期卵裂球中的多核现象等。

3. 展望　目前对于卵母细胞体内成熟的机制尚未阐明,对于如何在体外创造条件使卵母细胞成熟的手段就更加有限了,所以还需加强相关研究。

(1) 有关卵母细胞体外成熟调节机制的研究,比如 cAMP 代谢调控、Ca^{2+} 的释放,成熟抑制子的合成和调控机制等遗传学及胚胎发育分子生物学方面的研究。

(2) 体外成熟培养体系的优化,比如探索与卵泡内壳细胞共培养,3D 培养改善卵子极性形成,培养体系中 hCG 等激素成分的有效性及剂量探讨,注入卵子成熟相关调节因子等。

(3) 卵母细胞体外成熟度判断:目前成熟度多采用纺锤体观察、FISH、蛋白质谱分析等有创手段进行研究,但不适用于将来的临床应用,开发新的无创分析方法已经逐渐成为目前研究的热点。

(4) IVM 的安全性研究:IVM 对子代的影响以及体外培养体系中添加物的安全性研究。

随着卵母细胞成熟的相关机制进一步明确,并伴随卵母细胞体外培养条件的进一步优化,IVM 技术将日趋成熟和完善,成为生殖医学领域中有效的治疗手段。

(马燕琳)

参考文献

1. Alpha Scientists in Reproductive Medicine and ESHRE Special Interest

Group of Embryology. The Istanbul consensus workshop on embryo assessment:proceedings of anexpert meeting. Hum Reprod,2011,26(6):1270-1283.

2. 谷诩群,陈振文.世界卫生组织人类精液检查与处理实验室手册.5版.北京:人民卫生出版社,2011:11-84.

3. LEHNER A,KASZAS Z,MURBER A,et al. Giant oocytes in human in vitro fertilizationtreatments. Arch Gynecol Obstet,2015,292(3):697-703.

4. SETTI AS,FIGUEIRA RC,DE ALMEIDA FERREIRA BRAGA DP,et al. Oocytes with smooth endoplasmicreticulum clusters originateblastocysts with impairedimplantation potential. Fertility and Sterility,2016,106(7):1718-1724.

5. GENOUD M,ISLER K,MARTIN RD. Comparative analyses of basal rate of metabolism in mammals:data selection does matter. Biol Rev CambPhilos Soc,2018,93(1):404-438.

6. VUTYAVANICHT,SAENG-ANAN T,SIRISUKKASEM S,et al. Effect of embryo density and micro drop volume on the blastocyst development of mouse two-cell embryos. Fertil Steril,2011,95(4):1435-1439.

7. SANANMUANG T,THARASANIT T,NGUYEN C,et al. Culture medium and embryo density influence on developmental competence and gene expression of cat embryos. Theriogenology,2011,75(9):1708-1719.

8. JAHROMI BN,MOSALLANEZHAD Z,MATLOOB N,et al. The potential role of granulosa cells in the maturation rate of immature human oocytes and embryo development:A co-culture study. Clin Exp Reprod Med,2015,42(3):111-117.

9. CRUZ M,GADEA B,GARRIDO N,etal.Embryo quality,blastocyst and ongoing pregnancy rates in oocyte donation patients whose embryos were monitored by time-lapse imaging. J assist Reprod Genet,2011,28(7):569-573.

10. KIRKEGAARD K,AGERHOLM IE,INGERSLEV HJ. Time-lapse monitoring as a tool for clinical embryo assessment. Hum Reprod,2012,27(5):1277-1285.

11. FUJIMOTO VY,BROWNE RW,BLOOM MS,et al. Pathogenesis,developmental consequences,and clinical correlations of human embryo fragmentation. Fertil Steril,2011,95(4):1197-1204.

12. GRYGORUK C,RATOMSKI K,KOLODZIEJCZYK M,et al. Fluid

dynamics during embryo transfer. Fertil Steril,2011,96(2):324-327.

13. GRYGORUK C,SIECYZNSKI P,PIETREWICZ P,et al. Pressure changes during embryo transfer. Fertil Steril,2011,95(2):538-541.

14. KIRKEGAARD K,HINDKJAER JJ,GRONDAHLML,et al. A randomized clinical trial comparing embryo culture in a conventional incubator with a time-lapse incubator. J Assist Reprod Genet,2012,29(6):565-572.

15. LUENGO-OROZ MA,LEDESMA-CARBAYOL MJ,PEYRIERAS N,et al. Image analysis for understanding embryo development:a bridge from microscopy to biological insights. Curr Opin in Genet Develop,2011,21(5):630-637.

16. MACHTINGER R,RACOWSKY C. Morphological systems of human embryo assessment and clinical evidence. Reprod Biomed Online,2013,26(3):210-221.

17. 黄国宁,孙海翔.体外受精-胚胎移植实验室技术.北京:人民卫生出版社,2012:225-256.

18. 黄国宁.辅助生殖实验室技术.北京:人民卫生出版社,2014:145-152,167-172.

19. 中华人民共和国卫生部.人类辅助生育技术规范.卫科教发〔2003〕176号文件,2003.

20. GARDNER DK,RIZK B,FALCONE T,et al. Human Assisted Reproductive Technology-Future Trends in Laboratory and Clinical Practice. First Published. New York:Cambridge University Press,2011:248-288.

21. STROWITZKI T. In vitro maturation(IVM) of human occytes.Arch GynecolObstet,2013,26(9):37-42.

22. MICHEL DE VOS,JOHANSMITA,TERESA K WOODRUFF,et al. Fertility preservation 2:Fertility preservation in women with cancer. Lancet,2014,384(9950):1302-1310.

23. Prasath EB,Chan ML,Wong WH,et al. First pregnancy and live birth resulting from cryopreserved embryos obtained from in vitro matured oocytes after oophorectomy in an ovarian cancer patient. Hum Reprod,2014,29(2):276-278.

24. Sara Stigliani and Stefano Moretti. Storage time does not modify the gene expression profile of cryopreserved human metaphase Ⅱ oocytes. Hum

Reprod,2015,30(11):2519-2526.

25. MONZO C,HAOUZI D,ROMAN K,et al. Slow freezing and vitrification differentially modify the gene expression profile of human metaphase II oocytes. Hum Reprod,2012,27(7):2160-2168.

26. HARTON GL,HARPER JC,COONEN E,et al. ESHRE PGD consortium best practice guidelines for fluorescence in situ hybridization-based PGD. Hum Reprod,2011,26(1):25-32.

27. MASTENBROEK S,TWISK M,VAN DER VEEN F,et al. Preimplantation genetic screening:asystematic review and meta-analysis of RCTs.Human Reprod Update,2011,17(4):454-466.

28. Francesco Fiorentino,Sara Bono Biricik Anil,el al. Application of next-generation sequencing technology for comprehensive aneuploidy screening of blastocysts in clinical preimplantation genetic screening cycles.Hum Reprod,2014,29(12):2802-2813.

29. ZHENG H,JIN H,LIU L,et al. Application of next-generation sequencing for 24-chromosome aneuploidy screening of human preimplantation embryos. Molecular Cytogenetics,2015,8:38.

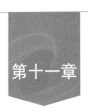

第十一章 实验室特殊情况的处理

第一节 体外培养污染及处理

体外培养污染在体外受精胚胎移植术并不常见,但是一旦发生,可能导致卵子退化、受精率低下、胚胎退化、胚胎发育潜能下降、妊娠率和种植率降低,甚至可能导致整个 IVF 培养室及培养体系的污染。因此有必要了解污染发生的来源、影响机制和预防措施。

一、污染发生的来源

体外受精胚胎移植术中污染来源主要可分为 3 个方面:精液、卵泡液和 IVF 培养体系及环境。

(一) 精液

IVF-ET 中污染的来源首推精液。

无症状菌精症(asymptomatic bacteriospermia)在行 IVF 的男性患者中非常普遍,没有生殖系统感染临床症状的 IVF 男性患者精液微生物培养阳性率可达 13%~97%。尿道菌丛和会阴皮肤共生菌的污染是行 IVF 的无感染症状男性(asymptomatic men)精液带菌的最主要原因。有研究发现在末段尿中能检测出冠状沟位置 71% 的菌株,提示尿道口、会阴部皮肤处的菌株可能污染到精液,形成菌精症。有报道对 16 例发生胚胎污染的精液和胚胎培养液滴进行细菌培养,其中 12 例精液与污染胚胎培养出的细菌相同;3 例供精 IVF 中发生胚胎污染,其中 2 例精液来自同一编号的精液标本,1 例精液与污染胚胎培养出的细菌相同,表明 3 例胚胎污染均来自供精精液。

（二）卵泡液

正常卵泡液是无菌的,但是卵泡液也是 IVF-ET 中胚胎污染一个不可忽视的来源。有研究在取卵前冲洗穿刺针并对冲洗液进行细菌培养,均未观察到有细菌生长,但是取卵后穿刺针冲洗液细菌培养阳性率可达 27%。有报道 1 例胚胎污染患者,其胚胎培养皿中凡是含有卵母细胞的液滴均能培养出细菌,而同皿中空白培养液滴和仅有精液的液滴均未被污染,提示该患者的胚胎污染可能来源于卵泡液。

卵泡液本身存在不同程度的抗菌能力,卵泡液呈现抗菌能力的主要原因可能是卵泡液中所含溶菌酶的活性,其中是否还有其他因子参与抗菌过程仍不明确。

（三）IVF 培养体系及环境

IVF 培养体系及环境包括 IVF 培养室的内部环境、层流系统和各种仪器设备、培养箱、培养液、培养皿、各种玻璃管和塑料管以及操作人员等,由此导致的污染较为罕见。但有研究发现处理后的精液中检测到很少量的表皮葡萄球菌和草绿色链球菌,而未经处理的原始精液中没有该菌,提示这两种细菌可能来源于实验室的培养和操作过程,仍然需要重视。

二、污染的发生率和菌种

IVF-ET 中污染的发生率总体不高。华中科技大学同济医学院附属同济医院报道其中心胚胎污染发生率为 0.30%(38/12 727)。另一国内文献中报道发生率为 0.61%(10/1 634)。国外报道发生率 0.1%~1.0%,与国内数据基本一致。

造成 IVF-ET 污染的可能病原体研究较少。目前的报道有:同济医院报道的 38 例胚胎污染中,细菌种类包括大肠埃希菌 23 例(60.5%)、真菌 4 例(10.5%)、肺炎克雷伯菌 2 例(5.3%)、革兰氏阳性杆菌和革兰氏阴性杆菌各 2 例(5.3%)、铜绿假单胞菌 1 例(2.6%)、雷极变形杆菌 1 例(2.6%)、凝固酶阴性葡萄球菌 1 例(2.6%)、革兰氏阳性球菌 1 例(2.6%)、嗜麦芽窄食蛋胞菌 1 例(2.6%)、热带假丝酵母菌 1 例(2.6%)。胚胎同时污染两种细菌 2

例(5.3%)。

对行 IVF-ET 的无感染症状男性患者进行精液微生物培养,得到了多种微生物,以细菌为主,也可以见到真菌和支原体。其中非致病性的主要有表皮葡萄球菌、非溶血性链球菌、类白喉菌、解脲支原体和 α-溶血性链球菌,潜在致病性的有 β-溶血性链球菌、大肠埃希菌、变形杆菌、混合菌和厌氧菌。

卵泡液中培养出的微生物有 β 溶血性链球菌、表皮葡萄球菌、人型支原体、类白喉菌、乳酸杆菌、草绿色链球菌、阴道加德纳菌等。这些几乎都是阴道的共生菌丛,而这些共生菌丛通过常规的阴道擦洗无法完全消除。

三、精液污染的结局

(一) 对精液质量的影响

有研究显示,当精液中存在感染时,精子的密度、活力、形态和存活率等多项指标较正常人均显著下降,但是大多数学者认为,精子密度、总数、形态这 3 项指标基本不受菌精症影响。

菌精症对精子活力的影响,各研究间有一定争议,Bussen 等研究显示,菌精症组的精子活力明显低于正常精液组。精液中白细胞数量过多,如白细胞精液症(leukocytospermia)(白细胞数量≥$1×10^6$/ml),可能与感染有关,但是研究显示白细胞精液症中白细胞计数与菌精症的严重程度并无相关性,用白细胞计数来预测菌精症的敏感性和特异性均不高。

菌精症是否会影响精液的质量,也因精液中所含细菌的种类不同而有差异;草绿色链球菌和粪肠道菌常会导致精液质量严重下降,大肠埃希菌、解脲支原体和金黄色葡萄球菌也会对精子的生育潜能造成显著的负面影响。

(二) 对 IVF 结局的影响

无感染症状男性患者单纯菌精症是否会对 IVF 结局产生不利影响,目前仍有争议。虽然有研究提示菌精症会导致妊娠率下降,但多数研究显示菌精症与否并不会影响受精率、卵裂率、胚胎发育速度、可移植胚胎数和临床妊娠率。精液带菌情况非常常见,但是经过精液的洗涤处理能去掉大部分细菌,即使残存少量细菌,大多数情况下不会造成严重的胚胎污染,影响胚胎的后续发育。

四、培养液污染对胚胎的影响及处理

(一)胚胎污染的影响

发生胚胎污染时,细菌如何影响受精与胚胎发育的机制尚不十分清楚。

很多研究提示细菌对精子的结构和功能都会造成不同程度的影响。Diemer 等研究了在体外环境下大肠埃希菌对精子活力的影响,在电镜下可以看到大量细菌黏附在精子上,造成精子多种超微结构损害,从而引起精子的活力下降。Mulla 等观察到大肠埃希菌显著抑制 DMSO 或钙离子载体 A23187 诱导发生的精子顶体反应,因此导致精子的受精能力降低。有研究采用透射电子显微镜(transmission electron microscopy,TEM)和荧光原位杂交(fluorescence in situ hybridization,FISH)技术对患泌尿生殖道感染者的精子进行检测分析,观察到几乎全部精子均表现出减数分裂过程异常,导致精子染色体非整倍体发生率显著增加,还有相当大比例的坏死,少部分患者的精子呈现出凋亡反应。

内毒素也对配子和胚胎有着明显的毒性效应。内毒素是革兰氏阴性菌细胞壁外膜表面的一种大分子物质,通常在细菌死亡或分解时自由释放到周围介质,也可从活细菌中被泄漏出来,对组织和细胞都具有很高的毒性。使用含细菌内毒素的培养液对牛的精液、受精和胚胎培养进行处理,相比于无内毒素组,多精受精率显著增加(27% vs. 4%)。Fishel 等对商售的不同批号培养液进行了检测,结果显示当内毒素水平大于 1ng/ml 时,受精率显著下降,胚胎碎片比例增加,妊娠率降低。有研究在大多数不孕妇女的月经流出物中都检出了内毒素,还观察到胚胎移植后的妊娠率与月经流出物中的内毒素水平明显相关,内毒素 >200pg/ml 组的妇女临床妊娠率显著下降。

男性泌尿生殖道发生的急慢性炎症无论是否有临床症状，都会引致氧化应激反应(oxidative stress)和活性氧簇(reactive oxygen species，ROS) 释放。有研究检测行 IVF/ICSI 的男性患者精浆中的 ROS 浓度和总抗氧化状态(total antioxidant status，TAS)，显示精浆中 ROS 浓度与精子密度、存活率、精子膜完整性、精子 DNA 碎片化和精子形态呈现明显的负相关。Agarwal 等认为在男性因素不育中，氧化应激主要影响精子膜的流动性和精子核 DNA 的完整性，诱导 DNA 损伤，加速精子凋亡；在女性因素不孕中，输卵管积水中高浓度的 ROS 会抑制囊胚形成；在体外受精胚胎培养中，高浓度的 ROS 也能影响早期胚胎的分裂速度，增加胚胎碎片。

(二) 胚胎污染的处理

一旦确认发生胚胎污染后，没有特别好的处理对策，预后主要取决于污染程度的轻重和菌种的毒性程度。如果仅有部分液滴的胚胎受到污染，可以保留这些未受污染的胚胎，用新的培养液清洗后转入新培养皿中继续培养，大多数不影响胚胎的继续发育和妊娠结局，但也需要注意，部分未受污染的胚胎，往往与已污染的胚胎是用同一根吸管转移的，因此，需要密切观察这些未受污染的胚胎。当胚胎污染严重时，很多在受精后 18 小时观察原核时就已经表现为全部卵子退化，或受精后在原核期退化；有的会表现为不卵裂、停止发育或发育迟缓；最终表现为无可移植胚胎而放弃本周期。如果污染情况不严重，卵子正常受精未全部死亡，可以用新培养液反复清洗后转入新培养皿，然后每日观察细菌繁殖和胚胎发育情况。对已发生细菌污染的胚胎仅用培养液冲洗，并不能完全除去细菌；有研究报道 1 例精液来源的大肠埃希菌导致的胚胎污染，用添加硫酸庆大霉素 0.15g/L 的培养液快速冲洗后配以纯培养液冲洗，起到了较好的除菌效果，得到了健康的双胎妊娠分娩。虽然有多例同一患者未受污染胚胎移植或者受污染胚胎经清洗等处理后移植成功获得妊娠的报道，但将细菌污染胚胎用于移植需持谨慎态度，对后代的远期影响还有待进一步的观察研究。

五、污染的预防

(一)精液来源污染的预防

因为精液是污染的主要来源,所以减少精液污染是预防 IVF 污染最关键的步骤。Boucher 等在患者取精前分别采用 2 种方式对其进行卫生方面的指导,第一种方式是面对面口头讲解和咨询,第二种方式是单纯让患者阅读书面提示,发现前者精液中培养得到的细菌阳性率和细菌种类都显著低于后者,可见对患者进行直接的卫生指导很有必要。Kim 等让患者用 4% 氯己定和 10% 聚烯吡酮碘清洗会阴部、阴茎和双手后再取精,其精液细菌培养阳性率较未用该法消毒的患者显著下降。

取精前让患者多饮水、排空尿,减少细菌的浓度,也有助于减少胚胎污染的发生。Damirayakhian 等对精液可疑感染的患者,分别采集中段尿和排尿后的精液,将两者中重合的细菌排除掉,在 129 位男性患者中仍发现有 102 位(79%)精液表现为细菌阳性。由此可见,尿液的冲刷对于细菌量的减少有一定作用,但是作用有限。

菌精症的比例在行 IVF 男性患者中高达 13%~97%,但是在含胚胎的培养液滴中,细菌的培养阳性率却为 0~7%,而真正发生胚胎污染、导致胚胎退化的比例就更低了,这其中精液的处理起了至关重要的作用。单纯的普通上游法即能除去 90% 以上的细菌,而用含抗生素的培养液经上游法处理精液,可去除 95%~100% 的细菌。有研究粗略比较了不同精液处理方法对细菌培养结果的影响,显示单一采用上游法或密度梯度离心法后均仍有细菌生长,发生率分别为 9.43% 和 3.77%,两种方法联合处理后的精液中则未见微生物生长。

(二)卵泡液来源污染的预防

对于来源于卵泡液的细菌,建议取卵后立即将卵子转移至含 5%HSA 的培养液中,轻柔地冲洗几秒钟,可以除去血细胞、颗粒细胞或其他被污染的物质,也有一定的稀释作用,可降低其中的细菌含量。取卵前用消毒剂对阴道进行消毒来预防卵泡液中共生菌的污染是不可取的,因为这些消毒剂,尤其是碘复合物,存在潜在的胚胎毒性,可能影响胚胎发育。现在商售的胚胎培养液中,普遍都添加了少量青霉素,对于处理后的卵子和精液标本中仍然残存的少量细菌,尤其是革兰氏阳性细菌,具有一定的抑制作用。

(三) IVF 培养体系及环境来源污染的预防

关于 IVF 培养体系及环境方面的预防,主要还是加强 IVF 实验室工作人员的预防污染意识,使用一次性操作器皿和工具,保持无菌操作,合理的存储胚胎培养液等,可以参考美国生殖医学学会的《人类胚胎学和男科学实验室指南》和欧洲人类生殖与胚胎学学会的《IVF 实验室操作指南》中的操作程序、质量控制和实验室管理策略。

(四) 抗生素的应用

当系统地采用上述多方面预防措施后,仍然有时会发生细菌污染事件,可能是由细菌对所用抗生素耐药所致。鉴于精液是胚胎污染的主要来源,对于严重的耐药菌感染,ICSI 技术能最大限度避免卵子与精液中白细胞、细菌等的接触,对避免再次胚胎污染是非常有效的措施。同济医院报道的 38 例胚胎污染均发生在 IVF 周期;另一篇文献中 1 634 个周期中的 10 例胚胎污染也都是发生在 IVF 周期,其中 1 例第二周期改行 ICSI 后未发生污染,获得成功妊娠。有研究报道 1 例大肠埃希菌污染的男性患者,与其精液培育过夜的卵母细胞均未受精,而仅培养 2 小时的卵子全部受精、发生分裂,提示采用常规 IVF 受精方式时,缩短受精时间,减少卵子与污染精液的接触,也能够降低精液污染胚胎的可能性。

多数学者的研究证明,不必要对行 IVF 的无感染症状的男性患者预防性应用抗生素治疗,反而由于男性患者应用抗生素后破坏了正常的平衡状态,导致耐药菌株被选择出来,在平时的性交过程中这些耐药菌株进入女性阴道并长期寄生其中,这些女性患者在行 IVF 取卵时,耐药菌株很有可能污染取卵针进而污染 IVF 培养体系,而且最可能引起胚胎污染的那些细菌往往是应用广谱抗生素治疗也效果不佳的耐药菌。

（罗海宁）

第二节 其他安全性方面

一、培养环境的安全性

IVF实验室设计之初就要充分考虑到培养环境的安全性，综合考量各功能区之间的毗邻关系、设备的安置、人员的行走流向等，既要有足够的空间和设备保证IVF操作过程的顺利进行，还要尽量减少对配子/胚胎有毒性物质的释放。除了定期进行温度、相对湿度、压力、VOC等各方面的质控外，还要对培养环境的一些安全性问题引起重视。

（一）用电安全

IVF实验室中设备很多，电路的布置要方便检查和维修。出于长远考虑，需预留合理的照明电和动力电插座，插座要接地线，电路中要配备断路器和漏电保护器。实验室要充分考虑供电负荷，尤其要考虑后续可能增加的仪器设备。重要设备一定要配置不间断电源系统（uninterruptible power system，UPS），作为意外停电的后备电源。最好装有断电自动报警装置。

（二）消防安全

实验室应做好消防设计。在每个房间、走廊及过道中设置显著的火警标志，所有疏散出口都应有消防疏散指示标志和消防应急照明措施。实验室内必须存放一定数量的消防器材，放置在便于取用的明显位置并指定专人管理，爱护消防器材，按要求定期检查更换。定期进行消防演练和培训，确保所有人员熟练掌握本实验室火灾隐患的早期发现及处理、熟悉灭火器的使用方法和原则。实验室内存放的一切易燃物品（酒精等）必须与火源、电源保持一定距离，放在阴凉通风的地方，不得随意堆放。注意酒精灯使用的注意事项，用完酒精灯，必须用灯帽盖灭，不可用嘴去吹，万一洒出的酒精在桌上燃烧起来，应立即用湿布扑盖。电器设备和线路、插头插座应经常检查,保持完好状态,发现可能引起火花、短路、发热和绝缘破损、老化等情况必须通知电工进行修理。不用的设备做到人走电断。

(三) 气体安全

IVF 实验室中常用的二氧化碳和氮气气体不易燃,但遇高热等情况使容器内压增大,有开裂和爆炸的危险。二氧化碳和氮气均为窒息性气体,严重泄露且通风不良时有使人中毒和窒息的风险。存放钢瓶的房间应保持阴凉通风,储存的气体钢瓶不得靠近热源,禁止碰撞与敲击,保持油漆标志完好,专瓶专用。操作人员需经过专门培训,严格遵守操作规程,搬运时轻装轻卸,防止钢瓶及附件破损。所有钢瓶都必须有固定装置固定,以防倾倒。漏气容器要妥善处理,修复、检验后再用。皮肤接触液氮可致冻伤,建议操作人员戴防寒手套及安全防护面罩或防护镜。

(四) 监控系统

市场上针对 IVF 实验室推出了各种实验室监控网络系统,利用局域网技术,实现实验室各类仪器运作参数的实时监控。可监控的参数包括:冰箱温度或冰箱门开关次数;培养箱内室温度、相对湿度和气体浓度;液氮罐罐内温度和液位高低;实验室温度、相对湿度以及实验室门开关次数等。只需要在仪器内安装相应监测探头,通过模块接入局域网,在电脑上安装监控软件,便可以读取并显示各种参数,一目了然。还可以设置常规的声光报警器,或设置自动拨号报警、电子邮件报警。当监控参数出现异常时,可通过电话或者短信报警通知用户,以便及时处理。

(五) 其他

安全的环境还要考虑到操作者的方便与舒适度,包括凳子的高度、可调节座椅稳定性、每个人足够的工作空间、显微镜目镜高度、对表面空间和立体空间的有效利用、足够的环境照明和可调控的温度、相对湿度等,减少对操作者的干扰、降低疲劳,从而避免工作失误的发生。

(六) 应急预案

IVF 实验室应当制订自己的应急预案,以应对自然灾害或者人为因素导致的基础设施和设备的突发故障。要在醒目位置标识紧急情况发生时的报警、报修等联络电话和联系人。平时要有应急储备，比如要储备 1~2 个充满液氮的空储存罐，以备发生胚胎储存罐破裂泄露时迅速转移储存的胚胎；在冰箱内储备少量冷冻盒、冰袋等以备冰箱故障时转移重要冻存样本。建立一旦工作人员被体液污染或仪器设备意外损伤时的急救及补救措施。除日常质控记录外，实验室各种突发状况也需及时记录并长期保存，比如室外大规模严重雾霾、IVF 实验室邻近区域装修、实验室内异味、各种气体泄漏等，以备日后进行随访和追溯。

二、培养体系的安全性

（一）培养箱内环境

配子/胚胎的绝大多数时间都是在培养箱内度过的，因此培养箱内环境（温度、相对湿度、气体浓度等）的稳定性对胚胎的发育结局有至关重要的影响。每台培养箱正式启用前都要检测其实际温度、气体浓度等指标是否与培养箱显示值一致，如果不一致要进行校正。启用前还要做精子存活试验等质控检测试验。启用后每日还需要常规用二氧化碳检测仪检测培养箱内的气体浓度、查看箱内温度计显示值并常规记录存档。一旦发现某个培养箱出现参数不稳定的情况，或者发现培养的胚胎发育情况异常，或者有胚胎污染发生，立即停用并进行全面检修或消毒处理。

（二）培养液

现在商售的 IVF 培养液，每批试剂出厂时生产厂家都会进行 pH 值、渗透压、内毒素等检测并提供相应的质检记录供使用者检查，相对比较稳定和易于使用。实验室工作人员的重点应放在存储和使用等方面。除常规质控内容外，还需警惕几种意外危险的出现。首先是培养液从出厂到送到 IVF 实验室，可能经历较长时间多次的转运，冷链运输中应该严格按照试剂的设计储存条件进行保存。培养液中含有一些相对不稳定的成分，在温度升高等情况下会分解。运输过程中，冷藏的培养液如果意外与降温用的冰袋长期直接接触,可能会导致一些蛋白和无机盐析出,这些都会影响培养液的质量。因此,在接收每一批新到的试剂时,常规做好试剂种类、批号、生产日期、保质期等记录。现在供货商的冷链运输系统都有冷链物流温湿度监控系统,能够实时记录运输过程中的存储条件变化,要求供货商提供每批试剂的监控记录存档。使用新试剂时注意查验培养液的性状,如果有浑浊等异常要及时停止使用,并追溯相应记录。用于胚胎培养的试剂通过鼠胚试验和精子存活试验等容易发现培养液的问题,但是比如矿物油、胚胎冷冻解冻试剂等不适合采用这些生物检测方法,就要依靠实验室人员的高度警惕心,如果观察到短期内胚胎发育情况明显异常,或妊娠率较平时基线水平波动较大时,及时进行追溯分析并与临床医生共同探讨,以便早期发现问题。培养液的准备和使用过程中,一定要做好各种开瓶日期、分装日期、操作者等记录,操作过程中仔细查对,严格按照不同培养液的设计要求(冷冻、冷藏、避光等)使用和存放,及时丢弃过期培养液,确保培养液的正确使用。

(三) 耗材

目前商售的 IVF 实验室专用耗材方便易得,从材质到生产工艺等基本满足对胚胎无毒无害的要求。需要注意的是每一批新到的耗材要做好常规质控和登记,每次不要同时开封多包新耗材,开封的耗材尽快用完,一旦发现耗材内出现杂质等异常情况时,立即停用并检查同一批次的其他耗材,避免污染等情况的发生。尽量使用一次性耗材,用后做到随手丢弃,禁止二次使用。根据工作量在实验室内存放适当量的耗材,存放耗材过多会增加 VOC 的释放。

三、防止配子或胚胎的混淆

辅助生殖技术是一项特殊技术,一旦出现精卵错配或者胚胎移植错误,不仅影响不孕症夫妻双方,更会严重侵害子代的权利和利益,甚至可能波及多个家庭,产生复杂的伦理和社会问题。各中心应在原国家卫生部颁布的《人类辅助生殖技术管理办法》和《人类辅助生殖技术和人类精子库伦理原则》指导下,首先培训工作人员从思想上对配子、胚胎操作的安全性做到高度重视,然后建立符合自身工作流程的制度和措施并严格执行。

(一)患者身份识别

对配子/胚胎的安全性管理应该在患者夫妇的临床诊疗阶段就开始进行。确定患者夫妇进入辅助生殖治疗过程后,即建立该夫妇的电子病历,现在大多数 ART 机构采用指纹识别系统和人像采集技术对进行 ART 治疗的夫妇进行整个治疗过程中的身份识别管理。患者建立病历时,工作人员核对身份证、结婚证无误后,由二代身份证读卡机读取录入身份证基本信息,同时采集患者夫妻双方指纹和现场照,录入电子病历。工作人员在女方取卵、移植和男方取精时再次进行指纹识别,电子病案还能同时出现姓名和双方现场照,以便护士再次核对。还有的中心开发了虹膜识别技术对患者夫妇进行身份验证,进一步提高了识别准确性和管理效率。

患者在进入手术室进行取卵或手术取精时,可采用腕部标识带作为手术身份识别与确认,术前由 2 名护士共同核对,然后将患者相关信息用记号笔填写于标识带上。手术当天,经过工作人员核对患者标示带与电子病案信息等一致后带患者进入手术室进行手术,在完成当周期的辅助生殖技术后,由护士负责为患者剪掉标识带并收回,男女患者佩戴不同颜色的腕带便于区别。

(二)双核对制度的制定和执行

在 ART 过程中,必须严格执行双人核对制度并签名记录,这是防范混淆最有力的保障手段。双人核对制度主要指医生、护士和实验室人员之间在交接环节的双人确认,广义上也包括在取卵、取精、胚胎移植等环节实验室人员与手术室人员及患者进行的双方及三方确认。

要根据中心的工作流程和工作量等具体情况制定自己切实可行的双人核对制度,然后对全中心人员进行全面细致的培训,确保每个人都完全掌握。还要合理配置人员,避免过度繁忙和疲劳的工作状态,才能使双人核对制度不流于形式。

目前市场上也有利用无线电频率识别技术(RFID technology)开发的体外受精见证管理系统,可在 ART 操作过程中通过无线射频识别标签芯片(RFID Taq)自动识别核对患者信息。但是单凭软件系统来解决配子操作安全性是不可靠的,而且无线电频率识别系统会影响辅助生殖胚胎实验室的某些操作流程,培养皿上的标签芯片在培养箱内是否对配子/胚胎产生影响等尚不明确。

(三) 操作过程中的注意事项

不管是卵子、精液还是胚胎,都会经过多次转移操作,期间很多次为单人操作,尤其有时一个工作人员要同时处理多份精液样本,要避免这些过程中可能发生的混淆,需要从多方面着手。

首先,操作需要的器皿(包括离心管、培养皿、吸管等)在使用前做好严格标记,写上患者的姓名和相应编号;同时操作多名患者样本时,可以采用不同颜色的笔标记,以作警示。实验室内出现重名或名字相近的患者时,必须标记夫妻双方姓名,卵子/胚胎不要放在同一培养箱,操作前反复核对编号及夫妻双方姓名。其次,实验室统一操作常规和习惯,培养皿和吸管等固定放置在统一的位置,不同患者的配子/胚胎及其处理器皿各自放置在单独的操作区域内,并保持一定的距离,用过的吸管等及时丢弃。标本如有疑问或混淆,必须立刻终止操作,相关标本和用品一律废弃,上报实验室负责人和中心总负责人,采取相关应对措施。

(罗海宁)

参考文献

1. 聂睿,靳镭,胡娟,等.体外受精中胚胎污染 38 例临床分析.中国实用妇科与产科杂志,2014,30(11):902-904.

2. DE LOS SANTOS MJ, APTER S, COTICCHIO G, et al.Revised guidelines for good practice in IVF laboratories (2015).Hum Reprod,2016,31(4):685-686.

3. 黄国宁,刘东云,韩伟.辅助生殖技术实验室的建设及其质量控制.中国实用妇科与产科杂志,2010,26(10):755-758.

4. 曾勇,宋成,张微.配子/胚胎操作和管理的安全性.国际生殖健康/计划生育杂志,2012,31(1):20-22.

第三篇
辅助生殖技术男科

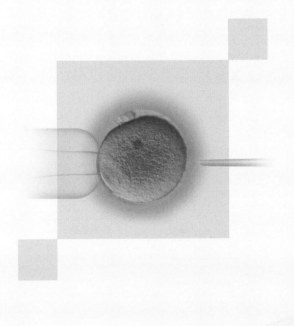

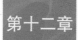 第十二章　辅助生殖男科

第一节　生殖医学中心男科的作用与职责

　　近年来,辅助生殖技术(ART)的普及和发展,给众多不孕不育夫妇带来了福音,它不仅用于治疗女方因素导致的不孕,而且也为男性不育的治疗开辟了新的途径。与此同时,男科也在ART中担负起越来越多的职责,起到不可缺少的作用。

　　男科在ART中的职责和作用可归纳为以下几方面(图3-12-1)。

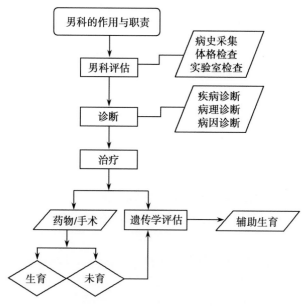

图 3-12-1　男科的作用与职责

一、进行详尽的病史采集和规范的体格检查

1. **病史采集**　需要询问婚育史、性生活史、感染史以及家族遗传病史等。

2. **体格检查**　通过体格检查可以发现一些与男性不育相关的阳性体征，其中外生殖器和第二性征是检查重点。

3. **实验室及其他检查**　精液检查、性传播疾病检查、遗传学检查、内分泌检查、睾丸活检以及超声检查等。

二、做出正确的诊断

男性不育病因复杂，大部分原因不明，是多种疾病和因素造成的结果。男性不育的诊断可以从 3 个方面进行。

1. **疾病诊断**　根据患者既往的生育情况可以区分原发性不育还是继发性不育。

2. **病理诊断**　通过精液分析来确定，比如：少精子症、弱精子症、无精子症、畸形精子症和精液不液化，根据睾丸病理可以诊断为生精功能低下、生精功能阻滞、唯支持细胞综合征等。

3. **病因诊断**　主要包括先天性异常、医源性病因、全身性病因、继发睾丸损伤、内分泌异常、精索静脉曲张、附属性腺感染、免疫因素、不明原因等。同时可将无精子症的病因分为睾丸前性、睾丸性和睾丸后性 3 种情况。

（1）睾丸前性：下丘脑或垂体病变导致的促性腺激素释放异常，致使睾丸生精功能低下。包括 Kallmann 综合征、垂体病变和特发性促性腺激素低下等。

（2）睾丸性：睾丸本身病变导致的生精功能丧失，包括隐睾、腮腺炎病毒导致的病毒性睾丸炎和克氏综合征（Klinefelter syndrome）等。

（3）睾丸后性：输精管道发育异常或阻塞导致精子运输异常。包括先天性双侧输精管缺如（congenital bilateral absence of the vas deferens，CBAVD）、附睾炎和射精管囊肿等。

三、制订正确的治疗方案

为了使男性不育得到合理治疗,在选择治疗方法之前应注意做到综合性分析,个体化治疗。目的在于增加自然妊娠机会或提高 ART 的成功率。

1. 非手术治疗 非手术治疗包括特异性治疗,半特异性治疗和经验性治疗。特异性治疗是指病因明确,治疗效果确定的治疗。半特异性治疗有肯定病因,但引起不育的发病机制和病理尚未阐明,循证医学证明临床治疗有效。经验性治疗包括中药治疗,补充维生素、微量元素等,可改善精液质量,提高受孕机会。

2. 手术治疗 包括治疗梗阻性无精子症的输精管吻合术、输精管-附睾吻合术以及经尿道射精管切开术,精索静脉曲张的手术等。

3. ART 治疗 ART 已成为治疗男性不育的重要手段,但不应作为治疗的首选。在常规治疗无效或者综合女方生育能力的前提下,可以在客观评估男性生育能力的基础上选择相应的 ART 治疗方案。

四、熟悉男科实验室工作,了解常见遗传病

男科医生要熟悉男科实验室工作,掌握各项检查的实验原理,以便于在临床工作中能够对实验结果的可信度进行分析评估,对男科实验室的质量控制系统进行定期的监督和检查,避免出现大的系统误差。男科医生还应该掌握常见遗传疾病的发生情况和再发风险,如何防治阻断,可以为患者或其家属进行遗传咨询,使其对该遗传病有全面了解,选择最适当的决策。

【误 区】

1. 男科在辅助生育中的地位不重要。
2. 所有的男性不育患者都应该做辅助生育。
3. 在做辅助生育前不做遗传学评估。

(王浩飞)

第二节　生殖医学中心男科与实验室设置的基本要求

生殖医学中心男科与实验室设置应严格按照国家人类辅助生殖技术规范和 WHO 的标准,基本要求包括以下内容。

一、男科学临床设置的基本要求

1. 男科医师

(1) 男科医师必须符合《中华人民共和国执业医师法》的有关规定,并取得执业医师资格。

(2) 该医师为专职男科医师,在当地医疗机构依法予以注册,执业地点为所在医疗机构,执业类别为临床类,执业范围为外科专业。

(3) 应定期参加男性生殖医学培训,获得相关男科继续教育学分。

(4) 该医师掌握男性生殖医学基本理论和临床专业技术,掌握各项辅助生育技术的基本原理和适应证。掌握精子发生的内分泌调控和基因调控理论,能够正确评价患者睾丸生精功能和附属性腺功能,掌握处理男性生殖系统常见疾病的能力。

(5) 为进入取卵周期的夫妇选择合适的取精方法,具备处理取精手术过程中和术后并发症的能力。

2. 男科门诊及病房

(1) 医疗机构必须设立至少 1 间男科门诊,可与取精室、男科学实验室相邻,门诊环境应保密、温馨、温度适宜。

(2) 应配置睾丸测量模型或测量板,正确评价睾丸体积,应配置检查床和用于前列腺指诊的必要设施。

(3) 推荐配置男科专用超声设备,对患者男性生殖系统进行正确评估。推荐设立男科病房。

3. 男科病历资料记录和管理

(1) 男科病历书写应符合医疗文书书写要求,建议参照《世界卫生组织男性不育标准化检查与诊疗手册》和原国家卫生部有关要求建立和书写男科病历。推荐建立电子病历或病史资料。

（2）对于因男方因素而进行辅助生育技术的男方病历，更应重视。应由男科医师规范书写该患者的主诉、病史。

（3）正确、规范地描述男性患者体征，如睾丸体积、质地、有无结节；附睾有无肿大和结节；前列腺有无触痛。

（4）对取精手术要准确书写取精手术记录，描述取精的部位、方法，是否取得精子，精子是否冻存。注意取精术前获得患者的书面知情同意，并由患者本人或法定监护人签字。

4. 男科学手术室

（1）对患者实施有关男科手术时，可在专用或兼用的手术室进行。

（2）进行睾丸和附睾穿刺取精术时，环境符合原国家卫生部医疗场所Ⅱ类标准。

（3）若必须进行开放手术，睾丸组织活检或显微外科取精术时，环境符合原国家卫生部医疗场所Ⅰ类标准。

（4）手术室配置有关显微镜或手术显微镜，穿刺或开放活检取得睾丸组织或附睾液后，配置相关精子或生殖细胞检测设备，能立刻进行检测或进行适当培养后进行检测的设备。

二、实验室设置的基本要求

1. 一般要求

（1）应该设置专用男科实验室，其应与取精室相邻。

（2）应配备安全设备，如手套、面罩、工作服、洗眼液等。

（3）精液细菌培养或 HIV 检测应在获得省、市临床检验中心生物安全评估的Ⅱ级实验室进行，或所在机构设有生物安全Ⅱ级实验室。

2. 人员要求

（1）所在机构必须配备至少 1 名男科检验人员，且必须为检验或者相关专业毕业，并经原国家卫生部相关培训基地或者男科学检验培训合格后，方可从事男性精液检测工作。

（2）男科实验室人员应掌握男科生殖医学基本理论与技术，了解辅助生殖技术的相关适应证。

3. 开展的相应技术

（1）建立精液标本的采集与转运制度。

（2）建立评估观察精液液化、外观、体积、黏稠度、pH 值的相关技术。

（3）建立显微镜初检初步评估精子密度、精子活力、非细胞成分和精子凝集的相关技术。

（4）建立显微镜复检评估精子存活率、改良巴氏精子染色法及形态学分析的技术。

（5）建立精子包被抗体试验。

（6）可选择进行计算机辅助精液分析、低渗肿胀试验、精液培养、附属性腺功能的生化测定（如前列腺、精囊和附睾的分泌功能试验）等。

（7）可进行下列研究试验：如精浆活性氧检查、人卵透明带结合试验、精子顶体反应的相关试验、计算机辅助精子形态学分析以及精子 DNA 碎片率分析等技术。

（8）男科学实验室的管理和质量控制：男科学实验室要建立内部质量控制和外部质量控制体系，实验室负责人要定期对实验结果的可信度进行质量控制和评估，以保证精液分析结果的准确性。

（9）建立精液分析报告的相关规定：当精液浓度低于 $1 \times 10^6 \sim 5 \times 10^6$/ml 时，应显微镜下肉眼观测，出具精液分析报告。每份检验报告都应经双人核实签名后发出，应保留电子档案或纸质记录检验结果。

（10）应建立实验室管理制度、仪器使用制度。

（11）精液标本为生物危险品，应建立保障实验室人员安全的规章制度。

4. 仪器配置

除配备精液分析的常用耗材和试剂外，可配置下列仪器。

（1）相差显微镜，应包括 10×、20×、40× 的相差物镜，100×

的油浸物镜。

(2) 恒温水浴箱和恒温平台。

(3) 计算机精液分析系统。

(4) 水平离心机,离心力达到 8 000g 以上。

(5) 二氧化碳培养箱。

(6) 冰箱。

(7) 超净工作台。

(8) 推荐配备液氮罐,用于精液标本的保存。

(王浩飞)

参考文献

1. 陈振文,谷龙杰,卢少明. 男科在辅助生殖技术中的职责和作用. 中国男科学杂志,2009,23(1):2-5.

2. 李铮,黄煜华,李朋,等. 应加强男性不育的规范化诊疗. 中华医学杂志,2015,95(36):2897-2899.

3. MELMED S. Fertility and fragrance:another cause of Kallmann syndrome. Journal of Clinical Investigation,2015,125(6):2275-2278.

4. ELHANBLY S,EL-SAIED MA,FAWZY M,et al. Relationship of paternal age with outcome of percutaneous epididymal sperm aspiration-intracytoplasmic sperm injection,in cases of congenital bilateral absence ofthevas deferens. Fertility & Sterility,2015,104(3):602-606.

5. LI H,WEN Q,LI H,et al. Mutations in the cystic fibrosis transmembrane conductance regulator(CFTR)in Chinese patients with congenital bilateral absence of vas deferens. Journal of Cystic Fibrosis,2012,11(4):316-323.

6. MOEIN MR,TABIBNEJAD N,GHASEMZADEH J. Beneficial effect of tamoxifen on sperm recovery in infertile men with nonobstructive azoospermia. Andrologia,2012,44(Suppl 1):194-198.

7. GIORGIO,CAVALLINI,MARIA,et al. The number of spermatozoa collected with testicular sperm extraction is a novel predictor of intracytoplasmic sperm injection outcome in non-obstructive azoospermia patients. Asian J Androl,2011,13(2):312-316.

8. WOSNITZER MS,Goldstein M. Obstructive azoospermia. Urologic Clinics of North America,2014,41(1):83-95.

9. AL BAKRI A,LO K,GROBER E,et al. Time for improvement in semen parameters after varicocelectomy. J Urol,2012,187(1):227-231.

10. JUNGWIRTH A,GIWERCMAN A,TOURNAYE H,et al. European Association of Urology Working Group on Male Infertility. European Association of Urology guidelines on Male Infertility:the 2012 update. Eur Urol,2012,62(2):324-332.

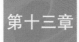

第十三章 男性不育的检查和诊断

第一节 病史和体格检查

一、病史采集

1. **性生活史** 有无勃起功能障碍、射精困难、不射精或逆行射精。只要阴茎能勃起并在阴道内射精就认为是正常的。如果性生活频率平均每月 2 次或是更少被认为是性交次数过少。精子可以在子宫颈黏液和阴道后穹窿存活 48 小时或以上,因此一般认为在接近排卵期每 2~3 天性交 1 次就能保证受孕的概率。

2. **家族史** 询问父母身体健康情况,是否近亲婚配,有否先天性遗传性疾病的家谱。母亲有否流产、死胎和堕胎史以及兄弟姐妹的健康、生育情况等。通过家族史的询问,为诊断影响生育力的先天性遗传性疾病提供线索。

3. **既往史**

(1) 发育史:男性在 9 岁以前已出现青春期发育及男性第二性征称为青春期早熟。由于早熟不是通过促性腺激素释放激素(GnRH)启动的,因此往往会影响睾丸的生精功能。如果 14 岁睾丸还不发育,则可考虑青春期发育延迟。可能的因素包括下丘脑-垂体前叶-性腺轴的内分泌疾病、甲状腺功能减退、缺乏生长激素、染色体异常或严重慢性疾病。

(2) 手术史:外科手术包括隐睾固定术、疝修补术、睾丸扭转手术、鞘膜积液手术、输精管结扎术、精索静脉曲张手术或可干扰射精功能的交感神经切除术、腹膜后淋巴清扫术、膀胱颈手术、前列腺手术、盆腔手术等都有可能影响到男性的生育功能。

（3）疾病史

1）先天性疾病：生殖道异常，如尿道上裂、尿道下裂、输精管和精囊发育不良或缺如等。两性畸形、先天性无睾症、Klinefelter综合征、Kallmann综合征等。单侧隐睾也会造成对侧睾丸功能损害，双侧隐睾则可严重影响生精功能导致无精子症。

2）感染性疾病：青春期后感染腮腺炎的患者约30%可并发睾丸炎，其中10%~30%是双侧的，在感染后的几个月到几年可以发生永久性睾丸萎缩，造成生精障碍。前列腺炎史，如尿频、尿急、尿痛，会阴部胀痛不适、尿道流白色黏液或血精史等。前列腺炎与精液不液化有关。泌尿生殖系统结核、梅毒、淋病等可造成输精管梗阻或直接损害睾丸功能而引起无精症。非淋球菌性尿道炎，如支原体、衣原体感染也可能影响生精功能和精子质量。

3）系统性疾病：糖尿病和多发性硬化症可造成勃起功能障碍或射精异常。糖尿病还能影响到睾丸的生精功能。甲状腺功能亢进及减退，也可出现睾丸生精功能障碍。睾丸癌和淋巴瘤患者往往伴有少精子症，放疗或化疗可进一步损害睾丸功能。肾上腺疾病，如皮质醇增多症、慢性肾上腺皮质功能减退症以及先天性肾上腺增生症，出现男性假性青春期早熟，都可造成睾丸生精功能障碍。发热可影响睾丸生精功能3~6个月。终末期肾病患者普遍有男性不育。

（4）生育史：既往是否有生育史，或是和其他女性有怀孕或生育史。如果没有就是原发性不育，如果有就是继发性不育。继发性不育的男性可能有较大机会恢复生育能力。

（5）药物史：仔细询问曾使用过和现在正在使用的药物。许多药物可以干扰生精、勃起和射精。如雌激素、雄激素、环磷酰胺等可影响睾丸生精功能，治疗高血压的药物，如螺内酯、氯噻嗪类、利尿剂、胍乙啶、利血平以及治疗精神疾病的药物等都可影响勃起和射精。

4. 职业和习惯　铅、砷、锌、铝、苯胺等工业危害以及接触放射性物质可影响睾丸生精功能。产棉区男子经常食用的粗制棉籽油中含有棉酚,有强力抑制睾丸生精功能的作用。经常热浴及高温环境工作,喜欢穿紧身衣裤,使睾丸贴近腹股沟部,都可由于长期干扰阴囊调节温度的功能,使睾丸受到较高温度的影响而出现生精障碍。

二、体格检查

体格检查是为了确定与不育相关的异常体征,包括全身检查和生殖器检查。

1. **全身检查** 通过全身体格检查,发现与生育有关的异常情况,包括代谢、内分泌、心血管、呼吸、胃肠和神经系统。体形也能在一定程度上反映生育能力,如皮质醇增多症,表现为向心性肥胖,由于糖皮质激素代谢异常,往往伴有不育。体重明显超重的患者,常伴睾丸体积缩小,提示有生精功能损害。同时要着重要观察第二性征的发育情况,喉结、胡须和阴毛、乳房有无女性化,这些都反映雄激素是否分泌正常。如 Klinefelter 和 Kallmann 综合征都表现为第二性征不发育,前者还可表现为高而胖,肢体长,两手侧平举(指距)超过身长 10cm,肩窄,臀部宽大,智力迟钝。

2. **生殖器检查**

(1) 阴茎:阴茎发育情况,有无包茎,阴茎硬结,尿道下裂。包茎严重可造成射精困难,阴茎海绵体病产生的硬块可导致阴茎勃起变形而造成阴道性交障碍。尿道开口异常,可造成性交困难和精液外漏。阴茎的大小有明显的个体差异,有的人虽然阴茎小,但是仍保持正常的勃起和生育能力。

(2) 阴囊内容物:对阴囊内容物的检查应当在温暖的房间进行,使患者阴囊能够充分地松弛。明确阴囊内是否可触及睾丸,是否有异常肿块,如疝、睾丸鞘膜积液和精索静脉曲张。

(3) 睾丸检查:确定睾丸的位置、大小及排除睾丸肿瘤。睾丸的大小和质地与睾丸的生精功能密切相关,如果睾丸软而小,通常说明睾丸生精功能异常,预后往往不佳。可用睾丸体积测量模型来估计睾丸的容积,国人的睾丸容积多数为 15~26ml,平均为 19.5ml。如睾丸容积小于 11cm,则提示睾丸生精功能存在问题。如果睾丸容积小于 5ml,则考虑是 Klinefelter 或 Kallmann 综合征。

(4) 附睾:正常的附睾轮廓规则而质软,轻柔的触诊一般不会引起疼痛。由附睾炎症、结核、输精管梗阻或发育不良导致的梗阻性无精子症或少精症,检查时可发现附睾结节、饱胀、肿大。如果附睾触诊不清,则提示附睾发育不良或缺如。

(5) 精索:了解是否有精索静脉曲张和输精管异常。关于精索静脉曲张和男性不育的关系目前仍有争议,但 WHO 的资料明确显示精索静脉曲张与精液异常、睾丸体积变小和 Leydig 细胞功能降低有关。临床上根据检查结果一般将精索静脉曲张分为 3 级。

1) I级:只有采用 Valsalva 法检查时,才能摸到扩张的精索蔓状静脉丛。

2) II级:精索静脉曲张可以摸到,但不能看见。

3) III级:通过阴囊皮肤可以见到成团扩张的精索蔓状静脉丛。

4) 亚临床型:阴囊内无扩张蔓状静脉丛,但用多普勒超声检查发现有异常者。

触摸输精管有无增粗、结节、变细或缺如。如果输精管有串珠状结节改变,则提示生殖系统结核。

3. 腹股沟 查看有无手术瘢痕及结核或其他炎症后形成的窦道瘢痕遗迹,对于隐睾患者则要明确腹股沟内是否能触及睾丸,了解隐睾的位置。手术瘢痕往往提示有隐睾下降手术史或疝修补手术史。

4. 肛指检查 检查前列腺大小、硬度、有否结节、结石及其他前列腺病变,慢性前列腺炎患者前列腺可增大、正常或缩小,但质地不一,并做前列腺按摩液检查得到证实。病史和体格检查见图 3-13-1。

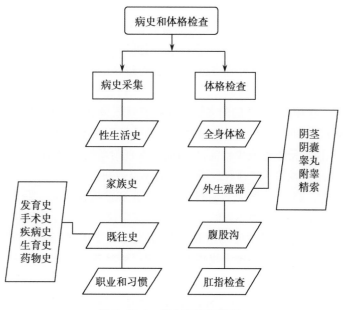

图 3-13-1　病史和体格检查

【误 区】

1. 忽视病史的重要性。

2. 不需要做体格检查,特别是外生殖器的检查。

3. 忽略睾丸体积的评估。

（王浩飞）

第二节　实验室检查

临床常用的实验室检查主要包括精液常规分析、生殖激素测定、精子功能学检查、遗传学检查和免疫学检查以及病原微生物检查。

一、精液常规分析

1. 精液外观

（1）正常精液液化后应呈均质、灰白色的外观。

（2）精子浓度非常低，精液看起来比较透明一些。

（3）混有较多红细胞，精液可呈红褐色，常见于精囊炎、精囊结石、前列腺炎等生殖系统疾病。

（4）黄疸患者或服用某些维生素者，精液可呈黄色。

2. 精液体积

（1）推荐称重法作为精液体积的检测方法。

（2）参考值下限：第 5 版《WHO 人类精液检查与处理实验室手册》（以下简称为第 5 版手册）为 1.5ml，第 6 版《WHO 人类精液检查与处理实验室手册》（以下简称为第 6 版手册）调整为 1.4ml。

（3）精液量少时，应注意是否存在精液收集不完整、禁欲时间过短、不完全性逆行射精、附属性腺感染等情况。

3. 精液液化

（1）精液射出后，开始表现为半透明凝块，数分钟后逐渐开始液化。

（2）室温下大部分在 15 分钟内能够完全液化，变成均匀的水样物。

（3）如果在 60 分钟内没有完全液化，提示精液液化异常。

（4）有些精液含有不液化的胶冻状颗粒，这一现象目前没有发现任何临床意义。

4. 精液酸碱度

（1）精液酸碱度主要反映由精囊腺分泌的碱性液体和由前列腺分泌的酸性液体之间的平衡情况。

（2）精液酸碱度检测需要在精液液化后进行。

（3）应使用检测范围在 6.0~10.0 之间的精密 pH 值试纸。

（4）精液 pH 值参考值下限为 7.2。

（5）当输精管阻塞或先天性精囊缺如时，可导致精液 pH 值降低。

5. 精液黏稠度

（1）精液黏稠度检测应在精液液化后进行。

（2）黏液丝长超过 2cm 为异常。

6. 精子浓度和精子总数

（1）精子浓度的参考值下限第 5 版手册是 15×10^6/ml，第 6 版手册调整为 16×10^6/ml。

（2）精子总数参考值下限是 39×10^6 精子/每次射精。

（3）显微镜检查未见精子的精液标本，3 000g 离心 15 分钟，弃去精浆后将沉渣重悬后再次检查有无精子。

（4）如果离心后检测到精子，应诊断为隐匿性精子症。

（5）如果 2~3 次离心后仍未检测到精子，方可诊断为无精子症。

（6）精子总数和精子浓度均与妊娠率和妊娠时间有关。单纯依据精子浓度判断睾丸功能的准确性较差。精子总数较精子浓度能够更好地反映睾丸生精功能。

（7）少精子症、隐匿性精子症和无精子症常见于睾丸生精功能低下、输精管道阻塞或不全梗阻、唯支持细胞综合征等。

7. 精子活力与活动率

（1）第 5 版手册根据精子运动功能的不同分成以下 3 类：

1）运动活跃型（PR）：精子运动活跃、线性运动或者在较大的范围内运动（不考虑运动的速度）。

2）非运动活跃型（NP）：精子运动但不活跃，如精子在较小的范围内运动，精子头部轻微移位或仅有鞭毛摆动。

3）完全不动型（IM）：精子完全不动。

（2）第 5 版手册精子活力（PR）的参考值下限为 32%，精子活动率（PR+NP）的参考值下限为 40%。

（3）而第 6 版手册根据精子运动速度的不同将精子活力分为 a、b、c、d 级，与第 4 版手册相同。

1）快速前向运动（a 级）：精子主动地呈直线或沿一大圆周运动，运动速度≥25μm/s，即精子在 1 秒钟内从起点到终点的移动距离不少于 25μm(相当于半个尾的长度)。

2) 慢速前向运动(b 级):精子主动地呈直线或沿一大圆周运动,运动速度为 5~25μm/s,即精子在 1 秒钟内从起点到终点的移动距离在 5~25μm 之间(相当于 1 个头到半个尾的长度)。

3) 非前向运动(c 级):运动速度 <5μm/s,所有其他非前向运动的形式,如以小圆周泳动,即 1 秒钟内精子尾部动力驱使头部从起点到终点移动距离不足 5μm(相当于 1 个头的长度)。

4) 不动(d 级):精子尾巴没有运动。

(4) 第 6 版手册将精子活力(a+b)的参考值下限调整为 32%,精子活动率(a+b+c)的参考值下限调整为 40%。

(5) 计算机辅助精子分析(computer-aided sperm analysis, CASA)能够提供精子动力学的量化数据,从而使结果具有较高精确性。

8. 精子存活率

(1) 精子存活率的检测方法有伊红-苯胺黑法、伊红法和低渗膨胀试验。

(2) 精子存活率的参考值下限第 5 版手册为 58%,第 6 版手册调整为 54%。

(3) 完全不动精子中死精子比例较大,提示附睾存在异常。若行 ICSI 治疗,可优先考虑选择睾丸精子。

(4) 第 6 版手册中指出,虽然没有确切的界值,但如果超过 25%~30% 的精子是存活且不动的,提示可能是遗传性纤毛问题,药物治疗很难改善精子运动能力。

9. 精子形态学分析

(1) 精子形态学分析需要在染色后分析。

(2) 目前临床上常用的染色方法是改良巴氏染色法和 Diff-Quik 染色法以及 Shorr 染色法。也有采用苏木精-伊红染色法、瑞吉氏染色法、瑞氏染色法等。

(3) 不同的染色方法对精子形态学分析的影响存在一定的差异。

(4) 只有头部和尾部都正常,才可以认为精子正常。

（5）所有临界形态都应认为异常。

（6）精子正常形态率参考值下限为 4%。

（7）生精功能缺陷和某些附睾病变通常会导致精子异常形态率的增高。

（8）形态异常通常是混合型的。

（9）异常精子通常受精潜能低，且常伴随着精子 DNA 碎片率增高。

10. 精子凝集

凝集的程度分为 4 级：

（1）一级：轻度聚集，指每个凝块中少于 10 条精子。

（2）二级：中度聚集，指每个凝块有 10~50 条精子，精子自由活动。

（3）三级：大片聚集，指每个凝块有多于 50 条精子，精子仍然自由活动。

（4）四级：整个精子聚集，所有精子聚集在一起彼此相互连接。

11. 精液分析的注意事项

（1）标本采集前应禁欲 48 小时以上，但不超过 7 天。

（2）精液收集一定要完全。

（3）取精方式

1）最好用手淫的方法取精液。

2）如手淫取精有困难，可用取精专用避孕套进行精液采集。

3）不宜采用性交中断法取精。

（4）精液在运送过程中，温度应保持在 20~37℃之间。

（5）近期患高热性疾病、蒸桑拿以及劳累等多种因素也会影响分析结果。

（6）一次精液检查常常不能可靠的确定精液质量。

（7）2 次精液采集的间隔应大于 7 天，但不宜超过 3 周。

（8）2 次的结果有明显的差异，应再取标本进行第 3 次分析。

二、生殖激素测定

男性不育症常用的生殖激素指标有卵泡刺激素（FSH）、黄体生成素(LH)、睾酮(T)、雌二醇(E_2)、催乳素(PRL)、抑制素 B 等。

1. 测定方法

(1) 目前一般采用化学发光法检测生殖激素。

(2) 化学发光法相对于放射免疫测定法,检测范围宽、稳定性好、检测速度快。

(3) 由于某些激素呈脉冲式分泌,为了增加检测结果可比性,建议固定在上午 8:00~10:00 空腹抽血测定。

2. 临床意义

(1) FSH 水平通常认为与精原细胞数量有关。

(2) 检测血清中 FSH,可用来鉴别不同类型性腺功能减退。

(3) 无精子症患者,FSH 水平升高,提示睾丸生精功能障碍,通常包括唯支持细胞综合征和生精阻滞;FSH 正常,提示可能是睾丸生精阻滞或者是梗阻性因素。

(4) 血清中抑制素 B 被认为是生精过程的重要标志物。低水平抑制素 B 与精子发生障碍密切相关。联合检测抑制素 B 和 FSH,可更好地评估睾丸生精功能。

(5) 对临床表现为性腺功能减退,而 FSH 水平没变化的患者,应检测血浆睾酮浓度。低睾酮浓度提示促性腺激素分泌不足型性腺功能减退或垂体、下丘脑病变。睾酮水平检测可以帮助显示患者是否有性功能障碍。

(6) LH 减低通常伴有 T 降低,提示为促性腺激素功能低下型性腺功能减退症。

(7) LH 和 T 同时升高,是雄激素不敏感综合征的表现。

(8) T 水平降低,不伴有 LH 水平升高,提示下丘脑-垂体功能受到外源性具有激素活性物质的抑制。

(9) 有研究认为,LH/T 比值升高,提示间质细胞抵抗,预后不良。

(10) 性欲降低、勃起功能障碍以及怀疑催乳素瘤患者,需要检测催乳素水平。

(11) 测定催乳素,应在静息状态下进行。

(12) 运动、情绪紧张和进食以及静脉穿刺,都会导致催乳素水平升高。

（13）一些药物,如地西泮、甲氧氯普胺、舒必利等,会导致催乳素水平升高。

（14）肝肾功能异常、甲状腺功能减退也会影响催乳素水平。

（15）性功能低下、男性乳房女性型发育、肥胖、雄激素不敏感综合征患者应检测雌二醇水平。

（16）雌二醇水平升高,可抑制下丘脑-垂体,影响睾酮的产生和精子的发生。

（17）临床表现为雄激素缺乏、性欲降低、勃起功能障碍者,应关注血浆睾酮水平。

三、精子功能检查

精子功能指标的测定,应该能更全面客观地反映精子的受精能力,是对精液常规检查的必要补充。

1. 顶体反应

（1）常采用钙离子载体、孕酮、人卵泡液等其他顶替诱导剂来代替透明带诱发顶体反应(acrosomereaction,AR)。

（2）钙离子载体等诱导试验检测的是诱发顶体反应率(acrosome reaction after ionophorechallenge,ARIC),ARIC<10% 提示精子顶体功能异常,ARIC 在 10%~15% 之间提示精子顶体功能可疑。

（3）标记有荧光异硫氰酸盐(fuorescein isothiocyanate,FITC)的豌豆凝集素(pisum sativum agglutinin,PSA)试验检测的是自发顶体反应率,AR>10% 提示精子顶体功能异常。

2. 精子 DNA 完整性检测

（1）精子 DNA 完整性反映精子 DNA 的损伤程度。

（2）精子 DNA 的损伤与可能与男性不育、生育力降低以及反复流产有关。

（3）精子 DNA 完整性检测方法:精子染色质结构测定法(sperm chromatin structure assay,SCSA)、精子染色质扩散法(sperm chromatin dispersion,SCD)、末端转移酶介导的 dUTP 末端标记法

和单细胞凝胶电泳法。国内临床上常用 SCSA 和 SCD 两种方法。

（4）一般使用精子 DNA 碎片指数（DNA fragmentation index，DFI）来反映精子 DNA 的完整性。

（5）多数文献认为，DFI≤15% 为正常，DFI 介于 15%~30% 之间为一般，DFI≥30% 为完整性较差。

3. 精子活性氧检测　人精液中的活性氧由精子和白细胞产生，精浆中含有自由基的抗氧化清除物和抗氧化酶，当精子中的抗氧化系统被破坏，精子功能就会受损。

（1）精子活性氧的检测方法很多：如以鲁米诺或光泽精作为探针的化学发光法、总抗氧化能力（total antioxidant capacity，TAC）检测法和氧化还原电位法等。

（2）精子活性氧可以与精液常规分析相结合，为男性不育、精索静脉曲张、特发性不育症提供快速诊断依据，但目前不同的检测方法尚无统一参考值。

4. 精子线粒体功能的测定　目前，检测线粒体功能的主要是硝基四氮唑蓝（nitroblue tetrazolium，NBT）法和线粒体 DNA 核酸 PCR 法。

5. 精子核成熟度检测　精子发生过程中，与核 DNA 结合的核蛋白从组蛋白经过渡蛋白转化为鱼精蛋白，成熟的精子核内 DNA 与鱼精蛋白紧密结合，使遗传物质保持稳定。精子核成熟度直接影响着精子受精能力和受精后原核的形成及胚胎着床，常用精子核蛋白组型试验（苯胺蓝法）进行检测。

6. 其他精子功能性检测　在第 5 版手册中还提到精子-子宫颈黏液相互作用试验、人精子-卵母细胞相互作用试验和人卵透明带结合试验等精子功能性检测方法。由于受到试验材料和方法的限制，很难临床应用，在第 6 版手册中已删除。

四、遗传学检查

目前临床常用的生殖遗传学检查技术和方法有染色体核型分析、Y 染色体微缺失检测、荧光原位杂交技术、单核苷酸多态性技术、比较基因组杂交技术、高通量测序技术等。

1. 染色体核型分析

（1）不育人群性染色体异常发生率显著高于正常生育力人群。

（2）常见的染色体异常核型类型有 47,XXY、47,XYY、染色体平衡易位、罗伯逊易位等。

2. Y 染色体微缺失检测

（1）目前主要是指无精子因子（azoospermia factor，AZF）缺失。

（2）AZF 的缺失或突变可能导致精子发生障碍，引起少精子症或无精子症。

（3）非梗阻性无精子症、严重少精子症患者，应进行 Y 染色体微缺失检测。

（4）AZF 缺失可以遗传给男性子代。

3. 囊性纤维化跨膜转导调节因子突变检测

（1）囊性纤维化跨膜转导调节因子（cystic fibrosis transmembrane conductance regulator，CFTR）基因突变，可以引起先天性输精管缺如。

（2）先天性输精管缺如患者应进行 CFTR 基因突变检测。如果存在 CFTR 基因突变，应进行遗传咨询。

（3）有文献报道 CFTR 基因突变还可能与睾丸生精功能障碍、精子受精功能障碍等有关。

4. 精子染色体整倍性检测

（1）即使体细胞染色体核型正常，精子在减数分裂期间染色体错误分离也会造成缺失、二倍体甚至多倍体的情况出现。

（2）精子染色体整倍性异常多见于男方染色体结构数目异常、生精障碍、少/弱精子症、精子 DNA 碎片率异常增高等，通常容易导致女方反复流产。

（3）荧光原位杂交技术是精子染色体整倍性的细胞遗传学检测方法。

五、免疫学检查

1. 附着于精子表面的抗精子抗体，被认为是导致男性免疫性不育的主要因素。

2. 精液中的抗精子抗体几乎全部属于 2 类免疫球蛋白:IgA 和 IgG。

3. IgA 抗体的临床意义大于 IgG 抗体。

4. 第 5 版手册推荐了 2 种检测方法:混合抗球蛋白凝集试验(mixed antiglobulin reaction,MAR)和免疫珠试验(immunobead,IB)。

六、影响生育的生殖道病原体检测

大量研究表明,病原微生物感染是造成不孕不育的重要原因,在男性生殖系统中通过感染睾丸、附睾、附属生殖腺等部位,使精子的发育、成熟、转运受到影响。

1. 细菌

(1) 男性生殖道中的细菌具有普遍性和多样性,而且有比较大的个体差异。主要以革兰氏阳性菌为主。

(2) 男性生殖道中的细菌同男性生殖健康之间的关系目前没有定论。

2. 支原体

(1) 常见的与泌尿生殖道感染有关的支原体有解脲支原体(U. urealyticum,UU)、人型支原体(M.hominis,Mh)、生殖支原体(M. genitalium,Mg)。

(2) 人群中存在着相当数量的支原体携带者而没有症状和体征,以 UU 最为突出。

(3) UU 和 Mg 已被证明是男性非淋菌性尿道炎的病原体。

(4) 支原体与不孕不育之间的关系尚存在较大争议。

3. 衣原体 引起生殖器官感染的沙眼衣原体与不孕不育关系较大。

4. 其他病原体

(1) 阴道滴虫是引起男性不育的可能原因之一。

(2) 白假丝酵母菌一般不引起疾病。当机体免疫功能低下或菌群失调时,就可能大量繁殖并改变生长形式(芽生菌丝相)

侵入细胞引起疾病。有研究发现它可以影响精子的活动并损伤精子的超微结构，这可能与男性不育有关。

（3）一些病毒感染，如腮腺炎病毒、疱疹病毒、人乳头状瘤病毒、巨细胞病毒、乙肝病毒等，都可能对男性的生育能力产生一定影响。

（4）目前许多病原体与男性不育的关系和具体机制还不明确，或者存在较大争议，还有待进一步研究。

（张洲）

第三节　辅助检查

一、影像学检查

1. X 线检查

（1）输精管精囊造影术：检查目的是了解有无输精管道梗阻，梗阻部位及输精管道中有无精子，由于该方法多采用经皮穿刺输精管造影，如多次操作或操作不当，容易导致输精管狭窄、血肿、精液肉芽肿以及输精管血供破坏，目前已经较少使用。

（2）精索静脉造影：用于确定精索静脉内有无瓣膜及瓣膜功能，显示精索静脉的走行及分支情况，为精索静脉结扎手术、栓塞等治疗提供可靠的解剖学基础。随着超声学技术的发展，该检查已经逐渐被超声替代。

2. B 超检查

（1）精索静脉曲张：多普勒超声检查可以判断精索内静脉中血液反流现象。具有无创、便捷、重复性好、分辨率高以及诊断明确等特点，可作为首选的检测方法，一般认为管径 >2mm 即可确诊。在做 Valsalva 试验的同时做阴囊彩色多普勒超声检查可提高诊断率。

目前国内普遍认同的超声诊断标准为：

1）亚临床型：精索静脉内径≥1.8mm，平静呼吸时无反流，

Valsalva 试验出现反流,反流时间≥800ms。

2) 临床型:平静状态下精索静脉丛中至少检测到 3 支以上的精索静脉,其中 1 支血管内径大于 2mm,或增加腹压时静脉内径明显增加,或做 Valsalva 试验后静脉血液有明显反流。

(2) 梗阻性无精子症:随着超声成像技术的发展,经阴囊及直肠超声可清晰显示近端及远端输精管道细微结构的改变。特别是经阴囊超声可诊断起始段输精管道(主要为附睾)部位的梗阻,也可以显示更远段输精管道梗阻导致的近端输精管道形态结构变化。

1) 附睾:附睾头声像图表现分为正常、缺失、扩张(包括细网状、管状及囊状扩张)及炎性团块。附睾体声像图表现分为正常、缺失、扩张(包括细网状、管状扩张)、截断征及炎性包块。附睾尾声像图表现分为正常、缺失和炎性团块。附睾单纯性囊肿不包括在异常表现内。

附睾管扩张定义为附睾部位多发管状或囊状结构,内径大于 0.3mm。炎性团块定义为附睾局部出现偏高回声区,出现附睾管扩张并伴有点状强回声。截断征定义为附睾体突然变窄中断,无法追及附睾尾部结构,呈盲端改变。

2) 射精管:射精管声像图表现分为正常、扩张、单纯性囊肿、炎性囊肿。射精管炎性囊肿定义为射精管扩张形成囊性结构伴有囊内、囊壁或射精管钙化,囊内含浑浊性液体回声。

3) 精囊:精囊声像图表现分为正常、缺失、饱满及萎缩。精囊横径大于 15mm 定义为扩张,小于 7mm 定义为萎缩(或发育不良)。

3. CT、MRI 检查

(1) 睾丸肿瘤:对于睾丸肿瘤,多用超声和 MRI 检查,当需要判断恶性睾丸肿瘤的腹膜后淋巴结转移和/或脏器转移时,可选用 CT、MRI 和超声检查。

(2) 垂体腺瘤:催乳素型垂体微腺瘤是一种以分泌催乳素为主要特点的功能性垂体腺瘤病,主要临床表现为性腺功能减退,包括:性欲降低、勃起功能减退、射精量减少、少精子症等。

二、睾丸活检术

对临床高度怀疑非梗阻性无精子症而要求 ICSI 治疗的患者,开放性睾丸活检手术是诊断性活检及取精的可靠方法。

1. 适应证

(1) 临床经体检、B 超检查、内分泌测定和遗传学检测,考虑非梗阻性无精子症,需要明确病理诊断者。

(2) 无法明确诊断梗阻性无精子症还是非梗阻性无精子症时(FSH 和睾丸体积正常),行经皮细针附睾睾丸抽吸取精术未找到精子者。

(3) 女方卵巢功能减退,需要行多次 ICSI 助孕,可以取到充分标本找到精子后冷冻保存。

2. **手术方法**

(1) 睾丸开放活检 + 显微取精。

(2) 经皮睾丸穿刺抽吸术。

3. **并发症**

(1) 术中止血不彻底,不充分,可以导致术后出血及睾丸血肿。

(2) 术中损伤动脉,可导致睾丸血供受损及随之而来的睾丸萎缩。

(3) 术前消毒不完全或者术后护理不当,可导致术后附睾炎,睾丸炎等。

4. **病理**

睾丸活检组织病理根据睾丸的生精状态分为 4 种情况:

(1) 唯支持细胞综合征:精曲小管中生精细胞缺如,只有支持细胞,精曲小管管腔管径变小。

(2) 完全或不完全成熟阻滞:生精过程停留在生精细胞发育的某个阶段,精曲小管中只能见到这个阶段及其以前发育阶段的生精细胞,精曲小管只能见到精子细胞、初级和次级精母细胞、精原细胞。管腔内没有成熟的精子。

(3) 生精功能低下:精曲小管中见各级生精细胞,但数量明显减少。

(4) 生精功能正常:精曲小管内含各级生精细胞和支持细胞,管腔内见形态正常精子,精曲小管界膜薄而整齐。

辅助检查见图 3-13-2。

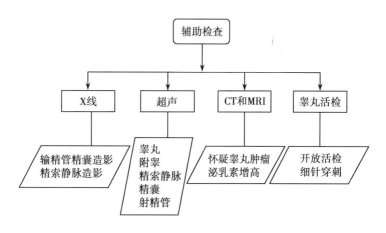

图 3-13-2 辅助检查

【误 区】

1. 忽视病史的重要性。

2. 不需要做体格检查,特别是外生殖器的检查。

3. 忽略睾丸体积的评估。

(王浩飞)

参考文献

1. 林飞鸿,郑毅春.男性不育与不孕.广州:暨南大学出版社,2013.

2. 李宏军,黄宇峰.实用男科学.2 版.北京:科学出版社,2015.

3. 吴阶平.吴阶平泌尿外科学.济南:山东科学技术出版社,2005.

4. ALAN J WEIN,LOUIS R KAVOUSSI,ANDREW C NOVICK,et al. Campbell-Walsh Urology 9th edition. Elsevier(Singapore):2007.

5. PATRICK J. ROWE,FRANK H. et al.WHO manual for the standardized investigation,diagnosis and management of the infertile male. World Health Organization,2000.

6. DOHLEGR,DIEMERT,GIWERCMANA,et al. Guidelines on male infertility. European Association of Urology,2010.

7. 世界卫生组织.人类精液检查与处理实验室手册.5版.北京:人民卫生出版社,2011.

8. 陈振文.辅助生殖男性技术.北京:人民卫生出版社,2016.

9. 世界卫生组织.世界卫生组织男性不育标准化检查与诊疗手册.北京:人民卫生出版社,2007.

10. 中华医学会.临床诊疗指南——辅助生殖技术与精子库分册.北京:人民卫生出版社,2011.

11. JUNGWIRTH A,GIWERCMAN A,TOURNAYE H,et al. European Association of Urology Working Group on Male Infertility. European Association of Urology guidelines on Male Infertility:the 2012 update. EurUrol,2012 62(2):324-332.

12. 杨黎明,鲁红,王军梅,等.近段输精管道获得性梗阻性无精子症经阴囊超声特征分析.上海交通大学学报医学版,2011,31(4):466-469.

13. ESTEVES SC,VERZA S,PRUDENCIO C,et al. Success of percutaneous sperm retrieval and intracytoplasmic sperm injection(ICSI)in obstructive azoospermic(OA)men according to the cause of obstruction. Fertility & Sterility,2010,94(4):S233.

14. KARACAN M,ALWAEELY F A,ULUG M,et al. The success of repeated microdissection sperm retrieval(M-TESE)and intracytoplasmic sperm injection(ICSI)following a conventional testicular biopsy in men with nonobstructive azoospermia. Fertility & Sterility,2012,98(3):S144.

15. VLOEBERGHS V,VERHEYEN G,HAENTJENS P,et al. How successful is TESE-ICSI in couples with non-obstructive azoospermia? Human Reproduction,2015,30(8):1790-1796.

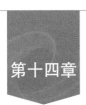

第十四章

男性不育相关疾病的诊断和治疗

第一节　遗传性异常及先天性异常

先天性疾病是指胎儿出生时已存在的发育异常,1963年Penrose从细胞遗传角度把不育分成3类:第1类是由于染色体畸变或带有致死基因而不能成活到生育年龄者,如常染色体三体、非整倍体,或被流产掉或生下后不久死亡。第2类指遗传性智力或器官发育障碍,不能正常进行性生活导致不育的染色体畸变患者,例如大多数先天性愚型及一些常染色体和性染色体畸变患者。第3类指那些健康情况良好,但由于染色体或基因不正常而引起的先天性疾病,这一类先天性异常患者,多能正常结婚,也有正常性生活,但因不育而就医,本章将重点讨论这类患者的诊治问题(图3-14-1)。

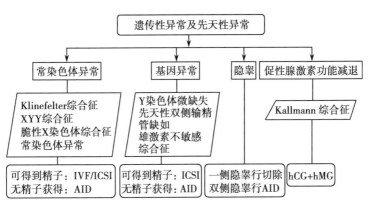

图3-14-1　遗传性异常及先天性异常

一、染色体异常

1. Klinefelter 综合征　临床表现为乳房女性化、两侧睾丸小、第二性征发育差、血促性腺激素高、精液中没有精子,也称为克氏综合征。典型的细胞核型为 47,XXY。发病率约为 1/660。

性激素检查可以发现血睾酮值低而 LH 和 FSH 增高,雌二醇也可增高。染色体检查是 47,XXY,也可见到嵌合体结构,一般为 46,XY/47,XXY,也有少数嵌合体为 46,XX/47,XXY。

目前尚没有有效的治疗方法恢复睾丸精子发生。如果在儿童期发现本病,应在青春期开始时给予雄激素,促使第二性征发育。如果是成年后发现,也应长期补充雄激素,以改善第二性征的发育和维持性功能。可以口服十一酸睾酮、注射长效睾酮或睾酮贴剂。以前认为本病患者是完全没有精子的,近年来,使用显微镜下睾丸切开取精联合 ICSI 辅助生殖技术,已使本病患者作为遗传学意义上的父亲成为了现实。而且后代的染色体核型大多正常。对于嵌合型患者,睾丸中往往可以找到成熟精子。过去认为,非嵌合型的患者睾丸中不可能产生精子,但近年来发表的许多文献资料报道,在非嵌合型的克氏综合征患者睾丸精曲小管中可以找到散在分布的精子。

2. XYY 综合征　又称超雄综合征,大约每 1 000 个新生男性中有 1 人为 47,XYY。临床表现主要有身材高大,智力可能有轻度低下,性格孤僻暴躁,可伴有隐睾、睾丸发育不全、生精障碍、尿道下裂。部分患者可自然生育,对于生精功能减退的患者可通过体外受精获得生育能力。XYY 核型在理论上可以形成 4 种类型的精子:X、Y、XY、YY 精子,其中 XY、YY 精子可能会造成后代染色体异常。但是在临床上,后代染色体异常的发生率很低。

3. 脆性 X 染色体　脆性 X 染色体是指在 Xq27.3 区带处的染色体呈细丝状,导致其相连的末端呈随体样结构,由于这一细丝部位容易发生断裂,因而称为脆性部位。这是一种 X 连锁隐性遗传疾病。临床表现为智力低下、大耳朵、单耳轮、淡蓝色巩膜、方额、下颌大而前突、颜面狭长、腭弓高、关节过度伸展、癫痫。有语言障碍,性情孤僻。80% 的患者有大睾丸,一般比正常人的睾丸大 1 倍以上。睾丸间质水肿,精子生成能力差,性功能较低。

4. **常染色体异常**　在男性不育患者中,可见染色体易位、倒置和染色体多态性。易位最常见的是 Robertson 易位,染色体的易位和倒置可导致精子发生和成熟障碍,同时与流产有一定关系。如果该类患者行 IVF/ICSI,建议行 PGD 诊断。染色体的多态性和精液质量的相关性目前还不明确。

二、基因异常

1. **Y 染色体微缺失**　称为无精子症基因(AZF),存在于 Y 染色体长臂远端(Yq11.23),划分为 AZFa、AZFb、AZFc 3 个区域。这些区域的缺失可导致精子发生阻滞。临床表现为无精子症或是严重少精子症。

对于完全型 AZFa 或 AZFb 缺失的患者,精液中没有精子,睾丸穿刺也不能发现精子。这类患者不可以通过 ICSI 的方式生育自己的孩子,只能通过供精的方式生育后代。AZFc 区缺失情况比较复杂,表型多样,从轻度少精子症到无精子症。有的患者尚存精子生成能力,其中 2/3 患者表现为无精子症,约 50% 的患者可以经睾丸穿刺获得精子,余下 1/3 表现为少精子症,因此 AZFc 缺失者可以通过辅助生殖技术生育自己的后代。对于有 AZFc 缺失的患者,随着年龄的增长精子数量会进行性减少,因此建议此类患者在成年后预先冷冻储存精子,避免生育力的丧失。

Y 染色体微缺失患者可通过 ICSI 生育下一代,其临床结局与非 Y 染色体微缺失的无精子症或严重少精子症患者之间差异无统计学意义,但是会将 Y 染色体微缺失传给男性后代,因此在对这类患者做 ICSI 前要充分告知遗传风险,建议行胚胎移植前基因诊断(PGD),选择女胚进行移植。

2. **先天性双侧输精管缺如**　先天性双侧输精管缺如(congenital bilateral absence of the vas deferens,CBAVD)与囊性纤维化(cystic fibrosis,CF)有关,由囊性纤维化跨膜转运调节物(cystic fibrosis transmembrane conductance regulator,CFTR)基因突

变造成。

临床表现为双侧或单侧输精管缺如,可同时伴有附睾和精囊的发育不良和缺如。部分有慢性肺部疾病或胰腺外分泌功能不足。精液检查除了无精子外,最主要的特征是由于精囊发育不良或缺如导致的精液量较少,平均少于 1ml,精液的 pH 值低,呈酸性。这类患者的性激素检查是正常的,可以与非梗阻性无精子症患者相鉴别。

可采用经皮附睾或睾丸内抽吸精子行 ICSI 获得后代。有关 CBAVD 后代遗传和发育情况目前尚无详细报道,有待进一步观察。

3. 雄激素不敏感综合征 雄激素不敏感综合征(androgen insensitivity syndrome,AIS)是由于雄激素靶器官上的雄激素受体出现障碍,对雄激素不反应或反应不足而导致的多种临床表现。该病主要由于 *AR* 基因突变所致,基因定位于 Xq11~Xq12。分为完全型和不完全型,完全型也称为睾丸女性化,不完全型则称为 Reifenstein 综合征。

完全雄激素不敏感患者,儿童期表现型完全是女性,青春期呈现女性体型,乳房女性化,但没有月经,阴道呈浅盲端,腹腔内无子宫及输卵管,在腹股沟部或"大阴唇"发现睾丸,有时睾丸可在腹腔内发现。成年血浆睾酮水平和正常男性相同甚至更高。染色体核型为 46,XY。在治疗上,一般主张按女性抚养,切除隐睾以防恶变,建议在发育后切除,因为这种睾丸能分泌雌激素使女性第二性征发育。

不完全雄激素不敏感患者,最常见体征为重度尿道下裂、阴茎短小,常伴有隐睾,乳房女性化,男性第二性征不发育或发育不良,睾丸小而无精子。染色体核型为 46,XY。应根据患者就诊年龄、抚育性别、外阴部畸形程度等综合考虑是否需改变性别。

三、隐睾

隐睾症是常见的睾丸先天性异常。胎儿期及出生后睾丸下降至阴囊是与下丘脑-垂体-睾丸性腺内分泌轴密切相关的,隐睾患者该内分泌轴存在某种缺陷。隐睾症根据睾丸部位不同可分为腹内高位隐睾、腹股沟隐睾、阴囊高位隐睾和滑动性隐睾4种，其中以腹股沟型隐睾为最常见。隐睾的病理变化主要是由于长期受到高温的影响，造成精曲小管变性，但对间质细胞的影响较少。隐睾的恶变率为正常睾丸的30~50倍，成人双侧隐睾基本丧失生育能力，单侧隐睾不育的发生率也有30%~60%。因此对隐睾的早期发现和治疗应受重视。

隐睾的治疗方法可分内分泌治疗和手术治疗2种。内分泌治疗主要用于1岁以内的患儿，主要有绒毛膜促性腺激素(hCG)、黄体生成素释放激素(LHRH)或促性腺激素释放激素(GnRH)，也可LHRH+hCG联用。对于2岁以上的患儿应采用睾丸下降固定手术，最晚不要超过6岁，否则睾丸生精功能会受到影响。手术方式有开放手术和腹腔镜手术。对于成人单侧隐睾则应切除，以防恶变。

四、促性腺激素功能减退

Kallmann综合征，又称为性幼稚伴嗅觉丧失综合征，为下丘脑促性腺激素释放激素(GnRH)缺乏导致的性腺发育障碍，伴嗅觉丧失(或功能减退)，是一种先天性遗传病。男性发病率约为1/8 000。KS可呈家族性或散发性，有常染色体显性或隐性遗传，以及X连锁隐性遗传3种遗传方式。目前已经确定了Kallmann综合征的20个致病相关基因：$FGFR1$，$FGF8$，$PROKR2$，$PROK2$，$KAL1$，$CHD7$等。

临床表现为阴茎短小，睾丸体积小(容积<4ml)，可伴随隐睾，青春期无第二性征。由于性激素缺乏，骨骺愈合延迟，身材细长，骨龄落后。嗅觉功能测定为无功能或功能减退。可合并单侧肾发育异常、唇裂、腭裂、肢体联带运动、眼球运动异常，感觉神经性耳聋。血清卵泡刺激素(FSH)和黄体生成素(LH)、睾酮(T)、雌二醇(E_2)均降低。染色体核型正常。头颅MRI示嗅球、嗅沟发育不全或缺失。

Kallmann综合征的治疗效果取决于能否早期诊断，可使用促性腺激素或促性腺激素释放激素治疗,目的是促进睾丸分泌雄激素和生精细胞的发育,改善第二性征和启动精子发生。促性腺激素应该使用 hCG 联合 hMG 或 FSH 治疗,使用剂量为 hCG 2 000IU 和 FSH75IU,每周 3 次,促性腺激素释放激素可使用 GnRH 脉冲治疗。治疗应该保持连续性,在治疗后第二性征一般都能得到很好的改善,但是部分患者的精子可能无法产生,这可能与治疗的起始时间有关。患者产生精子后,建议进行精子冷冻储存,以保存生育能力。如果患者已经完成生育任务或是没有生育要求,可单纯使用雄激素替代治疗。

【误 区】

1. 认为先天性或遗传性疾病引起的不育是不可治疗的。
2. 有精子的不育男性不存在遗传异常。
3. 低促性腺激素患者单纯使用雄激素治疗。

(王浩飞)

第二节 内分泌异常

睾丸的精子发生受到下丘脑-垂体-性腺轴的调节,下丘脑脉冲式释放促性腺激素释放激素(GnRH),刺激垂体合成和分泌黄体生成素(LH)和卵泡刺激素(FSH),LH 作用于睾丸的间质细胞,生成睾酮,间接地影响精子的发生。FSH 作用于睾丸的支持细胞,促进精曲小管的精子发生。因此,男性不育的内分泌因素通常被称为睾丸前因素。这些病例的生育能力损害继发于激素缺乏、过量或受体异常(图 3-14-2)。

一、下丘脑病变

1. Kallmann 综合征 详见本章第一节"遗传性异常及先天性异常"。

2. 选择性 FSH 缺乏综合征 这种疾病非常罕见,由于 LH 正

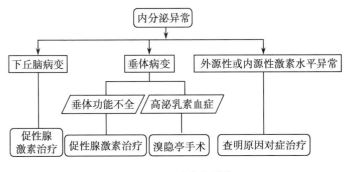

图 3-14-2　内分泌异常

常,患者睾酮分泌正常,所以表现为正常男性体征,睾丸体积也正常。但是由于缺乏 FSH,所以睾丸生精功能异常,表现为无精子或少精子。这类患者使用 hMG 治疗可以有效改善生精功能,使用 FSH 效果更佳。

3. **选择性 LH 缺乏综合征**　又叫生育型无睾综合征,偶见于 FSH 正常的患者。这类患者由于 LH 水平很低,睾丸分泌睾酮不足,因此表现为第二性征发育差,乳房女性化,类似无睾丸体征。但患者睾丸体积略大或正常,精液量少,精液内可见少量精子。虽然 FSH 正常,但是由于缺少 LH 的刺激,睾丸内间质细胞很少。使用 hCG 治疗后,间质细胞可恢复正常,睾酮水平上升,生精功能可以恢复。

4. **Prader-Will 综合征**　Prader-Will 综合征表现为过度肥胖、肌无力、智力缺陷、手足短小、身材矮小和性腺功能减退。是一种基因缺陷,有家族倾向。Prader-Will 综合征存在 GnRH 分泌缺陷,导致 FSH 和 LH 不足,治疗类似 Kallmann 综合征。

二、垂体病变

1. **垂体功能不全**　垂体手术、缺血、肿瘤、放射损伤或感染都可影响垂体的功能,导致促性腺激素分泌减退。如果发生在青春期前,则表现为发育迟缓或肾上腺和甲状腺功能减退。如果发生在成人,则表现为性欲及性功能减退,精子数量少或没有。性激素检查可以发现 FSH 和 LH 以及睾酮水平低下,通过使用外源性促性腺激素可以使睾酮水平升高,恢复部分生育能力。

2. **高催乳素血症**　高催乳素血症可由垂体肿瘤、药物、疾病或某些特发性原因造成。催乳素水平升高可使下丘脑-垂体-性腺轴的功能降低,下丘脑释放 GnRH 脉冲信号减弱,造成患者血浆睾酮水平下降,男性化减退,乳房女性化和不育。过高的催乳素对中枢神经系统亦有直接抑制作用。当血清催乳素高于正常值的 2 倍以上时,可采用溴隐亭治疗,不仅可使血清催乳素水平降至正常,血清睾酮水平增高,而且可改善性功能和生精功能,假如高催乳素血症是由垂体催乳素瘤引起的,则溴隐亭还可使垂体催乳素瘤体积缩小。

三、外源性或内源性激素水平异常

1. **雄激素过多**　雄激素过多可抑制下丘脑和垂体的功能,导致促性腺激素分泌下降,特别是 FSH 水平下降,可抑制睾丸的生精功能,导致精子数量减少和无精。雄激素过量可分为外源性和内源性,外源性雄激素过量主要见于运动员滥用类固醇类药物。内源性雄激素过量最常见的是先天性肾上腺皮质增生(congenital adrenal hyperplasia,CAH)。该疾病最常见是由于 21-羟化酶缺乏而引起肾上腺分泌雄激素过多,过多的雄激素又反馈抑制垂体产生促性腺激素。临床表现为发育过早,在 2~4 岁时即出现阴茎增大,往往与成年人相似,能够勃起,同时出现男性第二性征,但睾丸不增大,发育反而受抑制,精液中没有精子。出现早期骨骺融合,至 10 岁左右,发育成长停止,到青春期反而比正常男性矮小。CAH 可使用糖皮质激素治疗,能抑制垂体产生 ACTH,并使血浆睾酮下降,恢复垂体促性腺激素的释放。若在儿童期就进行治疗,则可使早期产生的第二性征受到抑制,睾丸也可同时发育。如果到成人才发现,糖皮质激素的治疗也能使部分患者恢复生育能力。

2. **雌激素过多**　睾丸支持细胞肿瘤或间质细胞肿瘤以及肾

上腺皮质肿瘤可分泌雌激素,过度肥胖患者雌激素水平可能会升高。雌激素过多可抑制垂体促性腺激素的分泌,造成睾丸分泌雄激素和生精功能的减退。

3. 糖皮质激素过多　糖皮质激素过多可抑制垂体 LH 的分泌,导致睾酮水平下降和生精功能障碍。可由内源性的库欣综合征和外源性的摄取,如溃疡性结肠炎、哮喘及类风湿关节炎等疾病使用糖皮质激素治疗导致。

4. 甲状腺功能异常　甲状腺功能亢进或减退可影响垂体的分泌功能和睾丸的生精功能,由甲状腺疾病造成的男性不育还是很少见的。

【误 区】

1. 对促性腺激素缺乏的患者单纯使用 hCG 治疗。
2. 对发育迟缓的患者单纯使用雄激素促进其发育。
3. 忽视对内分泌激素的检查。

（王浩飞）

第三节　精索静脉曲张

精索静脉曲张是指精索蔓状静脉丛因各种原因引起回流不畅或因静脉瓣损坏引起血液倒流而形成局部静脉扩张、迂曲、伸长的病理现象。大多发生在左侧,也可发生在右侧或双侧。轻者无症状,重者引起坠胀不适,有部分患者还伴有睾丸缩小,变软和组织学改变以及精液检查异常。精索静脉曲张被认为是男性不育最常见原因之一(图 3-14-3)。

一、临床表现

精索静脉曲张是一种较为常见的男性疾病,约 15% 的男性患此症,但绝大多数患有此症的男性并不存在不育问题。在男性不育患者中,约 35%~40% 可能存在精索静脉曲张问题。

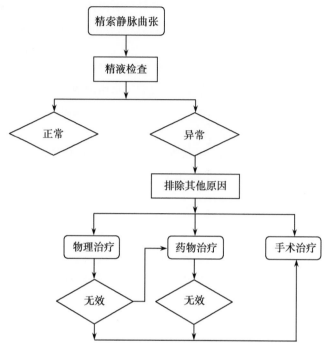

图 3-14-3 精索静脉曲张

患者主要表现为站立时阴囊胀大,有沉重及坠胀感,可向下腹或腹股沟反射,行走时加重,平卧休息后减轻。局部检查可在阴囊部位看到扩张扭曲的蔓状血管丛,用手触诊时可感觉到曲张的静脉像蚯蚓团状。平卧后按压静脉团可消失,但站立后又出现。

二、诊断

1. 一般检查 典型的精索静脉曲张局部体征明显,可以看到或触到蚯蚓团块状的曲张静脉,站立时明显,平卧时可消失。不典型的精索静脉曲张可以采用 Valsalva 法检查,临床上根据检查结果一般将精索静脉曲张分为 3 级。

(1)Ⅰ级:只有采用 Valsalva 法检查时,才能摸到扩张的精索蔓状静脉丛。

(2) Ⅱ级:精索静脉曲张可以摸到,但不能看见。

(3) Ⅲ级:通过阴囊皮肤可以见到成团扩张的精索蔓状静脉丛。

(4) 亚临床型:阴囊内无扩张蔓状静脉丛,但用阴囊热像仪或多普勒超声检查发现有异常者。

2. 超声检查

(1) Ⅰ级:表示精索静脉内血液淤滞,但无自发性静脉反流,在做 Valsalva 试验时出现明显静脉反流。

(2) Ⅱ级:精索内静脉发生间歇性反流。

(3) Ⅲ级:精索内静脉发生持续性反流。

3. 静脉造影　通过股静脉插管到精索内静脉进行造影,观察精索静脉曲张情况。可分为 3 级,①轻度:造影剂在精索静脉内反流长度达 5cm;②中度:造影剂反流到 4~5 腰椎水平;③重度:造影剂反流到阴囊内。

4. 睾丸检查　精索静脉曲张可导致同侧的睾丸体积缩小,质地变软。

5. 精液检查　精索静脉曲张的精液特点是精子数量减少,精子活动率和活动力下降。

三、治疗

1. 手术治疗　精索静脉结扎术目前仍是世界各国最常采用的治疗精索静脉曲张的手术方法。

(1) 高位结扎:手术部位在外环口以上,包括经腹股沟、经腹膜后精索内静脉高位结扎术及精索静脉栓塞。

(2) 低位结扎:切口取外环口以下,阴囊根部。在显微镜下行精索静脉结扎,可以更好地保护动脉和淋巴管,是目前较为推崇的手术方式。

据统计,手术治疗后的自然妊娠率一般为 30%~40%,可能会出现鞘膜积液、睾丸萎缩、局部不适、精索静脉曲张复发等并发症。妊娠率和并发症与手术方式有一定相关,目前认为,低位显微外科结扎手术的效果可能更佳,其术后妊娠率更高,手术并发症更低。但是也有学者认为手术对于精索静脉曲张导致的不育无效。

2. **药物治疗** 由于精索静脉曲张不育的发病机制尚未完全阐明,目前也无特效的针对生殖病理的治疗药物,由此临床上用的一些药物多是凭经验采用的非特异性药物,如 hCG、克罗米芬、VitE、VitC 或中药,但是疗效难以肯定,还有待进一步探索。

3. **物理治疗** 对于轻微精索静脉曲张,临床症状不严重的患者,可采用阴囊托带,局部冷敷治疗。

由于只有少数精索静脉曲张的男性可能产生不育问题,因此对于青少年精索静脉曲张是否需要预防性手术还有争议,目前认为对青少年精索静脉曲张没有必要手术,除非其存在患侧睾丸萎缩或内分泌异常,但随访是必要的。

【误 区】

1. 精索静脉曲张一定会对造成不育。
2. 精索静脉曲张手术后精子质量肯定会改善。
3. 精索静脉曲张都需要手术治疗。

(王浩飞)

第四节　生殖道感染

生殖道感染是引起男性不育的重要原因之一。男性生殖道感染,能损伤或破坏生殖器官及造成生殖管道的粘连和阻塞,影响睾丸生精功能、引起附属性腺分泌功能紊乱、诱发自身免疫和微生物对精子的直接作用等机制,导致精子发生障碍、精浆成分改变和精子功能下降等而引起男性不育。可能对男性生育功能造成影响的病原体主要有支原体、衣原体、细菌、病毒、梅毒、结核等(图 3-14-4)。

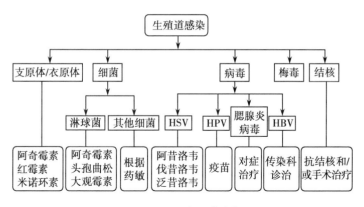

图 3-14-4　生殖道感染

一、支原体和衣原体

男性生殖道支原体和衣原体感染属于性传播疾病。支原体感染可导致非淋球菌性尿道炎,表现为尿频、尿急、尿痛、尿道灼热瘙痒以及尿道口分泌物等症状。但大多门诊就诊的男性不育患者并没有明显的泌尿道症状,仅在精液培养中发现。引起男性生殖道感染的支原体主要有解脲支原体(UU)和人型支原体(Mh),目前认为解脲支原体是当前生殖道感染的主要病原体,约占到生殖道感染的40%。支原体引起男性不育的原因目前认为主要有以下几点:①吸附于精子表面,使精子的运动能力下降;②吸附在精子顶体,干扰精卵结合;③解脲支原体与精子有共同抗原,通过免疫机制产生自身抗体或细胞免疫而影响受孕;④产生神经氨酸酶样物质,随精子进入卵母细胞,导致胚胎死亡,妊娠早期终止;⑤直接感染生精细胞,导致生精细胞凋亡,精子数量减少。此外,支原体感染可能与精子DNA碎片率升高有关。

引起生殖道感染的衣原体主要是沙眼衣原体(chlamydia trachomatis,CT),它是男性非淋球菌性尿道炎、特发性附睾炎和无菌性前列腺炎的主要病原体。衣原体感染对男性生育的影响主要有:①引起附睾炎,导致梗阻性无精子症;②促进睾丸炎症细胞浸润,引起生精细胞凋亡;③吸附在精子表面,降低精子的活动力和存活力;④进入到精子内部,大量繁殖,破坏精子,导致精子功能下降;⑤与人精子膜存在共同抗原,产生的抗体与精子发生交叉反应,对精子功能产生影响。衣原体感染也可能导致精子DNA碎片率升高。

支原体和衣原体感染可通过对尿道分泌物、前列腺液或精液的培养而明确,由于衣原体培养比较困难,大多数实验室采用抗原检测。目前 PCR 法也用于临床检测,敏感性高,但容易出现假阳性。支原体和衣原体感染的治疗方案相同,目前推荐的是阿奇霉素 1g,单次顿服;多西环素 100mg,2 次/d,连用 7 天;红霉素 500mg,4 次/d,连服 7 天;琥乙红霉素 800mg,4 次/d,连服 7 天;米诺环素 100mg,2 次/d,连服 10 天;或左氧氟沙星500mg,1 次/d,共 7 天。男方治疗的同时建议女方也同步检查和治疗。

二、细菌

1. **淋球菌**　淋球菌属于革兰氏阴性菌,会引起黏膜表面化脓性炎症,生殖道反复化脓性炎症会引起感染部位的瘢痕粘连,导致尿道狭窄或输精管梗阻。临床主要表现为尿道脓性分泌物、附睾睾丸炎等。淋球菌本身可能不会对精子的运动功能产生直接影响,它主要通过侵入机体后,引起机体的炎症反应和免疫反应,产生炎症介质和细胞因子来损伤生殖道和生精细胞。淋球菌感染还可造成生殖道局部免疫功能下降,容易引起其他病原体感染,甚至导致抗精子抗体产生。能造成输精管纤维化及瘢痕形成,导致梗阻性无精子症。

淋球菌感染的诊断主要是通过对脓性分泌物的革兰氏染色涂片,可发现革兰氏阴性双球菌。治疗方案根据感染的部位分为,①淋菌性尿道炎:头孢曲松 250mg 单次肌内注射加阿奇霉素 1g单次顿服;头孢克肟 400mg 加阿奇霉素 1g 单次顿服;大观霉素2g 单次肌内注射。②附睾炎,睾丸炎:头孢曲松 250~500mg 肌内注射,1 次/d,连续 10 天;大观霉素 2g 肌内注射,每日 1 次,连续

10 天。

2. 非淋球菌　导致生殖道感染的常见的非淋球细菌主要有大肠埃希菌、铜绿假单胞菌、克雷伯杆菌和枯草杆菌、草绿色链球菌、金黄色葡萄球菌等。体外研究发现细菌能显著降低精子前向运动能力。细菌感染能影响精囊、前列腺和附睾的功能，继而对精子产生影响。同时细菌感染产生的炎症可导致精液中的白细胞升高，产生炎症因子，会直接和间接影响精子的活动力。感染也可引起精液中活性氧(reactive oxygen species，ROS)水平升高，导致细胞膜的脂质过氧化反应，造成精子膜损伤；还可导致 DNA 的线性断裂，DNA 的完整性遭到破坏。

非淋球细菌感染的诊断主要是根据前列腺液或精液的细菌培养确诊，同时根据培养的药敏结果采用敏感的抗生素进行针对性治疗。

三、病毒

单纯疱疹病毒、人乳头状瘤病毒、腮腺炎病毒、乙肝病毒等都可能引起男性生殖道感染，这些病毒对男性的生育能力可能会产生影响。

1. 单纯疱疹病毒(herpes simplex virus，HSV)　感染的临床表现为外生殖器或肛门皮肤的痛性溃疡。有报道认为 HSV 感染可影响睾丸的生精功能，使精子的存活率、活动力及精子形态学下降，并能导致免疫性不育。HSV 感染的治疗方案有：阿昔洛韦 400mg，口服，3 次/d，连续 7~10 天；阿昔洛韦 200mg，口服，5次/d，连续 7~10 天；伐昔洛韦 1g，口服，2 次/d，连续 7~10 天；泛昔洛韦 250mg，口服，3 次/d，连续 7~10 天。

2. 人乳头状瘤病毒(human papilloma virus，HPV)　感染在男性中大多没有临床症状，有研究表明 HPV 能与精子头部结合，影响精子的活动能力；对精子 DNA 的完整性也有一定影响。目前对男性 HPV 感染尚没有有效的治疗方法，美国疾病预防控制中心推荐对 11~12 岁男性(最早 9 岁可开始)接种四价和九价HPV 疫苗。

3. 腮腺炎病毒 腮腺炎病毒导致的病毒性睾丸炎是引起后天性非梗阻性无精子症的最常见原因。青春期后感染腮腺炎病毒的男性约有 30% 可继发睾丸炎,其中约 10%~30% 累及双侧。腮腺炎病毒能造成睾丸严重的生精功能障碍和生精功能的永久丧失,一般发生在感染的 1~3 个月后,而且是不可逆的。腮腺炎病毒性睾丸炎目前尚无特效治疗,主要是采用卧床休息、止痛退热等对症治疗。也有使用糖皮质激素和干扰素治疗,但对睾丸生精功能的保护作用还有争议。

4. 乙肝病毒(HBV) 乙肝病毒也可感染男性生殖道,有研究表明 HBV 可影响精子的活动力,对精子的 DNA 造成损伤。

四、梅毒

梅毒性睾丸炎多发生在梅毒晚期,临床表现为睾丸局部增大,组织较软,睾丸组织完全被破坏,睾丸功能丧失。目前已经很罕见。

五、结核

男性生殖道结核由结核原发病灶通过血行传播引起。临床上最常见到的是附睾结核和睾丸结核。表现为附睾增大、质硬、有硬结,表面不规则并有压痛,输精管呈串珠样改变。双侧附睾结核者,往往由于整个生殖道的广泛破坏以及纤维化引起梗阻而造成梗阻性无精子症。未经治疗的附睾结核最终会引起睾丸结核,破坏睾丸功能。如果附睾结核较轻可使用抗结核药物治疗,如果病变严重或有冷脓肿和窦道时,可以进行附睾切除,术前使用抗结核药物 2 周,术后继续使用。

【误 区】

1. 如果没有症状就没有必要排除生殖道感染。

2. 男方确诊支原体、衣原体感染后忽视女方的检查和治疗。

(王浩飞)

第五节　免疫性不育

男性免疫性不育症是指以精子作为抗原,在体内激发免疫反应所引起的不育症;是指夫妇婚后同居1年以上,未采用任何避孕措施,男方性功能及射精功能正常,无先天性生殖系统发育异常,在至少1份精液样本中,发现有50%或以上的活动精子被抗体包裹时,可以诊断为免疫性不育症。

一、抗精子抗体对生殖的影响

1. **影响精子的生成**　临床上表现为少精子、无精子症。

2. **影响精子活动能力及抑制精子穿透子宫颈黏液**　增加精子发生凝集和制动的概率,使精子活力下降、运动受阻、穿透子宫颈黏液能力明显下降。

3. **抑制精子获能、顶体反应**　干扰精卵结合而降低受孕能力。

4. **影响胚胎的发育**　有研究证实抗精子抗体是引起早期流产的原因之一。

二、抗精子抗体检查的指征

1. 不明原因不育。

2. 性交后试验或子宫颈黏液分析精液质量差。

3. 患者存在某种器质性疾病(如生殖系统梗阻性疾病、生殖系统感染及损伤等),这种器质性疾病很轻微但有可能引起精子免疫,尽管关系尚不十分清楚。

4. 女方有不明原因流产等。

三、抗精子抗体的检测

抗精子抗体检测方法有:精子凝集试验、混合凝集试验、精子制动试验、间接免疫荧光试验、放射免疫分析法、免疫珠结合试验、酶联免疫吸附试验、混合抗球蛋白反应试验

（MAR）等。

1987年,世界卫生组织首次推荐用混合抗球蛋白反应试验法和免疫珠结合试验法检测抗精子抗体,20世纪90年代再次推荐混合抗球蛋白反应试验法和免疫珠结合试验法,可以作为临床不育诊断中免疫性不育的最佳检测方法。

1. **混合抗球蛋白反应试验(简称 MAR 试验)** 是世界卫生组织所推荐的2种检查不孕症患者是否有抗精子抗体存在的方法之一。

2. **免疫珠试验(简称 IBT 试验)** 是目前运用率高、准确率高的检查方法。临床上多用于混合抗球蛋白反应试验无法检测的免疫性不孕不育患者。

3. **酶联免疫吸附试验(ELISA)** 目前国内不少厂家提供ELISA试剂盒,但检测结果差异较大。而且 ELISA 方法敏感性高、特异性低。因此,临床中应慎重看待抗精子抗体检测结果。

四、免疫性不育的诊断

1. 性功能和射精功能正常。

2. 检测精液发现,至少有50%的活动精子被抗体(免疫珠)所包被。

3. 经抗体生物学检测加以确诊,可选择精子-子宫颈黏液接触试验、体内性交试验或体外精子-子宫颈黏液接触试验。

五、免疫性不育的治疗

由于抗精子抗体产生原因以及它对男性不育的影响还处于探索和尚有争论的阶段,免疫性不育的治疗处于经验性治疗阶段。治疗方法有多种,疗效也不十分明确,多种不同病因所导致的抗精子抗体阳性,需要不同的治疗方法加以应对(表3-14-1)。

表 3-14-1　相关因素与治疗方法

相关因素	治疗方法
感染因素（生殖道炎症）	抗生素治疗感染
明确的生殖器官病变	
一侧附睾结核	切除患侧附睾
严重睾丸损伤	手术修复或切除
精索静脉曲张	开放、显微以及腹腔镜手术治疗
输精管、附睾管梗阻	显微外科吻合
射精管口堵塞	经尿道射精管切开
无明显器质性病因	免疫抑制剂治疗，如泼尼松口服
	使用避孕套避孕，一般 3~6 个月
采用传统治疗手段效果不佳	通过宫腔内人工授精（IUI）治疗
IUI 治疗 2~3 个周期没有成功受孕	行 IVF 或 ICSI 助孕治疗
伴有严重少、弱、畸形精子症	行 IVF 或 ICSI 助孕治疗

　　一般认为精子活动力低下、精子凝聚以及精子参数百分比结果异常的男性不育患者，寻找不育原因和无法解释的不育症夫妇，均应检测抗精子抗体。对于输精管道复通手术、精索静脉曲张手术患者，手术前可以不要求常规检测抗精子抗体。手术成功后 1 年，女方仍未受孕，应行抗精子抗体检测。经过传统治疗效果欠佳时，应该选择辅助生殖技术解决生育问题。

【误 区】

1. 所有不育患者都行抗精子抗体检测。
2. 抗精子抗体阳性即免疫性不育。
3. 发现抗精子抗体阳性患者即选择辅助生殖技术。

免疫性不育流程图见图 3-14-5。

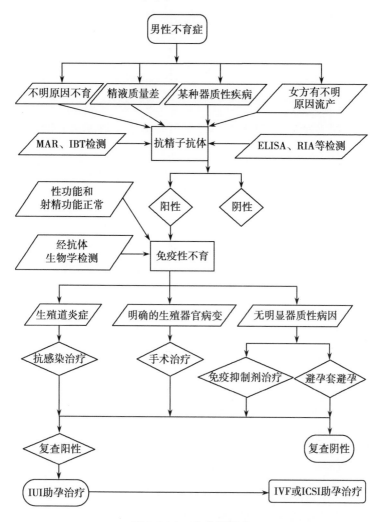

图 3-14-5 免疫性不育

（李冬水）

第六节　精子运输障碍

男性生殖管道从睾丸的输出小管到射精管任何一段出现精子运输问题都会影响精子的排出,导致不育。表现为无精子症、少精液症、不射精症和逆行射精等。

一、精子运输障碍按病因分类

1. 先天性障碍

(1) 先天性输精管发育不良或缺如:是无精子症的重要原因,多为单侧或双侧缺如,通常可伴有精囊腺、输精管及附睾缺如或发育不良。

(2) 精囊腺囊肿。

2. 获得性障碍

(1) 慢性附睾炎。

(2) 手术误扎输精管:疝修补术、睾丸固定术、精索静脉曲张切除术等。

3. 功能性梗阻　包括不射精症和逆行射精。

(1) 尿道前列腺手术、膀胱颈部手术、腹膜后淋巴结清扫术或广泛性盆腔手术等。

(2) 糖尿病、多发性硬化症等。

(3) 某些药物如酚苄明、胍乙啶及甲基多巴等。

(4) 不良的排精方式:如压迫式手淫等。

二、精子运输障碍按部位分类

1. 睾丸内梗阻。

2. 附睾梗阻。

3. 输精管梗阻。

4. 射精管梗阻。

三、精子运输障碍诊断(表3-14-2)

表3-14-2 精子运输障碍诊断方法

诊断方法	先天性障碍	获得性障碍	功能性障碍
病史分析			
性生活时排精量	少	正常	无或少
手术史	无	部分	部分
有无全身性疾病	无	有	有
口服药物	无	无	部分
精液常规分析			
精液量	少	正常	无或少
精液浓度	无	无	无
精浆生化			
酸性磷酸酶	+	++	−
果糖	−	++	−
α-糖苷酶	−	−	−
遗传内分泌检查			
性激素、染色体	正常	正常	正常
囊状纤维筛查	可能异常	正常	正常
体格检查			
睾丸	正常	正常	正常
附睾	增粗、缺如或发育不良	增粗或正常	正常
输精管	缺如或发育不良	增粗或正常	正常
直肠指诊精囊	未及或囊状扩张	正常	正常
B超检查			
附睾、输精管	增粗、缺如或发育不良	增粗或正常	正常
精囊腺、射精管	增大、缺如或发育不良	正常	正常
诊断性穿刺活检			
附睾或睾丸	可见精子	可见精子	可见精子

四、精子运输障碍治疗

治疗原则:明确诊断,查明原因,对症治疗(表 3-14-3)。

表 3-14-3　精子运输障碍治疗

先天性障碍	
先天性输精管发育不良或缺如	附睾或睾丸取精 +ICSI 助孕治疗
精囊腺囊肿	经尿道囊肿切除术,效果不佳时行附睾或睾丸取精 +ICSI 助孕治疗
获得性障碍	
附睾炎	附睾输精管吻合术,效果不佳时行附睾或睾丸取精 +ICSI 助孕治疗
手术误扎输精管	输精管端端吻合术,效果不佳时行附睾或睾丸取精 +ICSI 助孕治疗
功能性障碍	
不射精症	对因治疗;若无效,按摩或经直肠电刺激取精,行 IUI 助孕治疗,若失败,行附睾或睾丸取精 +ICSI 助孕治疗
逆行射精	采用 α-肾上腺素能交感神经兴奋剂治疗
	若无效,收集性高潮后碱化尿液中的精子,行 IUI、IVF 或 ICSI 治疗

━━━━━━ 【误区】 ━━━━━━

1. 精液分析未见精子,就提示睾丸生精功能障碍,进行生精药物尝试治疗或供精。

2. 由于不射精和逆行射精,患者必须通过供精解决生育问题。

3. 精子运输障碍患者,都建议行手术治疗。

精子运输障碍流程图见图 3-14-6。

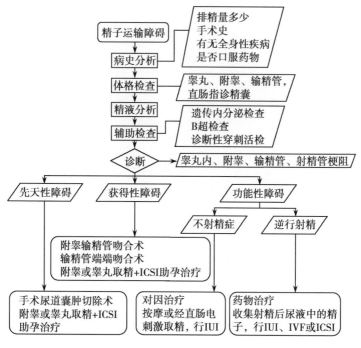

图 3-14-6　精子运输障碍

（李冬水）

第七节　外源性因素与不育

在社会高速发展的今天，伴随着工业化进程的加快、交通运输业的发展以及工作的高强度、快节奏，许多外源性因素，如外伤性因素、医源性因素、环境职业及理化因素和精神心理因素等，都从各种不同的方面影响着身体健康，同时也可能影响生殖功能，从而导致包括男性不育在内的多种异常情况的发生。

一、医源性因素

医源性因素引起的不育是指由于医学或手术因素引起的精

子异常,但诊断需要符合以下条件:使用过可能对生育力有不良影响的药物和/或有过可能影响生育力的手术史(表 3-14-4)。

表 3-14-4　医源性因素

影响因素	表现形式	治疗方法
有不良影响的药物		
激素	长时间应用,可能干扰性腺轴,影响精子的生成和成熟	减少用药时间或替换不影响生育的药物
化疗药物	可能损害生精上皮和间质细胞的功能,甚至可导致睾丸萎缩	化疗或放疗前,利用精子库储存精子可能的情况下,替换不影响生育的药物
抗菌药物氨基糖苷类、大环内酯类、柳氮磺吡啶、中药雷公藤以及部分降压药等		
有过可能影响生育力的手术史		
输精管结扎手术:梗阻性无精子症		显微外科复通术
输精管结扎术:梗阻性无精子症后复通失败		第 2 次手术也值得考虑或手术取精行 ICSI

二、环境职业与理化因素

随着工农业发展,释放到环境中的各种有害化学污染物质(如汽车废气、灌溉用污水、农药等)、多种金属和各种物理因素,对人类的损伤机制和复杂问题的严重程度尚不明确,但它们对生殖功能的影响比较大,诸如男性精子质量和数量的下降、睾丸肿瘤、前列腺癌、尿道下裂等。也有证据表明不良的行为习惯及生活方式(如性病、吸烟、饮酒等)、紧张的生活节奏也影响男性的生殖功能(表 3-14-5)。

表 3-14-5　环境职业与理化因素

影响因素	表现形式	治疗方法
物理因素	主要为热效应,如急性发热、高温作业、桑拿浴等会干扰阴囊的温度调节,导致睾丸生精功能抑制	避免长时间受热效应影响
微波	非热效应,可能导致精子发生出现异常变化	应避免长时间接触
辐射	大剂量的辐射会影响生殖功能,小剂量的辐射影响较小	应避免长时间接触
化学因素		
化学制剂和物质	合成有机杀虫剂、熏蒸剂、食物添加剂、工业化学制品化学物质,如镉、铅、铜、汞都会对生殖功能产生影响	减少接触、做好防护
不健康的生活方式		
吸烟	干扰性腺轴,降低精液质量,导致少、弱精子症,影响生育力	减少或尽量不吸烟
大量酗酒	可以引起暂时性生精功能抑制	控制饮酒量,不酗酒
长期过度的夜生活,如泡网吧、泡夜总会、通宵打牌,身体素质下降	不良的饮食习惯如单食、偏食、挑食,会引起微量元素缺乏,影响睾丸的生精功能	健康饮食,规律的生活、良好的作息习惯
职业因素		
可疑影响的职业	有影响的职业如电焊工、驾驶员、油漆工、长期印刷工人、电子工人、污水处理工作者、消防队员等	减少接触、做好防护、去除影响因素

三、外伤性因素和精神心理因素(表 3-14-6)

表 3-14-6　外伤性因素和精神心理因素

影响因素	表现形式	治疗方法
外伤性因素		
睾丸和精道的损伤	睾丸的意外损伤,附睾、精索手术时对精道的损伤,疝修补术等	以预防损伤为主,早期行有效地治疗
精神心理因素		
拥挤综合征	高度神经紧张和心情焦虑而引起的心理失衡,影响性生活和生殖能力	调适心态、学会适应
过大的精神压力	应激状态下,GnRH、FSH、LH 释放异常,造成性功能障碍及精子质量下降	多沟通、调整内心体验
性知识匮乏	性知识的缺乏,引起心因性 ED;自卑心理:很多夫妻女强男弱,男性心理过度自卑,会引发 ED、早泄等,引起不孕不育	性教育和咨询增强自信心、多沟通

外源性因素,例如环境职业与许多理化因素影响男性生育力,而这些因素往往是综合、复杂地作用于人体。若不注意对环境污染、理化因素和生活方式等影响因素进行有效地防护和调整,往往就不知不觉损害了生育力。当患者以不育就诊时,检查可能表现为精液异常,若不注意询问和分析以上影响因素,往往归咎于特发性少、弱、畸形精子症,甚至无精症。其实这些患者,分析原因,进行相应的预防、调整和治疗,患者的生育力会有明显提高。

【误　区】

1. 男性精液质量的好坏与睾丸生精功能有关,与外部因素关系不大。

2. 不改变不良的生活方式,认为可以通过补充营养和保健品来改善精液质量。

外源性因素和男性不育流程图见图 3-14-7。

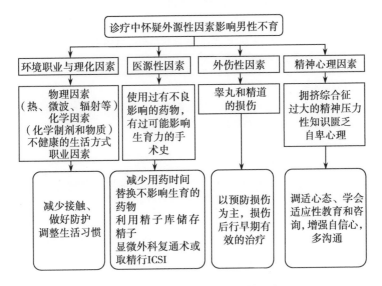

图 3-14-7　外源性因素和男性不育

（李冬水）

第八节　男性性功能障碍性疾病

　　男性性功能障碍疾病主要包括勃起功能障碍、射精功能障碍以及性欲障碍。这些疾病不仅影响患者性生活质量，影响患者和伴侣的关系，也可能引起男性不育。同时男性不育患者由于传统观念的影响，以及长期诊治不育过程中带来的心理与社会压力，会显著影响性生活质量，表现为不同的性功能障碍，如 ED、早泄、性欲下降，性生活次数减少，并可能对不育的治疗带来不利影响。

一、勃起功能障碍

　　勃起功能障碍（erectile dysfunction，ED）是指阴茎持续无法达到和维持足够的勃起以获得满意的性生活。对"持续"多长时间无严格的规定，1~3 个月是多数学者所接受的时间，而偶然出现一两次勃起功能异常,并不能认为是真正的 ED。

　　ED 是成年男性常见的性功能障碍,可以影响患者的身心健康,并影响患者及其配偶的生活质量。

(一) 勃起功能障碍的诊断(表 3-14-7~表 3-14-9)

表 3-14-7　勃起功能障碍的诊断

项目	诊断
详细了解病史	
疾病的进展	突然或者逐渐
过去史	手淫史、性生活史、首次性生活是否成功;是否有过外伤
了解自然状态	有无晨勃、夜间勃起和视觉刺激的勃起
社会、心理状况	夫妻感情、工作压力以及双方对性知识的认识
不良生活习惯	吸烟、嗜酒以及熬夜等
既往和伴随疾病	神经系统、代谢性、生殖系统、内分泌和心理性疾病
量表评估勃起功能障碍严重程度	
国际勃起功能问卷-5	根据分数分为正常(≥22分)、轻度(12~21分)、中度(8~11分)和重度(5~7分)
阴茎硬度分级	根据从软到硬分为I级、II级、III级和IV级
体格检查	
生殖系统	阴茎、睾丸触诊,前列腺指诊
实验室检查	
血液检查	常规、生化、性激素,50岁以上行前列腺特异性抗原检查
特殊检查	
阴茎夜间勃起测试	是临床鉴别心理学和器质性勃起功能障碍的重要方法
视听刺激下阴茎硬度检查	门诊患者的快速初步诊断以及评估药物治疗的反应
阴茎海绵体注射血管活性药物试验	鉴别血管性、心理性和神经性勃起功能障碍
阴茎彩色多普勒超声检查	是诊断血管性勃起功能障碍最有价值的方法之一
阴茎海绵体造影	是检查静脉漏的主要方法

表 3-14-8　国际勃起功能问卷 -5(IIEF-5)

问题	0分	1分	2分	3分	4分	5分	得分
1. 您在性交过程中，对阴茎勃起及维持勃起的信心如何？		很低	低	中等	高	很高	
2. 受到性刺激后，有多少次阴茎能够坚挺地进入阴道？	无性活动	几乎没有或完全没有	只有几次	有时或大约一半时候	大多数时候	几乎每次或每次	
3. 阴茎进入阴道后，有多少次能维持阴茎勃起？	没有尝试性交	几乎没有或完全没有	只有几次	有时或大约一半时候	大多数时候	几乎每次或每次	
4. 性交时，维持阴茎勃起直到性交完成有多大困难？	没有尝试性交	非常困难	很困难	困难	有点困难	不困难	
5. 尝试性交时，有多少次感到满足？	没有尝试性交	几乎没有或完全没有	只有几次	有时或大约一半时候	大多数时候	几乎每次或每次	

注：5~7分，重度勃起功能障碍；8~11分，中度勃起功能障碍；12~21分，轻度勃起功能障碍；大于或等于 22分，无勃起功能障碍。

表 3-14-9　按阴茎勃起硬度分级

分级	阴茎勃起硬度
Ⅰ级	阴茎只胀大但不硬为重度 ED
Ⅱ级	硬度不足以插入阴道为中度 ED
Ⅲ级	能插入阴道但不坚挺为轻度 ED
Ⅳ级	阴茎勃起坚挺为勃起功能正常

(二) 勃起功能障碍的治疗(表 3-14-10)

表 3-14-10　勃起功能障碍的治疗

治疗的目的不仅要达到满意的硬性勃起,还要恢复满意的性生活	
基础治疗	
基础疾病、危险因素和潜在病因的患者教育和治疗	心血管疾病、糖尿病、内分泌异常、抑郁症等
生活方式的调整(ED 治疗的首要事项)	增加体育运动、合理饮食、控制体重、生活规律、减少久坐、熬夜,规律的性生活
如果可能,对患者和配偶共同治疗	性生活指导、心理疏导和咨询
药物治疗	
PDE-5 抑制剂	西地那非、伐地那非和他达那非
其他口服药物	雄激素、中成药
局部治疗	
真空负压抽吸装置	用于 PDE-5 抑制剂治疗无效或不能耐受药物治疗患者
阴茎海绵体活性药物注射治疗	对于上述治疗无效的二线治疗,主要药物有前列腺素 E_1、罂粟碱和酚妥拉明等
阴茎勃起功能障碍手术治疗	对于上述治疗无效的三线治疗,有阴茎假体植入、阴茎血管成行或者阴茎畸形矫正术等

（三）勃起功能障碍的预防（表 3-14-11）

表 3-14-11　勃起功能障碍的预防

ED 的预防与治疗是一个整体,应根据个体化的原则,采取综合措施

- ED 患者的相关宣教:改善生活习惯,控制 ED 相关危险因素
- 有 ED 危险因素但勃起功能正常的男性控制危险因素,降低发生 ED 的可能性
- 有勃起功能减退的男性早期干预,恢复和保护勃起功能
- 有勃起功能障碍的男性积极治疗,达到勃起功能的康复

（四）勃起功能障碍与男性不育

正常的性生活是保证男性精液进入阴道的必备条件。男性的勃起功能障碍不能够保证精子进入阴道,完成精卵结合过程,从而引起男性不育。同时,勃起功能障碍影响正常的夫妻感情,产生各种负面效应,如焦虑、自卑、自信心下降,从而影响总体生活质量,也会影响精液的质量。

二、射精功能障碍

射精功能障碍的分类:早泄、射精迟缓、不射精症、逆行射精和射精痛,其中,早泄为射精功能障碍中最常见的疾病。

（一）早泄

早泄(premature ejaculation,PE)是射精功能障碍最常见的疾病,发病率占成年男子的 35%~50%。早泄的定义尚有争议,国际性医学学会(international society for sexualmedicine,ISSM)采用的 PE 定义为:射精总是或几乎总是在插入阴道前或插入后大约1 分钟之内发生,不能在所有或几乎所有插入阴道后延迟射精,以及带来诸如痛苦、烦恼、沮丧和/或回避性行为的消极的个人后果。

1. 早泄的诊断(表 3-14-12)

表 3-14-12　早泄的诊断

明确早泄为原发性还是继发性早泄,是否伴有 ED	
询问病史	
患者的病史和性生活史	诊断早泄的首要地位,了解一般疾病史以及心理疾病史
早泄评估问卷调查表	
阴道内射精潜伏期(intravaginal ejaculatory latency time,IELT)	诊断早泄的重要指标,早泄患者的 IELT 多 <3 分钟
早泄评价量表	早泄诊断工具(premature ejaculation diagnostic tool,PEDT)、阿拉伯早泄指数(arabic index of prematureejaculation,AIPE)
体格检查和特殊检查	
体格检查	生殖、血管、内分泌和神经系统,筛查 PE 或其他性功能障碍相关的基础疾病,如慢性疾病、内分泌疾病、自主神经病、Peyronie 病(阴茎硬结症)、尿道炎、慢性前列腺炎等
特殊检查	阴茎振动感觉测定和阴茎背神经躯体感觉诱发电位测定(实验室检查或神经生理检查并不常规推荐采用)
性心理及相关心理疾病	评估患者及配偶的性心理及相关心理疾病也非常重要
早泄诊断工具(PEDT) 阿拉伯早泄指数(AIPE)	

2. 早泄的治疗(表3-14-13)

表3-14-13　早泄的治疗

治疗方法包括性生活指导和心理干预

心理/行为治疗

心理治疗	心理咨询、患者教育
行为治疗	Semans 的"停-动"技术、Masters 和 Johnson 的"挤捏"技术。性功能治疗仪对早泄患者进行脱敏治疗,改善患者控制射精能力

药物治疗

局部麻醉药物	利多卡因-丙胺卡因乳膏、SS 乳膏等
选择性 5-羟色胺再摄取抑制药(SSRIs)	每日服用或结合按需治疗成为 PE 治疗的首选方法。药物有:达泊西汀、舍曲林、氯米帕明、氟西汀和帕罗西汀等
磷酸二酯酶 V 型(PDE5)抑制剂	对于合并 ED 的早泄患者,可采用 PDE5 抑制剂或联合治疗
其他药物	α_1 肾上腺素能受体拮抗剂、曲马多
手术治疗	阴茎背神经切断术,有一定近期疗效,但缺乏疗效和安全性的循证医学证据,不作推荐

(二) 射精迟缓和不射精症

射精迟缓是指患者保持正常性欲和阴茎勃起功能,但是由于性交时间延长,以致难于达到性高潮,甚至根本没有性高潮,常导致男性不育症。

不射精症又称射精不能,是指患者保持正常性欲和阴茎勃起功能,但是由于不能射精而造成性交时间延长,以致难于达到性高潮,甚至根本没有性高潮,常导致男性不育症。

射精迟缓和不射精症患者不仅可以导致不孕不育,长期存在甚至可以导致性欲改变、勃起功能障碍出现,以致影响夫妻感情。因此,需要予以重视,积极治疗。

1. 射精迟缓和不射精症的诊断（表3-14-14）

表 3-14-14　射精迟缓和不射精症的诊断

通过体检和病史发现潜在的生理或心理疾患	
主诉	
射精迟缓	射精困难,偶有射精
不射精症	不能射精
发病原因	
心理性因素	精神因素、性心理异常、环境干扰、来自女方原因等
器质性因素	内分泌异常、阴茎本身疾病、神经系统病变与损伤、药物性因素
分类	
精液生成障碍	先天性或后天性内生殖器异常,如精囊缺如、精囊切除等因素
精液排出障碍	心理障碍、行为方法不当,中枢周围神经的损伤或病变以及药物因素
检查	
体格检查	系统性体格检查和泌尿外科专科特殊检查
实验室检查	血液与尿液常规以及血糖检查
精神心理学个性分析	分析精神心理因素、是否有同性恋倾向等
阴茎感觉神经功能检查	阴茎震动感觉度测定、阴茎背神经性感觉诱发电位测定

2. 射精迟缓和不射精症的治疗（表3-14-15）

表 3-14-15　射精迟缓和不射精症的治疗

因素	治疗
心理性因素	
性教育和性心理治疗	讲解性知识、消除不良心理影响及错误观念
性行为治疗	主要是采用性感集中训练

续表

因素	治疗
器质性因素	
原发病的治疗	神经损伤通过康复和营养神经等方法治疗
	内分泌因素、阴茎本身疾病进行相应疾病的治疗
	药物因素通过替代、停止或减少药物的使用来治疗
辅助治疗	性感集中训练、阴茎震动器震动刺激等
电刺激诱导射精	收集精液,进行 ART 技术,解决生育问题
附睾/睾丸取精	通过 ART 技术,解决生育问题

(三) 逆行射精

逆行射精是指有正常的阴茎勃起,性交过程正常,能达到性欲高潮,并有射精动作和感觉,但无精液从尿道排出,而逆行射入膀胱的一种疾病。因性生活过程中,精液没有射入阴道内,因此可以造成不育。逆行射精性交后尿液检查可以检出精子,应与不射精症或死精症等相鉴别。

1. 逆行射精的发病原因(表 3-14-16)

表 3-14-16　逆行射精的发病原因

先天性疾病	如脊柱裂、先天性尿道瓣膜、膀胱憩室、膀胱颈挛缩等
尿道病变	某些疾病、损伤引起的尿道狭窄、膀胱尿道炎症等
手术损伤	尿道、前列腺和膀胱手术损伤膀胱颈和神经末梢胸腰段交感神经切除术,盆腔、直肠癌等影响膀胱颈功能的手术
某些疾病的影响	糖尿病、脊髓损伤以及膀胱括约肌功能过度代偿等
药物因素	长期服用阻断交感神经功能的药物如呱乙啶、利血平、盐酸甲硫哒嗪、溴苄胺、苯甲胍等

2. **逆行射精的诊断**　逆行射精的诊断主要依靠病史询问,结合人工诱导射精后尿液检查精子来诊断。

3. 逆行射精的治疗（表 3-14-17）

表 3-14-17　逆行射精的治疗

基础疾病的治疗	糖尿病、膀胱尿道炎症等
手术治疗	膀胱颈重建术、尿道扩张术等
药物治疗	交感神经兴奋药物,如盐酸麻黄碱、左旋多巴等
	抗胆碱能药,如溴苯吡胺、苯吡丙胺等
收集尿液精子	收集碱化尿液中的精子行 IUI 助孕治疗,解决生育问题。如精子过少或者已行多次 IUI 失败者行 IVF 或 ICSI 助孕。附睾/睾丸穿刺取精,行 ICSI 治疗

三、性欲障碍

性欲是指在适当的性刺激下引起性兴奋,产生要进行性行为的欲望,是一种对性活动的冲动或生物学驱动力,也是追求性满足的欲望。

性欲障碍又被称作性动力障碍或性驱力障碍,常常是由心理障碍和精神障碍引起的。性欲障碍包括性欲减退、性欲亢进和性厌恶与无性欲 3 种,以性欲减退多见。

（一）性欲的调控（表 3-14-18）

表 3-14-18　性欲的调控

调控因素	具体表现
神经系统	性中枢的兴奋、性幻想
内分泌激素	雄激素对性欲的产生和性功能的维持十分重要
感觉器官	触觉敏感部位又叫性感带、动情区
视觉器官	视觉是男性最易刺激引起性兴奋的器官
嗅觉和味觉	嗅觉和味觉在性唤起上有其重要性,但作用较小
听觉器官	情歌对唱、不健康电话等
其他	生理因素、心理因素、家庭教育、环境因素等

(二) 性欲障碍的诊断

1. 应详细询问病史　患者对正常性功能的误解和缺乏性科学知识是造成性欲障碍的重要原因。

2. 在诊断过程中,应尽可能多了解发生障碍的具体细节,探索可能的诱发因素和机制。

(三) 性欲障碍的治疗(表 3-14-19)

表 3-14-19　性欲障碍的治疗

性欲障碍的类型	治疗方法
性欲低下	性咨询和精神心理疗法
	由器质性疾病、药物因素引起,治疗原发病
	雄激素不足,补充睾酮等替代治疗
性欲亢进	夫妻短暂分居,适当应用女性激素,如己烯雌酚
	专科治疗原发病,如脑肿瘤、肾上腺疾病、精神分裂等
性厌恶与无性欲	性咨询和精神心理疗法
	由器质性疾病、药物因素引起,治疗原发病

【误区】

1. 只要精液能进入阴道,性生活好不好与生育没关系。
2. 男性性功能障碍患者的精液质量可能不正常。
3. 偶尔勃起困难和射精过快,诊断为 ED 或早泄。

男性性功能障碍性疾病流程图见图 3-14-8。

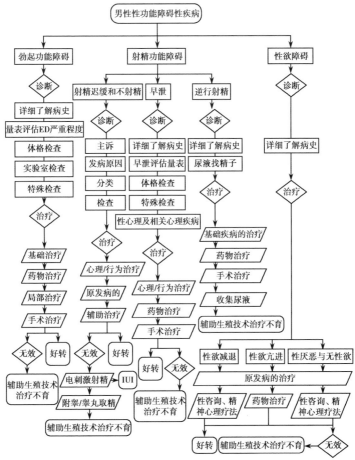

图 3-14-8 男性性功能障碍性疾病

（李冬水）

第九节 男性不育的非特异性治疗

在男性不育的患者中,至少有 50% 以上患者的精液异常不能确定原因,我们把这种情况称为男性特发性不育。由于病因不明确,所以缺乏针对性的治疗方法。对于这类患者,一般是给予经验性的药物治疗,称为非特异性治疗。虽然一些药物在小样本治疗人群中被证明有效,但是由于缺少大规模的对照研究,非特异药物的治疗效果还有争议。尽管目前辅助生殖技术已经广泛开展,但是由于药物治疗简单、方便和安全,在遇到特发性不育患者时,大多数医生和患者还是首选药物治疗。如果采用了非特异性药物治疗,那么疗程至少要持续3~6个月,如果治疗效果不佳,再行辅助生殖技术。非特异性治疗药物主要分为2大类:激素类药物和非激素类药物。

一、激素类药物

1. **促性腺激素释放激素**　从理论上来说,促性腺激素释放激素(GnRH)能刺激垂体分泌 LH 和 FSH,从而促进睾丸合成内源性睾酮和生成精子。有研究尝试使用 GnRH 治疗特发性少精子症,但效果不甚满意。由于 GnRH 价格昂贵又缺乏有效性,因此不推荐使用 GnRH 治疗特发性不育。

2. **促性腺激素**　促性腺激素包括人绒毛膜促性腺激素(hCG)和人类绝经期促性腺激素(hMG),促性腺激素理论上可以促进睾丸合成内源性睾酮和生成精子。因此临床上也将 hCG 和 hMG 用于治疗特发性少精子症,一般 hCG 的剂量是 2 000IU,每周 2 次肌内注射;hMG 的剂量是 75IU,每周 2 次肌内注射,疗程一般是 3~6 个月。可单独使用 hCG 或联合使用 hCG+hMG。但是由于缺乏有说服力的对照研究,因此促性腺激素治疗特发性不育的疗效还有争议。

3. **抗雌激素药物**　抗雌激素药物包括克罗米芬和他莫昔芬,是治疗特发性少精子症最常用的药物。它是一种合成的非甾体类而又有少量雌激素活性的药物,可以在下丘脑和垂体水平与雌激素竞争受体,减少雌激素对促性腺激素的负反馈作用,从而使促性腺激素分泌增加,进而促进睾丸合成睾酮和生成精子。他莫昔芬的雌激素活性要低于克罗米芬,但抗雌激素作用与克罗米芬相同。克罗米芬的常用剂量是 25mg,1 次/d,口服;他莫昔芬的剂量是 10mg,2 次/d,口服,疗程一般为 3~6 个月。

4. 芳香化酶抑制剂　男性体内雌激素的产生主要是由芳香化酶将雄激素在脂肪细胞内转化而成,因此芳香化酶抑制剂可以阻断雄激素转化为雌激素,降低内源性雌激素对下丘脑的负反馈作用,从而增加 FSH 和 LH 的分泌,促进精子的生成。目前临床上使用的芳香化酶抑制剂有 2 种:来曲唑和阿那曲唑。来曲唑口服剂量是 2.5mg,1 次/d,持续 3~6 个月;阿那曲唑的口服剂量是 1mg,1 次/d,持续 3~6 个月。有报道认为,芳香化酶抑制剂对于 $T/E_2<10$ 的特发性不育患者,效果可能更好。还有个案报道在活检证实为非梗阻性无精子症的患者中,使用来曲唑后精液中出现精子。

5. 睾酮　有 2 种治疗方法:大剂量反跳疗法和小剂量补充疗法。反跳治疗是给予大剂量的外源性睾酮,抑制患者垂体分泌 LH,进而降低睾丸内睾酮水平,抑制精子生成,然后停用睾酮,希望通过性腺轴的反跳来改善精子生成。但是目前认为这种治疗方法对于不育患者的精液质量和妊娠率没有明显作用,因此已不再作为经验治疗在特发性不育患者中使用。小剂量持续补充睾酮的治疗目的是希望通过外源性睾酮来刺激睾丸生成精子,但是外源性睾酮是否能提高精子质量目前还缺乏证据,而且持续补充外源性睾酮会降低睾丸内睾酮水平,可能对精子的生成有抑制作用,因此在当前缺乏理论基础和大规模临床研究的前提下,不推荐将睾酮作为特发性不育的常规治疗方法。

二、非激素类药物

1. 肉碱　肉碱包括左卡尼汀和乙酰左卡尼汀,在附睾中左卡尼汀和乙酰左卡尼汀的浓度很高,其含量要高于血中浓度上千倍。有研究认为肉碱与精子成熟、运动能力的获得密切相关。目前有一些研究发现补充左卡尼汀和乙酰左卡尼汀可以改善精子的密度和活动力。也可以单独使用左卡尼汀,口服剂量 2 次/d,每次 1g。治疗持续 3~6 个月。

2. 辅酶 Q10　辅酶 Q10 是电子传递链的重要组成部分,

参与细胞有氧呼吸,产生三磷酸腺苷(ATP)。有研究发现辅酶Q10 能促进精子线粒体能量产生,中和产生的活性氧,精液中辅酶 Q10 水平的降低可能会引起精子能动性下降,目前有一些报道认为补充辅酶 Q10 对特发性男性不育患者的精液质量有一定的改善作用。辅酶 Q10 的口服剂量是 200mg/d,持续 3~6个月。

3. **非甾体类抗炎镇痛药** 有研究表明前列腺素可对睾丸生精过程和精子活力产生抑制作用,临床使用非甾体类抗炎镇痛药的目的就是希望通过抑制前列腺素而改善精子的产生及质量。目前主要是使用吲哚美辛,剂量 25mg,2 次/d,持续 3~6 个月。

4. **血管舒缓素** 血管舒缓素是一种胰激肽释放酶,能增加睾丸血供,改善生精小管膜的通透性。有研究报道血管舒缓素对特发性不育患者的精子密度和活力有明显改善作用,但是也有报道显示治疗效果不佳。血管舒缓素的使用剂量是 200IU,3 次/d,疗程一般是 3 个月。

5. **维生素和微量元素** 维生素 A、C、E 有抗氧化作用。锌可延缓细胞膜的脂质氧化以维持细胞结构稳定性和生理通透性,从而使精子有良好的活动力。硒是谷胱甘肽过氧化物酶的必需成分,该酶阻止脂质过氧化反应对精子细胞膜的氧化损伤,因此缺硒容易导致精子细胞膜损伤。维生素和微量元素可以作为特发性不育患者的补充治疗,可能对精子质量的改善有一定作用。

【误 区】

1. 非特异治疗效果很好。
2. 治疗时间越长越好。
3. 把补充睾酮作为治疗男性不育的常规治疗方法。

(王浩飞)

参考文献

1. GROTH KA,SHAKKEBAK A,HOST C,etal.Klinefeltersynodrome-a

clinical update.J Clin Endocrinol Metab,2013,98(1):20-30.

2. 王益鑫.男性不育症诊断与治疗.上海:上海科学技术文献出版社,1998.

3. ZHANG YS,DAI RL,WANG RX,et al.Azoospermia factor microdeletions：occurrence in infertile men with azoospermia and severe oligozoospermia from China. Andrologia,2014,46(5):535-540.

4. MIYAMOTO T,MINASE G,OKABE K,et al. Male infertility and its genetic causes. J Obstet Gynaecol Res,2015,41(10):1501-1505.

5. RENUKANTHAN A,QUINTON R,TURNER B,et al.Kallmann syndrome patient with gender dysphoria,multiple sclerosis,and thrombophilia. Endocrine,2015,50(2):496-503.

6. CHEN H,RUAN YC,XU WM,et al. Regulation of male fertility by CFTR and implications in male infertility. Hum Reprod Update,2012,18(6):703-713.

7. PATRICK JR,FRANK HC,Timothy BH,et al.WHO manual for the standardized investigation,diagnosis and management of the infertile male. World Health Organization,2000.

8. 李宏军,黄宇峰.实用男科学.2版.北京:科学出版社,2015.

9. ALAN J WEIN,LOUIS R KAVOUSSI,ANDREW C NOVICK,et al. Campbell-Walsh Urology 9th edition. Elsevier(Singapore):2007.

10. CHEN MJ,VU BM,AXELRAD M,et al. Androgen Insensitivity Syndrome：Management Considerations from Infancy to Adulthood. Pediatr Endocrinol Rev,2015,12(4):373-387.

11. SCHEIDT L,SANABE ME,DINIZ MB. Oral,physical,and behavioral aspects of patient with chromosome 47,XYY syndrome. J Indian Soc Pedod Prev Dent,2015,33(4):347-350.

12. 吴阶平.吴阶平泌尿外科学.济南:山东科学技术出版社,2005.

13. SWAN MC,FURNISS D,CASSELL OC. Surgical management of metastatic inguinal lymphadenopathy. BMJ,2004,329(7477):1272-1276.

14. AGARWAL A,DEEPINDER F,COCUZZA M,et al. Efficacy of varicocelectomy in improving semen parameters：new meta-analytical approach. Urology,2007,70(3):532-538.

15. CAYAN S,SHAVAKHABOV S,KADIOGLU A. Treatment of palpable varicocele in infertile men：a meta-analysis to define the best technique. J Androl,2009,30(1):33-40.

16. MENDEZ-GALLART R,BAUTISTA-CASASNOVAS A, ESTEVEZ-MARTINEZ E,et al. Laparoscopic Palomo varicocele surgery:lessons learned after 10 years' follow up of 156 consecutive pediatric patients. J PediatrUrol,2009,5(2):126-131.

17. EVERS JL,COLLINS JA. Assessment of efficacy of varicocele repair for male subfertility:a systematic review. Lancet,2003,361(9372): 1849-1852.

18. DOHLE GR. Varicocele is a common abnormality found in 11% of the general male population. Eur Urol,2006,50(2):349-350.

19. DIAMOND DA. Adolescent varicocele. Curr Opin Urol,2007,17(4): 263-267.

20. DOHLEGR. DIEMER T. GIWERCMANA,et al. Guidelines on male infertility. European Association of Urology,2010.

21. 郭应禄.胡礼泉.男科学.北京:人民卫生出版社,2004.

22. 世界卫生组织.世界卫生组织男性不育标准化检查与诊疗手册.北京:人民卫生出版社,2007.

23. 中华医学会.临床诊疗指南——辅助生殖技术与精子库分册.北京:人民卫生出版社,2011.

24. 世界卫生组织.人类精液检查与处理实验室手册.5版.北京:人民卫生出版社,2011.

25. LEHMANN D. Role of immunological factors in male infertility: immunohistochemical and serological evidence.Lab Invest,1987,57(1): 258.

26. KALAYDJIEV SK,DIMITROVA DK,TRIFONOVA NL.The age-related changes in the incidence of natural anti-sperm antibodies suggest they are not aute/isoantibodies.Am J Reprod Immunol,2002,47(2):65-71.

27. 郭应禄,周利群,主译.坎贝尔-沃尔什泌尿外科学.9版.北京:北京大学医学出版社.2009:605-840.

28. ESTEVES SC,MIYAOKA R,AGARWAL A. Sperm retrieval techniquesfor assisted reproduction. Int Braz J Urol,2011,37(5):570-583.

29. 宋春生.赵家有.《EAU 男性不育症指南(2012 年版)》解读.中国性科学,2012,21(10):13-16.

30. LI H,BAI G,ZHANG X,et al. Effects of Two Different Dosages of Sildenafil on Patients With Erectile Dysfunction.Am J Mens Health, 2017,11(3):525-530.

31. KYROU D,KOSMAS IP,POPOVIC-TODOROVIC B,et al. Ejaculatorysperm production in non-obstructive azoospermicpatients with a history of negative testicutar biopsy after theadministration of an aromatase inhibitor:report of two cases. Eur J Obstet Gynecol Reprod Biol,2014, 173:120-121.

32. SAYLAM B. EFESOY O,CAYAN S. The effect of aromataseinhibitor letrozole on body mass index,serum hormones,andsperm parameters in infertile men. Fertil Steril,2011,95(2):809-811.

33. GVOZDJAKOVA A,KUCHARSKA J,LIPKOVA J,et a1. Importanceof the assessment of coenzyme Q10,alpha-tocopherol and oxidative stress for the diagnosis and therapy of infertility in men. Bratisl Lek Listy, 2012,114(11):607-609.

第十五章

精液异常的 WHO 标准与诊治

世界卫生组织(WHO)在 1999 年出版了《WHO 人类精液及精子-子宫颈黏液相互作用实验室检验手册》,对精液检验的主要参数给出了明确标准。在 2000 年又出版了《WHO 男性不育标准化检查与诊疗手册》,对精液质量有关的术语做出了明确定义。在 2010 年出版了第 5 版《WHO 人类精液检查与处理实验室手册》,重新对与精液质量有关的术语和精液参数的参考范围进行了定义和修订。在 2021 年又出版了第 6 版《WHO 人类精液检查与处理实验室手册》,再次对精液参数的参考范围进行了调整(表 3-15-1、表 3-15-2)。

表 3-15-1 与精液质量有关的术语定义

无精液症	没有精液(不射精或逆行射精)
弱精子症	前向运动(PR)精子的百分率低于参考值下限
弱、畸形精子症	前向运动(PR)和形态正常精子的百分率均低于参考值下限
无精子症	射出精液中无精子(所提供的评估方法无法检测到样本中精子)
隐匿精子症	在湿片中无精子,但离心后可见精子
血精症	精液中存在红细胞
白细胞精液症	精液中白细胞浓度高于正常值下限
死精子症	精液中精子存活比例低,非运动精子所占比例高于参考值下限
正常精子症	精子总数(或是采取上述方法所报告的浓度),前向运动(PR)和正常形态精子的百分率等于或高于参考低值

少、弱精子症	精子总数(或是采取上述方法所报告的浓度)和前向运动(PR)精子的百分率均低于参考低值
少、弱、畸形精子症	精子总数(或是采取上述方法所报告的浓度),前向运动(PR)和正常形态精子的百分率均低于参考低值
少、畸形精子症	精子总数(或是采取上述方法所报告的浓度)和正常形态精子的百分率均低于参考低值
少精子症	精子总数(或是采取上述方法所报告的浓度)低于参考值下限
畸形精子症	正常形态精子的百分率低于参考低值

表 3-15-2　精液参数的参考值下限(第 5 百分位数,95% 可信区间)

参数	第 5 版参考值下限	第 6 版参考值下限
精液体积(ml)	1.5(1.4~1.7)	1.4(1.3~1.5)
精子总数(10^6/次)	39(33~46)	39(35~40)
精子浓度(10^6/ml)	15(12~16)	16(15~18)
总活力(PR+NP,%)	40(38~42)	42(40~43)
前向运动(PR,%)	32(31~34)	30(29~31)
存活率(存活的精子,%)	58(55~63)	54(50~56)
精子形态(正常形态,%)	4(3.0~4.0)	4(3.9~4.0)
其他公认参考值		
pH 值	≥7.2	
过氧化物酶阳性白细胞(10^6/ml)	<1.0	
MAR 试验(混合凝集试验,%)	<50	
免疫珠试验(被包裹的活动精子,%)	<50	
精浆锌(μmol/次)	≥2.4	
精浆果糖(μmol/次)	≥13	
精浆中性葡糖苷酶(μmol/次)	≥20	

　　《WHO 人类精液检查与处理实验室手册》(第 5 版)在制定参考值和参考下限时,更加注重循证医学依据。将使性伴侣在 12 个月内或者更短时间内受孕的男性定义为有生育力男性。采集了来自 3 大洲 8 个国家的 1 800 余名有生育力男性精液标本的原始数据,以获得精液参数的参考分布,通过统计分析采用第 5 百分位数作为参考值下限。而《WHO 人类精液检查与处理实验室手册》(第 6 版)在保留第 5 版大部分数据来源的同时,又新增了来自亚洲和非洲人群的数据,尤其是纳入了 1 200 例中国人群的研究数据,提出了调整后的参考值。

　　需要指出的是,精液参数未达到上述参考值下线,只是反映该精液使女性受孕可能性不同程度地降低,并非表示该精液一定不能使女性受孕。临床上常常见到一些精液参数严重异常的男性也能使女性受孕。另外,精液质量存在较大的波动性,因此多次精液化验的结果,能更准确地反映该男性的生育力。

　　《世界卫生组织男性不育标准化检查与诊疗手册》,根据循证医学和成本效益计算给出了精液异常的诊治策略(图 3-15-1、

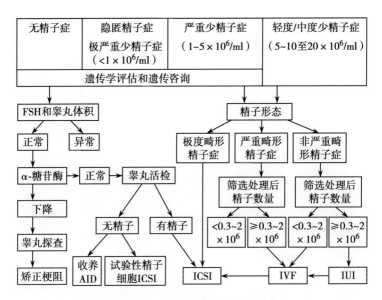

图 3-15-1　精液异常一般处理指南

图 3-15-2）。在临床实践中，结合临床实际情况，对上述策略做出一些调整。

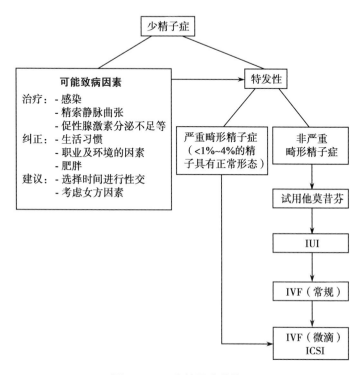

图 3-15-2　少精子症的处理

参考文献

1. 世界卫生组织.人类精液检查与处理实验室手册.5版.北京:人民卫生出版社,2011.

2. 世界卫生组织.世界卫生组织男性不育标准化检查与诊疗手册.北京:人民卫生出版社,2007.

3. COOPER TG,NOONAN E,ECKARDSTEIN SV,et al. World Health Organization reference values for human semen characteristics. Human Reproduction Update,2010,16(3):231-245.

4. CAMPBELL MJ,LOTTI F,BALDIE,et al. Distribution of semen examination results 2020-A follow up of data collated for the WHO semen analysis manual 2010. Andrology,2021,9(3):817-822.

（张 洲）

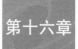

第十六章　人类精子库

第一节　人类精子库的设置及基本要求

一、人类精子库的设置和建立

人类精子库是指以治疗不育症以及预防遗传病等为目的，利用超低温冷冻技术，采集、检测、保存和提供精子的机构。

（一）机构设置条件

1. 人类精子库必须设置在持有《医疗机构执业许可证》的综合性医院、专科医院或持有《计划生育技术服务执业许可证》的省级以上（含省级）计划生育服务机构内，其设置必须符合《人类精子库管理办法》的规定；机构设有生殖医学伦理委员会；机构具有与采集、检测、保存和提供精子相适应的卫生专业技术人员、技术和仪器设备以及场地；具有对供精者进行筛查的技术能力；人类精子库或其所在机构必须具备染色体核型分析的技术和相关设置。

2. 人类精子库必须具有安全、可靠、有效的精子来源；机构内如同时设有人类精子库和开展人类辅助生殖技术，必须严格分开管理。

3. 每省（区、市）设置人类精子库原则上不超过 1 个。直辖市和常住人口 1 亿以上的省份，在数据库信息共享的前提下，可设置 2 个人类精子库。

（二）建立人类精子库的目的

1. 为从事高危工作、长期接触放射线、有毒物质、因疾病需要化疗和放射治疗以及暂缓生育的男性，提供"生殖保险"。

2. 严重遗传病患者或者携带者,使用人类精子库的捐献精液标本生育子代,避免生育遗传病患儿。

3. 一些无精子症和严重少、弱精子症患者,不得不使用人类精子库的捐献精液标本生育子代。一些少、弱精子症患者,通过多次收集精液储存于精子库,择机行辅助生殖技术。

4. 通过对精子冷冻、储存过程的不断研究,促进低温生物学发展。

(三) 人类精子库基本任务

1. 对供精者进行严格的医学和医学遗传学筛查,并建立完整的资料库。

2. 对供精者的精液进行冷冻保存,用于治疗不育症、提供生殖保险等服务。

3. 向持有卫生行政部门批准的实施供精人工授精或体外受精胚胎移植术机构提供健康合格的冷冻精液和相关服务。

4. 建立一整套监控机制,以确保每位供精者的精液标本最多只能使 5 名妇女受孕。

5. 开展精子库及相应的生殖医学方面的研究。

(四) 人类精子库基本情况

1. 下设精液采集部门、精液冷冻部门、精液供给部门和档案管理部门。

2. 至少配备 5 名专职专业技术人员,主要人员必须在原国家卫生部指定的培训机构进行不少于 3 个月的专业培训。

3. 设有供精者接待室、取精室、冷冻实验室、标本存储室、辅助实验室和档案管理室。

4. 人类精子库必须具备能储存 1 万份精液标本的标本储存罐、程序降温仪、液氮罐、精子运输罐、超净台、相差显微镜和精液分析设备等。

二、人类精子库的管理

(一) 业务管理

1. 建立供精者筛选和精液采集、冻存、供精、运输的流程。

2. 严格按照流程工作并记录。

3. 做好档案管理工作。

4. 严格控制每一位供精者的精液标本最多只能使 5 名妇女受孕。

5. 精子库应将供精者的主要信息,如:姓名、年龄、身份证号和生物学特性的标志等上报精子库中央信息库,予以备案,信息库工作人员必须对各精子库提供的信息保密。

6. 各精子库必须将拟定的供精候选人身份情况上报精子库中央信息库,以确保供精者只在一处供精。

7. 做好随访工作,及时收集用精机构精液标本使用情况并记录受精者的有关反馈信息,包括受者妊娠、子代的发育状况、有无出生缺陷及受者使用冷冻精液后是否出现性传播疾病等临床信息。

(二) 质量管理

1. 人类精子库必须按《供精者健康检查标准》进行严格筛查,保证所提供精子的质量。

2. 人类精子库必须具备完善、健全的规章制度,包括业务和档案管理规范、技术操作手册及人类精子采供计划书(包括采集和供应范围等)等。

3. 必须定期或不定期对人类精子库进行自查,检查人类精子库规章制度执行情况、精液质量、服务质量及档案资料管理情况等,并随时接受审批部门的检查。

三、人类精子库的安全性

安全性问题主要包括信息安全、生物安全、人身安全和仪器设备安全等。人类精子库应制定安全管理目标,建立和健全安全规章制度和操作规范等安全管理体系文件,并且定期或不定期自查和互查以及接受有关部门检查,及时发现安全隐患,避免发生安全事件。

(一) 信息安全

信息主要包括志愿者招募、筛选和体检,实验室的精液分析、分装、冻存,精液外供和使用信息反馈等过程所涉及的档案信息,同时也包括自精保存者的精液储存和使用等相关档案信息。精子库应保证上述信息的完整和准确,并且不被泄露。

1. 必须设有专用档案室。档案室应做好防火、防盗、防潮、防虫、防鼠等工作,有条件的机构可以安装摄像等监控设备。

2. 使用"计算机管理系统"控制人类精子库整个捐精和外供流程,建立完整准确的电子档案。"计算机管理系统"至少应具备"身份认证""权限管理""安全预警""数据统计分析""数据备份"等必备功能。捐精者身份认证应采用"指纹"等生物信息和"身份证"同时认证方式。应采用预警功能提醒和限制外供标本。精子库应采取一系列安全措施,确保"计算机管理系统"能够长期安全运行,防止信息泄露。

3. 所有电子档案另行打印为纸质档案。

4. 应建立严格的档案管理制度。

5. 建议信息采用"异地、异质"保存。

(二) 生物安全

1. 人类精子库场地的选择和装修应符合《实验室生物安全通用要求》《生物安全实验室建筑技术规范》《微生物和生物医学实验室生物安全通用准则》等要求。

2. 建议采用空气层流实验室。

3. 由于传染性疾病潜伏期、检验假阴性、捐精过程中感染等因素,不能排除个别标本存在感染性。

4. 捐精标本存在子代发生遗传缺陷的可能性。

5. 目前使用的塑料冻存管,不能完全阻止液氮进入冻存管内,存在一定的交叉感染可能性。

6. 采用气相液氮罐储存精液标本,避免了冻存管之间液态氮气的直接相互流动,有利于控制交叉感染。

7. 对于特殊微生物感染的标本,有条件的精子库可以考虑采用一人一罐储存,并且分区存放。

(三) 人身安全

1. 精液标本应被视为具有潜在传染性,操作时应采用恰当的防范措施。

2. 液氮温度极低,应采取相应措施,防止人员冻伤。

3. 为了防止液氮蒸发引起缺氧,使用液氮的房间,应安装氧含量报警装置。标本储存室应开窗或者安装通风设备。

4. 精液冻存管有时会发生炸裂情况。取出冻存管时应佩戴头盔等防护用具。

5. 在取精室安装紧急呼叫装置,避免捐精员猝死等事件发生。

(四) 仪器设备安全

人类精子库应制定仪器设备操作规范、日常保养制度、检修和维护制度以及应急预案,防患于未然。

1. **液氮储存罐** 应定期检查罐体表面是否发生损毁、"冒汗"等现象,定期测量液氮面高度,发现异常情况,及时停止使用。建议使用液氮自动充填装置并配备液位和温度双重监测报警。

2. **精子运输罐** 每次使用前,应检查外观有无损坏,并充填液氮,观测液氮消耗情况,确认运输罐正常后方可运送标本。

3. **程序降温仪** 定期校准温度探头,检查冷冻过程曲线图,确保降温过程按照预定程序进行。

(张洲)

第二节 供精人类精子库

人类精子库的工作,根据精液标本属性,可以分为供精和自精保存工作,自精保存工作相关内容见本章第三节。

一、供精者接待和筛查

供精者必须原籍为中国公民,达到供精者健康检查标准,对所供精液的用途、权利和义务完全知情并签订供精知情同意书。

供精者的年龄必须在 22~45 周岁之间,能真实地提供本人及家族成员的一般病史和遗传病病史,回答医师提出的其他相关问题,按要求提供精液标本以供检查。

（一）询问供精者的既往病史、个人生活史和性传播疾病史

1. **既往病史** 供精者不能有全身性疾病和严重器质性疾患，如心脏病、糖尿病、肺结核、肝脏疾病、泌尿生殖系统疾病、血液系统疾病、高血压、精神病和麻风病等。

2. **个人生活史** 供精者应无长期接触放射线和有毒有害物质等情况，没有吸毒、酗酒、嗜烟等不良嗜好和同性恋史、冶游史。

3. **性传播疾病史** 询问供精者性传播疾病史和过去 6 个月性伴侣情况，是否有多个性伴侣，排除性传播疾病（包括艾滋病）的高危人群。供精者应没有性传播疾病史，如淋病、梅毒、尖锐湿疣、传染性软疣、生殖器疱疹、艾滋病、乙型及丙型肝炎，并排除性伴侣的性传播疾病、阴道滴虫病等疾患。

（二）对供精者进行遗传学家系筛查

1. **染色体病** 排除各种类型的染色体病。

2. **单基因遗传病** 排除白化病、血红蛋白异常、血友病、遗传性高胆固醇血症、神经纤维瘤病、结节性硬化症、β-地中海贫血、囊性纤维变性、家族性黑矇性痴呆、葡萄糖-6-磷酸脱氢酶缺乏症、先天性聋哑、Prader-willi 综合征、遗传性视神经萎缩等疾病。

3. **多基因遗传病** 排除唇裂、腭裂、畸形足、先天性髋关节脱位、先天性心脏病、尿道下裂、脊柱裂、哮喘、癫痫、幼年型糖尿病、精神病、类风湿关节炎、严重的高血压病、严重的屈光不正等疾病。

（三）体格检查

1. **一般体格检查** 供精者必须身体健康，无畸形体征，心、肺、肝、脾等检查均无异常，同时应注意四肢有无多次静脉注射的痕迹。

2. **生殖系统检查** 供精者生殖系统发育良好，无畸形，无生殖系统溃疡、尿道分泌物和生殖系统疣等疾患。

（四）实验室检查

1. **染色体检查** 供精者染色体常规核型分析必须正常，排除染色体异常的供精者。

2. 性传播疾病检查

（1）乙肝及丙肝等检查阴性。

（2）梅毒、淋病、艾滋病等检查阴性。

（3）衣原体、支原体、巨细胞病毒、风疹病毒、单纯疱疹病毒和弓形体等检查阴性。

（4）精液应进行常规细菌培养，以排除致病菌感染。

3. 精液常规分析及供精质量要求。精液液化时间少于60分钟，精液量大于2ml，浓度大于 60×10^6/ml，存活率大于60%，其中前向运动精子大于60%。

4. ABO血型及Rh血型检查。

5. 冷冻复苏率检查。应进行精子冷冻试验。前向运动精子冷冻复苏不低于60%。

人类精子库志愿者接待和筛查流程如图3-16-1所示。

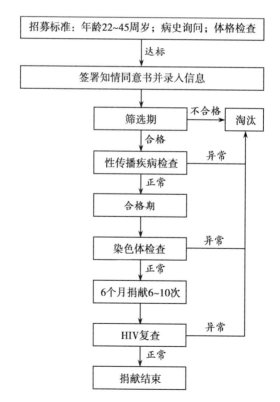

图 3-16-1　人类精子库志愿者接待和筛查流程图

二、精子冷冻技术的基本原理

1. 在一定的低温条件下,以一定的时间作用于生物组织细胞,随着温度不断下降,细胞内分子运动速度减慢、停止,细胞代谢降低,处于休眠状态。

2. 精子在冷冻过程中,应根据不同阶段采用不同的冷冻速度。

3. 常用的冷冻保护剂有两类:一类是渗入性冷冻保护剂,如甘油、二甲基亚砜(dimethyl sulfoxide,DMSO)、丙二醇等;另一类是细胞外冷冻保护剂,如蔗糖、卵黄等。包含两类成分的复合保护剂使用较多。

4. 影响人类精液冷冻贮存和复苏的因素主要有冷冻程序、冷冻保护剂、复苏速率、贮存方式及冷冻前精液质量等。

三、精液标本的冻存方法

1. 一般采用液氮作为冷冻保存精液的降温材料。

2. 冷冻方法

(1) 程序降温仪冷冻法。

(2) 手工冷冻法:一步法、两步法和三步法。

3. 冷冻载体 一般采用塑料冻存管保存,也有使用麦管、安瓿、注射器等载体。

供精者精液冷冻流程如图 3-16-2 所示。

四、捐献精液标本的废弃

出现以下情况,捐献精液标本应予以废弃。

1. 没有完成筛查的供精员的精液标本。

2. 筛查不合格的供精员的精液标本。

3. 根据《供精资格取消制度》取消供精资格的供精员的精液标本。

4. 每天冷冻复苏后不合格的精液标本。

5. 复苏后细菌培养阳性的精液标本。

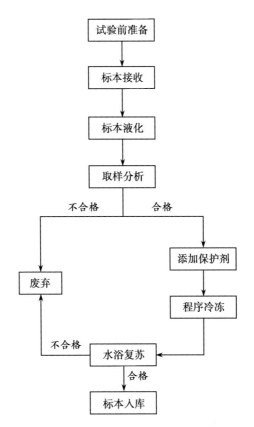

图 3-16-2 供精者精液冷冻流程图

6. 精液标本质量自查时不合格的精液标本。

7. 已使 5 名妇女受孕的供精员的剩余精液标本(永久保留样本除外)。

8. 签署供精知情同意书后又不同意供精的供精员精液标本。

废弃的精液标本一般应销毁处理。如果需要用于科研等其他用途,应当经过相应的审批程序。

五、精液外供管理

1. 精子库向外供精,必须先审核使用单位资质,然后签订供精协议书。

2. 每次对外供精,由 2 名精子库工作人员签字确认方可外供。外供时应同时附带精子使用信息反馈表和《冷冻精液供给交接单》,并明确分开 AID 和 IVF 标本。

3. 外供精液必须使用专用的精子运输罐,并且内外罐均应加锁。外供人员提前检查精子运输罐有无损坏,确认正常后方可使用。

4. 外供人员应及时与使用单位联系,收取使用信息反馈情况。

5. 冷冻精液复苏后未达到标准,应协商更换。

6. 使用单位不能及时提供精子使用信息反馈表,将对其暂停供精。必要时请求其上级主管单位协助收集随访信息。

7. 对外供精时,严格控制每位供精者供出精液的数量,确保每位供精者最多使 5 名妇女受孕。同一供精者的精液标本,一次提供给用于实施供精治疗(体外受精胚胎移植术和人工授精技术)的精液标本不得超过 4 周期。待受者结局信息反馈后,再以递减方式(下次提供的受者人数 =5 名受者–其中已受孕人数)决定下一轮发放的数量。

8. 若反馈信息表明未达到 5 个怀孕者,方可继续对外供应。

9. 如果同一供精者受孕妇女达 5 名时,就必须停止该样本的供精治疗,并在计算机管理系统中锁定剩余的库存精液,避免同一捐精者的精子使 5 名以上妇女受孕。

10. 对应用精子库精子治疗后失访的妇女,应继续随访。在未得到其确切受孕信息前,按受孕妇女计算。

11. 精子库提供精子用于体外受精,有冷冻胚胎时,按受孕计算。

12. 供精周期按以下公式计算:供精周期 =5– 未使用周期– 怀孕数– 失访数– 冻胚人数。

13. 定期从预telling标本或可供标本中随机抽取 1~2 份精液标本,进行外供标本自查,若 2 次取样分析不合格,则取同批次精液标本 1 支再次复苏并分析后记录,如仍不合格则废弃该批次所有标本。

人类精子库外供工作流程如图 3-16-3 所示。

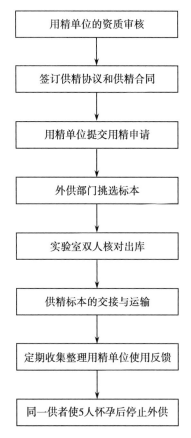

图 3-16-3 人类精子库外供工作流程图

六、治疗结局的随访和数据管理

人类精子库须随访外供精液标本的使用情况,特别是治疗结局信息。主要内容包括:

1. 使用时间、标本编号、支数、助孕方式(AID 或 IVF)、精液标本的冷冻复苏情况等。

2. 受精者编号、血型。

3. 是否妊娠，单胎还是多胎，是否流产、宫外孕、早产；是否有冻胚、冻胚使用情况；子代有无出生缺陷及子代健康信息等。

4. 是否出现性传播疾病以及身体出现其他异常状况等。

5. 使用精液标本妊娠率、流产率等。

七、供精者的随访和管理

1. 供精者出现下述情况，应立即取消供精资格：生殖器疣、生殖器疱疹、生殖器溃疡、尿道异常分泌物、供精者有新的性伴侣。

2. 至少每隔半年对供精者进行一次全面检查。

3. 追踪受精者使用冷冻精液后是否出现性传播疾病的临床信息。

4. 精液冻存 6 个月后，须再次对供精者进行 HIV 检测，检测阴性方可使用该冷冻精液。

（张　洲）

第三节　人类精子库自精保存工作

随着人类精子库的建立和发展，越来越多的人类精子库开展了自精保存工作。

一、适用人群

1. 接受辅助生殖技术时，有合理的医疗要求，如取精困难者和少、弱精子症者。

2. 出于"生殖保险"目的

（1）需保存精子以备将来生育者。

（2）接受致畸剂量的射线、药品、有毒物质、绝育手术之前的男性。

（3）夫妻长期两地分居，需保存精子以备将来生育者。

3. 高危职业者，如军人、消防员、长期接触射线者等。

4. 极度的少、弱、畸形精子症患者，需要冷冻睾丸精子或者附睾精子的患者。

二、特殊患者的取精方法

1. 手淫取精困难者取精方法

(1) 以前没有手淫经历和习惯的取精者,可以建议其在家里练习手淫取精。

(2) 由于紧张、担心等心理因素导致取精失败者,应对其进行心理疏导。

(3) 不能适应精子库环境者,建议其通过多次尝试取精,提高其环境适应能力。

(4) 观看一些视频和图片,能够有效地帮助性唤起和性兴奋,可以酌情使用。

(5) 如果配偶同时来到人类精子库,由配偶帮助手淫取精,可以有效提高取精成功率。

(6) 手淫时性兴奋性不够强烈导致射精量少者,可以使用性交方式取精冻存。不过应嘱其使用取精专用避孕套。

(7) 电动取精器通过模拟性交对阴茎刺激,诱发勃起和射精,能帮助部分取精困难者成功取精。使用时必须使用专用避孕套。

(8) 取精时阴茎勃起困难者,服用 PDE5 抑制剂有一定帮助。

(9) 取精时焦虑症状明显者,可以服用帕罗西汀帮助取精。

(10) 性交中断法取精容易丢失最前段精液,且容易造成精液污染,因此不提倡使用。

2. 逆行射精症的取精方法
建议取精前服用碳酸氢钠以碱化尿液,快速大量饮水降低尿液渗透压。取精前 30 分钟排空膀胱。必要时利用导尿管收集精子。

3. 不射精症的取精方法
功能性不射精症患者,应先尝试通过电动取精器或者前列腺-精囊按摩取精。器质性不射精症患者,往往需要经直肠电刺激取精。

三、稀少精子的冷冻保存

对于精子浓度过低的标本,常规的精液冷冻保存方法往往复苏率过低,应采用稀少精子冷冻保存技术。

1. **稀少精子冷冻的适用范围** 目前,稀少精子冷冻的适用范围尚没有明确的标准。根据经验,大致适用范围如下:

(1) 浓度 $<2 \times 10^6$/ml;

(2) PR 级精子总数 $<1 \times 10^6$;

(3) 睾丸/附睾穿刺精子、显微手术获得精子;

(4) 其他特殊情况。

2. **稀少精子冷冻的载体** 目前稀少精子冷冻的载体较多。生物性载体主要有空卵膜、球形团藻。非生物型载体主要有微量麦管、冷冻环、显微注射针、藻酸盐微囊、琼脂糖凝胶等。应用较多的载体是微量麦管。不同载体有各自的优缺点,详见表3-16-1。

表 3-16-1 稀少精子冻存载体特点对比

载体	优点	缺点
空卵膜	回收率、复苏率高	费时费力、技术难度取材困难、生物污染
球形团藻	回收率、复苏率高	载体需前期制备生物污染
微量麦管	便宜、易得操作简单、存储方便	对冻前精子数量有一定要求,回收率、复苏率较低
微滴	操作简单、回收率高封闭系统避免交叉污染	复苏率较低
冷冻环	封闭系统避免交叉污染	复苏率、回收率不稳定
显微注射针	材料易得	易碎、应用少
藻酸盐微囊	天然惰性聚合物	载体需前期制备操作麻烦
琼脂糖凝胶	材料简单易得	载体需前期制备应用少

3. **稀少精子冷冻操作流程** 如图 3-16-4 所示。

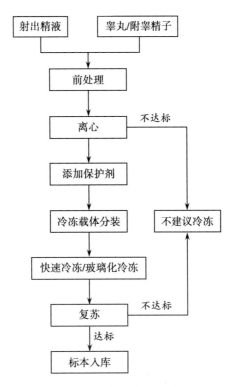

图 3-16-4　稀少精子冷冻操作流程图

4. 影响稀少精子冷冻复苏率的因素　影响比较明显的因素主要有 2 个：一是冷冻前精液质量，如精子浓度、活率、形态、精子 DNA 完整性等参数。冷冻前精液质量越好，冷冻复苏率越高。二是冷冻方法，包括降温速率和冷冻载体以及冷冻保护剂等。其中降温速率的影响尤为明显。

四、自存精子的使用管理

为了避免自存精子使用过程中出现差错，应制定自精保存接待流程、冷冻流程和出库流程以及管理制度和岗位职责（图 3-16-5~图 3-16-7）。

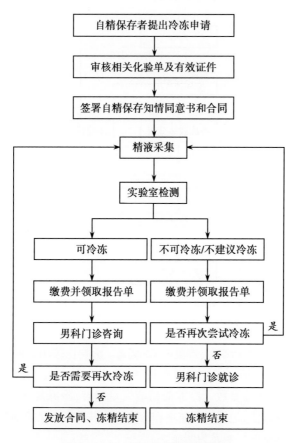

图 3-16-5 自精保存接待流程图

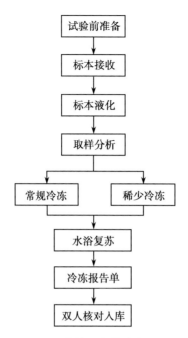

图 3-16-6 自精保存精液冷冻流程图

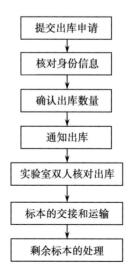

图 3-16-7 自精保存精液出库流程图

（张洲）

第四节 人类精子库面临的个人及社会问题

人类精子库的建立为广大不孕不育患者和遗传病患者带来了福音,同时也在挑战传统生育观念,引发生命科学、医学、社会学和伦理学以及法学等方面的思考。

一、关于近亲婚配的伦理问题

为了防止供精者的后代发生近亲结婚,原国家卫生部做出了多项规定,避免近亲结婚的发生。

关于子代近期婚配的概率问题,有文献做了大概计算,近亲结婚概率小于 6/1 600 000。另有文献报道,国外学者"通过群体遗传学理论及统计遗传学方法论证了供精人工授精(AID)出生儿血缘婚配的总体危险是微不足道的"。

二、相关人员的心理和情感问题

一些接受供精治疗夫妇的丈夫,虽然理性地签署了《使用供精治疗知情同意书》,但是难免情感上受到一些影响。

另外,一些接受供精治疗的夫妇担心孩子以后知道丈夫不是其生物学父亲而带来的情感危机;同时还担心如果孩子受到周围环境的歧视,从而产生悲观情绪,甚至扭曲心理,影响两代人的正常生活,并可能破坏父子间的亲子关系。

三、供精者和受精者以及子代的关系问题

从生物角度看,孩子似乎应该属于供精者和受精者妻子。从社会角度出发,我们应该认识到父母与子女的亲子关系,主要是通过亲代对子代长期的养育和两代人之间长期的共同生活过程中逐渐形成的。从伦理角度看,我国传统伦理普遍承认养育父母和收养子女之间的父母与子女关系。从法律角度讲,抚养和赡养是子代和亲代之间的相互义务,也都对应着相关的亲子权利。供精治疗出生的孩子应该属于谁的问题,类似于收养和过继的问

题。根据《中华人民共和国继承法》,对领养子女或赡养人继承权的处理是根据抚养和赡养原则确定的。因此,供精治疗出生的孩子属于接受供精治疗的夫妇,捐精者对孩子既没有任何权利,也没有任何义务。在实践中,当捐精者向人类精子库捐献精液时,工作人员也明确告知捐精者对孩子既没有任何权利,也没有任何义务,并要求其签署知情同意书予以确认。

子代的权利问题也不容忽视。接受供精治疗的夫妇有没有义务告知孩子真相? 供精治疗出生的孩子,有没有权利知道自己的父亲并非自己的生物学父亲? 有没有权利找寻自己的生物学父亲? 这些问题目前存在很大的争论。世界上多数国家,为了稳定家庭关系,都倾向于不让孩子了解其生物学父亲。

现阶段,规定供方与受方夫妇保持互盲,这样就完全切断了供者和受者之间以及和后代之间的联系,有效地减少了供受双方的顾虑,易于各方接受。

目前,我国接受供精治疗的夫妇多数不准备告诉孩子真相。他们认为这样更有助于维护家庭和谐和稳定。

四、精液标本的供需矛盾问题

一方面,现阶段由于捐精志愿者招募困难,同时通过精子库严格筛查的志愿者比例很低,导致目前普遍存在供精标本不能满足接受者对供精者相貌、身高、学历、性格等方面的要求。另一方面,精子库在对供精员体貌采集时,没有统一标准,工作人员根据个人的主观判断进行体貌特点的采集和描述。现实中供精员之间的体貌特征差异很大,然而精子库描述的体貌特征常常没有充分地反映出这种差异,从而可能使受精者选择标本时做出误判。

五、生物安全性问题

由于传染性疾病潜伏期、检验假阴性、捐精过程中感染性传播疾病等因素的影响,不能排除个别捐精标本存在感染性。这些未被发现有感染性的标本和其他标本在液氮罐中储存长达半年以上,也存在污染其他标本的风险。因此,人类精子库提供的精液标本只能说是相对"安全的"。

人类精子库对捐精者进行了家系调查、遗传分析和染色体核型分析,只能大致排除 27 种单基因、常见多基因遗传病和染色体病,但不能完全排除遗传病。另外,也不能排除个别捐精者遗漏或者故意隐瞒家族遗传病史等情况出现。在目前医学遗传学筛查和检测手段尚不完备的情况下,必然存在子代发生遗传缺陷的可能性。

六、监督管理中的立法问题

我国现阶段针对人类精子库进行监督管理的相关规定,主要是《人类精子库管理办法》和国家卫生健康委员会颁布的相关系列文件和相关技术规范。这些规定对于医疗机构和医务人员以外的其他机构和人员,没有约束力,从而无法对这些机构和人员进行相应的监督管理。同时,这些规定属于"行政规章",效力等级较低,难以发挥应有的作用。因此应加快辅助生殖技术和人类精子库的相关立法,解决目前"行政规章"效力等级较低以及相关立法空白的问题。

精子捐赠结合辅助生育技术在一定程度上解决了一些男性不育难题,促进了生殖医学的进步,具有广泛的科学意义和社会意义。人类精子库的建立本身不是问题,关键在于科学、合理的管理。我们必须对人类精子库进行客观、科学的综合评价,理性地看待人类精子库给我们带来的积极作用和潜在影响。

(张洲)

参考文献

1. 国家卫生健康委员会 . 人类精子库管理办法(卫生部令第 15 号),2001.
2. 国家卫生健康委员会 . 人类精子库基本标准和技术规范,2003.
3. 国家卫生健康委员会 . 人类辅助生殖技术和人类精子库伦理原则,2003.
4. 陈振文 . 辅助生殖男性技术 . 北京:人民卫生出版社,2016.
5. 中华医学会 . 临床诊疗指南——辅助生殖技术与精子库分册 . 北京:

人民卫生出版社,2009.

6. 中华医学会.临床操作技术规范——辅助生殖技术与精子库分册.北京:人民军医出版社,2009.

7. 世界卫生组织.人类精液检查与处理实验室手册.5版.北京:人民卫生出版社,2011.

8. 朱文兵,卢光琇,范立青.精子库的设立及面临的伦理问题.北京大学学报(医学版),2004,36(6):670-672.

9. 张凡.张欣宗.姚康寿.人类精子库运行中常见的伦理问题及应对机制.中国医学伦理学,2010,23(5):22-23.

第四篇
辅助生殖技术伦理和管理

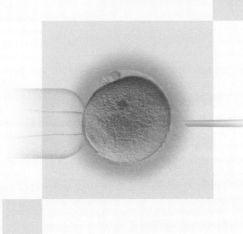

第十七章

伦理

第一节　人类辅助生殖技术伦理原则

为了保证人类辅助生殖技术和人类精子库安全、有效地在我国全面实施,切实保护人民群众的健康权益,国家卫生部于 2003 年 10 月 1 日将重新修订的《人类辅助生殖技术和人类精子库伦理原则》予以公布执行(卫科教发〔2003〕176 号)。

一、人类辅助生殖技术七大伦理原则

(一) 有利于患者原则

1. 有义务告诉患者可供选择的治疗手段、利弊及风险,提出有医学指征的选择和最有利于患者的治疗方案。

2. 禁止以多胎和商业化供卵为目的的药物刺激卵巢。

3. 不育夫妇对配子、胚胎拥有选择处理方式的权利,必须详细记录,并获得书面知情同意;配子和胚胎在未征得患者知情同意时,不得进行任何处理,更不得买卖。

4. 禁止应用技术对患者实施报复,或者有意忽视副作用,或者过度夸张不良作用以给患者造成精神压力,或者诱导患者选择不恰当的检查方法、治疗方案和药物。

(二) 知情同意原则

1. ART 必须在夫妇双方自愿同意并签署书面知情同意书后方可实施。

2. 须使患者夫妇了解实施该技术的必要性、实施程序、风险以及为降低这些风险所采取的措施、成功率、大致费用及可能使用的各种药物选择等。

3. 患者夫妇任何时候都有提出终止就医、监察、治疗和随访的权利;但如果患者的终止行为可能产生不良后果,工作人员应尽一切可能向患者履行告知义务,并尽可能提供恰当的建议。

4. 必须告知患者夫妇随访的必要性;告知捐赠者健康检查的必要性,并获取书面知情同意。

(三) 保护后代原则

1. 告知患者夫妇通过 ART 出生的后代与自然受孕分娩的后代享有同样的法律权利和义务;他们对通过该技术出生的孩子(包括对有出生缺陷的孩子)负有伦理、道德和法律上的权利和义务。

2. 如果有证据表明将对后代产生严重的生理、心理和社会损害,医务人员有义务停止该技术的实施。

3. 不得对近亲间及任何不符合伦理、道德原则的精子和卵子实施 ART。

4. 不得实施代孕;不得实施赠送胚胎;不得实施以生育为目的的嵌合体胚胎技术;不得实施以治疗不育为目的的人卵胞质移植和人卵核移植技术。

5.同一供者的精子、卵子最多只能使 5 名妇女受孕。

6. 对患者夫妇实施全面体检,筛查可能损害后代健康的疾病。

(四) 社会公益原则

1. 不得对不符合国家生育政策的夫妇和单身女性实施 ART。

2. 不得实施非医学需要的性别选择。

3. 不得实施生殖性克隆技术;不得将异种配子和胚胎用于 ART。

4. 不得进行各种违反伦理、道德原则的配子和胚胎试验研究及临床工作。

(五) 保密原则

1. 互盲原则 供精 ART,供方与受方夫妇应保持互盲、供方与实施 ART 的医务人员应保持互盲、供方与后代保持互盲。

2. 对使用 ART 的所有参与者(如卵子捐赠者和受者)有实行匿名和保密的义务。

3. 告知捐赠者不可查询受者及其后代的一切信息,并签署书面知情同意书。

(六) 严防商业化原则

1. 严格掌握适应证,不能受经济利益驱动。

2. 供精、供卵只能以捐赠助人为目的,禁止买卖,但是可以给予必要的补偿。

3. 坚决制止地下买卖配子的不法行为。

(七) 伦理监督原则

实施 ART 的机构应建立生殖医学伦理委员会,并接受其指导和监督;依据伦理原则进行监督,开展宣传教育,并对伦理问题进行审查、咨询、论证和建议。

二、人类辅助生殖技术实践中的其他伦理原则

(一) 尊重原则

包括尊重患者本人及其自主决定权,尊重配子、尊重胚胎,没有充分理由不能随意操纵和毁掉胚胎。

(二) 严禁技术滥用原则

探索性技术(如克隆技术、卵核质移植技术、线粒体移植技术等)可以经过正规程序审批后进行探索性使用;禁止使用的技术(如克隆人技术、人兽配子配合使用技术、代孕、赠胚等),坚决不能使用。

(三) 自主原则

指患者有独立、自愿的决定权。即有选择权,在知情的基础上真正自愿及自主,并且不与他人利益及社会利益发生严重冲突。

(四) 公正原则

具有同样需求的患者,应该得到同样的医疗待遇、服务态度和医疗水平。对不同医疗需求的患者,给予不同的医疗待遇。除了对就医患者的公正外,还应考虑对子代、利益相关方乃至社会

的公正。

（五）辅助检查伦理原则

1. 不能滥用检查。

2. 遵循先简单后复杂、先无害后有害、先费用低后费用高的检查程序。

（六）用药伦理原则

1. 不能滥用药物。

2. 用药既要看近期疗效，也要考虑远期不良影响。

3. 坚持医疗原则。

（七）严防医源性疾病

医源性疾病如由于 COS 所导致的 OHSS、医源性多胎、生殖系统肿瘤、急腹症等，在获得后代的同时，也给母体健康带来风险。

（八）不伤害原则

如出现利弊并存的矛盾情况，或对人体有可能出现伤害，应立即停止该技术的实施。

（九）双重效应原则

是对医疗行为和措施进行道德评价的原则。

1. 任何医疗措施都具有两重性或双重效应。医疗行为的目的必须指向第一效应（直接效应、良好效应），有利于患者；第一效应必须大于第二效应（间接效应、伤害效应）。

2. 对医疗行为的道德判断以第一效应为主。如取卵手术，获取卵子是直接有益的效应，手术带来的身体不适与心理的影响是间接、可预见的效应，利大于弊，是可接受的。

（十）最优化原则

即最佳方案原则：选择诊疗方案时，以最小的代价获得最大的诊疗效果，达到疗效最好、安全无害、痛苦最小、耗费最少的目的，追求医疗行为中技术性与伦理性的统一。

总之，在实施 ART 过程中，医务人员必须遵循上述伦理原则，谨慎、规范地使用 ART，确保母婴安全。

（邓华丽　黄国宁）

第二节 辅助生殖技术伦理委员会与伦理监督

一、伦理委员会的组成

2001年9月国家卫生部颁布了《人类精子库管理办法》和《人类辅助生殖技术管理办法》,2003年6月国家卫生部重新修订了《人类辅助生殖技术和人类精子库伦理原则》,均要求实施人类ART的医疗机构和申请设立人类精子库的医疗机构应当设立"医学伦理委员会",并接受其指导和监督。原国家卫生部于2007年颁布了《伦理审查委员会和伦理审查管理办法》,来规范生殖医学的科学研究行为。

生殖医学伦理委员会由所属的法人医疗机构组织成立,并发文登记备案。伦理委员会设立主任1名,主持伦理委员会工作;副主任1名,协助主任工作;秘书1名,承办日常工作。伦理委员会应由"医学伦理学、心理学、社会学、法学、生殖医学、护理学专家及群众代表等"组成。按每个学科方向来源和专业背景进行分类,一般可7~11人(单数),以便有效地行使其职责,其他单位人数不得少于1/3。伦理委员会应有工作章程、工作制度和工作计划,以确保有相应的运行机制和处理程序来完成工作。

二、伦理委员会的职责

伦理委员会的工作直接对所在医疗机构负责,具有监督权、调查权、考核权及审查权。对临床方面,担负着对ART相关的生殖医学临床实践、临床研究的实施进行咨询论证、监督和管理的职责,促进ART安全、有效和健康地开展,保障就诊夫妇和子代的身体健康、家庭幸福和社会稳定;科研方面,担负着平衡促进科研发展与约束指导研究者行为的职责,保护志愿受试者的权利,维护所有研究参与者的尊严、权利和安全,为受试者提供尽可能广泛的保护,并尽可能地提高生物医学研究在科学和伦理方面的质量。具体职责包括:各项技术及工作的伦理审查;医疗服务过程中的伦理督查;患者的伦理咨询;ART 从业人员的自我教育和患者教育。

三、伦理委员会的监督机制

只有有效的伦理监督机制和切实可行的法律法规才能保证 ART 技术的健康发展,因此伦理监督非常必要。伦理委员会的监督机制包括:

1. **成立 ART 伦理委员会**　制定相应的管理条例、技术规范、基本标准和伦理原则,建立健全 ART 伦理委员会,在技术实施过程中进行有效的伦理管理,监督各项技术的实施符合 ART 伦理原则。

2. **规范 ART 行为**　成立 ART 伦理委员会,实施伦理审查和监督,规范 ART 行为,保证患者的正当权益不受侵害,有利于技术的健康发展和优生优育,保证医疗质量。

3. **为 ART 的后续发展提供伦理支持**　ART 伦理委员会除了充分发挥伦理监督作用,及时反馈临床与科研中不断出现的伦理道德问题,尽可能地妥善解决,还要为 ART 的后续发展提供伦理方面的技术支持,为相关法律制度与规范的制定与完善提供依据。

(邓华丽　黄国宁)

第三节　不孕症诊治中的伦理问题

在不孕症诊治过程中,从病史询问、体格检查、辅助检查、治疗方案制订及实施等过程中均涉及相应的伦理问题,医务人员在临床实践中不仅涉及技术选择,同时涉及伦理选择。

一、病史询问

在门诊病史询问过程中,医生要举止端正,态度和蔼,采用通俗易懂的语言与患者交谈。病史询问全面翔实,耐心倾听,适时正确引导,对患者的要求进行应答和沟通。

1. 要强调夫妇同时就诊的重要性。医患沟通时则需获得双方知情同意。

2. 询问病史建议分开进行,注意保护隐私。

3. 注意掌握适应证。

4. 每次就诊需及时安排好患者的后续就诊时间,尽量缩短患者夫妇的门诊不孕症就诊、检查、治疗或 ART 程序中的等待时间。

二、体格检查及辅助实验室检查

详细询问病史后,需进行必要的体格检查及辅助实验室检查来协助诊断。查体时动作敏捷、轻柔,注意保护隐私。需遵循辅助检查伦理原则进行个体化辅助检查,不以经济利益为驱动做大撒网式检查。有创伤检查一定要得到患者的知情同意。

三、确定治疗方法及方案

针对每个患者的不同病史、体检及辅助检查等情况,了解他们的想法,进行个体化综合评价,为他们提供必要的知识普及和心理支持,首选对患者最适宜、最有效、合理且经济的治疗方案。

并非所有就诊的不孕患者都需要 ART 治疗。一般治疗,如改变不良生活习惯、控制体重、锻炼身体、改变影响生育的工作及居住环境、保持身心愉悦等,对部分不孕症患者很重要。

对治疗方案而言,能用药物治疗的首选药物治疗;其次选择手术治疗;再考虑 ART 治疗。选择药物刺激卵巢方案时遵循个体化原则及最优化原则。严格掌握各项治疗指征,避免滥用。

四、不孕症诊治中的隐私保护和保密

《侵权责任法》及《执业医师法》中均有隐私保护的相关规定。患者隐私权是指患者在诊疗过程中拥有的保护自身隐私部位、病史、身体缺陷、特殊经历、遭遇等隐秘的私人信息不受任何形式外来侵犯的权利,是个人自主权的一部分。患者隐私包括病情隐私和生理隐私。不孕症是隐私侵犯密集的领域,诊疗中不得不探触患者隐私,且涉及多个环节,保护隐私尤为复杂。ART 中涉及的患者隐私更多,可能引发更多伦理、社会问题。医务人员有义务关注患者的隐私保护。患者获得医疗保密是基本权利,医生为患者保密是义务和责任;除非绝对需要,否则不能利用患者的医疗信息。

五、知情同意

知情同意是指临床医师在为患者进行诊断和治疗的过程中,必须向患者提供一系列各方面真实、充分的信息,使其自主地做出选择,并以相应方式表达他们接受或者拒绝此种治疗方案的意见和承诺。在制度的设计中应当保障只有经过知情同意的病例,诊疗工作才能顺利进行。不孕症诊治中,必须遵循知情同意的伦理原则。

1. 知情同意是一种人权,包括了解权、被告知权、选择权、拒绝权和同意权;是对患者自主权和自我决定权的尊重;包含了知情和同意(不同意)两部分。

2. ART 领域的知情同意主要涉及临床医疗实践、实验室及医学研究 3 个方面。

3. 包括口头方式、书面方式和行为方式的知情同意,以书面方式最为普遍和重要,它客观地记录了履行知情同意权的过程,是患者在充分知情的情况下,选择了承担部分风险的契约证明,也是医患双方维护自身权益、进行法律诉讼的重要依据;实施重要诊疗技术须有书面的知情同意记录。

4. 知情同意的内容主要包含诊疗过程、各项检查目的、诊断结论、治疗方案及目的、实施程序及时间、本中心的治疗效果、病情治疗预后及风险、药物及方案选择、技术利弊、医患双方承担的责任和义务、患者的维权、随访、产前诊断、优生优育、配子和胚胎所属权及使用承诺、诊治费用等情况。

5. 与患者的沟通要掌握适当的时间与时机,信息告知要通俗易懂,注意严谨、准确、充分、及时、个体化;对特殊人群(如外籍人士、聋人、哑人等)要采用相应的方式沟通;对特殊技术的知情沟通,如 PGD 等,应有从事该技术的专业人员参与;避免知情同意原则落实过程中的形式化现象。

六、最优化原则

即最佳选择原则,用最小的代价获得最佳效果;与判断者的道德水平和道德品质有着直接关系。

1. 选择最接近自然受孕的技术,纠纷少、最有效、最经济、个体化的治疗方案。

2. 减少患者就诊时间和医疗费用,缩短治疗周期,优化诊治程序。

3. 正确认识 ART 的弊端,严格掌握 ART 的各项适应证,不得扩大和滥用,严格执行技术规范,不断研究改进技术,使其副作用减至最低限度。

4. 减胎技术不仅仅是单纯减少胎数,而且是减少副作用,降低伤害的有效措施。医生应最大限度降低多胎率和双胎率,推广选择性单胚胎移植。

5. 剩余胚胎和配子具有科研价值,可以用作科研实验材料,但不得在患者未同意的情况下,擅自处理;如患者自愿捐献,需严格按照伦理要求,签署同意书后方可使用。

七、避免医源性疾病

随着 ART 技术的普遍开展,患者数量增多,我们要正确认识 ART 的弊端,在使患者获得妊娠的同时,避免医源性疾病的发生,减少 ART 对亲代和子代的影响。ART 并发症主要包括:

1. 卵巢过度刺激综合征。

2. 取卵、囊肿穿刺等手术并发症。

3. 多胎妊娠。

作为 ART 专业人员,要提高诊疗水平,提高诊疗技术,总结经验教训,严格掌握各项适应证、禁忌证;严格遵守各项诊疗规范,审慎操作,减少伤害,确保母婴安全。

（邓华丽　黄国宁）

第四节　辅助生殖技术中的伦理问题

一、卵胞质内单精子注射(ICSI)与伦理

对于严重少、弱、畸形精子症,梗阻性无精子症、精子发生障碍、IVF 受精失败及精子穿透功能障碍等男性不育患者而言,ICSI 技术是唯一有效的助孕手段。ICSI 还用于卵子体外成熟(IVM)和 PGT 等情况。这项技术的伦理争议包括:

1. 精子是人为挑选,非自然的竞争性选择。操作不仅仅暴露于非生理的化学和物理环境中,还对配子造成机械性损伤,引起卵母细胞内部结构和形态变化,或者可能挑选到未发育成熟的精子进行 ICSI,都可能对配子和胚胎的发育产生潜在的不良影响。

2. 男性不育患者常伴有遗传缺陷,而 ICSI 可能增加后代(尤其男性)出生缺陷及子代发育异常的发生率,远期影响无法估计。ICSI 技术出生的男性后代将完全继承 Y 染色体上的基因缺陷,面临未来的不育问题。

二、胚胎植入前遗传学检测与伦理

PGT 是目前使用的能够在基因及染色体水平有效预防遗传性疾病的技术手段,使用日益广泛,但也存在很多伦理问题。

(一) PGT 与伦理

1. PGT 的性别选择目的是否出于医学需要? 目前许多国家明确规定禁止无医学指征的性别选择。有些性连锁疾病由于并不严重而不主张进行 PGT。非医学需要的性别选择可能造成人们设计男婴出生的行为,将造成人口结构紊乱等后果。

2. 为了治疗患有血液系统恶性疾病的同胞而进行 HLA 配型胚胎选择的 PGT 技术在涉及胚胎的道德地位方面造成了伦理争议。有观点认为把"人"作为治疗疾病的工具是不道德的,对这些孩子不公平,损害了他们的人权和尊严,可能影响他们将来

的身心发育。

3. 应用 PGT 技术进行植入前胚胎的肿瘤易感基因分析,可以降低生育有遗传倾向的肿瘤高风险子代的可能。但是这些致病基因并非肿瘤发生的唯一因素,如何界定适合使用 PGT 技术来进行诊断的疾病及其易感因素非常困难。这种技术如不加控制地使用,可能对人体的生长发育带来潜在风险。对潜在高额利润的追逐,可能促使人们希望对每个胚胎都进行 PGT,长此以往,造成人类基因组谱学的偏倚进化,可能会是生物遗传学的灾难。

4. 是否选择进行单基因病的 PGT,主要取决于该遗传病可能给子代带来的致死、致畸和其他伤害的程度。对于另一些并非致畸或致死的遗传疾病,考虑到技术本身具有的风险,是否适合使用 PGT 则值得商榷。

5. 使用 PGT 技术对高龄、反复流产、反复着床失败等患者的胚胎进行非整倍体筛查近年来应用逐渐广泛,但目前对其临床应用的有效性尚存质疑,尚需谨慎评估,获得更多证据证明其有效性。

(二) 技术的安全性与可靠性

1. 接受 PGT 的患者需要接受药物刺激卵巢及取卵手术以获得多个胚胎供检测、需要接受 ICSI 技术受精,存在药物刺激卵巢、OHSS、手术及 ICSI 带来的相应风险。而且还有昂贵的检测费及未知的检测结果所带来的经济和心理压力,甚至有可能得不到足够数量的高评分胚胎进行 PGT。

2. 胚胎活检技术是将胚胎暴露在体外环境中进行有创操作,其造成的机械性损伤以及囊胚培养、胚胎冻融等技术,都可能影响妊娠结局,对子代产生不良影响。同时,各种分析技术的准确性和可靠性仍有争议。

3. PGT 后代出生的安全性问题。目前多项研究显示其出生婴儿的各项指标和儿童心理发育、精神运动发育等方面没有明显差异,但缺乏长期随访的证据。

三、未成熟卵母细胞体外培养成熟技术(IVM)与伦理

IVM 的使用有利于推动生殖医学的发展,同时也存在一些

伦理问题。

1. **技术局限性** IVM 的卵母细胞成熟率、受精率、胚胎种植率均低于体内成熟的卵母细胞;核质成熟不同步、高染色体异常率、内膜发育不同步、胚胎发育潜能差都可能导致胚胎种植率降低,流产率升高。

2. **技术安全性** 研究发现体外成熟可能影响人卵母细胞的纺锤体及染色体排列,还可能影响线粒体的功能成熟,导致卵母细胞核质成熟不同步。为了提高受精率,IVM 的卵母细胞采用 ICSI 方式受精,同样面临 ICSI 带来的相应风险及伦理争议。体外成熟的过程还可能影响卵母细胞正常印迹基因获得。

四、卵子/胚胎/生殖腺冻融用于自身生育伦理问题

(一) 卵子冷冻

卵子冷冻对保存生育力、提供捐卵来源等有不可否定的实用意义,但技术尚不够成熟,安全性是令人关注的问题。

1. 卵母细胞是人体最大的细胞,对温度较敏感,对冷冻的耐受差,冷冻及复苏过程都可能损伤卵母细胞的超微结构、纺锤体等,影响减数分裂,导致染色体数目或结构异常;冷冻保护剂的使用也对卵母细胞有潜在毒性;冷冻卵子复苏率低于精子及胚胎,受精率、妊娠率远低于新鲜卵子,流产率更高。

2. 卵子的冷冻期限过长,可能损伤卵子质量;冷冻卵子的女性年龄更大,导致母亲孩子年龄差距过大,出现一些家庭和社会问题。

3. 来自冷冻卵子出生的子代远期发育及健康状况尚无大样本研究报道。

(二) 胚胎冷冻

胚胎冷冻是 ART 的常规和必备技术,是 ART 不可缺少的环节,其意义已被认可,但仍然存在一些伦理问题。

1. **技术安全性** 尽管目前冷冻胚胎的复苏率高达 95% 以上,冻胚移植与新鲜胚胎移植的成功率相当或更高,但整个冷冻和解冻过程、所使用的冷冻保护剂及超低温环境都可能对胚胎造成一

定损伤,对胚胎的染色体结构、细胞骨架和 DNA 甲基化状态可能存在不良影响;还有研究显示 FET 后孕妇胎盘植入风险增加,巨大儿及剖宫产风险增加,对患者及出生后代的潜在影响值得密切关注。

2. 冷冻胚胎的地位 中华医学会生殖医学分会 2018 年发布的《冷冻胚胎保存时限的中国专家共识》认为冷冻保存的胚胎不具备自然人的属性,也不属于物的范畴,但其具有发育成为自然人的潜质,故法律介于人与物之间,必须以敬畏和尊重的态度加以对待。

3. 冷冻期限 《冷冻胚胎保存时限的中国专家共识》认为冻存胚胎远期安全性尚需更长时间的医学观察,推荐胚胎冷冻保存时限不超过 10 年,同时建议女方年龄达到或超过 52 岁不再进行胚胎的冷冻保存、复苏和使用。

4. 冷冻胚胎去向 包括复苏移植、捐赠科学研究、医学方法处理后丢弃及捐赠他人 4 种。我国目前禁止胚胎捐赠他人,主要是为了防止变相的代孕。随着 ART 技术的进步和普及,冷冻胚胎数量日益增加,出现大量被遗忘的胚胎,增加了医疗机构的工作量,浪费了医疗资源。对于剩余胚胎的处置我国虽尚未立法,但具有卫生行政部门颁布的相关管理办法与规范操作流程。生殖中心应依据相关规定,结合患者夫妇知情同意书中的选择与签署,对剩余胚胎进行妥善处置。当患者离异、夫妇一方或双方丧失民事行为能力甚至死亡时,婚姻关系不复存在,可酌情依据患者既往签订的知情同意书意见处置胚胎,不支持任何人使用和索取患者夫妇的冻存胚胎。

(三)生殖腺冷冻

1. 卵巢组织冷冻 卵巢组织冷冻是保存生育力的方法,但所带来的伦理问题也受到社会关注。

(1)技术的可靠性:卵巢冷冻技术起步较晚,发展有限,在冷冻、自体移植等操作中存在诸多不确定和危险因素;卵巢组织的冻存方式和相应移植方法何种最佳尚无定论;卵巢移植后普遍存在生命周期较短、对激素反应不良等,不能作为一项常规治疗手段。因此,需要清楚告知患者这是一项试验性质的技术及可能带来的益处和相关风险。

(2) 技术的安全性:对于肿瘤患者,自体移植的卵巢组织是否加速肿瘤的发展;如何选择合适的患者进行卵巢冷冻;选择过程中要遵循什么样的要求;出生的孩子将来是否会出现生理或心理上的缺陷,这些都是需解决的问题。早期阶段卵母细胞体外成熟技术在开展过程中受到诸多限制。卵巢组织的异种移植技术适用于某些肿瘤(如乳腺癌)患者,但同样存在人卵泡在动物体内成熟周期过长和可能导致病毒感染的问题。

(3) 衍生的伦理问题

1) 非医疗目的的卵巢冷冻,比如一些女性因延迟生育等原因选择卵巢冷冻,涉及高龄孕产妇等问题。

2) 青春期前女性肿瘤患者接受治疗前,卵巢冷冻成为唯一可行的保存生育力手段。而青少年是一个特殊且相对脆弱的群体,需要进行特殊保护。如患者未成年就去世了,就会出现问题:因法律未明确规定谁有权利动用这部分组织,最终导致任何人都没有权利决定。所以在卵巢采集前要全面告知患者和监护人可能出现的情况并制定好解决措施。

2. 睾丸组织冷冻 睾丸组织可以来自成年男性,直接冷冻保存睾丸内的精子,为 ICSI 助孕所用;也可以来自青春期前患恶性肿瘤的男性,在放化疗前保存精原细胞,成年后通过组织移植和培养技术获得成熟精子。睾丸组织冷冻的不同形式和冻存方法、冷冻保护剂的使用及复苏过程甚至器官移植等对精子的发生、成熟、受精、胚胎发育、着床、遗传安全性及子代健康会产生何种影响等是人们所关注的焦点,其中很多技术如睾丸组织移植等还处于试验研究阶段,技术的安全性和可靠性存在许多需要解决的问题,尚无法广泛用于临床。

五、配子捐赠

(一) 供精人工授精和供精试管婴儿

供精助孕(人工授精和试管婴儿)虽然解决了部分不孕夫妇

的生育问题,却使以血缘为基础和纽带的家庭亲子关系受到冲击,引发了伦理和社会问题。

1. 对要求实施供精助孕的夫妇进行全面的医学、心理、家庭和社会学等评估,对双方应该履行的法律义务充分告知,并完善必要的法律程序和手续。

2. 遵循保密及互盲原则

3. 供精助孕子女的法律地位

(1) 法律权利和义务:1991 年 7 月 8 日最高人民法院在《关于夫妻离婚后人工授精所生子女的法律地位如何确定的复函》中规定:"在夫妻关系存续期间,双方一致同意进行人工授精,所生子女应视为夫妻双方的婚生子女,父母子女之间权利义务关系适用《婚姻法》的有关规定",即通过供精技术出生的孩子享有同自然受孕出生孩子同样的权利和义务。

(2) 子女的知情权:为避免伦理关系和社会关系的复杂化,国内外现行法规多数剥夺了供精出生子女的知情权,无法知道其遗传学父亲。我国规定在某些特定情况下,供精子女可以通过法律途径查询其供精父亲的信息。

(3) 子女的近亲婚配:为避免由于互盲导致的供精后代近亲婚配问题,我国规定:同一份精液最多只能使 5 名妇女受孕。为避免近亲通婚,供精助孕子女结婚前,精子库有义务在匿名条件下,为其提供有关医学信息的婚姻咨询服务。

4. 合法规范的供精渠道 实施供精助孕的医疗机构只能从持有卫生行政管理部门批准的人类精子库获得精源,必须和精子库签订供精协议,同意按时真实地反馈匿名的治疗结局和子代信息。

(二) 精子库

2003 年卫科教发 176 号文件中除了对精子库有严格的设置标准和制度化管理外,《人类辅助生殖技术和人类精子库伦理原则》还提出了七条必须遵守的基本伦理原则和具体的行为指南。人类精子库,特别是有第三方参与的供精助孕治疗,精液标本的采集、储存和使用涉及许多医学、伦理道德和法律等问题。

1. **家庭关系问题** 供精助孕一方面创造了新的生命,维持了家庭的基本结构;另一方面又因为第三方的介入,切断了传统家庭的遗传或生物学联系,在婚姻家庭道德观念较浓厚的中国,给家庭关系的稳定留下潜在隐患。

2. **基因与血缘问题** 通常捐精者是匿名的,多数捐赠者的身份会一直保密。在英国等其他国家,法律规定当孩子成长到一定年龄,相关精子捐赠者的身份允许公开。这时有可能破坏生父的家庭生活,造成财产纠纷等。大多数国家认为从保护孩子防止受到侮辱和非难、防止供者要求家长权利、保护不育的丈夫、有利于医生的角度出发,主张对孩子保密。

3. **能否促进优生学** 在中国,曾经出现过"博士精子库""大学生精子库"等,但"基因决定论"已遭到了大多数科学家的反驳。通过精子库在解决不孕问题的同时达到优生的目标实属概念炒作,冲击了生命尊严平等,限制了更多的健康男性捐精的权利,减少了供精来源,影响了人类基因的多样性。

4. **精子的商业化问题** 经济利益的驱动会促使供精者隐瞒自身的某些遗传缺陷和遗传病等,使操纵者降低捐赠要求,隐瞒医疗及伦理风险,对后代利益造成危害。

5. **血亲通婚的危险** 采用同一供精者的精液生育的多个后代到了婚龄可能会相互婚配,生儿育女,尽管发生的概率极低,但是这在法律和伦理上都是不允许的。因此,精子库应该严格管理精源,限制供精的次数,控制精液的使用次数,不断更换供精者等,并有义务为人工授精后代提供有关医学信息的婚姻咨询服务。

(三) 卵子捐赠

近年来,国内外对卵母细胞的捐赠需求不断增加,但卵母细胞资源却非常稀缺,同时面临许多伦理问题。

1. **供受者利益问题** 对捐赠者而言,为获得卵母细胞经历的药物刺激卵巢和取卵手术均存在医疗风险。出于对捐赠者健康利益的考虑,许多国家(包括我国)禁止实施以捐卵为目的的供者捐赠,仅允许"卵母细胞分享"。遵照卫科教发(2003)176号文件和卫科教发(2006)44 号文件规定:"赠卵者仅限于接受 ART 治疗周期中取卵的妇女",并参照供精者筛选程序和健康检查及管理,严禁任何形式的商业化赠卵和供卵行为。2018 年中华医学会生殖医学分会发布的《卵子捐赠与供/受卵相关问题的中国专家共识》建议:在获卵数达到 15 枚自用前提下,超出的卵子可捐赠;为保障卵子及胚胎质量,卵子共享赠卵者年龄建议在 20~35 岁之间;建议受卵者接受卵子捐赠数目为 3~5 枚。应当在赠卵者对所赠卵子的用途、自身权利和义务完全知情同意的基础上进行。

2. 半年冷冻期限问题　我国明确规定"对实施赠卵技术而获得的胚胎必须进行冷冻,对赠卵者应在半年后进行艾滋病抗体和其他相关疾病检查,获得确定安全的结果后方可解冻胚胎"。

3. 冷冻卵母细胞捐赠问题　ART 周期中冷冻多余的卵母细胞,可以作为患者自身的生育力储备,还可以在自己已经生育后将真正多余的卵母细胞捐赠他人,有利于扩大卵母细胞资源,并可避免捐赠新鲜卵子和胚胎冷冻面临的一系列问题,伦理上更有利于捐赠者。同样也需要冷冻半年并复查 HIV 等感染指标后才能捐赠。

4. 供卵来源问题　国际上供卵来源主要有 ART 患者的多余卵子、偶然的捐赠、有血缘关系的捐赠和商业的专业供卵 4 种。其中,有血缘关系的捐赠最容易接受,同时也最容易引发纠纷,导致家庭伦理关系混乱及出生后代的心理障碍等,还可能涉及后代的财产继承权、抚养权、监护权等问题,在我国目前是禁止的。商业性供卵的发展可能催生非法卵子买卖、管理混乱、亲缘关系紊乱等众多社会问题,甚至为了利益隐瞒自身疾病状况、传染病及遗传病病史等,损害受者利益和后代健康,留下极大隐患,在我国也是被禁止的。

5. 受卵者年龄问题　高龄妇女因卵子捐赠获得了生育机会,但其妊娠及生育过程,不但母婴安全风险增加,后代的养育也成问题。2018 年中华医学会生殖医学分会发布的《卵子捐赠与供/受卵相关问题的中国专家共识》建议受卵者胚胎移植时年龄不应超过 52 岁,且助孕前需进行身体和心理健康评估。

6. **亲子关系问题** 赠卵出生的后代与其母亲的遗传学联系发生了分离,血缘关系和人伦关系更为复杂,传统的亲子观念受到挑战。

7. **子代知情权问题** 捐卵过程中实施双盲及保密原则,在避免纠纷和矛盾的前提下忽略了后代的知情权。如此一来仍然可能会有后代近亲婚配的事情发生,因此,后代仍有必要进行婚育排查。

8. **卵子和精子同时捐赠问题** 我国禁止捐赠胚胎,但对于同时缺乏卵子和精子的夫妇而言,同时接受捐卵和捐精,是来自两个非夫妻关系的捐赠者,由此形成的胚胎是基于不孕夫妇的生育要求而产生,所有权属于受者夫妇,不同于捐赠胚胎,没有违反禁止捐赠胚胎的规定,但是其子代将面临更为复杂的伦理及社会问题。

六、代孕与胚胎捐赠

(一) 代孕

我国原卫生部颁布的《人类辅助生殖技术管理办法》规定:"禁止以任何形式买卖配子、合子、胚胎。医疗机构和医务人员不得实施任何形式的代孕"。代孕的临床应用带来一系列伦理道德和法律问题。

1. **亲子伦理关系** 代孕由于遗传学母亲和社会学母亲的分离,冲击了传统的家庭观、伦理观。如果生下的婴儿有缺陷或分娩中造成了婴儿损伤,双方可能互相推卸责任,可能损害婴儿利益。另外,如果是姐妹代孕,母女代孕,更会造成亲属关系的混乱。如果代孕母亲不愿意交出婴儿,还会造成法律纠纷。如果单身男性或女性通过代孕拥有子代,对子代的生长发育、心理状态和家庭幸福都是不利的。

2. **代孕母亲的伦理问题** 有观点认为代孕母亲贬低了女性的尊严和人格;代孕母亲怀孕及分娩过程中可能出现身体变化甚至并发症,是对其身体的伤害和对生命的考验;婴儿出生后,代孕母亲就会面临母子身体和情感的永久分离;在经济利益的驱动下,一些非法的医疗机构和非法中介,可能将女性身体甚至婴儿作为商品进行交易;在受托者、委托者和婴儿三方的健康利益不一致或者受委托者因疾病必须实施对胎儿有害的医疗行为时,可能出现伦理及法律纠纷,甚至人身侵害和自由限制等。

3. **代孕违反的法律法规** 代孕行为违反了我国的《中华人民共和国宪法》《中华人民共和国民法典》和《人类辅助生殖技术管理办法》等法律法规,是非法行为。因此,打击地下代孕不仅是挽救受害的代孕母亲以及未来的生命,更是确保社会价值体系健康,维护传统人伦道德观念所必须。

(二) 胚胎捐赠

胚胎捐赠可能帮助部分不孕夫妇解决生育问题。我国卫生部于 2003 年颁布的《人类辅助生殖技术规范》《人类辅助生殖技术和人类精子库伦理原则》《人类辅助生殖技术管理办法》明确规定:禁止以任何形式买卖配子、合子、胚胎,禁止胚胎赠送。多余的胚胎用于胚胎捐赠会面临许多伦理、法律和情感上的问题。

1. **胚胎捐赠的血亲关系混乱** 胚胎捐赠与领养孩子类似,只是领养的时间是胚胎期而不是出生后。对于接受者而言,提供了孕育的场所,所孕育的孩子没有夫妇双方的遗传基因。遗传学母亲与社会学母亲分离,她们的关系和法律地位如何确定?

2. **胚胎捐赠子代的问题** 受者夫妇在怀孕或胎儿出生后因家庭关系的变化可能出现终止妊娠、遗弃孩子等问题;受者夫妇发现胎儿或新生儿发育有问题,则可能要求供者赔偿或者承担相应的法律责任。甚至供者可能日后要求索回自己遗传学上的子女,导致纠纷的发生。

七、特殊人群助孕要求

随着 ART 技术的发展,一些特殊人群,如 HIV 感染者、同性恋者、智障夫妇和高龄患者等,能否对他们实施助孕技术是对生殖医学工作者提出的伦理挑战。对于特殊人群助孕的要求,首先要尊重患者,尊重其人格、自主选择权和隐私权,至于能否助孕,需要综合考虑患者双方病理、生理、心理及社会因素的作用,本着有利于后代的原则,分析家庭状况对子代的影响,根据患者夫妇的具体情况进行伦理分析。

1. HIV 感染者 医务人员有义务告知其一旦怀孕可能面临的风险。丈夫可能传染妻子,妻子可能通过垂直传播感染下一代,造成孩子的悲剧。甚至父亲精液中可能存在的人类免疫缺陷病毒也可能导致下一代的感染。目前,艾滋病不能治愈,作为感染者的父母,病情可能加重,可能死亡,或者需要长期服药,给家庭带来经济负担,严重影响孩子的生活质量,甚至导致孩子成为孤儿。至于 HIV 感染者夫妇要求供精治疗,作为医疗机构及其工作人员很难做到兼顾供受双方及后代的利益。因此,目前对 HIV 感染者,慎重考虑 ART 的实施。

2. 同性恋者 同性恋不是一种精神疾病或心理障碍,只是有着不同于大多数人的性取向。我国 2003 年《人类辅助生殖管理办法》规定:禁止单身妇女实施 ART。由于我国尚没有同性恋合法的法律规定,故这条规定也涵盖了同性恋妇女。同性恋人群因其性取向问题,对孩子的教育和培养正常性取向可能有不良影响。孩子处在同性恋家庭时,处于父亲或母亲缺失的环境中,处于社会舆论压力下,对其身心健康成长可能会造成不良影响。

3. 智障夫妇

(1) 依法执医:根据原国家卫生部《异常情况的分类指导标准》中,对精神发育迟滞引起智力低下的症候群分 3 类:①重度智力低下,禁止结婚。②中度智力低下,可以结婚,不能生育。③轻度智力低下,可以结婚,不宜生育。原国家卫生部《关于修订人类辅助生殖技术与人类精子库相关技术规范、基本标准和伦理原则的通知》规定:男女任何一方患有严重的精神疾患不得实施体外受精胚胎移植术及其衍生技术。根据上述法律法规的规定,轻度智力低下者不宜生育,不是不能生育;法律亦没有明确规定其不能接受体外助孕治疗。养育孩子给轻度智力低下患者提供了情感支柱,是他们的权益所在。ART 治疗前,应使其出具相关专业医师的诊断意见,对于具有较明确遗传因素的,可以尝试通过供卵、供精或 PGT 等手段消除对子代遗传的影响。

(2) 知情同意:轻度智力低下患者属于限制行为能力的人群。若夫妻其中一方为轻度智力低下者,配偶可作为其监护人;若双方均为智力低下,则双方都需设有监护人,保证其对 ART 的充分知情理解,保证助孕的合法性。

(3) 有利于后代:轻度智力低下者,其生存社会环境存在异常的可能性高于智力正常者,其后代暴露于相同环境的危险性亦升高。父母的家庭状况、错误的早教方式和行为方式,对儿童的智力发育及心理健康也有非常深远的影响。应将对于后代的可能影响充分告知患者及其监护人,由其权衡利弊,慎重选择。

4. **高龄患者** 我国的《中华人民共和国民法典》与《中华人民共和国人口与计划生育法》没有规定高龄女性禁止生育,并且原国家卫生部颁布实施的《人类辅助生殖技术规范》与《人类辅助生殖技术与人类精子库伦理原则》也没有对不孕女性的助孕年龄进行限制。研究显示,年龄大于 50 岁的女性,无论采用哪种 ART 方式助孕,均难以带来满意的治疗结局,卵巢反应、卵子质量、胚胎质量及妊娠结局都很不理想。很多高龄夫妇多次助孕失败,身心、经济上均承受着极大的压力。并且,老年孕妇的妊娠并发症大大增加,导致孕妇及胎儿死亡率明显升高;由于父母年龄较大,可能出现喂养问题、教育问题、健康问题或经济问题等,影响孩子的身心健康成长,增加了社会负担。考虑到患者高龄,作为医务人员,既要遵照有利于患者和有利于子代的伦理原则,又要与患者充分沟通及知情告知,给予耐心地疏导、解释,逐渐让她们接受自己的实际状况,放弃盲目的助孕治疗,以免无法成功或高龄妊娠带来的进一步伤害。

八、ART 多胎妊娠及减胎术中的伦理问题

(一) 多胎妊娠

1. 多胎妊娠属于产科的高危妊娠,不仅给母婴生命健康造成严重危害,早产儿和低体重儿显著增加,还增加了子代出生缺

陷和基因印记疾病的发生,降低了人口质量。

2. 增加母婴的医疗费用,增加了医疗资源的消耗以及家庭和社会的负担,违背了社会公益原则。

3. 针对双胎妊娠的产前筛查及产前诊断可选择的技术比单胎少得多,导致畸形漏检率增加,势必增加人口出生缺陷率。选择终止双胎中的 1 个异常胎儿,在伦理上比选择终止单个胎儿要复杂得多。

(二) 减胎术

选择性减胎技术不仅仅是单纯减少胎数,而是减少母婴并发症,降低伤害的有效措施,为胎儿的生存创造更好的条件和机会,有利于优生优育的同时,也减少了社会负担及卫生资源的浪费,维护了社会公益,保障了辅助生殖技术的健康发展。选择性减胎术也面临相应的伦理问题。

1. **手术风险** 目前采用的减胎术毕竟是一个伤害性的手术干预,存在一定的风险,可能伤及邻近胎儿,增加流产、早产、出血和感染风险,以及可能出现减胎失败需再次减胎等情况。

2. **减灭胎儿的选择** 目前减灭胎儿的挑选方法是否科学? 如减胎术通常是在妊娠 6~8 周进行,而胎儿本身可能存在的缺陷在孕 9 周前大多都未能检测到,那么可能减掉正常的胚胎,留下异常的胚胎。

3. **减至单胎还是双胎** 胎儿个数及减胎后剩余胎儿数直接影响妊娠结局。从趋势看,越来越多的文献认为减至单胎更有益于改善妊娠结局,尤其对于 40 岁以上的不孕患者。但减至单胎目前仍未成为常规,尤其是减胎术是否对婴儿的成长存在远期影响,尚无定论。

总之,由于减胎术本身存在一定风险,仅能作为单胎妊娠失败的补救手段,更重要的是在 ART 助孕中减少多胎妊娠的发生。

九、辅助生殖中遗传学伦理

ART 技术是建立在基因传递的理论和实践基础上的,其根本是遗传物质的复制、组合、分离、修饰和重构过程,可能影响子代的遗传特性和表观规律,既可能是治疗,也可能是伤害。

(一)基因传递与表观遗传伦理

1. 基因传递伦理

(1)单基因遗传病中符合 ART 进行诊断和治疗的患者,一是采用 PGT 技术,二是采用供精或供卵的方式,医生及患者常常在两种方法之间难以选择。

(2)对复杂性疾病(如肿瘤、PCOS、糖尿病等)的 PGT,因其致病的不确定性,对于发病前进行基因筛查剔除易感基因的方式争议较多,很难评判,需谨慎实施。

(3)实施 PGT 可以在胚胎期阻断线粒体遗传病的基因传递,或者采用卵胞质置换或核移植,但涉及更多的伦理问题。在我国,目前禁止卵胞质置换技术进入临床。

2. 染色体病基因传递的遗传伦理

(1)染色体多态性可能不影响生育,推测在不孕不育人群中的发病率高于正常人群,但尚无确切的循证医学证据,因此在遗传咨询中涉及趋利避害、知情同意的原则,谨慎解释,通常不作为遗传诊断指标,也不建议 PGT,以免扩大 ART 应用范围,对患者的利益产生侵犯和干扰。

(2)大多数染色体结构和数目异常,需要咨询遗传专家,选择 PGT 或配子捐赠。选择前需要就可获得正常或平衡信号的胚胎的概率、PGT 的方案选择、现行技术的缺陷等内容进行深入地遗传咨询,必须如实告知并不能保证得到期望的结局,严禁夸大诊断价值对患者进行诱导。

(3)对于 PGT 染色体非整倍体筛查的观点:目前临床还没有足够的证据支持 PGT 技术改善活产率的观点。但在理论上及一些小样本研究提示非整倍体筛查可能改善 ART 妊娠结局。应如实告知患者上述信息,防止 PGT 商业化的过度应用,损害患者利益。

3. 表观遗传学伦理　研究认为,ART 经过了重要的配子发生和早期胚胎发育的重编程过程,可能导致表观遗传修饰失调,最

有可能影响的是母源甲基化调控的印记基因。目前尚未对 ART 是否会导致表观遗传学的改变,增加印记疾病的发病风险达成共识,尚需深入研究。

(二) 携带者筛查与遗传咨询伦理

1. **遗传咨询** WHO 建议的遗传咨询伦理原则主要涉及尊重个人自主权原则及有利无害原则。

2. **遗传病中携带者的筛查及遗传咨询伦理**

(1) 高血压、糖尿病、精神分裂症等多基因遗传病的携带者仅能通过临床表现进行定性,无法进行遗传学筛查,对致病基因遗传方式及子代发病风险无法检测及预测。

(2) 联合国教科文组织在《人类基因组与人权问题的世界宣言》中宣布:每个人都有决定是否愿意被告知基因检测结果及检测后果意义的权利,也就是既有"知情权",也有"不知情权"。对一些尚无有效治疗方法的遗传病,咨询者如被早期告知确诊,会背负巨大的精神压力和痛苦。但如果可疑患者拒绝遗传学检查或隐瞒诊断结果,将会影响后代及家族成员的生活和婚育选择,给家庭和社会带来负面影响。相关的诊断和检测费用高,对患者来说是巨大的经济负担,对经济条件差的家庭有技术使用公平性的问题。应建议患者将遗传病情况告知血亲,避免疾病患儿出生。

3. **染色体病携带者筛查及遗传咨询伦理** 染色体数目异常的部分患者需要供精、供卵,会引发遗传学、生物学与社会学父母的伦理问题。染色体结构异常的流产率高,常需要 ART 助孕。线粒体遗传病一般无治疗方法,卵胞质置换可以去除发生突变的线粒体基因,但存在很多伦理学问题,被禁止临床使用。

十、子代权益与法律

ART 技术一直伴随着子代安全和权益问题的争议,其中涉及的子代权益被很大程度淡化了。

1. **生命的权利** 不育夫妇生育力低下,为维护他们的生育权而进行的 ART 是否存在对自然的违背? 如高龄女性接受捐卵和 Y 染色体基因缺陷的严重少、弱精子症患者 ICSI 助孕,父母和家族的幸福感得到满足,生育权得到实现,子代却被剥夺了健全的生命和幸福生活的权益。

2. 配子和胚胎体外操作的权利　有研究发现 ART 出生子代有较高的出生缺陷风险,主要是涉及体外显微操作技术如 ICSI、PGT 等。对 ART 助孕中父母和医生是否有权利对子代的生命权进行选择,如何选择,还需要更长的时间来论证相关影响。

3. 非异性婚生的家庭关系与子代权益　我国卫生部于 2003 年制定的规范中明确了 ART 的实施对象必须是具有合法婚姻关系的夫妇,主要考虑的是子代的合法权益。如果让孩子出生在单亲母亲的家庭和同性恋家庭,缺失正常家庭关系的抚养和教育,忽视了孩子应该具有的权利,子代受到的伤害可能是永久的。

4. 父(母)死亡或再婚后冷冻胚胎的子代权益　在胚胎归属权纠纷的案件中,法官通常会考虑子代的权益,不会支持孩子出生在不稳定的家庭中,拒绝任何人对胚胎的独立所有权。

5. 配子捐赠的子代权益　为了充分考虑和尊重子代的权益,配子捐赠技术应该在严格的法律规范管理下进行,严格筛选供受者;严格遵守保密双盲原则,保护子代隐私权;设定子代查询遗传学母亲或父亲的合法渠道。

6. ART 子代权益的相关法律　《中华人民共和国民法典》对 ART 所生子女的法律地位并无明确规定。最高人民法院《关于夫妻离婚后人工授精所生子女法律地位如何确定的复函》中规定:"在夫妻关系存续期间,双方一致同意进行人工授精,所生子女应视为夫妻双方的婚生子女,父母子女之间权利义务关系适用《婚姻法》的有关规定"。原国家卫生部颁布的《人类辅助生殖技术和人类精子库伦理原则》也规定 ART 后代与自然分娩的后代享有同样的法律权利和义务。

十一、科学研究与伦理

1. 生殖医学科学研究必须符合社会伦理要求,自觉接受伦理委员会的审查和监督。科研立题实施前必须经过伦理委员会审批。

2. 科研活动不得违反我国的法律和行政法规。如果与现行法律和法规相违背，又具有较高学术价值的课题，必须得到国家卫健委或相关部门的批复同意后方可实施。

3. 充分保障志愿者在科研活动中的人权。在科研活动中，必须保障志愿者的安全，并建立相应的防范措施。禁止应用对志愿者有严重影响或长期影响的方式和方法进行科研活动。志愿者以献身科学事业为目的，禁止接受以经济为目的的科研志愿者，但可以给予一定的经济补偿。

4. 所有科研活动不得超越知情同意书中规定的方法、目的、用途、权利和义务。如果需要超越约定范围，必须重新取得志愿者的书面同意书。

5. 为了挽救他人的生命而利用早期胚胎进行生物学研究（如干细胞研究），不能认为是侵犯人的尊严，本着尊重胚胎的原则，对受精后 14 天以内的胚胎进行必要的研究是合理的。人类胚胎捐赠时的伦理限制很严格，其目的是防止滥用或商业化。

6. ART 程序中可能产生剩余配子和胚胎，可被用于科学研究。我国科技部和原卫生部于 2003 年制定了《人胚胎干细胞研究伦理指导原则》和《人类辅助生殖技术和人类精子库伦理原则》，对使用剩余配子和胚胎进行科学研究进行了伦理原则的规范指导。2016 年 9 月国家卫计委发布了《涉及人的生物医学研究伦理审查办法》补充了伦理审查的原则、规程、标准和跟踪审查的相关内容及知情同意的基本内容和操作规程等。剩余配子和胚胎用于科学研究遵循行善和救人，尊重和自主，无伤和有利，知情同意，谨慎和保密，严防商业化的原则，既能尊重胚胎、尊重人的权利和尊严，治病救人，又能发展科学、惠泽人类。

（邓华丽　黄国宁）

参考文献

1. 中华人民共和国卫生部 . 人类辅助生殖技术管理办法 . 北京 : 卫生部 14 号部长令 .2001.

2. 中华人民共和国卫生部 . 人类精子库管理办法 . 北京 : 卫生部 15 号

部长令,2001.

3. 中华人民共和国卫生部.人类辅助生殖技术管理办法.北京:中华人民共和国卫生部,2003.

4. 中华人民共和国卫生部.关于印发《人类辅助生殖技术与人类精子库技术规范、技术标准和伦理原则》的通知,卫科教发〔2003〕176号.北京:中华人民共和国卫生部,2003.

5. 中华人民共和国卫生部.卫生部关于印发《人类辅助生殖技术与人类精子库校验实施细则》的通知,卫科教发〔2006〕44号.北京:中华人民共和国卫生部,2006.

6. 于修成.辅助生殖的伦理与管理.北京:人民卫生出版社,2014.

7. 中华医学会.临床诊疗指南——辅助生殖技术与精子库分册.北京:人民卫生出版社,2012.

8. 于修成.生物技术与生命伦理.中国医药生物技术,2009,4(5):387-389.

9. 史潇,陈雷宁.赠卵相关伦理问题的思考.现代妇产科进展,2012,21(1):70-72.

10. Levent Keskintepe.Human embryo culture dilemma continues:'back to nature' or 'let the embryo choose'. Fertility In Vitro,2012,2:2.

11. 黄元华.感染性疾病患者实施辅助生殖技术的风险与防范.国际生殖健康/计划生育杂志,2012,31(1):13-16.

12. 胡庆澧.基因伦理学.上海:上海科学技术出版社,2009.

13. 中华人民共和国卫生部.中国出生缺陷防治报告(2012),2012.

14. 睢素利.我国遗传服务和出生缺陷干预相关问题探讨.中国医学伦理学,2013,26(2):252-254.

15. SCOTT R,WILLIAMS C,EHRICH K,et al. Donation of 'spare' fresh or frozen embryos to research:who decides that an embryo is "spare"and how can we enhance the quality and protect the validity of consent? Med Law Rev,2012,20(3):255-303.

16. 杜湧瑞.有关冷冻保存胚胎处置伦理问题的思考.国际生殖健康/计划生育杂志,2012,31(1):52-54.

17. Advisory Committee on Assisted Reprodictive Technology. Guidelines on extending the storage period of gametes and embryos,2012.

18. 中华人民共和国国家卫生和计划生育委员会.涉及人的生物医学研究伦理审查办法.北京:中华人民共和国卫生计生委委员令第11号,2016.

19. 中华医学会生殖医学分会第四届委员会.冷冻胚胎保存时限的中国专家共识.生殖医学杂志,2018,21(10):925-930.

20. 中华医学会生殖医学分会第四届委员会.中国高龄不孕女性辅助生殖临床实践指南.中国循证医学杂志,2019,19(3):253-270.

21. 中华医学会生殖医学分会第四届委员会.卵子捐赠与供/受卵相关问题的中国专家共识.生殖医学杂志,2018,21(10):932-939.

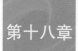

第十八章　人类辅助生殖技术管理

第一节　我国辅助生育技术管理与规范

自 1988 年中国内地第 1 例"试管婴儿"诞生以来,辅助生殖技术已在我国蓬勃发展,2016 年国家卫生和计划生育委员会的统计资料表明,全国经批准开展人类辅助生殖技术和设置人类精子库的医疗机构已超过 400 所,年周期数已超过 70 万人次,该技术已给千千万万不孕不育家庭带来了福音。人类辅助生殖技术属于限制性应用的特殊临床诊疗技术,它涉及医学、社会、伦理、法律等诸多问题,必须严格监管,规范实施。我国卫生行政部门自 2001 年以来公布了一系列的辅助生育技术管理办法及规范以加强辅助生殖技术管理(图 4-18-1)。

					国卫妇幼发〔2015〕 53号文
内地第 一例试 管婴儿	原卫生部令 第14号 第15号	卫科教发〔2003〕 176号文 177号文	卫科教发〔2006〕 43号文 44号文	卫科教发〔2007〕 163号文	55号文 56号文
1988年	2001年	2003年	2006年	2007年	2015年

原卫生部令第14号:《人类辅助生殖技术管理办法》
原卫生部令第15号:《人类精子库管理办法》
卫科教发〔2003〕176号文:《人类辅助生殖技术规范》《人类精子库基本标准和技术规范》《人类辅助生殖技术伦理原则》
卫科教发〔2003〕177号文:《人类辅助生殖技术与人类精子库评审、审核和审批管理程序》
卫科教发〔2006〕43号文:《人类辅助生殖技术与人类精子库培训基地认可标准及管理规定》
卫科教发〔2006〕44号文:《人类辅助生殖技术与人类精子库校验实施细则》
卫科教发〔2007〕163号文:《卫生部关于加强人类辅助生殖技术和人类精子库设置规划和监督管理的通知》
国卫妇幼发〔2015〕53号:《人类辅助生殖技术配置规划指导原则(2015版)》
国卫妇幼发〔2015〕55号:《国家卫生计生委关于加强人类辅助生殖技术与人类精子库管理的指导意见》
国卫妇幼发〔2015〕56号:《国家卫生计生委关于规范人类辅助生殖技术与人类精子库审批的补充规定》

图 4-18-1　我国辅助生殖技术管理和规范的主要文件

一、我国辅助生育技术管理相关文件

1. 2001 年中华人民共和国卫生部 14 号部长令发布了《人类辅助生殖技术管理办法》,其目的是保证人类辅助生殖技术安全、有效和健康发展,规范人类辅助生殖技术的应用和管理,保障人民健康。同年原卫生部 15 号部长令发布了《人类精子库管理办法》以规范人类精子库的管理。同年 5 月 14 日卫科教发〔2001〕143 号文发布了《人类辅助生殖技术规范》《人类精子库基本标准》《人类精子库技术规范》和《实施人类辅助生殖技术的伦理原则》,但是随着国内外人类辅助生殖技术、人类精子库技术和生命伦理学的不断进步与发展,该规范已逐渐不能符合技术发展的要求。

2. 2003 年卫科教发〔2003〕176 号文修订了《人类辅助生殖技术规范》《人类精子库基本标准和技术规范》《人类辅助生殖技术和人类精子库伦理原则》,相关规范及原则一直沿用至今。为规范辅助生殖技术的审批管理,2003 年卫科教发〔2003〕177 号文公布了《人类辅助生殖技术与人类精子库评审、审核和审批管理程序》。

3. 为规范人类辅助生殖技术病历书写及知情同意书,2005 年卫科教发〔2005〕38 号文发布了《卫生部办公厅关于印发实施人类辅助生殖技术病历书写和知情同意书参考样式的通知》。

4. 为规范人类辅助生殖技术从业人员培训基地管理,2006 年卫科教发〔2006〕43 号文公布了《人类辅助生殖技术与人类精子库培训基地认可标准及管理规定》。同年卫科教发〔2006〕44 号文制定了《人类辅助生殖技术与人类精子库校验实施细则》。

5. 由于人类辅助生殖技术的发展和设置规划不够平衡,2007 年卫科教发〔2007〕163 号文发布了《卫生部关于加强人类辅助生殖技术和人类精子库设置规划和监督管理的通知》,要求各省级卫生行政部门依据辖区卫生发展规划、人群结构、育龄人口数量、不育症患者发病率和经济发展水平及医疗机构条件等,制订设置规划,严格控制新开展人类辅助生殖技术的机构数量。

6. 2013 年国家卫生和计划生育委员会与中国人民解放军总后勤部卫生部联合开展了人类辅助生殖技术管理专项整治行动。督查发现各地在辅助生殖技术管理中存在诸多问题：对辅助生殖技术管理的重要性和紧迫性认识不清，缺乏配置规划，准入审批把关不严，日常监督管理薄弱，对违法违规行为打击力度不够，社会宣传和健康教育需进一步加强。

7. 针对日常管理中存在的问题，特别是在 2013 年专项整治行动中暴露出的突出问题和各地管理中的薄弱环节，2015 年国卫妇幼发〔2015〕55 号文公布了《国家卫生计生委关于加强人类辅助生殖技术与人类精子库管理的指导意见》。为进一步指导各省（区、市）卫生计生行政部门科学规划人类辅助生殖技术和人类精子库配置，保障辅助生殖技术规范、有序应用，逐步满足人民群众服务需求，促进生殖医学事业健康发展，国卫妇幼发〔2015〕53 号文发布了《人类辅助生殖技术配置规划指导原则(2015 版)》。为严格执行相关规范和标准，规范辅助生殖技术行政审批行为，国卫妇幼发〔2015〕56 号文发布了《国家卫生计生委关于规范人类辅助生殖技术与人类精子库审批的补充规定》，该补充规定在原 177 号文基础上，一是调整了审批主体，二是强调发挥第三方作用，三是严格评审要求，四是加强分类管理。

8. 为简化人类辅助生殖技术治疗时生育证明查验程序，2016 年国卫妇幼函〔2016〕247 号文规定经批准开展人类辅助生殖技术的医疗机构在实施人类辅助生殖技术治疗时，不再查验患者夫妇的生育证明，由患者夫妇做出符合计划生育政策的书面承诺即可；但是各级卫生行政部门要加强事中事后监管，依法依规查处政策外多孩生育，维护正常生育秩序。

二、中华医学会生殖医学分会制定的共识规范

中华医学会生殖医学分会（CSRM）为规范我国辅助生殖技术，于 2009 年组织全国生殖医学专家编写了《临床诊疗指南——辅助生殖技术与精子库分册》，该书对辅助生殖技术管理、临床、实验室和精子库四个内容都详细说明了相应的原则及规范。随

着辅助生殖技术的进一步发展,国家卫生和计划生育委员会医政医管局又委托 CSRM 组织有关专家,参考和借鉴先进国家的相应技术规范、基本标准和伦理原则,结合我国实际,逐步制定 CSRM 指南共识规范。CSRM 目前围绕指南共识制定规范、促排卵药物应用、人类体外受精-胚胎移植实验室操作、高通量基因测序植入前胚胎遗传学诊断和筛查技术、多胎妊娠减胎技术、辅助生殖技术临床关键指标质控、人类辅助生殖技术胚胎实验室数据质控、胚胎植入前遗传学诊断与筛查实验室技术、中国高龄不孕女性辅助生殖临床实践、不孕女性亚临床甲状腺功能减退诊治、辅助生殖技术中异常子宫内膜诊疗、输卵管性不孕诊治、卵子捐赠与供/受卵相关问题、冷冻胚胎保存时限、胚胎移植数目等方面制定了十多项指南共识规范。包括:

1.《中华医学会生殖医学分会(CSRM)指南共识制定规范》 该规范中指出 CSRM 指南共识主要目的是为中国人类生殖和胚胎学领域提供临床推荐意见,以推动其发展。CSRM 指南共识是在已有的证据基础之上,对一个特定的临床问题,根据已有的临床研究/证据形成专家共识或对证据评价形成具有权威性的临床实践指南。该规范详细介绍了 CSRM 专家共识、指南共识的制定方法、过程、发布、实施、评价及更新的流程。

2.《促排卵药物应用规范》 该规范从促排卵治疗目标,促排卵的适应证、禁忌证,促排卵相关药物,促排卵药物治疗方案,促排卵治疗的监测,促排卵药物治疗的不良作用等方面做了详细介绍。

3.《人类体外受精-胚胎移植实验室操作专家共识指南》 该规范从取卵及拣卵,精液处理,自然受精,ICSI,早期补救性 ICSI,胚胎培养,胚胎移植,囊胚培养,配子及胚胎冷冻,辅助孵出等方面做了详细介绍。

4.《高通量基因测序植入前胚胎遗传学诊断和筛查技术规范(试行)》 该规范从机构设置条件,设备条件,人员条件,场所条件,组织管理,高通量测序技术 PGD/PGS 的临床流程及临床、实验室质量控制等方面做了详细介绍。

5.《多胎妊娠减胎技术规范》 该规范从多胎妊娠的诊断，多胎妊娠的类型，多胎妊娠的风险和预防及多胎妊娠减胎术的适应证、禁忌证、减胎时机及减胎方式选择、术前准备、设备及器械、镇痛或麻醉、目标胎儿的选择、减胎术的方法、多胎妊娠减胎术结局、减胎术后的处理及术后常见并发症的预防及处理等方面做了详细介绍。

6.《辅助生殖技术临床关键指标质控专家共识》 该共识从辅助生殖技术临床数据预警及统计分析，日质控指标，周和/或月质控指标，季度和/或年质控指标，统计分析管理机制，质控参考范围，数据质控指标等方面做了详细介绍。

7.《人类辅助生殖技术胚胎实验室数据质控专家共识》 该共识主要包括人类辅助生殖技术胚胎实验室数据预警及统计分析和数据质控指标，共识指出运用强大的电子信息化数据库统计系统，快捷全面监控和分析数据可预警胚胎培养效果及其移植后的临床结局，从而及时发现问题、防止问题大规模爆发，对维持稳定的胚胎培养效果及持续提高整体水平有十分重要意义。

8.《胚胎植入前遗传学诊断与筛查实验室技术指南》 该指南从PGD/PGS 实验室管理，PGD/PGS 采用的授精与胚胎培养方式，PGD/PGS 采用的卵子与胚胎活检方法，PGD/PGS 活检胚胎的冻融，PGD/PGS 的遗传学检测方法，PGD/PGS 实验室质控等方面提供了推荐意见。

我国辅助生育技术在这系列卫生行政部门文件及 CSRM 指南共识规范的管理下得到了健康发展，取得了全世界公认的成绩。

（周建军）

第二节　从业人员管理

一、基本条件

1. 卫科教发〔2003〕176 号文规定从事辅助生殖技术的生殖

医学机构在编专职技术人员不得少于 12 人,其中临床医师不得少于 6 人(包括男科执业医师 1 人),实验室专业技术人员不得少于 3 人,护理人员不得少于 3 人,设总负责人、临床负责人和实验室负责人。临床负责人与实验室负责人不得由同一人担任。

2. 临床负责人须由从事生殖专业具有高级技术职称的妇产科执业医师担任。

3. 实验室负责人须由医学或生物学专业高级技术职称人员担任,具备细胞生物学、胚胎学、遗传学等相关学科的理论及细胞培养技能,掌握人类辅助生殖技术的实验室技能,具有实验室管理能力。

4. 专职临床医师必须是具备医学学士学位并已获得中级以上技术职称或具备生殖医学硕士学位的妇产科或泌尿男科专业的执业医师。专职临床医师需掌握女性生殖内分泌学临床专业知识,特别是促排卵药物的使用和月经周期的激素调控;掌握妇科超声技术,并具备卵泡超声监测及 B 超介导下阴道穿刺取卵的技术能力,具备开腹手术的能力;具备处理人类辅助生殖技术各种并发症的能力。

5. 机构中应配备专职男科临床医师,掌握男性生殖医学基础理论和临床专业技术。

6. 胚胎培养实验室技术人员必须具备医学或生物学专业学士以上学位或大专毕业并具备中级技术职称。至少 1 人具有按世界卫生组织精液分析标准程序处理精液的技能;至少 1 人在原国家卫生部指定的机构接受过精子、胚胎冷冻及复苏技术培训,并系统掌握精子、胚胎冷冻及复苏技能;开展卵细胞质内单精子注射技术的机构,至少有 1 人在原国家卫生部指定机构受过本技术的培训,并具备熟练的显微操作及体外受精与胚胎移植实验室技能;开展植入前胚胎遗传学诊断的机构,必须有专门人员受过极体或胚胎卵裂球活检技术培训,熟练掌握该项技术的操作技能,掌握医学遗传学理论知识和单细胞遗传学诊断技术,所在机构必须具备遗传咨询和产前诊断技术条件。

7. 护士须有护士执业证书,受过生殖医学护理工作的培训,护理工作的负责人必须具备中级技术职称。

8. 外籍、中国台湾省、中国香港和中国澳门特别行政区技术人员来内地从事人类辅助生殖诊疗活动须按国家有关管理规定执行。

二、行为准则

卫科教发〔2003〕176号文规定实施辅助生殖技术人员的行为准则如下。

1. 必须严格遵守国家人口和计划生育法律法规。

2. 必须严格遵守知情同意、知情选择的自愿原则。

3. 必须尊重患者隐私权。

4. 禁止无医学指征的性别选择。

5. 禁止实施代孕技术。

6. 禁止实施胚胎赠送。

7. 禁止实施以治疗不育为目的的人卵胞质移植及核移植技术。

8. 禁止人类与异种配子的杂交;禁止人类体内移植异种配子、合子和胚胎;禁止异种体内移植人类配子、合子和胚胎。

9. 禁止以生殖为目的对人类配子、合子和胚胎进行基因操作。

10. 禁止实施近亲间的精子和卵子结合。

11. 在同一治疗周期中,配子和合子必须来自同一男性和同一女性。

12. 禁止在患者不知情和不自愿的情况下,将配子、合子和胚胎转送他人或进行科学研究。

13. 禁止给不符合国家人口和计划生育法规和条例规定的夫妇和单身妇女实施人类辅助生殖技术。

14. 禁止开展人类嵌合体胚胎试验研究。

15. 禁止克隆人。

三、培训

1. 卫科教发〔2003〕176号文件规定从事辅助生殖技术人员

须接受原国家卫生部指定医疗机构进行生殖医学基础知识、基本理论和基本技能的培训。

2. 为加强从业人员辅助生殖技术培训,固定并提高我国人类辅助生殖技术整体水平,中华人民共和国原卫生部于 2006 年制定了《人类辅助生殖技术与人类精子库培训基地认可标准及管理规定》,要求拟开展人类辅助生殖技术和设置人类精子库的机构,在申请卫生部专家评审前,其临床、实验室负责人及主要技术人员,必须到培训基地接受不少于 3 个月的培训,并获得《卫生部岗位培训合格证书》,否则将不受理其申请。

3. 经卫生行政部门审核批准的开展人类辅助生殖技术和设置人类精子库的机构,要有计划地安排在职卫生技术人员和新上岗的卫生技术人员到原国家卫生部确定的培训基地进修培训,新上岗的卫生技术人员必须在培训基地接受不少于 2 个月的岗位培训,并获得《卫生部岗位培训合格证书》,否则将不能从事人类辅助生殖技术和人类精子库的有关技术工作。

4. 同时被确定为培训基地的各有关机构也要认真加强生殖医学基础知识、基本理论和基本技能的学习与训练,建立并逐步完善培训和自查制度,不断提高管理和技术水平,在提高服务水平和质量的基础上,完成好培训工作。

5. 2015 年国卫妇幼发〔2015〕55 号文件《国家卫生计生委关于加强人类辅助生殖技术与人类精子库管理的指导意见》进一步强调了规范人员培训,要求从事辅助生殖技术的专业技术人员要按照规定到辅助生殖技术培训基地接受培训,培训基地应当按照国家规定的标准和规范对技术人员进行培训并考核。

（周建军）

第三节　技术管理

技术管理是整个辅助生殖技术管理系统的重要组成部分,由于辅助生殖技术涉及流程复杂(包括男女双方前期检查准备、促排卵、取卵、胚胎实验室操作、胚胎移植、移植后管理、随访等流程)、参与人员多(临床生殖医生、男科医生、胚胎实验室人员、护理人员、心理医生及其他辅助人员如登记、随访人员)、时间长(从初次就诊至分娩)、患者量大(一般中心为几千周期/年,多者达几万周期/年),这犹如企业产品生产过程中一个极为复杂的操作流水线,而且我们的服务对象是人及胚胎,所以技术管理尤显重要,技术管理也必须贯穿在整个辅助生殖技术过程中,只有通过严格的技术管理才能保证辅助生殖技术的有效性、安全性和科学性,从而服务于广大不孕症患者,造福社会。

一、辅助生殖技术中技术管理的主要任务

1. 正确贯彻执行国家的辅助生殖技术政策及法规。

2. 建立良好的辅助生殖技术规范化操作流程,保证辅助生殖技术的顺利进行。

3. 提高医疗机构的技术水平。

4. 保证辅助生殖技术的安全性。

5. 努力开展辅助生殖技术科研及创新。

二、辅助生殖技术中技术管理的主要内容

辅助生殖技术中技术管理的主要内容包括:制定 SOP、实施 SOP 及监督 3 方面(图 4-18-2)。

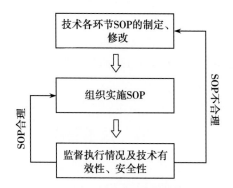

图 4-18-2 技术管理简要流程

（一）制定 SOP

标准操作规程（standard operation procedure,SOP）是指为了使技术操作规范,保障质量,将技术操作以文件形式,按特定格式和明确表述规定下来,并依照一定程序进行编制、修订和实施。辅助生殖技术的 SOP 既有临床医学个体化的特征,又有技术操作标准化的要求。各生殖中心应将各种操作标准化、程序化,这对于质量保障和安全保障具有重要意义。

制定 SOP 文件前,制定者应参阅现有已公布的国内、国际规范化操作指南及共识,并结合各单位实际操作过程,制定出既符合规范指南要求,又可实际操作的 SOP。

制定 SOP 时需要生殖中心负责人对辅助生殖技术有全面的规划,明确技术路线,依照技术管理和质量控制的要求,建立 SOP 文件的制定、修订和管理规范。SOP 文件一般由生殖中心总负责人委托各一线操作人员撰写初稿,再由专业人员编制。专业技术人员依据分解的各个技术环节,确定最优化的操作程序,并以条文的形式记录下来。SOP 文件要求操作过程规定详尽,符合实际,即记录所做的,做所记录的。编制的 SOP 由部门负责人审核、技术总负责人批准后确定并报医院职能管理部门备案。任何技术人员可以依据实践发现、学科发展和随访监督结果向技术总负责人提出修改 SOP 的建议。SOP 修改前需要在专业人员内部讨论和论证,由技术总负责人委托相关专业人员修订。

辅助生殖技术的 SOP 文件包括以下 7 大类文件:

1. SOP 管理文件用于规范 SOP 制定和修订程序。

2. 流程性文件保障技术按 SOP 实施,各种制度得以落实。

3. 技术操作规程是对特定技术操作的详尽描述。

4. 临床规范和常规虽然临床工作以个体化为原则,但并非随心所欲,必须遵循一定的规范,才能保障其有效、科学和安全性。

5. 规范药品、试剂和其他消耗用品的质量标准、购买、储存和管理,以保障工作的稳定和安全运行。

6. 场所维护、设备操作和管理规程实验场所的维护、各种设备操作方法和步骤。

7. 质量管理体系文件用于关键辅助生殖技术中 KPI 质量控制。

（二）实施 SOP

一份优秀的 SOP 就是为了能够在临床得到很好的实施，所以是否能够成功实施 SOP 是判断 SOP 文件优劣的重要依据。

1. 实施 SOP 时首先依照 SOP 的要求，配备必要的场所、设备和用品，保障技术得以实施。

2. 其次针对各个技术环节，建立相应的制度和技术标准，保障 SOP 能按规定和标准实施。

3. 然后对定岗的操作人员进操作培训，使之能够按照所规定的程序、达到标准地完成相关操作。

4. 最后在对 SOP 充分了解、操作培训达到技术要求、实施的基本物质条件得到保障的基础上，才能在技术实施中严格执行 SOP。

（三）监督

为了保障 SOP 得到遵守、及时了解 SOP 的可行性、跟踪 SOP 的实施效果，同时为不断优化 SOP 提供依据，必须对 SOP 的执行情况进行监督。监督主要包括过程监督及质量监督 2 个方面。

1. 过程监督 是指在技术的执行过程中，需对每一个操作者的操作进行登记，建立责任意识和责任追究制度；对操作人员的操作进行适时检查，并记录执行情况；对技术人员的技术能力进行考核和对操作结果进行适时分析。

2. 质量监督 是指根据技术流程，在关键点设置质量标准，并对其进行实时监测，为分析和发现 SOP 是否规范执行、判断技术是否合理化提供依据。质量控制是整个技术管理的核心内容，采取各种技术管理的方法的目的就是为了保证质量，即提高辅助生殖技术的活产率（有效性）、降低辅助生殖技术的并发症发生率（安全性）。质量管理体系可以是经 ISO 认证或无 ISO 认证的，目前国内大多数中心采用关键绩效指标（key performanceindicators，KPI）进行每天、周、月或年质量控制并形成相应报表，同时采用

PDCA 模型(即 Plan、Do、Check 和 Act)进行持续质量改进。

(周建军)

第四节　患者管理

一、不孕症门诊患者管理

不孕症门诊患者诊疗过程主要包括以下环节(图 4-18-3)。

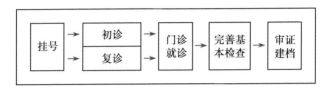

图 4-18-3　不孕症门诊诊疗过程

1. **初诊患者管理**　初诊患者是医院门诊患者管理的重点,为了给初诊患者带来良好的就诊体验,门诊患者管理措施建议如下。

(1) 初诊患者集中式管理:为患者提供舒适安静的候诊区域。

(2) 候诊同时完成病史采集:利用患者等待时间为其提供初诊宣教(可以采取口头或者宣传册的形式),提前了解医院格局、就诊及化验流程;指导患者在就诊前完成初诊病史的采集(如就诊单上简单的病史填写),减少问诊时间,延长医生接诊以及交流时间。

(3) 检查绿色通道:B 超等环节尽量用专用的初诊检查诊室,与其他复诊患者分开,减少初复诊患者之间的交叉,缩短初诊患者等候时间,让患者在最短的时间内完成相对全面的诊疗过程,方便医生尽早给出指导性意见。

2. **复诊患者管理**　有条件的医院门诊复诊患者采用预约就诊制,建立科室预约 APP 或者预约电话,减少患者在门诊的停留时间,提高门诊整体服务水平。

(1)患者可以通过手机、网站、诊间、电话、微信等多种预约方式进行预约就诊,短信或预约记录即可作为患者的就诊凭证。有条件的话,可以预约至诊疗的各个环节(抽血、B超、注射、建档、检查、手术等),为患者打造一条最合理的就诊路径,将患者在医院的停留时间降至最短。

(2)患者可以通过手机、网站等途径完成检验结果的查询,减少患者往返医院的次数。

(3)系统可以自动汇总患者的来诊种类及患者数量,前瞻性的调配医疗资源,使患者管理由被动变主动。

二、ART 患者的管理(图 4-18-4)

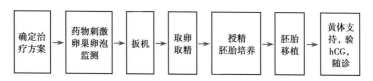

图 4-18-4 试管婴儿诊疗过程

实施 ART 患者治疗周期长、就诊节点多、往返次数多,因此提高患者对各治疗环节相关问题的认知显得尤为重要。针对患者的就诊特点,以试管婴儿患者的诊疗过程为例,可以采取以下管理措施。

1. **就诊绿色通道** 此阶段患者每次来诊均需要完成抽血、B超等多个项目的检查。为了减少患者在医院的停留时间,首先在时间上,医生直接将患者下次来诊需要完成的项目进行预约并可以通过系统短信的形式通知患者,合理安排患者的诊疗时间,缩短患者在医院的停留时间;其次在就诊区域上,为患者提供抽血、B超一站式服务,减少患者在各楼层之间的奔波。

2. **与其他医院的合作** 除手术等关键环节以外,其他术前检查等环节均可在就近的其他医院完成,减少患者往返次数。在患者就诊时可以告知哪些项目可以从患者所在的当地医院完成。

3. 形式多样、内容丰富的宣教课程　不同节点,采用以不同的宣教形式,为患者进行不同的宣教内容。进周期当日由宣教课堂为患者提供宣教,并通过微信等多种形式为患者推送相应课程,让患者知晓治疗流程、用药方案、手术过程、并发症的自我预防及不同就诊阶段相关注意事项,引导患者正确认识成功率,解除患者的后顾之忧,帮助患者树立治疗信心。

4. 注重心理疏导　几乎所有的不孕不育夫妇均承受着不同程度的心理压力,不仅严重影响患者的生活质量和身体健康,也影响妊娠率。医护人员应多理解患者的精神压力和心灵上的痛苦,在语言上给予关怀和鼓励,并给予适当的心理疏导,提供心理沙龙,使患者以最佳的心态接受治疗。

三、隐私与患者保护

实施辅助生殖技术的患者及配偶具有独特的生理、心理特点,在诊疗过程中对于患者的隐私必须尊重和保护。

(一) ART 治疗中容易暴露患者隐私的主要环节

1. 病史采集及宣教环节　因诊疗需要,医务人员通常会对患者病史进行系统的采集,需要详细了解患者婚内与婚外的孕产史等隐私问题;在为患者进行宣教,讲解其治疗过程及注意事项时,往往不能很好地回避他人或陪护人,造成患者病史、治疗方式等隐私的不经意泄露。

2. 诊疗操作时容易暴露患者的隐私部位　患者在接受阴道 B 超、妇科检查或者阴道分泌物采集、取精、取卵以及胚胎移植时均会暴露患者生理隐私部位。

3. 科研活动中的隐私泄露　生殖医学在临床诊断和治疗方面的突破性进展层出不穷,这些成果的取得离不开以患者为主体所进行的科学研究。由于患者数量庞大,若管理松懈或信息收集过于随意,就增加了患者隐私泄露的风险。除此之外,研究者在其个人成果(如病案报道)中所引用的资料也包含大量的患者信息,这些信息如果不经过隐匿处理,也存在一定程度的隐私泄露风险,尤其是当这些科研成果被公开传播,患者的隐私极有可能暴露在公众之下。

4. **病历管理系统**　随着医院信息化建设的不断发展,绝大部分医疗机构都采用信息化系统来保存患者信息。这种方式在提高工作效率的同时也让患者资料变得更加容易获得,部分非直接相关的医务人员,甚至在医院体系内工作的其他人员如行政人员、学生等也可接触到患者资料、查阅到患者病历,病历管理系统的应用不当很容易造成患者信息的泄露。

(二) 患者的隐私需得到切实保护,医护人员需要注意的内容

1. 加强医务人员对患者隐私的保护意识,尊重患者隐私权,医护人员不得向任何人泄露患者所陈述的隐私。医务人员应避免将患者的隐私作为工作之余的谈资或将成功案例不做隐私处理便与他人分享;当需要使用患者资料进行学术交流时,应在交流材料中对敏感内容做相应处理。

2. 诊疗过程中,全面推行"一医一患一诊室",涉及患者隐私部分的检查操作应采取保护措施,使用屏风、床帘等遮挡。

3. 规范患者病历资料的管理。对于患者本人的病历,未经本人允许,任何人(包括直系亲属、配偶)都不能随意查阅、复印,涉及公检法工作时例外;同时应限制能进入病历系统的人员类型,电子病历系统工作界面应做到随走随关,避免患者信息被无关人员浏览甚至篡改。

4. 重视患者的隐私保护,是每一位医务工作者的责任。尊重患者,保护患者的隐私不仅有利于为工作单位树立良好形象,更有利于维护和谐的医患关系。

四、患者宣教与心理疏导

(一) 患者宣教

近年来,随着不孕不育患者激增,国内各生殖中心门诊量与日俱增,临床医护工作压力不断上升,经济的发展促使患者需求增加,同时网络的普遍化对患者产生一定影响,因此作为辅助生殖中心对患者开展健康教育尤为重要,生殖中心健康教育工作进行的好坏直接影响患者的依从性、理解力和配合程度,间接影响患者的整个治疗过程。

健康教育工作的开展不是组织简单的说教,而是需要有场地、有专业人员、有系统安排并且有反馈的一系列管理工作。

1. **授课人员需进行能力培训**　授课人要有丰富的参与临床工作经验与教学经历,有良好的沟通、倾听技巧与人际交往能力,此外应得到的培训内容包括课件(幻灯片、宣传册等)制作能力、演讲能力、仪容仪表以及日常礼仪。对授课内容有深入地理解,能解释相关医学问题。

2. **有集中授课的具体形式**　需配备固定的,相对安静、舒适的宣教室等场地(可以与就诊等候区结合),根据患者的类型、需求、就诊规律设计募集方式与授课时间,尽量满足大部分患者的需求,同时不造成宣教与就诊节奏冲突。

3. **设计灵活的授课模式**　对于规律就诊的患者可以采取大规模集中式的宣教,例如行试管婴儿治疗的患者,宣教节点可以安排在建档日、进周期日、hCG 日、手术日等,可将每日相同类型的患者相对集中并进行宣教。对于不规律就诊及来诊次数少、治疗过程简单的患者,可以采取发放宣传册、学习资料等方式帮助其掌握知识。

4. **内容需通俗有趣、有针对性**　纯文字、专业性强的宣教材料很难引起患者兴趣,图文兼并、卡通动画类型、色彩丰富的宣教材料能引起患者兴趣,能让患者轻松、愉快地理解专业知识。宣教材料既要有大众化(例如:孕前保健、孕期保健等),也要有针对性(例如:OHSS 宣教、PCOS 宣教、多周期宣教、试管婴儿宣教等)。

5. **及时进行反馈与改进**　要调查宣教效果,重视宣教效果,对于宣教工作应进行反馈(例如:询问患者的感受、进行满意度调查、进行试卷测评、访问相关部门患者的依从性等)。

(二) 心理疏导

多数不孕不育夫妇在诊疗过程中注重的是寻求身体方面的专业求助,却往往忽略了心理健康问题所导致的不良结局,几乎所有的不孕患者均承受着不同程度的心理压力。不孕可引起患者焦虑、恐惧、紧张、抑郁等负性情绪,而患者自身难以调整的负性情绪的变化又往往导致难以受孕,从而形成不孕的恶性循环。因此在辅助生殖中心做好心理疏导工作尤为重要。

1. 掌握患者常见心理类型

(1) 内疚感:如果因为一方身体有问题导致不孕,那么患病方会对另一方表现出一种深深的内疚感,认为是由于自己的原因剥夺了另一方自然获得孩子的权利,这种情况会导致患病方内心充满自责和内疚。

(2) 孤立感:面对生育困难,患者往往会自我否定,降低对自己的评价值,甚至认为命运不公,常回避家人、同事,对他人的关心与询问心怀猜疑并扭曲,容易攻击别人,甚至完全将自己封闭和孤立。

(3) 担心和焦虑:部分患者自从踏入医院就开始不断地担心自己当下治疗以及将来还未发生的事情,在检查阶段就担心化验结果是不是正常;用药阶段就开始担心卵泡能不能长起来、发育的怎么样;取卵阶段就开始担心胚胎发育的怎么样、能不能移植;移植阶段又开始担心能不能怀孕、不怀孕怎么办;怀孕后又担心孩子发育是不是正常。因此给自己制造了很大的思想压力和负担。

(4) 悲观绝望:患者来医院就诊,对医院寄予了很高的期望,觉得到医院治疗就能把宝宝抱回家,因此就诊过程的艰辛和曲折都因为美好的希望被深深埋在心底,但是当希望落空,没有变成现实的时候,患者就会出现悲观失望的心理。

辅助生殖技术给患者带来希望的同时,无形中也带来压力与担忧,如果这些负面问题得不到及时发现和疏导,将会严重影响患者的心理健康。

2. 把握心理疏导的时机

(1) 治疗前疏导:患者就诊时,大部分对助孕技术缺乏充分地了解和认识,顾虑较多,容易受到外界影响,医务工作者需以和蔼的态度、热情主动地与患者交流,取得患者信任,充分了解患者的心理问题从而准确评估并实施疏导,避免敏感词语。

（2）治疗中疏导：医务工作者需加强与患者及其家属的沟通，取得患者理解和支持，把治疗带来的不适感和担忧降至最低，鼓励相似患者之间进行良好地沟通。

（3）治疗后疏导：多数成功孕育的患者会对孕期各种不适与反应非常敏感，医务工作者需帮助患者调整心态，接受孕育的事实并增强自信。

3. 采取多元化的疏导方式

（1）集中疏导：对于处于相同治疗阶段、病情相近的患者可在征求其意见的前提下采取集中疏导的方式，医务工作者可让大家畅所欲言，解决集中、共同的心理问题，可穿插增强信任、加深夫妻情感和社会支持的心理学游戏及互动，此方法见效快，容易让患者间产生共鸣及相互鼓舞。

（2）个案辅导：对于个人心理问题较重、仅靠集中疏导无法解决问题的患者，往往采取个案辅导，该方法对医护工作者要求较高，一般要求由通过国家心理咨询师考试并有工作经验的人员担任，能深入患者内心，找到引起负面情绪的根源，并引导患者恰当地释放不良情绪。

4. 学习心理学知识，不断促进个人心理成长 心理疏导不同于单纯的聊天，也并非刻板的工作流程，需要工作人员本身热爱心理学，能够主动学习心理学知识、掌握心理测试软件及问卷。

五、重视医患沟通

近几年，医患纠纷频传，医生和患者俨然成了两个对立面，好的医患沟通可以减少医患纠纷的发生。

1. 让患者知其然，知其所以然 辅助生殖技术不同于其他疾病，危重患者虽极少见，但越是这种情况，越容易忽视细节上的沟通，所以医生应当让患者充分了解自己的病情、治疗手段、可能出现的变化，尤其是风险与结局的可能性，这体现了一个医生的基本职业操守及技术水准。

2. 患者因人而异 医用词汇是医务工作者用的，大白话是患者用的。不孕不育不同于其他疾病，其专业词汇也是近几年逐渐在老百姓口中流传,因此在与患者沟通的时候,无论患者文化修养如何,永远不要把医用词汇作为第一语言,医务工作者需用言简意赅、通俗易懂的语言让患者能够在治疗过程中很轻易地理解意图,了解自己的病情,配合后期治疗。

针对不同类型患者采取不同的沟通方式。医务工作者要洞察患者的心理及性格,对于自信型患者,往往对治疗信心百倍同时了解部分相关医学知识,医务工作者应充分告知其风险与不良反应,以防患者忽略;对于焦虑型患者,医务工作者应了解其焦虑点,并有针对性地讲解与解决,并加以安抚与鼓励,但安抚中不要给患者超出治疗能力的承诺。

3. **注意沟通方法**　与患者进行沟通,言谈举止是非常重要的,首先,要规范言语,杜绝口头语及较重的口音,严禁使用侮辱性词汇,问诊除必须询问项目外,不要涉及个人隐私及信息,举止大方得体,目光柔和,动作专业不拖泥带水,言语简练、准确。

六、随访和子代管理

为了解患者采取人类辅助生殖技术治疗的成功率和安全性、指导患者及时处理不良情况、满足科研需求等需要,根据《人类辅助生殖技术规范》《人类辅助生殖技术和人类精子库伦理原则》对实施人类辅助生殖技术的患者进行随访及供精冷冻精液使用信息反馈。

1. 需设立专人负责人类辅助生殖技术的全部随访工作,建立随访登记制度。

2. 助孕后基础随访一般要求分 4 个阶段进行,如有科研随访则按照科研要求进行。

(1) 第一阶段:胚胎移植或人工授精后 14 天,明确是否获得生化妊娠。

(2) 第二阶段:获得生化妊娠者,胚胎移植或人工授精后 28~35 天,明确是否临床妊娠、是否宫内妊娠、多胎妊娠,排除异位妊娠等,并根据患者情况给予相应处理。

(3) 第三阶段:继续妊娠者,于孕 12 周明确妊娠是否继续,胎儿发育情况、NT 值、有无妊娠并发症及合并症等,并给予孕期指导。

(4) 第四阶段:继续妊娠者,于预产期后 4 周,了解患者分娩及围产儿情况。

(5) 科研随访:根据科研需要增加孕 16 周、28 周、37 周、分娩、产褥期随访及远期婴幼儿随访等内容。

3. 随访工作人员要严格遵循《人类辅助生殖技术和人类精子库伦理原则》《人类辅助生殖技术规范》等政策法规要求。在随访过程中,遵守保密原则,充分保护患者的隐私权。

4. 确保 ART 基础随访的随访率达 95%,实施供精或者供卵 ART 的患者随访率达 100%。对供精 ART 随访结果及时、准确地向人类精子库进行反馈。保证每位供精者的冷冻精液只能使 5 位正常妇女怀孕。

5. 实施供精、供卵辅助生殖技术的患者,为避免概率极低的供方后代与受方后代、同一供方的各个受方后代之间近亲婚配的风险,需对患者后代实施婚前排查咨询。

(韩雪　贾冬梅　颜军昊)

第五节　信息与病案管理

一、病历、医疗登记及其法律意义

病历指医务人员在医疗活动过程中形成的文字、符号、图表、影像、切片等资料的总和,包括门(急)诊病历和住院病历。病历归档以后形成病案。按照病历记录形式不同,可区分为纸质病历和电子病历。电子病历与纸质病历具有同等效力。

辅助生殖病历是关于患者与不孕不育相关疾病的发生、发展、诊断、治疗情况的系统记录;是临床医师根据问诊、查体、辅助检查以及对病情的详细观察所获得的资料,经过归纳、分析、整理、书写而成的档案资料。实施辅助生殖技术的病历因学科设置的特殊性其病历内容及病历管理应区别于住院患者及普通门诊就诊患者。

病案是医疗活动真实的历史记载,是法定的医学文件,是具有法律效力的材料,是各项法律诉讼中的书证。书证就是以文字、符号、图形记载等内容和表达的思想来证明案件事实的书面材料和其他物品。它具有直接证明性、稳定性、物质性和思想性的特征。

病历资料就是通过记载在一定物质载体上的文字符号的内容来证明案件的事实。由于医务工作的特殊性质,医生出具的病案资料、诊断证明等,经常成为侦查、审判最直接、最有价值的证据。

病历资料不但真实反映患者病情,也直接反映医院医疗质量、学术水平及管理水平;病历资料不但为医疗、科研、教学提供极其宝贵的基础资料,也为医院管理、政府决策提供不可缺少的医疗信息;在涉及医疗争议时,病历资料又是帮助判定法律责任的重要依据。

二、病历的要求与管理

1. **病历书写要求** 病历书写是指医务人员通过问诊、查体、辅助检查、诊断、治疗、护理等医疗活动获得有关资料,并进行归纳、分析、整理形成医疗活动记录的行为。

辅助生殖病历相对于其他病历种类具有过程较长、连续性强、使用次数频繁、多次就诊间病情连续紧密、随访统计要求高等特点。因此应加强病历的书写要求。

病历书写原则是指导临床医务人员书写病历的最基本要求,是临床医务人员书写病历过程中必须遵循的一般性规则,是评价临床医师病历书写质量的基本依据。应严格按照《病历书写基本规范》的书写原则及要求进行辅助生殖病历的书写。病历书写应当客观、真实、准确、及时、完整、规范。

2. **患者知情同意** 根据《中华人民共和国医疗机构管理条例》和《中华人民共和国执业医师法》,对需取得患者书面同意方可进行的医疗活动,依照《民法通则》应当由具有完全民事行为能力的患者本人签署知情同意书。同时,患者可以委托代理人实施民事行为。患者不具备完全民事行为能力时,应当由其法定代理人签字;患者因病无法签字时,应当由其授权的人员签字;为抢救患者,在法定代理人或被授权人无法及时签字的情况下,可由医疗机构负责人或者授权的负责人签字。因实施保护性医疗措施不宜向患者说明情况的,应当将有关情况告知患者近亲属,由患者近亲属签署知情同意书,并及时记录。患者无近亲属或者患者近亲属无法签署同意书的,由患者的法定代理人或者关系人签署同意书。

应当注意的是,辅助生殖技术的实施需要夫妻双方共同参与检查与治疗,且合子及胚胎属于夫妇双方共有,因此在签署知情同意书的过程中应重点区分哪些是需夫妇双方共同签字同意的项目,避免因此引起纠纷。

3. **病历质量管理**　从患者建立辅助生殖档案抓起,严格按照原国家卫生部《病历书写基本规范》《病案首页填写办法》及《病历质量评价标准》中的要求书写,各级医师严格把关。每份辅助生殖病历在患者治疗周期结束后按正确的顺序排列、装订,及时归档病案室保存。

医疗机构应当建立病历质量定期检查、评估与反馈制度。医疗机构医务部门负责病历的质量管理。

4. **病历的书写和保存需要注意保护患者隐私**　隐私权是公民具有的与公共利益无关的一切个人信息、个人领域不受他人侵扰的权利。患者隐私是患者不愿意告人或不愿意公开的有关人格尊严的私生活秘密。医疗机构及其医务人员应当严格保护患者隐私,禁止以非医疗、教学、研究目的泄露患者的病历资料。医院应制定保护患者隐私权的具体措施,强化法律法规意识,树立维护患者隐私的观念,强化保密意识,提高职业自律性。

三、医疗登记与设置

各种医疗登记,要填写完整、准确、字迹清楚,并妥善保管。各科室要及时填写与医疗活动相关的各项记录,按要求规范填写医疗(安全)不良事件报告登记、医疗废物登记、医疗垃圾登记、医疗仪器设备登记、危急值报告登记等各项登记内容。门诊做好就诊患者登记。医疗科室应做好各项工作的数量和质量登记。

建立辅助生殖病历编号制度：实施辅助生殖技术的患者应对其病历进行系统登记编号，编号需区分于普通住院患者及普通门诊就诊患者。以便于今后随访、反馈、统计工作的开展。夫妻同时就诊时应共用一个病历编号，如自精或自卵冷冻患者可单独使用一个病历号。需注意的是如患者离婚后再婚，需注意与原有病历区别。已建立电子病历的医疗机构，应当将病历标识号码与患者身份证明编号相关联，使用标识号码和身份证明编号均能对病历进行检索。

四、医疗档案管理制度与要求

1. 设专人管理，负责病案的收集、登记、存档、借阅、保管及质控等工作。

2. 做好病案借阅及归档管理，按照病案序号入库，对借阅及入库病案进行准确登记，病历去向明确。借阅病历应有借阅登记制度，对借用的病案，应妥善保管和爱护，严禁任何人涂改、伪造、隐匿、销毁、抢夺、窃取病案资料。不得转借、拆散和丢失，不得擅自转抄、复印和拍摄，并按期归还。

3. 除为患者提供诊疗服务的医务人员以及经卫生行政部门、中医药管理部门或者医疗机构授权的负责病案管理、医疗管理的部门或者人员外，其他任何机构和个人不得擅自查阅患者病历。

4. 需要复印病案时，只允许患者夫妇及其授权代理人、保险机构、公检法，根据《医疗机构病案管理规定》持有效证件，复印病案的有关资料。复印人员对复制的病案资料进行审核无误后，加盖病案室骑缝章后方可视为有效，并做好登记。需注意实施辅助生殖技术的患者，如夫妇双方中一方前来复印病案时，复印内容涉及夫妇双方共有或对方单独病历内容，需取得对方授权。

5. 定期对库存病案进行检查整理。病案架上的病案按序排列整齐,保持清洁、通风、干燥,以防止病案霉烂、虫蛀等。

6. 病案安全管理

(1) 严禁在病案室内吸烟及使用明火;病案库房要设消防设备,定期进行安全及防火设备检查并记录,定期检查消防设备性能、定期维护、更新。

(2) 工作人员要熟练掌握各种灭火器材的使用方法,防患于未然。

(3) 病案室采光和照明要适中,空气要流通,温湿度要适宜,防止病案纸张变脆、霉烂、虫蛀和鼠咬。

(4) 设病案管理安全员岗位,负责病案室安全管理工作。

(5) 积极宣传安全工作知识,增强全体工作人员的安全意识;定期进行安全检查,排除安全隐患。

五、信息化管理

辅助生殖技术是新兴学科,专业性较强,近年来发展较为迅速,且对病历资料内容的利用率及统计数据的挖掘使用量较大,科研开展需求高,患者流通性大。医疗机构有条件的情况下,应尽快发展医院信息化建设,逐步建立并完善医院电子病历(electronic medical record,EMR)、医院信息系统(hospital information system,HIS)、临床信息系统(clinical information system,CIS)、医院资源管理系统(hospital resource planning system,HRPS)等电子系统,支持医院辅助生殖技术的发展及运营工作。

ART病历在病历内容及各项功能设置上既不同于普通住院电子病历系统,又区别于常规门诊电子病历系统的管理。因此,医院信息系统设计及管理必须充分使信息技术和计算机网络与辅助生殖临床专业性相融合,符合临床业务规律。

参照《电子病历基本架构与数据标准(试行)》,做好医院信息化系统整体架构,使整个诊疗过程的一系列临床信息系统有机综合地结合在一起,避免各个信息孤岛。系统以促进临床质量的持续改进为目标,分别以患者为中心提出业务需求,以电子病历为核心提出数据需求,以临床医师诊疗为基础提出功能需求。

电子病历(EMR)是由医疗机构以电子化方式创建、保存和使用,重点针对门诊、住院患者(或保健对象)临床诊疗和指导干预信息的数据集成系统,是居民个人在医疗机构历次就诊过程中产生和被记录的完整、详细的临床信息资源,是记录医疗诊治对象医疗服务活动记录的信息资源库,该信息资源库以计算机可处理的形式存在,并且能够安全地存储和传输,医院内授权用户可对其进行访问。

电子病历贯穿整个医疗过程,完整集中地记录了各种医疗服务者下达的医疗指令及执行结果,并被诊疗过程的各个环节使用,具有高度共享性,是医院信息系统的核心。电子病历是高度集成共享的医疗数据。使用电子病历是实现医疗数据最大限度共享的手段。

医院信息化需以电子病历为核心进行临床信息系统的统一规划,使之覆盖患者整个诊疗过程中的所有医疗业务;实现电子病历信息共享的充分、及时和正确,基于标准化的电子病历,确保合适的信息在合适的时机到达合适的地方;通过对电子病历信息的综合利用,结合循证医学、诊疗规范、临床路径等知识,辅助医生选择最适宜的技术达到最好的医疗效果,使医疗服务对象获得最佳的治疗品质,从而提高医疗服务质量。

建设以电子病历为核心的医院数据中心,通过数据中心实现不同信息系统、组织机构间信息资源整合,实现业务数据实时更新,确保信息同步;满足管理决策、临床决策、科学研究、对外信息共享;实现统一的数据仓库的设计及技术文档、元数据管理等功能;进行数据的采集、挖掘、存储与利用。

(李萍　唐蓉)

第六节　科研管理

一、科研中的伦理审查与监督

1. 科学试验需经过伦理委员会通过。

2. 对涉及人的生物医学研究应当符合《赫尔辛基宣言》、原国家卫生和计划生育委员会第 11 号文件《涉及人的生物医学研究伦理审查办法》。

3. 科学研究应当符合的伦理原则

(1) 知情同意：将试验目的、内容对受试者完全告知，告知受试者的权利与义务。

(2) 控制风险：优先保障受试者的人身安全及健康。

(3) 免费及补偿：对参与研究的受试者不得收取费用，对受试者在试验过程中的合理支持应当适当补偿。

(4) 保护隐私：切实保护受试者的隐私，未经授权不得将受试者个人信息向第三方透露。

(5) 合理赔偿：受试者因为试验发生不良事件时应及时、免费对受试者进行治疗，并依法进行补偿。

(6) 特殊保护：对设计到孕妇、儿童等特殊人群的受试者，应给予特别保护。

4. 在试验进行中，伦理委员会应根据试验实施情况进行监督。

二、新技术(措施)的临床应用管理

(一) 新技术、新业务的概念

凡是近年来在国内外医学领域具有发展趋势的新项目(即通过新手段取得的新成果)，医院尚未开展过的项目和尚未使用的临床医疗、护理新手段，称为新技术、新业务。

(二) 对新技术、新业务的评价及风险评估

1. 医疗新技术的分级　国家对开展的新技术实行分级管理，依据项目的科学性、先进性、实用性、安全性分为国际级、国家级、省级、院级。

(1) 国际级新技术：是指国际领先，在国际医学领域产生重大影响，尚未开展的新项目和尚未使用的医疗、护理新业务。

(2) 国家级新技术：是指国内领先，在国内医学领域产生重大影响，尚未开展的新项目和尚未使用的医疗、护理新业务。

（3）省级新技术：是指省内领先，在省内医学领域产生重大影响，尚未开展的新项目和尚未使用的医疗、护理新业务。

（4）院级新技术：是指在院内首次开展的技术。

2. **医疗新技术的分类** 按照原国家卫生部《医疗技术临床应用管理办法》的要求将医疗新技术分为以下 3 类：

（1）第一类医疗新技术：是指安全性、有效性确切，医院通过常规管理在临床应用中能确保其安全性、有效性的技术。

（2）第二类医疗新技术：是指安全性、有效性确切，涉及一定伦理问题或者风险较高，需省级卫生和计划生育委员会加以控制管理的医疗技术。

（3）第三类医疗新技术：是指具有下列情形之一，需要卫生行政部门加以严格控制管理的医疗技术：涉及重大伦理问题；高风险；安全性、有效性尚需经规范的临床试验研究进一步验证；需要使用稀缺资源；原国家卫生和计划生育委员会规定的其他需要特殊管理的医疗技术。

（三）新技术、新业务的准入要求

医疗机构开展新技术、新业务需严格遵照《执业医师法》《医疗技术临床应用管理办法》《新业务、新技术准入管理制度》的要求执行，待审批、备案。对新技术、新业务进行严格的评价、风险评估及监测。对未经批准，擅自开展临床新业务、新技术的，应立即停止，并由当事科室及人员承担全部不良后果。

1. **新技术、新业务准入的必备条件**

（1）拟开展的新技术应符合国家相关法律法规和各项规章制度。

（2）拟开展的新技术应具有科学性、有效性、安全性、创新性和效益性。

（3）拟开展的新技术所使用的医疗仪器须有《医疗仪器生产企业许可证》《医疗仪器经营企业许可证》《医疗仪器产品注册证》和产品合格证，并提供加盖本企业印章的复印件备查；使用资质证件不齐的医疗仪器开展新项目，一律拒绝进入。

（4）拟开展的新技术所使用的药品须有《药品生产许可证》

《药品经营许可证》和产品合格证,进口药品须有《进口许可证》,并提供加盖本企业印章的复印件备查;使用资质证件不齐的药品开展新项目,一律不准进入。

2. 新技术、新业务的准入程序

(1) 可行性论证:申报者在申请新技术前需对所申请的新技术进行可行性论证,其主要内容包括新技术的来源,国内外开展本项目的现状,开展的目的、内容、方法、质量指标,保障条件及经费,预期结果与效益等。

(2) 申报:申报者应具有中级以上专业技术职称的本院临床、医技、护理人员,须认真填写《新技术、新业务申请书》,经科室讨论审核,科主任签署意见后报送医务科。

(3) 审核:医院医疗主管部门对《新技术、新业务申请书》进行审核合格后,报请医院技术委员会审核、评估,经充分论证并同意准入后,报请院长审批。审核内容包括:

1) 申请的医疗新技术符合国家的相关法律法规和各项规章制度;

2) 申请项目在省级或原国家卫生和计划生育委员会批准的诊疗科目范围内;

3) 拟开展新技术的主要人员是具有执业资格并在医院注册、能够胜任该项医疗技术临床应用的专业人员;

4) 有与开展该项新技术相适应的设备、设施和其他辅助条件,并具有相应的资质证明;

5) 拟开展的新技术符合医学伦理学的要求;

6) 有详细阐述的可预见风险评估分析以及应对风险的处理预案;

7) 新技术承担科室及主要人员近3年相关业务无不良记录;

8) 医院对拟开展新技术有相关的管理制度和质量保障措施;

9) 符合省级及原国家卫生和计划生育委员会规定的其他条件。

（4）审批：拟开展的新技术报院长和上级有关部门审批后，由财务部门负责向市物价部门申报收费标准，批准后方可实施；医保报销与否，由医保办上报上级医保部门审批。

（四）对新技术、新业务的监测措施

1. **院外监测**　医疗机构出现下列情形之一的，卫生行政部门不给予医疗机构诊疗科目项下医疗技术登记；已经准予登记的，应当及时撤销医疗技术登记：

（1）在医疗技术临床应用能力技术审核过程中弄虚作假。

（2）不符合相应卫生行政部门规划。

（3）未通过医疗技术临床应用能力技术审核。

（4）超出登记的诊疗科目范围。

（5）医疗技术与其功能、任务不相适应。

（6）虽通过医疗技术临床应用能力技术审核，但不再具备医疗技术临床应用条件。

（7）省级以上卫生行政部门规定的其他情形。

2. **医院内部监测**

（1）新技术、新业务经审批后必须按计划实施，凡增加或撤销项目需经技术委员会审核同意，报院领导批准后方可进行。

（2）医院医疗主管部门每半年对开展的新项目例行检查1次，项目负责人每半年向医院医疗主管部门书面报告新项目的实施情况。

（3）对不能按期完成的新技术，项目申请人须向技术委员会详细说明原因。技术委员会有权根据具体情况，对项目申请人提出质疑批评或处罚意见。

（4）新技术、新业务准入实施后，应将有关技术资料妥善保存好；新项目验收后，应将技术总结、论文复印件交医务科存档备案。

三、科研资料的管理

1. **科研数据管理**　单位所涉及科研用临床信息需有专人管理，配备患者知情同意书，信息留存和使用应经医务部、伦理委员会和学术委员会审核通过。科研主管部门按照病种等方式独立编撰和排列临床资料,形成新的档案号,科研人员按照档案号查找和使用资料,相关资料应隐去患者姓名、身份证号、联系方式等信息,严禁将临床档案用于商业目的。严格执行国家保密和保护知识产权等法规,确保科技机密和项目档案的安全。

2. **科研资料分类**　包括审批文件、任务书、委托书、开题报告书、设计方案、协议书、合同书;试验研究调查、分析、试制、测试、观测和各种载体的重要原始记录和数据,论文清单、成果申报材料、审批材料、成果奖励文件、成果推广使用证明材料、发明证书、奖励,经费收、支结算等。

3. **科研成果鉴定**　科研成果的鉴定应是纳入单位统筹管理的项目成果,根据成果的技术价值、社会价值、经济价值及成果完成者的意见,决定是否鉴定、鉴定方式和级别。

申请鉴定的科研成果必须具备下列条件:已完成项目任务,达到研究的预期目标;资料齐全,数据准确可靠,科技研究成果须符合科技档案部门的要求;不存在研究成果完成单位或人员名次排列异议和权属争议;理论研究成果,其代表性的论文、专著应公开发表 1 年以上,具有较高的学术水平或应用价值,并有国内该领域专家的书面肯定性评价;应用技术成果须经过实践证明其技术成熟并具有应用推广价值;软科学应用成果应经有关单位采纳或应用,并有相应的证明材料。

4. **科研档案管理**　按照科研档案保管期限表,确定本单位科研档案的保管期限,依据科研保密条例及(所)划密文件分密级,对超过保管期限和密级的档案定期调整,提出处理意见,报批准后实施。要销毁的档案应填列清单,经有关领导批准,并指定监销人。对已归档的科研档案如有新的材料要及时补充,须履行批准手续,由档案人员签字或加盖印记,未经同意不得任意改动。对于密级性的科技档案,必须妥善保管。定期检查档案保管情况,对于破损、变质档案,会同有关科研人员进行修补或复制。借阅科研档案,立卷单位可直接办理借阅手续,超出本范围的,须经课题组和单位负责人批准。涉及机密、绝密或影响他人劳动成果及有争议的,须由单位主要负责人提出意见,经领导或办公室负责人批准,方可借阅。

5. **科研项目管理** 项目被列为上级计划后,必须及时签订科研合同书。项目实施中,做好试验记录,实事求是地记录课题执行过程中的所有试验过程及数据,并保存原始材料。经费使用以及项目负责人的变更等应按照国家级单位有关规定执行。科研档案工作要纳入科研计划、规划、管理制度和有关人员职责范围之中,与计划管理、课题管理、成果管理等工作紧密结合。

6. **发表论文规范** 加强科学道德和学风建设,抵制学术不端行为,端正学风,明确所有工作人员及研究生等(含在职人员、访问学者和博士后)在发表学术论文过程中的科学道德行为规范,参照中国科学技术协会、教育部、科技部和原卫生计生委等7个部门制定的《发表学术论文"五不准"》,必需保证试验数据真实可靠。论文作者所提供的所有试验数据应真实、可靠、可追溯。原始试验数据记录应妥善保存,毕业或离职后应留单位科研主管部门保留,不允许私自带离。论文作者应自己完成论文撰写,坚决抵制"第三方"提供论文代写服务;论文作者应学习、掌握学术期刊投稿程序,亲自完成提交论文、回应评审意见的全过程,坚决抵制"第三方"提供论文代投服务。禁止由"第三方"对论文内容进行修改。

(白刚　曹永芝　颜军昊)

参考文献

1. 张怡,杨菁.关于生殖医学实践中患者隐私保护的探讨.中国医学伦理学,2015,28(6):860-862.

2. 杨丽,周飞京,董悦芝.不孕不育患者的心理压力对生育生活质量的影响.郑州大学学报:医学版,2015(5):703-706.

3. 冯云.关于生殖医学伦理的争议与思考.中国实用妇科与产科杂志,2010,26(10):793-795.

4. 刘爱民,马家润,胡燕生.医院管理学病案管理学分册.2版.北京:人民卫生出版社,2012:322-329.

5. BOIVIN J,TAKEFMAN J,BRAVERMAN A. The fertility quality of life

（Ferti QoL）tool：development and general psychometric properties. Hum Reprod，2011，26（8）：2084-2091.

6. GRADVOHL SM，OSIS MJ，MAKUCH MY. Stress of men and women seeking treatment for infertility. Rev Bras GinecolObstet，2013，35（6）：255-261.

7. 卫生部关于修订人类辅助生殖技术与人类精子库相关技术规范、基本标准和伦理原则的通知 . 卫科教发〔2003〕176 号 .

8. 医疗机构管理条例 . 国务院令第 149 号，1994.

9.《中华人民共和国执业医师法》1999.

10.《电子病历基本架构与数据标准（试行）》2010.

11.《医疗机构病历管理规定（2013 年版）》.

12.《电子病历基本架构与数据标准（试行）》2009.

13.《基于电力病历的医院信息平台建设技术解决方案》2011.

14.《病历书写基本规范》2010.

15.《中华人民共和国执业医师法》1998.

16.《医疗技术临床应用管理办法》2009.

17.《医疗机构管理条例》1994.

18.《医疗机构管理条例实施细则》1994.

19.《医疗事故处理条例》2002.

20.《国家科技计划项目管理暂行办法》2001.

21.《科学技术成果鉴定办法》1994.

22.《科学技术研究档案管理暂行规定》1987.

附录

常见生殖内分泌实验室检查指标由常规单位换算成国际单位的换算系数

项目	常规单位	换算系数	国际单位
雌二醇（E$_2$）	pg/ml	3.67	pmol/L
孕酮（p）	ng/ml	3.18	nmol/L
促卵泡生成素（FSH）	mIU/ml	1.0	IU/L
促黄体生成素（LH）	mIU/ml	1.0	IU/L
催乳素（PRL）	ng/ml	21.2	mIU/L
促甲状腺激素（TSH）	μIU/ml	1.0	mIU/L
游离三碘甲状腺原氨酸（FT$_3$）	ng/dl	15.4	pmol/L
游离甲状腺素（FT$_4$）	ng/dl	1.29	nmol/L
葡萄糖	mg/dl	0.055 6	mmol/L
胰岛素	μIU/ml	6.965	pmol/L
睾酮（T）	ng/ml	3.47	nmol/L
皮质醇	μg/dl	27.6	nmol/L

（周建军）

➤➤ 附录2 手术记录 ◀◀

女方姓名:＿＿＿＿＿＿＿
病 历 号:＿＿＿＿＿＿＿

取卵手术记录

女方姓名:＿＿＿＿＿＿＿　　　　年龄:＿＿＿＿＿＿＿岁

术前生命体征:T＿＿＿℃ P＿＿＿次/min R＿＿＿次/min BP＿＿＿mmHg

手术时间:＿＿年＿＿月＿＿日＿＿时＿＿分 结束时间:＿＿时＿＿分

手术者:＿＿＿＿＿ 护士:＿＿＿＿＿ 实验室:＿＿＿＿＿

手术名称:经阴道超声引导下卵巢穿刺取卵术

麻醉镇痛方式:□全身静脉麻醉 □局部麻醉 □未用 □其他

　　　　　麻醉师:＿＿＿＿＿

术前用药:＿＿＿＿＿ 穿刺针型号:＿＿＿＿＿ 负压:＿＿＿＿mmHg

手术记录:患者排空膀胱,取膀胱截石位,常规消毒铺巾,生理盐水冲洗
　　　　外阴及阴道。

　　　　阴道B超检查盆腔:无异常□,有异常□＿＿＿＿＿＿＿＿＿。

　　　　术中导尿:无□,有□＿＿＿＿＿＿＿＿＿＿＿＿ 。

　　　　左侧进针＿＿＿次,卵泡＿＿＿枚,获卵＿＿＿枚;

　　　　右侧进针＿＿＿次,卵泡＿＿＿枚,获卵＿＿＿枚,双侧共获卵＿＿＿枚。

　　　　检查盆腔活动性出血:无□,有□＿＿＿＿＿＿＿＿＿＿。

　　　　穿刺点渗血:无□,有□＿＿＿＿,填塞纱布＿＿块,＿＿时＿＿＿分
　　　　取出。

异常发现:卵巢囊肿:＿＿＿＿＿＿ 输卵管积液:＿＿＿＿＿＿ 盆腔积液:＿＿＿＿＿＿

术后情况:患者意识清楚,一般情况好□,异常□＿＿＿＿＿＿＿＿＿。

离院时间:＿＿时＿＿分,生命体征:T＿＿℃ P＿＿次/min R＿＿次/min
　　　　BP＿＿mmHg

留观记录:＿＿＿＿＿＿＿＿＿＿＿＿＿＿＿＿＿＿＿＿＿＿。

术后用药:

备注:

记录者:＿＿＿＿＿＿＿ 日期:＿＿＿＿＿＿＿

女方姓名：_____
病　历　号：_____

胚胎移植手术记录

女方姓名：_____　　年龄：____岁

手术时间：____年____月____日____时____分

手术者：_____　　护士：_____　　实验室：_____

手术名称：子宫腔内胚胎移植术　移植管：_____

术前用药：_____

移植次数：____，移植第____天胚胎，移植胚胎数：____个

移植胚胎情况：

移植前 B 超：子宫____位，内膜____cm，左卵巢_____　　右卵巢_____

　　　　　前凹陷_____　　后凹陷_____

手术记录：取膀胱截石位，常规清洁铺巾，暴露宫颈，宫腔黏液团：

　　　　　无□，有□____

B 超引导：是□_____，否□；移植管型号_____

进宫颈内口：顺利□，困难□____进宫腔影像清晰：是□，否□

注液影像清晰：是□，否□

进宫腔深度：内____cm，外____cm，距宫底距离：____cm

出血：无□，有□_____。

术后用药：

备注：

　　　　　　　　　　　　　　　　　　　　　　　记录者：_____

女方姓名：＿＿＿＿＿＿＿
病 历 号：＿＿＿＿＿＿＿

宫腔内人工授精手术记录

女方姓名：＿＿＿＿＿＿　年龄：＿＿＿岁　精源：□夫精　□供精

手术时间：＿＿年＿＿月＿＿日＿＿时＿＿分

手术者：＿＿＿＿＿＿＿＿　护士：＿＿＿＿＿＿＿　实验室：＿＿＿＿＿＿＿＿

人工授精管型号：＿＿＿＿＿＿＿；优势卵泡：已排□，未排□

手术记录：患者取膀胱截石位，常规清洁铺巾，暴露宫颈，子宫＿＿＿位，进
　　　　　入宫腔深度＿＿＿cm，插管过程：顺利□，困难□＿＿＿＿＿＿（使用
　　　　　宫颈钳：有□，无□）。

　　　　　缓慢向宫腔内推注精液量＿＿＿毫升。

　　　　　手术过程：顺利□，困难□；出血：有□，无□，无不适。

术后用药：

备注：

记录者：＿＿＿＿＿＿＿

▶▶　附录3　知情同意书　◀◀

女方姓名：_____

病 历 号：_____

体外受精-胚胎移植知情同意书

我们(妇)：____(夫)：____为合法夫妻,因患不育症授权_____医院生殖医学中心诊治,不育病因是_____。

医生已经向我们介绍了体外受精-胚胎移植(IVF-ET)的适应证,如:①女方各种因素导致的配子运输障碍;②排卵障碍;③子宫内膜异位症;④男方少、弱精子症或无精子症;⑤不明原因的不育;⑥免疫性不育等。

经过慎重考虑,我们自愿选择体外受精-胚胎移植。

我们已被告知:体外受精-胚胎移植作为一种治疗手段并不能保证妊娠完全成功,中心去年临床妊娠率为_____。

医生已经向我们介绍了体外受精-胚胎移植的治疗过程,包括术前常规检查,控制性促排卵,B超监测卵泡发育,超声引导下经阴道取卵,精液采集与处理,体外受精,胚胎培养,胚胎移植和移植后药物支持黄体,适时验血和B超监测胚胎生长及发育情况等。

治疗过程中还可能出现下列不良反应及副作用,有时甚至还会出现一些严重并发症,并可能导致治疗失败。医生同时也向我们介绍了针对这些副作用所采取的预防及治疗措施,由此可导致治疗费用增加,对此我们表示理解。

1. 卵巢过度刺激:严重者可有恶心、腹痛、腹水、胸腔积液、血液浓缩、少尿,个别极严重者可有血栓形成,肝肾功能损害,甚至危及生命。一旦发生,可用药物或穿刺引流胸腔积液、腹水等治疗。

2. 妊娠相关疾病:体外受精-胚胎移植术的妊娠过程与自然妊娠一样,目前尚未发现出生后代与自然妊娠的后代有显著差异。体外受精-胚胎移植术的妊娠过程中可能发生所有与自然妊娠相同的妊娠相关疾病,例如:宫外孕、自然流产、多胎、各种出生缺陷及妊娠滋养细胞疾病等,遗传病及各种出生缺陷的发生率与自然妊娠没有显著差别,因此不能保证每一个出生的婴儿都是健康的。

3. 卵巢反应不良:需调整用药剂量,甚至放弃本周期治疗。

4. 手术并发症:助孕过程中需进行经阴道 B 超引导下穿刺采卵术及胚胎移植术,极少数人可能出现出血、感染、损伤、过敏、休克等意外,少数情况下可能需手术治疗。

5. 治疗过程及妊娠过程中可能发生附件扭转。

6. 所有药物均可能引起药物不良反应。

7. 助孕治疗及妊娠过程中可能出现目前医学技术难以预测、难以控制的并发症或意外情形。

还有可能出现以下情况,如:

1. 卵泡穿刺未取出卵子或提前排卵,只能中止治疗;

2. 丈夫精液采集失败,需冷冻卵子或附睾、睾丸穿刺取精后行卵胞质内单精子注射(ICSI)。

3. 由于精子卵子本身的异常可能导致受精失败或胚胎停止发育无可移植胚胎;

4. 如果出现常规受精失败,需补做卵胞质内单精子显微注射(ICSI);

5. 如果培养过程中胚胎未达可移植胚胎标准,只能放弃移植;

6. 由于体外受精-胚胎移植每次可移植 1~3 个胚胎。如选择移植 2~3 个胚胎,则多胎妊娠率显著增加,多胎会对母婴产生严重不利影响,如早产、低出生体重儿、产后大出血等。一旦发生 2 胎以上妊娠,必须进行减胎手术。减胎手术有可能发生流产、出血、感染,以及一次手术失败需再次减胎。按目前的医疗水平,医生只能选择外观较小及容易操作部位的胚胎减灭,不能保证继续妊娠的胚胎没有畸形。为降低多胎妊娠风险,可选择单胚胎移植。经慎重考虑,我们选择移植_____个胚胎。

医生已经向我们介绍了完成一个体外受精-胚胎移植周期治疗所需要的大致费用,约为_____元,不包括相关并发症的治疗费用,且不论治疗成功与否所需费用相同。如在治疗过程中因各种原因终止治疗时,则收取已经完成的检查及治疗费用。

我们知道对自己的配子和胚胎有自主选择处理方式的权利,但不得买卖;我们有权利在任何时候要求终止实施该技术,而且不会影响生殖中心对我们今后的诊疗。

　　为保证正常妊娠及出生后代的健康,我们将配合生殖中心对我们的妊娠情况及出生的后代进行随访,并向该中心提供详细的通信地址、电话等个人信息,如联系方式有变更,我们有责任和义务及时通知中心。

　　我们将遵照国家人口计划生育和实施辅助生殖技术的有关法规条例,我们应事先向生殖中心出示夫妻双方的身份证、结婚证原件并交付复印件。

　　我们确信本次体外受精-胚胎移植治疗过程中的精子及卵子均取自我们夫妇,所诞生的婴儿在遗传学及法律上完全归我们夫妇所有。

　　我们对通过体外受精-胚胎移植治疗出生的孩子(包括对有出生缺陷的孩子)负有伦理、道德和法律上的权利和义务。他们与自然出生的婴儿一样享有同等的法律权利和义务,包括后代的继承权、受教育权、赡养父母的义务、父母离异时对孩子监护权等。

　　我们知道生殖中心对我们在此的有关检查及治疗信息保密,如果需要暴露我们的个人资料时,必须征得我们的同意。

　　我们已认真阅读并完全理解了体外受精-胚胎移植治疗的有关细则和本知情同意书。还就我们关心的问题与医生进行了讨论,并得到了满意的答复,我们自愿选择体外受精-胚胎移植作为我们的治疗方式,并签署本知情同意书。

　　　　　丈夫(签字):＿＿＿＿日期＿＿＿＿年＿＿＿＿月＿＿＿＿日

　　　　　妻子(签字):＿＿＿＿日期＿＿＿＿年＿＿＿＿月＿＿＿＿日

　　　　　医生(签字):＿＿＿＿日期＿＿＿＿年＿＿＿＿月＿＿＿＿日

女方姓名：＿＿＿＿＿＿＿

病 历 号：＿＿＿＿＿＿＿

卵胞质内单精子注射知情同意书

我们(妇)＿＿(夫)＿＿为合法夫妻,因患不育症授权给＿＿＿＿＿＿医院生殖医学中心诊治,不育病因是＿＿＿＿＿＿。

医生已经向我们介绍了卵胞质内单精子注射(ICSI)治疗的适应证,如:①严重的少、弱、畸形精子症;②不可逆的梗阻性无精子症;③生精功能障碍(排除遗传缺陷疾病所致);④体外受精失败;⑤免疫不育;⑥精子顶体异常;⑦须行植入前胚胎遗传学检查的。

经过慎重考虑,我们自愿选择卵胞质内单精子注射的治疗方法。

医生已告知我们:卵胞质内单精子注射作为一种治疗手段并不能保证妊娠完全成功,中心去年的临床妊娠率为＿＿＿＿＿＿。

医生已经向我们介绍了卵胞质内单精子注射的治疗过程,包括术前常规检查,控制性促排卵,B超监测卵泡发育,超声引导下经阴道取卵,精液采集与处理,显微镜下用显微注射针将单个精子直接注射到卵细胞内使之受精,再将胚胎植入子宫腔内,而后以药物支持黄体等。

如果取卵当天未能得到足够的精子行卵胞质内单精子注射,可能需冷冻卵子。

我们已知道目前这一技术在大多数情况下是安全的,但与常规体外受精-胚胎移植一样存在发生不良反应和并发症的风险,不同的是该技术还存在其他风险,如:显微注射可能对卵子造成不可知的损伤;虽然男性染色体检查正常,但仍可能将我们携带的致病基因通过这一过程传递给下一代。使用这一技术胎儿畸形率的发生同自然受孕没有显著差别,但不能保证每一个出生的试管婴儿都是健康的。

我们可以在治疗的任何阶段放弃或退出该治疗,而且将不会影响我们在本医疗机构今后的继续治疗。

医生已经向我们介绍了完成一个卵胞质内单精子注射周期治疗所需要的费用较常规体外受精-胚胎移植大致增加＿＿＿＿＿＿元,而且不论治疗成功与否所需费用完全相同。如在治疗过程中因各种原因需终止治疗时,则收取已经完成的检查及治疗费用。

我们已认真阅读并完全理解了卵胞质内单精子注射治疗的有关细则和知情同意书的内容,并就我们关心的问题与医生进行了讨论,并得到了满意的答复,我们愿意选择卵胞质内单精子注射作为我们的治疗方式,并签署本知情同意书。

丈夫(签字):_____ 日期_____ 年_____ 月_____ 日

妻子(签字):_____ 日期_____ 年_____ 月_____ 日

医生(签字):_____ 日期_____ 年_____ 月_____ 日

注:采用卵胞质内单精子注射的患者,除签署本知情同意书外,还需签署体外受精-胚胎移植知情同意书。

选择性单胚胎移植知情同意书

我们夫妇,因为_____原因准备在_____医院生殖中心实施体外受精-胚胎移植(IVF-ET)方法助孕。

医生已经详细介绍了这项技术的适应证、过程以及并发症。尤其是多胎妊娠,最常见的并发症有:自然流产、妊娠期高血压疾病、妊娠期肝内胆汁淤积症、贫血、羊水过多、胎膜早破、宫缩乏力、胎盘早剥、产后出血、早产、胎儿畸形、低体重儿等,直接危及胎儿、新生儿、孕妇的生命安全。同时,多胎妊娠后身体重要脏器(心脏、肝脏以及肾脏等)负担过重,会加重原有内科疾病的病情。如果合并瘢痕子宫或子宫畸形,多胎妊娠更是明显增加流产、异位妊娠、前置胎盘、胎盘植入、胎膜早破、早产、胎位异常、子宫破裂等产科并发症风险。

尽管目前减胎手术技术比较成熟,但仍然存在一些风险:出血、宫内感染、脏器损伤;一次减胎失败可能需再次减胎;减胎术后完全流产;减胎术后保留的胚胎无法保证完全正常。

为降低多胎率,唯一有效的方法是控制移植胚胎的数目。单胚胎移植对母婴最为安全和有益,对胎儿的发育和婴儿的成长也最为有利,同时将减胎的可能降至最低。单胚胎移植显著降低多胎率,但也存在妊娠率下降的风险。

因此,生殖中心对接受 IVF-ET 助孕的高危患者实施选择性单胚胎移植,具体适应人群如下:

1. 瘢痕子宫,如有剖宫产、子宫肌瘤切除手术、子宫纵隔切除术、子宫穿孔史等。

2. 子宫畸形,如纵隔子宫、鞍形子宫、单角子宫、双子宫、残角子宫等。

3. 各种原因导致的宫颈功能不全,如有宫颈损伤史、手术史(宫颈锥切、宫颈切除术等),或有中孕流产史疑为宫颈功能不全导致者。

4. 既往孕中期后双胎流产史。

5. 身高≤155cm 和/或体重≤45kg。

6. 合并内科疾病虽经诊治可以妊娠,但不能耐受多胎妊娠者(参考内科医生意见)。

我们夫妇对上述情况有充分地认识和理解,同意选择单胚胎移植。

妻子: 丈夫: 日期:

虽然我们夫妇目前尚无以上高危因素,通过医生的介绍,对于多胎妊娠的风险已经充分了解。我们选择:

1. 愿意单胚胎移植。(妻子: 丈夫: 日期:)

2. 拒绝单胚胎移植。(妻子: 丈夫: 日期:)

(该知情同意书需与 IVF-ET 常规知情同意书一并签署)

医生: 日期:

胚胎植入前遗传学诊断/筛查知情同意书

胚胎植入前遗传学诊断/筛查(以下简称 PGT,PGD/PGS)是以体外受精-胚胎移植技术为基础,结合胚胎显微操作、分子生物学技术,对体外受精的胚胎进行染色体或特定基因检测,进行遗传学诊断/筛查,选择合适的胚胎植入宫腔的技术。

生殖医学中心已为我们提供详细的咨询服务,向我们详细的解释了该技术的如下适应证:①PGD:针对子代存在遗传性疾病高风险的夫妇胚胎进行特定染色体或基因的检测。主要适用于夫妇一方或双方为染色体数目异常、染色体结构异常、单基因遗传病患者或携带者等。PGD 的目的是减少子代罹患遗传性疾病风险。②PGS:针对染色体非整倍体高风险的不孕不育夫妇胚胎的染色体数目进行检测。主要适用于高龄、反复自然流产、反复着床失败,严重少、弱精子症等。PGS 的目的是改善助孕结局,提高助孕成功率,降低自然流产率。

我们要求采用 PGT 技术的原因是＿＿＿＿＿＿＿＿＿。医生告知我们:除 PGT 外,目前也可以选择其他的途径获得正常的子代,如自然妊娠后的产前诊断技术或配子捐赠技术。医生还向我们详细解释了 PGT 的过程、费用、妊娠率和诊断的准确性、误诊风险等。

一、我们对以下内容充分理解:

1. PGT 过程中可能出现常规 IVF-ET 术中的并发症。

2. PGT 过程需要进行卵胞质内单精子注射受精。

3. PGT 过程中可能因为可供活检胚胎数少甚至无胚胎活检,导致无法进行 PGT。PGT 检测也有实验失败的风险,可能会要求重新取活检。

4. 单基因病如地中海贫血,其携带者产生正常配子的概率为 1/4,轻型配子的概率为 1/2,重型配子的概率为 1/4。染色体平衡异位携带者产生正常配子概率为 1/18,平衡异位配子的概率为 1/18,异常配子的概率为 16/18;染色体罗伯逊易位携带者产生正常配子的概率为 1/6,平衡易位配子的概率为 1/6,异常配子的概率为 4/6。PGT 诊断后如所有胚胎均异常,则无合适胚胎可供移植。

5. 由于胚胎固有的因素如染色体嵌合型,以及现行技术的限制,诊断不可能达到完全正确,存在误诊的可能。目前文献资料 PGT 的整体诊断准确性约为 95% 左右。

6. PGT 妊娠后有义务根据医生的安排和要求进行必要的产前诊断,如绒毛活检、羊膜腔穿刺或脐带穿刺等。

7. PGT 所移植的"合适的胚胎"是指针对特定遗传性状进行诊断后所得到的、目前认为适宜妊娠的胚胎。

8. 由于 PGT 仅限于检测和诊断特定的遗传性状,而影响胚胎发育还存在着许多已知和未知的因素,因此在 PGT 后获得的妊娠,也有流产、宫外孕、胎儿畸形等异常的可能。目前资料提示其发生率与自然妊娠近似。

9. 胚胎冷冻有一定风险,由于胚胎质量不同,耐受冷冻复苏能力也有差别,因此,解冻后可能出现没有可移植胚胎的情况。

10. 为保证产前诊断的准确性,须尽量避免多胎妊娠,建议 PGT 后行单胚胎移植。

11. 生殖医学中心近年来进行 PGT 的活检成功率约为____%,诊断率为____%,无胚胎移植的发生率约为____%,平均临床妊娠率约为_____% 左右。

二、我们在完全知情的情况下表示:

1. 我们仔细阅读并理解了上述内容,对以上可能出现的风险已充分知情,(要求/拒绝)_____进行胚胎植入前遗传学诊断/筛查(PGT)。

2. 生殖医学中心已向我们详述了废弃胚胎进行科学研究的意义。我们(同意/不同意)_____捐赠不适合于移植的废弃胚胎以用于科学研究(包括观察胚胎的发育、探索活检后胚胎的冷冻保存的方法、胚胎干细胞的建系以及其他未知的科研项目等)。生殖医学中心已向我们保证不把我们所捐赠的胚胎移植给其他夫妇以获得妊娠。生殖医学中心将有权决定哪些医学研究项目将使用我们捐赠的废弃胚胎。

3. 我们理解极少数情况下 PGT 存在误诊的可能性,我们同意在

PGT 助孕成功后行产前诊断,以最大限度地降低缺陷儿的出生。为保证产前诊断的准确性,我们同意 PGT 后行单胚胎移植。

4. 我们有义务接受生殖医学中心对我们妊娠情况及出生的后代进行随访,我们确认留在生殖医学中心病历上的通信地址、电话等个人信息是真实的。

5. 我们相信生殖医学中心会采取目前适合的技术为我们进行胚胎植入前遗传学诊断/筛查,并尽可能避免上述异常情况发生。我们已认真阅读并完全理解了 PGT 治疗的有关细则,并就我们关注的问题与医生进行了讨论,且得到了满意的答复。我们了解我们的决定不影响其他任何的治疗,我们有权利在任何时候退出该治疗。我们声明,我们在没有任何压力和完全知情的情况下要求采用胚胎植入前遗传学诊断/筛查并自愿签署本知情同意书。

妻子签名:_____日期:_____年_____月_____日

丈夫签名:_____日期:_____年_____月_____日

医师签名:_____日期:_____年_____月_____日

(注:本文件需与常规 IVF-ET 知情书和 ICSI 知情书同时签署)

女方姓名：_____

病　历　号：_____

供精宫腔内人工授精知情同意书

我们(妇)____(夫)____为合法夫妻,因患不育症请求_____医院生殖医学中心诊治,同意并授权生殖中心医生,使用原卫生部批准的人类精子库提供的匿名供精者冷冻精液行人工授精。医生已向我们介绍了以下内容:

适应证:①不可逆的无精子症、严重的少精子症、弱精子症和畸形精子症;②输精管绝育术后复通失败;③射精障碍;④适应证①、②、③中,除不可逆的无精子症外,其他需行供精人工授精技术的患者,医务人员必须向其交代清楚:通过卵胞质内单精子注射技术也可能使其有自己血亲关系的后代,如果患者本人仍坚持放弃通过卵胞质内单精子注射技术助孕的权益,则必须与其签署知情同意书后,方可采用供精人工授精助孕。⑤男方和/或家族有不宜生育的严重遗传性疾病;⑥母儿血型不合不能得到存活新生儿。

禁忌证:①女方患有生殖泌尿系统急性感染或性传播疾病;②女方患严重的遗传病、躯体疾病、精神疾患和传染病;③女方接触致畸量的射线、毒物和药品并处于作用期;④女方有吸毒等不良嗜好;⑤女方因输卵管因素造成的精子和卵子结合障碍。

生殖中心医生告诉我们,他们将会尽量根据我们的意愿选择合适的供精者。但不同周期人工授精不一定都能够用同一供精者精液。

可以选择自然周期进行供精人工授精;或者使用药物刺激卵巢周期。在治疗过程中,根据对治疗的反应,有随时改变治疗方案或取消治疗的可能性。

我们知道:影响妊娠的因素很多,因此每次授精不一定都能保证妊娠成功,目前该中心单周期临床妊娠率为_____。整个过程产生的费用,无论是否成功恕不退还。

供精人工授精助孕后的妊娠过程与自然妊娠一样,可能发生多胎、宫外孕、自然流产、胎儿畸形、妊娠滋养细胞疾病等妊娠相关疾病,极少数人可能发生出血、休克、过敏、感染、卵巢过度刺激综合征等。由于多胎对于母、儿有不良影响。三胎以上妊娠需实施减胎术。

精子库的冷冻精液是经过严格筛查的，但仍然不能绝对避免传染性传播疾病的危险。目前精子库仅能对供精者染色体及家系作遗传学疾病调查，现代医学技术尚无法对所有遗传性疾病及携带者进行分析并做出诊断，所以无法保证子代不发生遗传性疾病或单基因、多基因遗传病。

在诊疗过程中，如果有证据表明实施该技术将会对后代产生严重的生理、心理和社会损害，医务人员有义务停止该项技术的实施。

为保证正常妊娠及出生后代的健康，我们将配合生殖中心对我们的妊娠情况及出生的后代进行随访，并向该中心提供详细的通信地址、电话等个人信息。我们将遵照国家人口和计划生育法规和条例向生殖中心出示夫妻双方的身份证、结婚证原件并交付复印件。

我们承诺不查询供精者的确切身份，同样对我们及子代的信息，生殖中心工作人员也有责任和义务保密。

我们知道，如果一个接受供精人工授精的妇女得到了丈夫同意，则其丈夫从法律上就是接受供精人工授精所生孩子的父亲。我们承认供精人工授精所生的孩子就是我和妻子的合法孩子，同自然妊娠、分娩的后代享有同样的法律权利和义务，包括被抚养权、继承权和赡养父母的义务，父母离异时对孩子的监护权等。我们对通过该辅助生殖技术出生的孩子(包括对有出生缺陷的孩子)同样负有伦理、道德和法律上的权利和义务。

医生已向我们详细说明了供精人工授精的有关细则，我们也阅读了知情同意书，并就我们关心的问题与医生进行了讨论，得到了满意答复。我们愿意选择供精人工授精方法，并承担相应的法律责任。我们确认是在完全知情的情况下自愿签署知情同意书的。

丈夫(签字)：_____日期_____年_____月_____日

妻子(签字)：_____日期_____年_____月_____日

医生(签字)：_____日期_____年_____月_____日

女方姓名：_____

病　历　号：_____

夫精人工授精知情同意书

我们(妇)____(夫)____为合法夫妻,因患不育症请求_____医院生殖医学中心诊治,同意并授权生殖中心医生,使用丈夫精液行人工授精。

我们对以下内容充分理解：

适应证：①男性因少精子症、弱精子症、液化异常、性功能障碍、生殖器畸形等不育；②宫颈因素不孕；③部分生殖道畸形及心理因素导致性交不能等不育；④免疫性不育；⑤原因不明不育。

可以选择自然周期进行人工授精；或者使用药物刺激卵巢周期。在治疗过程中,根据对治疗的反应,有随时改变治疗方案或取消治疗的可能性。

我们知道：影响妊娠的因素很多,因此每次人工授精不一定都能保证妊娠成功,目前该中心单周期临床妊娠率为_____。整个过程产生的费用,无论是否成功恕不退还。

夫精人工授精助孕后的妊娠过程与自然妊娠一样,可能发生多胎、宫外孕、自然流产、胎儿畸形、妊娠滋养细胞疾病等妊娠相关疾病,极少数人可能发生出血、休克、过敏、感染、卵巢过度刺激综合征等。由于多胎对于母、儿有不良影响。三胎以上妊娠需实施减胎术。

为保证正常妊娠及出生后代的健康,我们将配合生殖中心对我们的妊娠情况及出生的后代进行随访,并向该中心提供详细的通信地址、电话等个人信息。我们将遵照国家人口和计划生育法规和条例向生殖中心出示夫妻双方的有效身份证件及结婚证原件。

我们知道,生殖中心工作人员对我们及子代的信息有责任和义务保密。

我们知道,我们对通过该辅助生殖技术出生的孩子(包括对有出生缺陷的孩子)负有伦理、道德和法律上的权利和义务。

医生已向我们详细说明了人工授精的有关细则,我们也阅读了知情同意书,并就我们关心的问题与医生进行了讨论,得到了满意答复。我们愿意选择夫精人工授精方法,并承担相应的法律责任。我们确认是在完全知情的情况下自愿签署知情同意书的。

丈夫(签字):_____日期_____年_____月_____日

妻子(签字):_____日期_____年_____月_____日

医生(签字):_____日期_____年_____月_____日